Neurologie und Psychiatrie für Pflegeberufe

Walter F. Haupt
Kurt-Alphons Jochheim
Helmut Remschmidt

unter Mitarbeit von
Volker Hess, Karin Voss
und Heinrich Lanfermann

8., überarbeitete Auflage

77 Abbildungen, 22 Tabellen

1997
Georg Thieme Verlag Stuttgart · New York

Die Deutsche Bibliothek – CIP-Einheitsaufnahme

Haupt, Walter F.:
Neurologie und Psychiatrie für Pflegeberufe : 22 Tabellen / Walter F. Haupt ; Kurt-Alphons Jochheim ; Helmut Remschmidt. Unter Mitarb. von Fritz O. Jacobs… – 8., überarb Aufl. – Stuttgart ; New York : Thieme, 1997

1. Auflage 1970
2. Auflage 1972
3. Auflage 1975
4. Auflage 1978
5. Auflage 1983
6. Auflage 1989
Die ersten 6 Auflagen wurden verfaßt von W. Arns, K.-A. Jochheim, H. Remschmidt
7. Auflage 1993

Wichtiger Hinweis: Wie jede Wissenschaft ist die Medizin ständigen Entwicklungen unterworfen. Forschung und klinische Erfahrung erweitern unsere Erkenntnisse, insbesondere was Behandlung und medikamentöse Therapie anbelangt. Soweit in diesem Werk eine Dosierung oder eine Applikation erwähnt wird, darf der Leser zwar darauf vertrauen, daß Autoren, Herausgeber und Verlag große Sorgfalt darauf verwandt haben, daß diese Angabe **dem Wissensstand bei Fertigstellung des Werkes** entspricht. Für Angaben über Dosierungsanweisungen und Applikationsformen kann vom Verlag jedoch keine Gewähr übernommen werden. **Jeder Benutzer ist angehalten,** durch sorgfältige Prüfung der Beipackzettel der verwendeten Präparate und gegebenenfalls nach Konsultation eines Spezialisten festzustellen, ob die dort gegebene Empfehlung für Dosierungen oder die Beachtung von Kontraindikationen gegenüber der Angabe in diesem Buch abweicht. Eine solche Prüfung ist besonders wichtig bei selten verwendeten Präparaten oder solchen, die neu auf den Markt gebracht worden sind. **Jede Dosierung oder Applikation erfolgt auf eigene Gefahr des Benutzers.** Autoren und Verlag appellieren an jeden Benutzer, ihm etwa auffallende Ungenauigkeiten dem Verlag mitzuteilen.

© 1970, 1997
Georg Thieme Verlag,
Rüdigerstraße 14,
D-70469 Stuttgart
Printed in Germany

Satz: primustype Robert Hurler GmbH, D-73274 Notzingen, gesetzt auf Textline mit HerculesPro

Druck: H. Stürtz AG, Würzburg
ISBN 3-13-453608-0
1   2   3   4   5   6

Geschützte Warennamen (Warenzeichen) werden **nicht** besonders kenntlich gemacht. Aus dem Fehlen eines solchen Hinweises kann also nicht geschlossen werden, daß es sich um einen freien Warennamen handele.

Das Werk ist urheberrechtlich geschützt. Jede Verwertung in anderen als den gesetzlich zugelassenen Fällen bedarf deshalb der vorherigen schriftlichen Einwilligung des Verlages.

Anschriften

Prof. Dr. med. Walter F. Haupt
Klinik und Poliklinik für Neurologie und Psychiatrie
– Neurologie – der Universität zu Köln
Joseph-Stelzmann-Straße 9, 50931 Köln

Prof. Dr. med. Kurt-Alphons Jochheim (emer.)
Rehabilitationszentrum der Universität zu Köln
Lindenburger Allee 44, 50931 Köln

Prof. Dr. med. Dr. phil. Helmut Remschmidt
Leiter der Klinik für Psychiatrie und Psychotherapie des Kindes-
und Jugendalters
Universität Marburg
Hans-Sachs-Straße 6, 35039 Marburg

Volker Hess
Pflegedienstleiter der Klinik und Poliklinik für Neurologie und Psychiatrie
der Universität zu Köln
Joseph-Stelzmann-Straße 9, 50931 Köln

Karin Voss, Leitende Unterrichtsschwester, Zentrum für Nervenheilkunde
der Philipps-Universität Marburg

Akad. Rat Dr. med. Heinrich Lanfermann
Neuroradiologie des Instituts und Poliklinik für Radiologische Diagnostik der
Universität zu Köln
Joseph-Stelzmann-Straße 9, 50931 Köln

Vorwort zur 8. Auflage

Dieses Buch, welches wir nunmehr in 8. Auflage vorlegen, vereinigt die beiden großen Gebiete der Neurologie und Psychiatrie in einem Lehrtext. Damit soll auf die enge Verbindung von Hirnstruktur und Hirnfunktion einerseits und von Verhalten bzw. Erleben andererseits hingewiesen werden.

Diese enge Verbindung wird neuerdings durch Bezeichnungen wie Neuropsychiatrie und Neuropsychologie wieder deutlicher betont, nachdem sie zeitweise in Vergessenheit zu geraten drohte.

Das Buch wendet sich nicht mehr, wie ursprünglich gedacht, ausschließlich an Krankenschwestern und Krankenpfleger, sondern an *alle* Berufsgruppen, die an der Betreuung und Versorgung von Patienten mit neurologischen und psychiatrischen Erkrankungen beteiligt sind. Hierzu gehören, neben den Krankenschwestern und Krankenpflegern, Ergotherapeuten, Physiotherapeuten, Pädagogen, Logopäden, Sozialarbeiter und Angehörige verschiedener anderer Berufsgruppen.

Unser Buch will die wichtigsten Krankheitsbilder darstellen, die sich mit neurologischen und psychischen Symptomen präsentieren können, um auch auf diese Weise auf die enge Verflechtung zwischen Neurologie und Psychiatrie hinzuweisen. Über die Kenntnis der Krankheitsbilder und die Beschreibung der diagnostischen und therapeutischen Maßnahmen will es zu einem tieferen Verständnis neurologisch und psychisch Kranker hinführen. Dies geschieht unter der Vorstellung, daß dieses Verständnis für den einzelnen Patienten dann am besten erreicht werden kann, wenn man Ursachen und Hintergründe seiner Erkrankung kennt, aber ebenso auch seine ganz persönliche Situation.

Wiederum haben wir in beiden Teilen wesentliche Ergänzungen vorgenommen, viele Abbildungen neu gestaltet und den einzelnen Kapiteln kurze Zusammenfassungen vorangestellt. Herrn K. P. Schmidt aus Köln danken wir für die sorgfältig durchgeführten photographischen Darstellungen. Wir hoffen, daß alle diese Veränderungen im Sinne unserer Leser sind, denen wir für Hinweise zur Verbesserung des Buches auch weiterhin dankbar sind.

Alle in diesem Bericht verwendeten Berufs- und Tätigkeitsbezeichnungen sind geschlechtsneutral zu verstehen. Falls aus sprachlichen Gründen nur eine Form genannt wird, gilt die Formulierung dennoch für beide Geschlechter.

Ein besonderer Dank gilt den Mitarbeiterinnen und Mitarbeitern des Georg Thieme Verlages, denen wir für die konstruktive Zusammenarbeit in allen Phasen der Überarbeitung herzlich danken.

Köln und Marburg, im Sommer 1997

W. F. Haupt
K.-A. Jochheim
H. Remschmidt

Vorwort zur 1. Auflage

Es gibt eine Reihe guter und eingeführter Lehrbücher der Krankenpflege und auch der Krankheitslehre für Schwestern. Die unumgehbare Aufgliederung der Medizin in Spezialgebiete verlangt jedoch in zunehmendem Maße auch eine spezielle Anleitung für die Krankenpflege in den einzelnen Disziplinen. Dies ist zum Teil schon in angemessener Form geschehen. Langjährige eigene Erfahrungen in der Klinik und die Lehrtätigkeit an Krankenpflegeschulen rechtfertigen den Plan, auch für das Fachgebiet der Neurologie und Psychiatrie den Schwestern und Pflegern ein Lehrbuch in die Hand zu geben, zumal mancherorts wegen des Fehlens einer entsprechenden Fachabteilung im Hause die Unterrichtung noch recht unzureichend erfolgt.

Es soll daher versucht werden, die wichtigen Krankheitsbilder aus dem Gebiet der Neurologie und der Psychiatrie darzustellen. Der Verzicht auf Vollständigkeit der Nosologie und auf Raritäten möge den Zugang zu diesem schwierigen Fachgebiet erleichtern. Die besonderen pflegerischen Aufgaben werden hervorgehoben. Der breite Raum, der einer Beschreibung der Untersuchungsmaßnahmen und Befunde gegeben wurde, soll Schwestern und Pfleger nicht zu eigener diagnostischer Aktivität anregen, sie vielmehr zu kundigen Mitarbeitern und nicht nur gehorsamen Gehilfen des Arztes machen. Oft richten sich die ersten Fragen nach der Art und dem „Warum" der Untersuchungen an das Pflegepersonal auf der Station, und die vernünftige Auskunft vermag dem Kranken Sorge zu nehmen und Vertrauen zu vermitteln.

Neben den in erster Linie angesprochenen Schwestern und Pflegern kann das Buch auch ohne Zweifel all jenen ein Ratgeber und eine Orientierungshilfe sein, die als Krankengymnastinnen, Heilpädagogen oder Sozialarbeiter vor neurologischen und psychiatrischen Krankheitsbildern stehen.

Für Kritik und Vorschläge, die dem Ziel des vorliegenden Buches dienen können, werden sich die Autoren aufgeschlossen und dankbar zeigen.

Bereits jetzt gilt unser Dank für Mitarbeit und Hilfe Fräulein Gisela Scheumann, Köln.

Die bewährte Sorgfalt bei der Herstellung und Ausstattung des Buches gewährleisten die Mitarbeiter des Georg Thieme Verlags unter Herrn Dr. med. h. c. Günther Hauff.

Köln, im Herbst 1969

W. Arns
K.-A. Jochheim
H. Remschmidt

Inhaltsverzeichnis **VII**

■ **Einführung in die Nervenheilkunde** 1

Pflege in der Neurologie und Psychiatrie   5

■ **Pflege in der Neurologie** 6

Allgemeines 6
Spezielle Aspekte der pflegerischen Behandlung in der Neurologie 7
Die rehabilitative Pflege nach dem Bobath-Konzept 9

■ **Pflege bei Erkrankungen des Zentralnervensystems** 11

Pflege von Patienten mit Bewußtseinsstörungen 11
  Prophylaxen 12
Pflege von Patienten mit Hirninfarkt 14
  Sprachstörung (Aphasie) infolge des Hirninfarktes 17
Pflege von Patienten mit intrakraniellen raumfordernden Prozessen . . . 18
Pflege von Patienten mit Meningitis und Enzephalitis 21
Pflege von Patienten mit degenerativen Hirnerkrankungen 22
Pflege von Patienten mit multipler Sklerose 22
Pflege von Patienten mit Querschnittslähmung 23
  Pflegeprobleme und -maßnahmen 24
  Physiotherapie 26
Parkinson-Syndrom 28
Anfallsleiden (Epilepsie) 29

■ **Pflege bei Erkrankungen des peripheren Nervensystems** 29

■ **Pflege in der Psychiatrie** 30

■ **Pflegerische Grundhaltung** 31

■ **Pflegemodelle und Pflegetheorien** 33

Lebensaktivitäten nach Abderhalden 33
Informationssammlung für die pflegerische Betreuung des
Patienten 33

Aufnahmegespräch 33
Informationssammlung/Lebensaktivitäten 34
Selbstpflegefähigkeiten 36

Neurologie — 41

■ Zum Umgang mit Patienten, die an neurologischen Erkrankungen leiden 42

■ Untersuchungsmethoden 45

■ Vorgeschichte 46
Vorgehen bei der Anamneseerhebung 47

■ Allgemeiner und interner Befund 47

■ Neurologische Untersuchung 48
Hirnnerven 49
  I. N. olfactorius (Riechnerv) 49
  II. N. opticus (Sehnerv) 49
  III. N. oculomotorius, IV. N. trochlearis, VI. N. abducens (Augenmuskelnerven) 50
  V. N. trigeminus (Drillingsnerv) 51
  VII. N. facialis (Gesichtsnerv) 52
  VIII. N. statoacusticus oder vestibulocochlearis (Hör- und Gleichgewichtsnerv) 52
  IX. N. glossopharyngeus (Rachen- und Schlundnerv) und X. N. vagus (Eingeweidenerv) 53
  XI. N. accessorius (Beinerv) 53
  XII. N. hypoglossus (Zungennerv) 53
Motorisches System 53
  Trophik der Muskulatur 54
  Muskeltonus 54
  Motorische Reizerscheinungen 55
  Willkürmotorik 55
Reflexe 56

Muskeleigenreflexe 56
Fremdreflexe 58
Pathologische Reflexe 58
Sensibles System 59
Prüfung der Sensibilität 59
Koordination 62
Sprache und andere neuropsychologische Leistungen 63

Vegetative Funktionen 64

Psychischer Befund 64

Bewußtsein 64
Vigilanz 65
Krankenbeobachtung 66

Zusatzuntersuchungen in der Neurologie 66

Liquoruntersuchungen 68
Liquorentnahme 68
Liquorbefunde 70
Neuroradiologische Untersuchungen 72
Computertomographie (CT) 72
Kernspintomographie, Magnetresonanz-Tomographie (MRT) 74
Kontrastmittelverfahren 78
Untersuchungen mit radioaktiven Isotopen 83
Elektrophysiologische Untersuchungen 84
Elektroenzephalographie (EEG) 84
Elektrische Untersuchung der Muskeln und Nerven 86
Elektromyographie (EMG) 88
Biopsien 89
Doppler-Sonographie 89

Krankheiten des Gehirns und seiner Häute 93

Durchblutungsstörungen des Gehirns 95

Durchblutungsstörungen des arteriellen Systems („Schlaganfall") . 96

Syndrom der Hemiparese 96

Hirninfarkt und Massenblutung 98

Embolien 101

Hirnbasisaneurysma und Subarachnoidalblutung 102

Intrazerebrales Angiom 104

Durchblutungsstörungen des venösen Systems 106

Therapie bei Durchblutungsstörungen des Gehirns 106

Tumoren und andere raumfordernde Prozesse 108

Gutartige Tumoren 109

Meningeom 109

Neurinom 109

Astrozytom 110

Hypophysenadenom 110

Bösartige Tumoren 111

Glioblastom 111

Hirnmetastasen 111

Therapie bei raumfordernden intrakraniellen Prozessen 112

Schädel-Hirn-Traumen 113

Schädelprellungen und -frakturen 114

Schädelverletzungen mit Hirnbeteiligung 115

Commotio cerebri 115

Contusio cerebri 116

Offene Hirnverletzung 117

Therapie bei traumatischen Schäden des Gehirns 120

Infektiös-entzündliche Erkrankungen 121

Eitrige Meningitiden 122

Meningokokkenmeningitis 122

Pneumokokkenmeningitis 123

Tuberkulöse Meningitis 124

Nichteitrige Meningitiden 124

Begleitmeningitis 125

Virusmeningitis 125

Leptospirenbedingte Meningitis 125

Enzephalitiden 126

Embolische Herdenzephalitis 126
Herpes-simplex-Enzephalitis (HSE) 126
Infektion mit Tollwutviren 126
Parainfektiöse Enzephalitis 127
AIDS-Enzephalopathie 127
Hirnabszesse 128
Therapie bei Meningitiden und Enzephalitiden 128

Degenerative Erkrankungen 129

Alzheimer-Krankheit 129
Pick-Krankheit 130

Extrapyramidale Erkrankungen 130

Parkinson-Syndrom 130
Chorea Huntington 133
Torticollis dystonicus, Torsionsdystonie und andere
extrapyramidale Bewegungsstörungen 134

Frühkindliche Hirnschädigungen und Mißbildungen des Gehirns ... 135

Mißbildungen des Gehirns 137
Zerebrale Kinderlähmung 137
Therapie bei frühkindlichen Hirnschädigungen 138

Krankheiten von Gehirn und Rückenmark 139

Poliomyelitis 140

Gürtelrose (Zoster) 141

Tetanus 142

Luische Erkrankungen des Nervensystems 143

Frühsyphilitische Meningitis 144
Lues cerebrospinalis 144
Meningitische Form 144
Vaskuläre Form 145
Granulomatöse Form 145

Spinale Formen der Lues in der Tertiärperiode 145

Spätstadien 146

Tabes 146

Paralyse 147

Therapie und Pflege bei Tabes und Paralyse 147

Borreliosen 148

Meningopolyneuritis Bannwarth 148

Progressive Borrelien-Enzephalomyelitis 149

Multiple Sklerose (Encephalomyelitis disseminata) 149

Spinozerebellare Heredoataxien 153

Friedreich-Krankheit 153

Nonne-Marie-Krankheit 153

Therapie der Heredoataxien 153

Krankheiten des Rückenmarks 155

Kreislaufbedingte Erkrankungen 156

Myelomalazien und vaskuläre Kaudasyndrome 157

Rückenmarks- und Kaudaschädigungen durch Gefäßmißbildungen 157

Raumfordernde spinale Prozesse 158

Spinale Tumoren 159

Gutartige Tumoren 160

Bösartige Tumoren 161

Metastasen 162

Entzündliche spinale Prozesse 163

Myelitis 163

Epiduralabszeß 164

Traumatische und mechanische Schädigungen des Rückenmarks und der Kauda 164

Querschnittslähmungen 165

Syndrom der Querschnittslähmung 165

Offene Schädigungen des Rückenmarks und der Kauda durch Schuß-
und Stichverletzungen 165
Rückenmarksschäden bei Elektrounfällen 167
Therapie der traumatischen Rückenmarksschäden 169
Operative Maßnahmen 170
Behandlung der Spastik 170

Degenerative und stoffwechselbedingte Erkrankungen 170

Syringomyelie und spinaler Gliastift 171
Degeneration des zentralen und peripheren motorischen
Neurons 173
Spastische Spinalparalyse 173
Spinale Muskelatrophie 174
Amyotrophische Lateralsklerose 174
Funikuläre Spinalerkrankung 176

Fehlbildungen 177

Krankheiten der peripheren Nerven und der Muskeln 179

Umschriebene Schädigungen 180

Wurzelschädigungen 180
Wurzelschädigung bei Bandscheibenschaden 182
Plexusschäden 186
Umschriebene periphere Nervenschäden 190
Schädigung von Extremitätennerven 191
Schädigung von Hirnnerven 193
Vorbeugung und Behandlung der wichtigsten umschriebenen
Schädigungen von Nervenwurzeln und peripheren Nerven 195

Polyneuropathien 198

Behandlung der Polyneuropathie und ihrer Folgen 201

Myopathien und verwandte Prozesse 203

Muskeldystrophien 203
Dystrophia myotonica 203
Seltene Muskelerkrankungen 205

XIV   Inhaltsverzeichnis

Myasthenie 206
Polymyositis 207

■ Epilepsien und epileptische Anfälle 209

■ Allgemeines 210

■ Anfallsarten (Einteilung der Anfälle) 211

■ Beschreibung der einzelnen Epilepsien 213

Lokalisationsbezogene (fokale) Epilepsien 213
    Einfache fokale Anfälle 213
    Komplexe fokale Anfälle 213
Generalisierte Epilepsien 215
    Anfallsstadien 215
    Status epilepticus (Daueranfall) 216
Epileptische Gelegenheitsanfälle 217
Altersgebundene Epilepsien 217
    BNS-Krämpfe 218
    Retropulsiv-Petit-mal 219
    Impulsiv-Anfälle 220
Seltene Anfallsformen 220
Ursachen der Epilepsie 221

■ Psychische Veränderungen im Rahmen der Epilepsie 222

    Epileptischer Dämmerzustand 222
    Epileptische (organische) Wesensänderung 222
    Demenz 223

■ Therapie und psychische Führung 224

Verhalten beim einzelnen Anfall 224
Häufung von Anfällen (Status epilepticus) 225
Dauerbehandlung 225
    Medikamentöse Behandlung 225
    Behandlung in einer Klinik 226
    Psychische Führung und Betreuung von Patienten mit Epilepsien . . . 227
    Chirurgische Therapie 227
    Soziale Probleme 227

Nichtepileptische Anfallssyndrome 229

Synkopen 229
Tetanie 230

Panikattacken 230
Narkolepsie 230

Schmerzsyndrome 231

Schmerzarten 231

Kopfschmerzen 233
Spannungskopfschmerz 233
Migräne 234
Cluster-Kopfschmerz 234
Gesichtsschmerzen 235

Psychiatrie 237

Einführung 239

Einleitung 239

Leib-Seele-Problem 240
Psychophysischer Parallelismus 240
Identitätslehre 240
Empirischer Dualismus 240

Anlage-Umwelt-Problem 241

Problem der Normalität 242
Meßbare Eigenschaften 242
Schwer meßbare Eigenschaften 243

Ursachen psychischer Störungen und Erkrankungen 244
Somatogene Störungen 244
Psychogene Störungen 245

Exogen verursachte Erkrankungen 245

Endogen verursachte Erkrankungen 245

Symptome psychischer Störungen und Erkrankungen 245

Untersuchungsmethoden und ihre Bewertung 247

Allgemeinzustand und Konstitution 247

Allgemeinzustand 248

Konstitution 249

Interner Befund 250

Neurologischer Befund 250

Psychiatrischer Befund 250

Ordnung im psychischen Geschehen 251

Anamnese und Exploration 251

Untersuchung von Einzelfunktionen (allgemeine Psychopathologie) ... 254

Bewußtsein und Bewußtseinsstörungen 254

Wahrnehmung und Wahrnehmungsstörungen 258

Orientierung 260

Gedächtnis und Gedächtnisstörungen 261

Antrieb und Aktivität 263

Affektivität (Emotionalität) 265

Denken und Denkstörungen 266

Intelligenz und Intelligenzstörungen 268

Legasthenie (Lese-Rechtschreib-Schwäche) 270

Persönlichkeit und Persönlichkeitsstörungen 271

Testuntersuchungen 272

Psychiatrische Systematik 275

Abnorme Spielarten seelischen Wesens 276

Folgen von Krankheiten 276

Weg zur psychiatrischen Diagnose 277

Psychiatrischer Diagnoseschlüssel der WHO (ICD-Schlüssel) 278

Intelligenzminderungen (Oligophrenien) 281

Allgemeines, Begriffe und Definitionen 281

Schweregrade der Intelligenzminderungen 284

Schwerpunkte der Behinderung 285
  Lernbehinderung 285
  Geistige Behinderung 286

Wichtigste Formen der Intelligenzminderungen 286

Erbliche Intelligenzminderung 286
Intelligenzminderung bei Entwicklungsstörungen und Fehlbildungen .. 287
Intelligenzminderung bei Chromosomenanomalien 288
  Down-Syndrom (Mongolismus) 289
  Klinefelter-Syndrom 290
  Turner-Syndrom 290
Stoffwechselbedingte Intelligenzminderungen 291
  Enzymdefekte 291
  Phenylketonurie 291
  Speicherkrankheiten 292
  Andere Enzymdefekte 293
  Therapie 293
Intelligenzminderungen bei endokrinen Störungen 293
  Kretinismus 293
Intelligenzminderungen nach Entzündungen des ZNS 294

Psychologie der Intelligenzminderungen 295

Allgemeine Zeichen 295
Intelligenzfunktionen der Oligophrenen 295
Persönlichkeit der Oligophrenen 296

Persönlichkeitsstörungen 297

Nomenklatur und Definitorisches 297

Klinisches Bild 298

  Paranoide Persönlichkeitsstörung 298
  Schizoide Persönlichkeitsstörung 299

Dissoziale Persönlichkeitsstörung 300
Emotional instabile Persönlichkeitsstörung 301
Histrionische Persönlichkeitsstörung 301
Anankastische Persönlichkeitsstörung 302
Ängstliche (vermeidende) Persönlichkeitsstörung 302
Abhängige Persönlichkeitsstörung 303
Borderline-Syndrom 304
Sonstige Persönlichkeitsstörungen 306

Ätiologie und Genese 306
Tiefenpsychologische Sicht 306
Lerntheoretische Sicht 307
Entwicklungspsychologische Sicht 307

Therapie, Rehabilitation und Prävention 307

Abhängigkeit und Sucht 309
Begriffe und Definitionen 309
Persönlichkeit des Drogenabhängigen 311

Alkoholismus 311
Typen und Stadien 311
Syndrome durch Alkoholwirkung 312
Gewöhnlicher (einfacher) Rausch 312
Pathologischer Rausch (Alkoholintoleranz) 313
Chronischer Alkoholismus 314
Delirium tremens (Alkoholdelir) 315
Alkoholhalluzinose 316
Eifersuchtswahn der Alkoholiker 317
Korsakow-Syndrom 317
Dipsomanie und Alkoholepilepsie 318
Therapie des Alkoholismus 318
Entgiftungsphase 318
Entwöhnungsphase 319
Nachsorge- und Rehabilitationsphase 320
Pflege eines alkoholkranken Menschen 320

Inhaltsverzeichnis **XIX**

Morphinismus (Abhängigkeit vom Morphintyp) 320
    Heroinsucht 323

Schlaf- und Schmerzmittelmißbrauch 323

Abhängigkeit vom Weckamintyp 325

Andere Formen der Drogenabhängigkeit 325
    Kokainismus 325
    Abhängigkeit vom Halluzinogen-(LSD-)Typ 325
    Abhängigkeit vom Cannabis-(Marihuana-)Typ 326
    Abhängigkeit von sog. Designer-Drogen 326
Therapie der Drogenabhängigkeit 327
    Therapeutische Kette 327

Störungen des Sexualverhaltens 329

Störungen der normalen Sexualbeziehungen 329

Sexuelle Verhaltensabweichungen (Perversionen) 330

Neurotische, Belastungs- und somatoforme Störungen 333

Neurotische Störungen 334

Phobische Angstsyndrome 334
    Monosymptomatische Phobien 335
    Soziale Phobien 336
Panikattacken und Agoraphobie 338
    Panikattacken 338
    Agoraphobie 338
Zwangsstörungen 342
    Arten von Zwangsstörungen 343
Dissoziative Störungen (Konversionsstörungen) 345

Belastungsstörungen 348

Akute Belastungsreaktion 348
Posttraumatische Belastungsstörung 349
Anpassungsstörungen 350

XX   Inhaltsverzeichnis

Somatoforme Störungen 351

Hypochondrische Störung 352

Psychosomatische Erkrankungen 353

Begriffsbestimmung 353

Psychosomatische Störungen der Haut 354

Endogenes Ekzem 354

Psychosomatische Störungen der Atmung 355

Asthma bronchiale 355

Hyperventilationssyndrom 356

Psychosomatische Störungen des Herz-Kreislauf-Systems 356

Herzphobie 357

Psychosomatische Störungen der Nahrungsaufnahme und des Verdauungstraktes 358

Anorexia nervosa (Pubertätsmagersucht) 358

Bulimia nervosa 359

Magen- und Zwölffingerdarmgeschwür 362

Colitis ulcerosa und andere psychosomatische Darmkrankheiten 364

Weitere psychosomatische Syndrome 365

Körperlich begründbare Psychosen 367

Begriffe und Definitionen 367

Syndrome bei körperlich begründbaren Psychosen 368

Reversible Syndrome (Funktionspsychosen) 369

Leichtes Durchgangssyndrom 370

Mittelschweres Durchgangssyndrom 370

Schweres Durchgangssyndrom 371

Bewußtseinstrübung 372

Bewußtlosigkeit 372

Koma 373

Irreversible Syndrome (organische Defektsyndrome) 373
    Intelligenzdefekt 374
    Persönlichkeitsdefekt (organische Wesensänderung) 374

Ursachen und Formen 375

Alterspsychosen 375
    Hirnarteriosklerose 376
    Senile Demenz vom Alzheimer-Typ (Alzheimer-Krankheit) 377
Altersbedingte Versagensängste 378
Betreuung Alterskranker 379

Therapie und Pflege bei körperlich begründbaren Psychosen 380

Der unruhige Patient 380
Der antriebslose Patient 381
Der bewußtlose Patient 382
Dauerpflegesituation 384

Rehabilitation 385

    Vorgehen bei leichten (reversiblen) Ausfallserscheinungen 385
    Vorgehen bei schweren (irreversiblen) Ausfallserscheinungen 386

Endogene Psychosen 389

Begriffe 389

Affektive Psychosen 392

Endogene Depression oder Melancholie (depressive Episode) 393
    Depressive Grundsymptome 393
    Depressive Begleitsymptome 394
    Produktive Symptome 395
    Selbstmordgefahr 395
Endogene Manie (manische Episode) 396
Mischzustände 397
Ursachen der affektiven Psychosen 398
Andere Depressionen 399
    Involutionsdepressionen 399
    Endoreaktive Dysthymie 400
    Generationspsychosen 400

Therapie und psychische Führung 400

    Allgemeine Maßnahmen 400

    Medikamentöse Behandlung 402

    Heilkrampfbehandlung 405

Schizophrenien 406

Begriff 406

Symptome der Schizophrenien 407

    Denkstörungen 408

    Sinnestäuschungen 409

    Störungen der Affektivität 409

    Antriebs- und Bewegungsstörungen 410

Formen der Schizophrenie 412

    Hebephrenie 412

    Katatone Schizophrenie 413

    Paranoide (wahnbildende) Schizophrenie 413

    Schizophrenia simplex 414

Verlauf der Schizophrenie 414

Ursachen 415

Therapie und Pflege 416

    Medikamentöse Behandlung 416

    Pflege 417

    Heilkrampfbehandlung 418

    Beschäftigungs- und Arbeitstherapie 418

Rehabilitation Schizophrener 419

Therapie und Rehabilitation in der Psychiatrie 421

Besondere Probleme und Schwierigkeiten der psychiatrischen Therapie 422

Der psychiatrische Patient 422

Die Angehörigen 424

Das Personal 424

Die Institution 426

Vorurteile gegenüber psychisch Kranken und gegenüber dem psychiatrischen Krankenhaus 427

Kommunikationsprobleme in psychiatrischen Behandlungs-
einrichtungen 428
  Kommunikationsprobleme zwischen Angehörigen des Personals ... 428
  Kommunikationsprobleme zwischen Personal und Patienten 429
  Private Beziehungen 430
  Distanzlosigkeit und Distanz 431
  Spannungen unter den Patienten 432
  Bewältigung von Kommunikationsproblemen 432
Gestaltung des therapeutischen Milieus
(Weg zur therapeutischen Gemeinschaft) 434
  Alltägliche Verrichtungen 434
  Besondere Ereignisse auf der Station 439
  Planung des Tages- und Wochenablaufs 442

Somatische Behandlungsmethoden 443

Medikamentöse Behandlung 443
  Psychopharmaka 443
  Allgemeine Regeln der medikamentösen Therapie 446
  Intoxikation durch Medikamente 447
Elektrokrampfbehandlung 448

Psychotherapie 448

Ärztliches Gespräch 449
Stützende Verfahren 450
  Suggestion 450
  Hypnose 450
Aufdeckende Verfahren 452
  Analytische Psychotherapie 452
  Narkoanalyse 455
Klientenzentrierte Gesprächstherapie 455
Übungsverfahren 456
  Autogenes Training (J. H. Schultz) 456
  Gestufte Aktivhypnose (E. Kretschmer) 457
  Zweigleisige Standardmethode (E. Kretschmer) 457
Verhaltenstherapie 458

Soziotherapie 460

■ **Arbeitstherapie** 461

■ **Beschäftigungstherapie** 461

Milieutherapie 462
Gruppenarbeit und Gruppentherapie 462
   Therapeutische Gemeinschaft 463
Einrichtungen der Rehabilitation 464

■ **Prävention** 465
   Prävention durch Aufklärung 466
   Administrative Prävention 466
   Prävention im Einzelfall 466

■ **Zeitliche Abfolge therapeutischer Maßnahmen** 467

■ **Institutionen für die Therapie und Rehabilitation psychisch Kranker** 468

Stationäre Dienste 468
   Offene Stationen 469
   Geschlossene Stationen 469
Teilstationäre Dienste 470
   Tageskliniken 471
   Nachtkliniken 471
Ambulante Dienste 472
   Niedergelassene Ärzte 472
   Nichtärztliche Therapeuten in eigener Praxis 472
   Ambulante ärztliche Einrichtungen 472
   Andere nichtärztliche Beratungseinrichtungen 473
Flankierende Dienste 473
   Übergangswohnheime und Wohnheime 473
   Betreutes Wohnen und beschützende Wohnangebote 474
   Tagesstätten 474
   Werkstätten und Arbeitsplätze für Behinderte 475
Institutionen für spezielle Aufgaben 475

■ **Psychiatrische Versorgung in der Bundesrepublik Deutschland** 475

Ziele der psychiatrischen Versorgung 476

Sofortmaßnahmen 477
Langfristige Ausbaupläne 477
    Standardversorgungsgebiet 478
    Übergeordnetes Versorgungsgebiet 479
Koordination psychiatrischer Versorgungssysteme 480
Ausbildungsfragen 480

■ Gerichtliche Psychiatrie und gesetzliche Bestimmungen 483

■ Berufsgeheimnis (§ 203 StGB) 483

■ Betreuung und Unterbringung 484

Betreuung 484
Verschiedene Formen der Unterbringung 486
    Einweisung in eine geschlossene psychiatrische Abteilung 486
    Unterbringung in einem psychiatrischen Krankenhaus (§ 63 StGB) . 486
    Unterbringung in einer Entziehungsanstalt (§ 64 StGB) 486
    Unterbringung in der Sicherungsverwahrung (§ 66 StGB) 487

■ Geschäfts- und Testierunfähigkeit 487

    Geschäftsunfähigkeit (§ 104 BGB) 487
    Testierunfähigkeit (§ 2229 BGB) 488

■ Schuldunfähigkeit und verminderte Schuldfähigkeit 488

    Schuldunfähigkeit wegen seelischer Störungen (§ 20 StGB) 488
    Verminderte Schuldfähigkeit (§ 21 StGB) 488

■ Eherecht und psychiatrische Erkrankungen 489

    Nichtigkeit der Ehe (§ 18/1 EheG) 489
    Aufhebung der Ehe (§ 32 EheG) 489
    Ehescheidung (§§ 1564–1568 BGB) 489

■ Schwangerschaftsabbruch (§ 218 a StGB) 490

■ Die wichtigsten Bestimmungen aus dem Bereich der gerichtlichen Jugendpsychiatrie 491

Jugendhilfemaßnahmen nach dem Kinder- und Jugendhilfegesetz
(KJHG) 492

Die wichtigsten Bestimmungen aus dem Jugendgerichtsgesetz (JGG) .. 495
Verantwortlichkeit (§ 3 JGG) 495
Anwendung des Jugendstrafrechts auf „Heranwachsende"
(§ 105 JGG) 495
Die wichtigsten Bestimmungen des Bundessozialhilfegesetzes (BSHG) .. 496

■ Fachübergreifende Rehabilitation in Neurologie und Psychiatrie ... 497

■ Historischer Abriß 497

■ Aufgaben der Rehabilitation 498

Das Rehabilitations-Team 500

Gesetz über die Angleichung der Rehabilitationsleistungen (1974) und
dessen inhaltliche Übertragung auf das SGB V (gesetzliche Krankenversicherung), SGB VI (gesetzliche Rentenversicherung) und SGB VII (gesetzliche Unfallversicherung) 502

■ Einrichtungen der Rehabilitation 503

Definition der Weltgesundheitsorganisation 505
Technische Hilfen 510

■ Literatur 513

■ Sachverzeichnis 515

Einführung in die Nervenheilkunde

Die Neurologie als Lehre von den Krankheiten und Verletzungsfolgen des zentralen und peripheren Nervensystems und die Psychiatrie als Lehre von den geistig-seelischen Störungen und ihrer Behandlung werden in diesem Buch bewußt gemeinsam dargestellt, weil die Überschneidungen und Berührungspunkte beider Fächer so zahlreich sind, daß die nervenärztliche Tätigkeit ausreichende Kenntnisse in beiden Bereichen verlangt.

So war es naheliegend, auch das in den Institutionen der Gesundheitsversorgung tätige Krankenpflegepersonal in ganzer Breite und unter einheitlichen Aspekten mit den besonderen Problemen der Nervenheilkunde vertraut zu machen, obwohl inzwischen eine weitgehende Trennung erfolgt ist.

Die hier darzustellenden medizinischen Fachgebiete haben stets neben der Verantwortung im Rahmen der Beratung und Behandlung des einzelnen Patienten in besonderem Maße auch gesellschaftliche Funktionen erfüllen müssen und werden daher häufig in der Rechtspflege, bei der Würdigung sozialer Ansprüche und selbst im Straßenverkehr zur Abgabe eines Sachverständigenurteils aufgefordert, das die Wünsche des einzelnen und die Belange der Gemeinschaft gegeneinander abzugrenzen behilflich ist. Ein Teil dieser Rechtsmaterie ist zum besseren Verständnis am Schluß dieses Buches eigens erwähnt.

Diese Funktion der Nervenheilkunde ist auch Anlaß für die besonders heftigen politischen Auseinandersetzungen, denen das Fach von jeher ausgesetzt war. Regierungen und Gruppen mit ideologischem Anspruch haben sich stets bemüht, insbesondere die Psychiatrie zu einem gefügigen Werkzeug ihrer politischen Aktivität zu machen. Zuweilen wird sogar behauptet, psychische Auffälligkeiten seien generell lediglich das Symptom einer „kranken" Gesellschaft und könnten nur durch radikalen Sturz der gegenwärtigen gesellschaftlichen Ordnung „geheilt" werden.

2 Einführung in die Nervenheilkunde

Solche in Wort und Schrift vorgetragenen Auffassungen geben Anlaß, zunächst einmal zum Krankheitsbegriff Stellung zu nehmen, der ja in der Nervenheilkunde heftigen Kontroversen unterliegt. Die Modellvorstellung der Krankheit ist als ein regelwidriger Zustand körperlicher Funktionen mit nachweisbarer Ursache und durchschaubarer Pathogenese ist gerade in der Nervenheilkunde häufig nicht anwendbar und zwingt zur stärkeren Bewertung des subjektiven Leidenszustandes. Gerade die sog. psychosomatischen Störungen haben sichtbar gemacht, wie stark das psychophysische Gleichgewicht, das wir Gesundheit nennen, störbar ist und in welchem Umfang durch solche Störungen sogar nachweisbare körperliche Veränderungen eintreten.

Andererseits können körperliche Störungen unzweifelhaft auch die seelischen Funktionen in Mitleidenschaft ziehen. Krankheit im weiteren Sinne, die beispielsweise ärztliche Leistungen erforderlich macht, ist also eine Störung des psychophysischen Gleichgewichtes, entstanden durch eine Beeinträchtigung des Körpers und seiner Funktionen oder durch eine Beeinträchtigung der Persönlichkeitsentwicklung, aber auch durch besondere für den einzelnen untragbare soziale Verhältnisse. In allen drei Fällen können mit dem gestörten Gleichgewicht auch Krankheitssignale auftreten, die der Klärung, Zuordnung und sinngemäßen Behandlung zugeführt werden müssen, und zwar in dem Bereich, von dem die Störung ausgeht. Mit chirurgischen, chemotherapeutischen oder physiotherapeutischen Mitteln, soweit der Körper erkrankt ist, mit psychotherapeutischen Hilfen, soweit die Persönlichkeitsentwicklung ein Defizit aufweist, und mit sozialen Hilfen, wenn die Störfaktoren in ungünstigen Milieuverhältnissen liegen.

Wenn trotz Einsatz aller therapeutischen Mittel ernsthafte Funktionsstörungen nach Krankheit oder Verletzung zurückbleiben, stehen weitere Hilfen durch Rehabilitationsmaßnahmen zur Verfügung, die inzwischen beträchtlich ausgebaut wurden.

Wieweit bei einem derart weit gefaßten Krankheitsbegriff die Mittel der sozialen Sicherheit eingesetzt werden müssen, hängt von der korrekten Beurteilung des Arztes ab. Hier sind zur Zeit Diskussionen noch nicht abgeschlossen, ob beispielsweise „Studienversagen" Krankheit im Sinne der RVO ist und psychotherapeutische Hilfen erforderlich macht, oder ob besser Nachhilfeunterricht gegeben oder gar das Berufsziel gewechselt werden sollte. Die wenigen Beispiele mögen hinreichen, um deutlich zu machen, daß Überlegungen zum Krankheitsbegriff gleichzeitig auch weitreichende sozialrechtliche Folgen haben und nicht im Rahmen einer scheinbar nur akademischen Diskussion Entscheidungen gefällt werden können, die an sich politischer Natur sind, nämlich das Ausmaß des Versicherungsschutzes festzulegen, das dem Bürger gewährt wird und das er auch zu bezahlen bereit und in der Lage ist.

Die Annahme einer Krankheit löst durchweg Leistungen der sozialen Krankenversicherung aus. Dies kann in Form von Heilbehandlung, Krankenhauspflege, Behandlungspflege oder Krankengeldgewährung erfolgen. Auch die sonstigen Leistungen der Sozialversicherung machen zumeist eine ärztliche Mitwirkung erforderlich. Dies gilt für die Beurteilung der Berufs- und Erwerbsfähigkeit im Rahmen der gesetzlichen Rentenversicherung, für die Verfügbarkeit auf dem allgemeinen Arbeitsmarkt im Rahmen des Arbeitsförderungsgesetzes und für die Einschätzung der Minderung der Erwerbsfähigkeit bei der Kriegsopferversorgung und der gesetzlichen Unfallversicherung. Krankheit und Behinderung sind also nicht nur individuelles Schicksal, sondern enthalten auch ein Stück kollektiver Verantwortung im Rahmen der Versicherungsgemeinschaft.

PFLEGE IN DER NEUROLOGIE UND PSYCHIATRIE

Pflege in der Neurologie

Allgemeines

Die pflegerische Betreuung der Patienten mit Erkrankungen des Nervensystems erfordert vom Pflegepersonal umfangreiche Fachkenntnisse der neurologischen Krankheitsbilder, Verantwortungsbereitschaft und großen Einsatz. Außerdem muß bei allen Mitarbeitern die Fähigkeit zur Kooperation und Kommunikation mit den anderen Berufsgruppen vorhanden sein. Ärzte, Krankengymnastinnen, Laborpersonal, Beschäftigungstherapeuten, Sozialarbeiter u. a. müssen mit dem Pflegepersonal ein therapeutisches Team bilden. Die allgemeine und spezielle neurologische Behandlung muß von allen an der Pflege, Therapie und Diagnostik beteiligten Berufsgruppen konsequent geplant, dokumentiert und zielgerichtet durchgeführt werden. Durch eine gemeinsame Ziel- und Visionsentwicklung wird die Identifikation und eine systematische Qualitätsentwicklung erleichtert.

In der Neurologie sind Heilerfolge nicht immer mit einer gänzlichen Genesung verbunden. Sichtbare Schäden bleiben zurück, so daß die Erfolgserlebnisse geringer sind. Zum anderen stellen die längeren Liege- und Verweilzeiten der Patienten eine hohe Anforderung an die psychische Belastbarkeit des Pflegepersonals. Die Einbeziehung des Patienten und seiner Angehörigen in die Pflege ist besonders wichtig. Der Patient muß erkennen, daß er für seine Rehabilitation mitverantwortlich ist. Er muß den Sinn und Zweck der speziellen und therapeutischen Pflege kennen und damit einverstanden sein. Durch das Eingehen auf die psychischen und sozialen Bedürfnisse wird der Patient so in die Pflege einbezogen, daß er eine seiner Erkrankung angepaßte Lebensweise lernt und Lebenshilfe über die Krankenhausentlassung hinaus erfährt. Dadurch erfährt das Pflegepersonal, trotz oft geringer Erfolgserlebnisse in der Genesung, eine positive Verstärkung und somit eine Verringerung der psychischen Belastung.

Es gibt wenige pflegerische Maßnahmen, die für alle Patienten mit Erkrankungen des Nervensystems Gültigkeit haben. Die Art und das Ausmaß der individuellen Krankheitszeichen des Patienten sind daher ausschlaggebend. Im Prinzip handelt es sich immer um eine *aktivierende Pflege,* d. h. die vorhandenen psychischen und physischen Reaktionen müssen unterstützt und gefördert werden. Von großer Bedeutung ist die sachgerechte Durchführung von Lagerung und Mobilisation sowie gezielte physio- und ergotherapeutische Behandlung. Hier hat sich die Anwendung des Bobath Konzeptes bewährt. Dazu kommen soziale Probleme, die die Hinzuziehung eines Sozialarbeiters erfordern.

Oft stellen neurologische Patienten in körperlichen und psychischen Belangen große Anforderungen an das Pflegepersonal sowie an das gesamte therapeutische Team in bezug auf eine einheitliche Teamarbeit im Sinne eines gezielt durchgeführten Pflegeprozesses.

Spezielle Aspekte der pflegerischen Behandlung in der Neurologie

Bei Erkrankungen des zentralen Nervensystems steht die allgemeine Pflege im Vordergrund. Sie umfaßt den eigenständigen Bereich des Krankenpflegepersonals, d. h. es handelt sich dabei um Tätigkeiten, die die einzelne Pflegeperson aufgrund ihrer Aus- und Weiterbildung, ihres Berufs- und Verantwortungsbewußtseins selbständig durchführt. Sie ist dabei nicht auf eine ärztliche Verordnung angewiesen. Zur *allgemeinen Pflege* gehören

- das Betten und Lagern des Patienten,
- die Körperpflege,
- die verschiedenen Prophylaxen,
- die einfache Mobilisation,
- die Unterstützung bei der Nahrungsaufnahme,
- die Beobachtung des Patienten sowie
- Hilfeleistungen im Sinne der psychischen Unterstützung und Motivation des Patienten.

Die Eigenständigkeit in der allgemeinen Pflege und auch in der speziellen Pflege der neurologischen Patienten setzt eine methodische Vorgehensweise im Sinne der geplanten und dokumentierten Pflege voraus. Diese als Pflegeprozeß bezeichneten, systematisch aufeinander bezogenen Pflegetätigkeiten beinhalten die Phasen der Einschätzung, Planung, Durchführung und Beurteilung. Geplante Pflege in diesem Sinne bedeutet kein besonderes Qualitätsmerkmal wie beispielsweise humane Pflege oder ganzheitliche Pflege.

■ Geplante, prozeßorientierte Pflege ist vom Pflegepersonal begründbar und überprüfbar.

Deshalb gehört die Beurteilung als übergeordnetes Kontroll- und Korrekturinstrument zum Pflegeprozeß. Aus dieser übergeordneten Ebene können die Pflegenden ihre Pflegetätigkeit gemäß der aktuellen Pflegesituation auf und mit dem Patienten abstimmen.

Allgemeine Zielsetzung. Ziel der Pflege ist die *Qualitätsentwicklung* durch vollständige Dokumentation, inhaltliche Hinterfragung und Begründung der einzelnen Pflegemaßnahmen, gemeinsame Planung der Pflege mit dem Patienten, Anwendung von Pflegemodellen und Weiterentwicklung von Pflegemaßnahmen bis hin zu Pflegediagnosen vor dem Hintergrund der Einbeziehung aller Beteiligten an Pflege und Therapie, dem sog. therapeutischen Team. Um ein bestimmtes Qualitätsniveau einschließlich der dafür benötigten pflegerischen Leistungen zu erreichen, müssen allgemein gültige und akzeptierte Normen (Standards) in der Pflege und Therapie erstellt werden.

Pflegestandards. Sie geben dem therapeutischen Team klare Richtlinien an die Hand wie beispielsweise verschiedene Maßnahmen durchgeführt werden, welche Schwerpunkte in der individuellen Krankheitsphase des Patienten gesetzt werden, was bei speziellen neurologischen diagnostischen und therapeutischen Maßnahmen zu beachten ist, wie ständig wiedekehrende Abläufe vom therapeutischen Team gehandhabt werden, wer für welche pflegerischen oder therapeutischen Tätigkeiten zuständig ist, wann bestimmte Tätigkeiten zu erledigen sind und welche Sofortmaßnahmen in Notfallsituationen zu treffen sind. Standards bilden schon heute einen Rahmen, in dem Pflege und Therapie stattfinden. Oft existieren sie jedoch nicht praxisgerecht aufgearbeitet und zentral dokumentiert, sondern lediglich in den Köpfen des therapeutischen Teams. Fachgerecht verwendet sind Standards brauchbare Instrumente und ermöglichen die Vereinheitlichung von Begriffen und Maßnahmen. Es ergeben sich erhebliche Vorteile für die Planung und Dokumentation von Pflege und Therapie. Standardpläne ermöglichen ein der neurologischen Krankheitssituation angemessenes Pflege- und Therapiekonzept. Qualitativ hochwertige Pflege und Therapie werden vom Patienten erlebt und erfahren, von den Mitgliedern des therapeutischen Teams beobachtet, vom Krankenhausträger erwartet und vom Gesetzgeber gefordert.

Eine patientenzentrierte Werteorientierung bildet die Basis für die Bereitschaft des therapeutischen Teams, seine Handlungsweisen kritisch zu betrachten. Dies darf nicht im Sinne negativer Kontrolle zur Fehleraufdeckung verstanden werden, sondern in dem positiven Bestreben, bestehende Schwachstellen bei der Durchführung von Pflege und Therapie aufzudecken, um durch deren Aufarbeitung die Qualität der Pflege und Therapie zu erhöhen. Zur Sicherung der Pflegequalität kann eine Reflexion und Entwicklung in der neurologischen Pflege und Therapie nicht dem Zufall überlassen werden, regelmäßige Fort- und Weiterbildungsmaßnahmen müssen ebenso selbstverständlich sein, wie das tägliche Arbeiten mit dem Patienten.

Die rehabilitative Pflege nach dem Bobath-Konzept

Frau Dr. h. c. Bobath beobachtete, daß die Muskulatur eines hemiplegischen Patienten bei bestimmten Stellungen und Bewegungen spastischer wurde und daß sich die Spastizität bei anderen reduzierte. Diese Beobachtung war etwas Neues. Man wußte nun, daß Spastizität eine variable Größe ist, die durch Bewegung und Stellung beeinflußbar ist. Aus dieser Beobachtung heraus entwickelte Frau Bobath zusammen mit ihrem Mann, dem Arzt Dr. K. Bobath, ein empirisches (auf Erfahrung gestütztes) Behandlungskonzept, dessen zwei Säulen *Beeinflussung des Muskeltonus* und *Bahnung von Bewegung* sind. Diese Arbeitsweise wird ausdrücklich als Konzept und nicht als eine Methode beschrieben. Es beinhaltet keine vorgeschriebenen Techniken, Methoden oder Übungen, die bei allen betroffenen Patienten in gleicher Weise anzuwenden sind. Es berücksichtigt an erster Stelle die individuellen Möglichkeiten eines Patienten und bezieht diese unter Anwendung bestimmter Prinzipien in die Pflege und Therapie mit ein.

> **Beachte:** Das Bobath-Konzept stellt eines der erfolgreichsten ganzheitlichen Behandlungskonzepte für Hemiplegiker und andere Hirngeschädigte dar.

Das Bobath-Konzept ist auf eine ganzheitliche Rehabilitation des Patienten ausgerichtet, wobei in Zusammenarbeit von Patient, Pflegepersonal, Krankengymnasten und Ärzten systematisch die verlorenen Funktionen geübt und verbliebene Funktionen verbessert werden, damit das Rehabilitationspotential eines jeden Patienten voll ausgeschöpft wird, um damit die Selbständigkeit und Lebensqualität zu erhalten bzw. zu verbessern und eine Pflegebedürftigkeit zu verhindern.

In der Pflege und Behandlung nach dem Bobath-Konzept wird davon ausgegangen, daß es möglich ist, dem betroffenen Patienten zu einer kontrollierten Bewegung zu verhelfen, um damit die pathologischen Symptome der Hemiplegie, wie Spastizität, assoziierte Reaktionen und Massenbewegungen zu mildern. Ziel ist es, den Patienten durch eine gegebene Ausgangsstellung sensibel für therapeutische Reize zu machen, dem Gehirn durch eine normalisierte Haltung eine möglichst normale Information der betroffenen Seite zu

10 Pflege in der Neurologie

übermitteln und die Bildung neuer Funktionen in vorhandenen Zellen und Bildung von Synapsen (analog der kindlichen Entwicklung) zu erreichen.

Der Zustand der Körpermuskulatur während einer Bewegung wird durch die Verteilung von Erregungs- und Hemmungsvorgängen im ZNS beeinflußt. Die Körpermuskulatur bestimmt somit die motorischen Signale, die vom ZNS ausgehen. Das heißt, die Reaktion auf einen Reiz wird beeinflußt von der Grundstellung des Körpers.

Mit dem Bobath-Konzept ist es möglich, den *motorischen* Output von der *sensorischen* Seite her zu beeinflussen und zu verändern. Die Spastizität wird eingeengt, indem ihr entgegengearbeitet wird. Wenn eine möglichst normale Ausgangsstellung vorgegeben wird, kann der Patient pathologische Muster umgehen. Das Gefühl einer normalen Bewegung wird vermittelt, und somit von der sensorischen Seite her die Motorik positiv beeinflußt.

Stadieneinteilung. Die Pflege und Therapie wird von Frau Bobath in drei verschiedene Stadien eingeteilt, dem *pseudoschlaffen* Stadium, dem *spastischen* Stadium und dem Stadium der *Restsymptomatik*. Im ersten Stadium, dem pseudoschlaffen Stadium, ist der Patient noch bettlägrig; hier gilt es, den Muskeltonus durch Stimulationsmaßnahmen aufzubauen und selektive Bewegungen durchzuführen. Die spezielle Lagerung muß in diesem Stadium schon so gewählt werden, daß sie einer sich entwickelnden Spastizität entgegenwirkt. Im zweiten, dem spastischen Stadium müssen reflexhemmende Bewegungskombinationen und Bewegungsmuster mit dem Ziel der Tonusregulierung eingesetzt werden, wobei die Therapie nicht passiv erfolgen darf. In der Zusammenarbeit zwischen Patient und Pflegekraft muß der Patient immer mehr die Kontrolle übernehmen. Hierzu ist es unbedingt seitens der Pflegekraft erforderlich zu beobachten, wann der Patient seine Kontrolle verliert, um unterstützend einzugreifen. Das Gebiet zwischen Kontrolle und Kontrollverlust ist das Gebiet, in dem der betroffene Patient sich bewegen muß, um selbst zu lernen und positive Fortschritte zu erleben. Im dritten Stadium, im Stadium der Restsymptomatik, geht es um Koordinationsprobleme, um Verlust von Kontrolle und Hemmungen, um Angst, Aufregung und Überanstrengung. Hier geht es darum, die erlernten Funktionen zu automatisieren. Denn erst, wenn die Funktionsverbesserung automatisiert ist, hat der Patient gelernt und kann sich bewegen, ohne darüber nachzudenken.

Die Grundlage jeder gezielten pflegerischen Maßnahme ist das Erkennen von Problemen und Ressourcen des Patienten (was wurde festgestellt?), die Erstellung von Pflegezielen (was soll erreicht werden?), und der individuell auf den Patienten ausgerichtete Pflegeplan (was soll getan werden?). Als erstes steht das Beobachten des Patienten im Vordergrund, seine Haltung – was kann er und wie tut er es? Daran folgt eine Tonusprüfung, eine passive Bewegungsübung und die Prüfung der Gleichgewichtsreaktion des Patienten. Die Schwierigkeit an diesem Vorgehen ist, daß es eine genaue Beobachtungsgabe und Fähigkeit erfordert, eine Bewegung des Patienten in einzelne Teile zu zerlegen. Hierzu bedarf es einer sorgfältigen Analyse der abnormalen Synergien des Patienten sowohl in der Haltung als auch in der Bewegung. Die Pflegekraft muß herausfinden, was die normale Funktion verhindert oder sie stört und welche der erwünschten Funktionen dem Patienten fehlen. Anschließend muß sie Pflegeziele erstellen und die entsprechenden Maßnahmen einleiten. Dies ist nur möglich, wenn durch eine entsprechende Weiterbildung in bezug auf das Bobath-Konzept gründliche Kenntnisse normaler Bewegungsabläufe vorhanden sind und wenn man weiß, welche Bewegungsabläufe für spezifische Funktionen absolut notwendig sind. Von besonderer Wichtigkeit ist die Kenntnis über die Hemmung von Spastizität, Bahnung von Bewegung und Stimulierung der Gleichgewichtsverlagerung auf die betroffene Seite.

Pflege bei Erkrankungen des Zentralnervensystems

Pflege von Patienten mit Bewußtseinsstörungen

Bewußtsein ist ein Zustand, in welchem Erlebnisse gegenwärtig sind, und Erlebnisse können wir als Inhalt unseres Bewußtseins betrachten. Ursachen, die zu Bewußtseins- bzw. Wachseinsstörungen führen, beruhen auf mangelhafter Durchblutung des Gehirns, Erkrankungen des Gehirns, Gehirntrauma, Erkrankungen des Kreislaufsystems und der Atmungsorgane, auf Stoffwechselstörungen sowie auf Intoxikationen. Bei Erkrankungen des zentralen Nervensystems können Bewußtseinsstörungen auftreten, die von der leichten Bewußtseinstrübung bis zur Bewußtlosigkeit, dem zerebralen Koma, reichen. Die pflegerische Versorgung dieser Patienten fällt in den Aufgabenbereich der Intensivbehandlung. Hierbei handelt es sich um eine kontinuierliche, intensive, personelle und apparative Überwachung vieler unterschiedlicher Parameter. Sinn dieser Überwachung ist es, plötzlich auftretende Komplikationen so früh zu erkennen, daß die erforderlichen neurologischen Behandlungsmaßnahmen ohne Zeitverlust durchgeführt werden können. Die Intensivbehandlung des bewußtlosen Patienten beinhaltet die ärztlichen Maßnahmen zur Wiederherstellung, Unterstützung oder künstlicher Aufrechterhaltung vitaler Funktionen wie Atmung, Kreislauf, Wasser-, Elektrolyt- und Säuren-Basen-Haushalt, Nierenfunktion etc., die vorübergehend in lebensbedrohlicher Weise gestört sind. Aufgabe des Pflegepersonals in der neurologischen Intensivpflege ist die Ausführung der Grund- und Spezialpflege in quantitativ und qualitativ höherem Ausmaß als auf Normalstationen.

Prophylaxen

Pneumonieprophylaxe. Bei dem bewußtlosen oder bewußtseinsgetrübten Patienten ist für eine ungehinderte Atmung zu sorgen. Fehlen Husten- und Schluckreflex, kann sich Sekret im Bronchialraum ansammeln und zu einer Pneumonie führen. U. U. muß eine nasotracheale Intubation durchgeführt werden, die ein regelmäßiges Absaugen des Sekretes erlaubt. Prinzipiell wird heute jeder Patient, dessen Spontanatmung keinen existenzbefriedigenden Gasaustausch gewährleistet, endotracheal maschinell beatmet. Es wird nicht mehr nur auf die Beatmung bei schweren Notfällen Wert gelegt, sondern auf rechtzeitige Beatmung bei Ateminsuffizienz und auf unterstützende Beatmung zur Erhaltung der lebensnotwendigen Funktionen. In vielen Fällen von langdauernder Bewußtlosigkeit und schlechtem Allgemeinzustand des Patienten ist eine Tracheotomie erforderlich.

Prophylaxe von Harnwegsinfektionen. Die Beobachtung der Hirnödemausschwemmung erfordert eine exakte Flüssigkeitsbilanzierung von seiten des Pflegepersonals. Um die Urinausscheidung, die dabei eine große Rolle spielt, exakt ermitteln zu können, müssen die Nachteile einer Blasendrainage in Kauf genommen werden. Es sollten nur geschlossene Auffangsysteme mit Antirefluxventil verwendet werden. Hierdurch wird die Kontaminationsgefahr und die Gefahr eines aszendierenden Harnwegsinfektes minimiert. Eine Entnahme von Urin zur Untersuchung ist möglich, ohne das System zu unterbrechen. Wird die Urinableitung über einen längeren Zeitraum erforderlich, ist eine suprapubische Blasendrainage anzustreben.

Dekubitusprophylaxe. Während der Bewußtlosigkeit kann sich der Patient aus eigener Kraft nicht bewegen. Der Sensibilitätsverlust für die Notwendigkeit einer Lageänderung führt zur Entwicklung von Dekubitalgeschwüren. Die durch das Körpergewicht belastete Hautoberfläche und die durch die Erkrankung entstandene verminderte Trophik der Haut begünstigen das Entstehen von Dekubitalulzera. Bewußtlose Patienten müssen entsprechend ihrem Hautzustand regelmäßig gelagert werden. Das Betten und Lagern muß schonend erfolgen, schnelle Bewegungen und Erschütterungen sind zu vermeiden. Der Tubusreiz kann beim Bewegen des Patienten zum Erbrechen führen. Auf eine Diskonnektion (Auseinandergehen) der Beatmungsschläuche und auf Hautveränderung des Patienten ist während des Lagerns und Bettens besonders zu achten. Die heute eingesetzten pneumatischen Spezialbetten (Luftkissenbetten) machen eine konsequente Lagerung nicht überflüssig, erleichtern aber die Dekubitusprophylaxe erheblich. Eine effektive Druckentlastung ist nur möglich, wenn man die vorhandenen Hilfsmittel optimal einsetzt. Die Beobachtung der Haut an den besonders gefährdeten Stellen (in Rückenlage: Hinterkopf, Schulterblätter, Ellenbogen, Dornfortsatz, Fingerknöchel, Fersen und Zehenspitzen; in Seitenlage: Ohrmuscheln, Schultern, Ellenbogen, Hüfte, Knie und Fußknöchel) müssen laufend kontrolliert werden. Hautrötungen, die nicht unmittelbar nach einem durchgeführten Lagewechsel wieder verschwinden, sind erste Anzeichen einer Störung. Eine gute Hautdurchblutung kann durch verschiedene Maßnahmen erreicht werden. Es ist darauf zu achten, daß die Haut trocken gehalten wird, aber nicht austrocknet. In der Klinik entstandene Dekubitalstellen können als Kunstfehler der Krankenpflege gewertet werden und haben ihre entsprechende juristische Relevanz.

Kontrakturenprophylaxe. Zur Erhaltung der Funktion der Gliedmaßen des Patienten ist die Durchführung einer Kontrakturprophylaxe erforderlich. Kontrakturen entstehen durch mangelhafte Bewegung der Gelenke. Durch die Ruhigstellung schrumpfen die Bänder und Kapseln, die Muskeln verkürzen sich und atrophieren. Bei der Lagerung des Patienten ist darauf zu achten, daß die Gelenke nicht gestreckt oder überstreckt, sondern leicht angewinkelt werden. Die Lagerung muß der normalen Haltung eines liegenden, gesunden Menschen entsprechen. Da der Patient nicht in der Lage ist, sich selbst aktiv zu bewegen, muß dies durch die Pflegekraft oder Krankengymnastin passiv geschehen. Alle Gelenke müssen so oft wie möglich, aber mindestens dreimal täglich intensiv mobilisiert werden. Bei allen Maßnahmen sollte immer bedacht werden, daß die Beugemuskulatur schneller zur Kontraktion neigt als die Streckmuskulatur. Darum muß die Beugemuskulatur intensiver trainiert werden. Zur Kontrakturprophylaxe dürfen dem Patienten keine Gegenstände in die Hand gegeben werden. Diese Maßnahme kann ebenso wie das Anbringen von Fußbrettern gerade bei Patienten mit dem Krankheitsbild der Apoplexie zur Auslösung von Streckspasmen führen. Wache Patienten müssen dazu angehalten werden bei den kontraktionsprophylaktischen Übungen so früh wie möglich selbst mitzuwirken.

Thromboseprophylaxe. Durch gezielte Maßnahmen muß die Thrombenbildung in den Venen verhindert werden. Auch hier ist der Patient besonders gefährdet. Eine schon vorher vorhandene Venenschwäche oder sonstige krankheitsbedingte Abläufe stellen eine besondere Gefahr für Patienten dar, die über längere Zeit nicht mobil sind. Sehr oft kommt eine Gerinnungsstörung zum eigentlichen Krankheitsbild dazu. Der Blutfluß ist bei allen liegenden Patienten eingeschränkt. Da jede Bewegung der Extremitäten durch die Kontraktion der Muskulatur den Rückfluß des Blutes durch die Venen verbessert, sollten wache Patienten immer wieder dazu angehalten werden, sich auch im Bett zu bewegen.

Bei jeder Umlagerung sollen aus diesem Grund die Extremitäten der bewußtlosen Patienten durchbewegt werden. Desweiteren sollten immobile Patienten ihnen speziell angepaßte Antithrombosestrümpfe tragen. Man unterstützt hierdurch die erschlafften Gefäße und verhindert somit ein Versakken des Blutes in die unteren Extremitäten. Außer prophylaktischen Maßnahmen werden auch medikamentöse Maßnahmen wie Heparinisierung und Antikoagulantien-Therapie ergriffen.

Pflege von Patienten mit Hirninfarkt

Die oben aufgeführten Kontraktionsprophylaxen sind besonders wichtig bei der pflegerischen Versorgung von Patienten mit Hirndurchblutungsstörungen. Durch den Hirnschaden fällt die zentrale Steuerung aus, es entsteht die Halbseitenlähmung (Hemiparese). Der Hirnschaden wirkt sich aber nicht nur in einer Behinderung der Bewegung aus, auch die Orientierung im Raum, das Fühlen und Spüren sind schwerstens beeinträchtigt, daher ist eine besondere Raumgestaltung nötig. Darüber hinaus sind Gleichgewichts-, Gedächtnis- und Sprachstörungen (Aphasie) häufig. Auch Wesensveränderungen sind bei der Pflege zu berücksichtigen.

Die Lagerung der Extremitäten sollte, auch wenn die Parese noch anfangs schlaff ist, der später auftretenden Tonuserhöhung Rechnung tragen (Abb. **1–4**). Besonders bewährt hat sich die Lagerung nach dem Bobath-Konzept. Voraussetzung für die Lagerung nach Bobath ist ein intensives Schulungsprogramm aller Mitarbeiter des Pflegeteams.

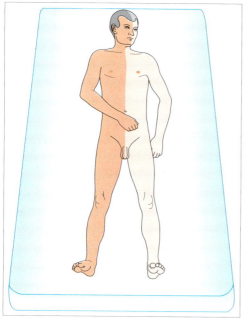

Abb. **1** Typische spontane Lage des hemiparetischen Patienten (rechte Seite betroffen) (nach Mäurer/Diener)

Pflege bei Erkrankungen des Zentralnervensystems 15

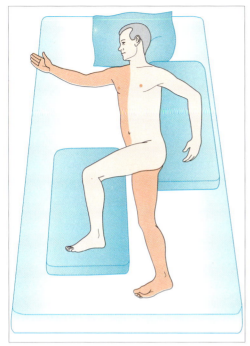

Abb. **2** Lagerung auf der betoffenen (rechten) Seite. Lagerungsschritte:
1. leichte Rumpfrotation nach hinten
2. der (gestreckte und außenrotierte) paretische Arm wird um 90 Grad antevertiert
3. betroffene Schulter in Protraktion bringen
4. betroffenes Bein in leichter Beugestellung in Hüfte und Knie (nach Mäurer/Diener)

Neben der Lagerung verlangt die psychische Betreuung des Patienten große Aufmerksamkeit von seiten des Pflegepersonals, nicht nur, weil die Patienten durch ihre Erkrankung oft depressiv und antriebslos sind, sondern auch, um sie zu einer möglichst aktiven Mitarbeit zu gewinnen. Dies geschieht durch Hebung des Selbstvertrauens, Aktivierung der geistigen Interessen und aktives und bewußt gemachtes Mitarbeiten an der Rehabilitation.

Der Pflegedienst allein kann diesen Patienten nicht wirksam genug helfen. Er trägt aber wesentlich dazu bei, daß die vom Arzt verordnete Physiotherapie, Ergotherapie, Logopädie usw. zum Ziel führt. Das Ziel in der Klinik ist es, die bestmöglichste Frührehabilitation zu erreichen. Die Wiedereingliederung des Patienten in das Gesellschafts- und Berufsleben muß schon mit dem Tag der Klinikeinweisung bzw. des Krankheitsgeschehens beginnen. Trotz inten-

16 Pflege in der Neurologie

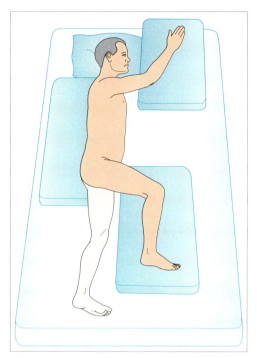

Abb. **3** Lagerung auf der nicht betroffenen Seite (links). Lagerungsschritte:
1. stabile (evtl. durch Kissen vor dem Bauch und im Rücken gesicherte) Seitlage des Rumpfes auf der nicht betroffenen Seite
2. der (gestreckte und außenrotierte) Arm wird soweit abduziert, daß sich die Hand in Augenhöhe befindet
3. betroffene Schulter in Protraktion bringen
4. betroffenes Bein in leichter Beugestellung in Hüfte und Knie (nach Mäurer/Diener)

siven Trainings können nicht alle Patienten wieder völlig rehabilitert werden. Das Pflegepersonal und die Physiotherapeuten müssen bei der Auswahl der Gebrauchsbewegungen, die sie den Patienten trainieren lassen, an die Anforderungen die das tägliche Alltagsleben an ihn stellt, denken. Für eine Hausfrau stehen andere Verrichtungen im Vordergrund als für einen Berufstätigen an seinem Arbeitsplatz. Im direkten Anschluß an die Frührehabilitation in der Klinik ist die Weiterbehandlung in einem Rehabilitationszentrum zwecks Erreichung weiterer Fortschritte, stationär oder ambulant, erforderlich.

Pflege bei Erkrankungen des Zentralnervensystems 17

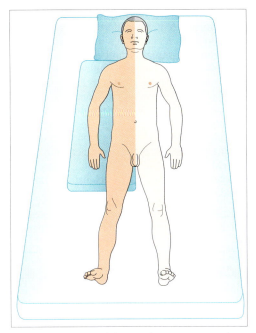

Abb. **4** Lagerung auf dem Rücken. Lagerungsschritte:
1. das Becken wird auf der paretischen Seite durch ein Kissen leicht angehoben
2. das betroffene Bein wird durch Kissen vor Außenrotation geschützt
3. die betroffene Schulter wird durch ein unterlegtes Kissen in Protraktion gebracht
4. der betroffene Arm wird in leichter Abduktion in der Schulter sowie in Streckung in Ellbogen-, Hand- und Fingergelenk gelagert (nach Mäurer/Diener)

Sprachstörung (Aphasie) infolge des Hirninfarktes

Motorische, sensible und sensorielle Störungen sind die wichtigsten Ausdrucksformen der Schädigungen im Bereich des Nervensystems. Im Falle einer Erkrankung, die die Hirnrinde in Mitleidenschaft zieht, bleiben die Störungen in der Regel nicht auf eine Lähmung beschränkt, sondern erstrecken sich auch auf Gebiete der geistigen Funktionen, auf jene komplizierten Aktivitäten, die ihren Sitz im Gehirn haben und unter der Bezeichnung „höhere Nervenfunktionen" zusammengefaßt werden. Dabei handelt es sich vor allem um Störungen der Sprache und deren Ausdruck (Aphasie).

Ein Hirninfarkt führt in vielen Fällen zu einer Schädigung des Sprachzentrums, es kommt zur Aphasie. Man beobachtet bei dem an Aphasie erkrankten Patienten ganz verschiedene Formen des Sprachverhaltens: Der eine kann nur unartikulierte Laute hervorbringen; ein anderer hält lange, aber sinnlose Vorträge mit verwechselten oder verstümmelten Wörtern und zusammenhanglos konstruierten Sätzen. Manchmal kommt es in diesen wirren Reden zu frei erfundenen Wortgebilden, die vom Unbewußten geprägt und aus frühen Stadien des Sprachlernens herrühren mögen. Das Ergebnis ist ein unverständliches Kauderwelsch. Bei manchen Patienten findet sich, als verhältnismäßig kleine Störung, nur eine erschwerte Wortfindung. Zeigt man einem solchen Patienten einen allgemein gebräuchlichen Gegenstand, z. B. einen Kugelschreiber, so kann er sich seiner Bezeichnung nicht erinnern, so daß er sich mit einer Umschreibung des Gegenstandes begnügen muß: „Man schreibt damit, aber ich weiß nicht mehr, wie man es nennt…" Manchmal beobachtet man auch eine Rückkehr zu primitiven Sprachformen: Der Patient spricht wie ein kleines Kind.

> **Beachte:** Dennoch besteht bei der Aphasie keine grundlegende Intelligenzstörung.

Die Urteilsfähigkeit, das kritische Denken und das Gedächtnis bleiben erhalten. Der Patient hat nur die Fähigkeit verloren, seine Gedanken auszudrücken, und diese Gedanken haben an Klarheit und Präzision eingebüßt.

Vor diesem Hintergrund muß sich die Untersuchung und Behandlung eines an Aphasie leidenden Patienten auf alle Aspekte der Sprache erstrecken, also auf Ausdruck und Verständnis nicht nur des gesprochenen Wortes sondern auch des geschriebenen Worts. Das Pflegepersonal und die Logopäden lassen den Patienten schriftlich erteilte Anweisungen ausführen, nach Diktat schreiben, einen Text abschreiben, lesen, zeichnen, rechnen und gewisse Gebärden nachahmen. Hierbei kann sich zeigen, daß vielleicht auch die Fähigkeit zur Abstraktion und Schematisierung sowie das Zeit- und Raumbewußtsein gestört sind. Wir brauchen uns nur einmal selbst beim Denken zu beobachten um uns davon zu überzeugen, daß wir unsere Gedanken in einer inneren Sprache ausdrücken, also in gesprochenen Wörtern denken.

Pflege von Patienten mit intrakraniellen raumfordernden Prozessen

Die wichtigsten raumfordernden Prozesse sind die *Bildung von Tumorgewebe* und *Blutansammlungen* innerhalb des knöchernen Schädels, die zu einer Druckerhöhung innerhalb des Schädels führen. Das in diesem Zusammenhang auftretende Hirnödem sorgt für eine weitere Druckerhöhung und führt zu einer Bewußtseinsveränderung, die beim Tumorpatienten langsam mit

Pflege bei Erkrankungen des Zentralnervensystems 19

dumpf, drückend oder bohrenden Kopfschmerzen, über Erbrechen und Schwindel bis hin zu psychischen Veränderungen und schließlich als Bewußtseinstrübung und Bewußtlosigkeit in Erscheinung tritt. Beim intrakraniellen Hämatom tritt die Bewußtlosigkeit initial auf. Hier müssen alle Richtlinien für die Pflege bewußtloser oder bewußtseinsgetrübter Patienten beachtet werden.

Atmung. Die Atemwege sollen für eine ungehinderte Atmung freigehalten werden. Intubation oder Tracheotomie sind Mittel der Wahl, um eine optimale Bronchialpflege zu ermöglichen. Bei manchen Patienten besteht die Notwendigkeit eine Tracheotomie durchzuführen. Indikationen hierfür sind Intubationshindernisse und Langzeitbeatmungen. Besondere Beachtung bei der Pflege eines Tracheostomas sollte der Verhinderung von Druckulcera und Wundinfektionen geschenkt werden. Man unterscheidet Verbandswechsel und Kanülenwechsel. Das Tracheostoma ist immer als septische Wunde anzusehen. Der Verband sollte mindestens zweimal täglich, bei Bedarf jedoch häufiger gewechselt werden.

Der normale Atemvorgang garantiert eine Luftfeuchtigkeit der Atemluft von 95%. Bei intubierten oder tracheotomierten Patienten reduziert sich die Luftfeuchtigkeit auf bis zu 50%. Durch Ausschalten des Nasen-Rachenraumes entfällt dieser als anatomischer Luftanfeuchter, Anwärmer und Staubfilter. Daraus resultiert, daß das Flimmerepithel der Bronchien austrocknet und in seiner Funktion eingeschränkt bzw. stillgelegt wird. Folgen sind Pneumonien, Verklebungen und Flüssigkeitsverlust. Bei der Beatmung besteht die Gefahr eines Haut- bzw. Mediastinalemphysems, welches zu einer Kompression des rechten Vorhofes und damit zu einer Einflußstauung führen kann. Weiterhin droht bei unhygienischer Arbeitsweise eine Entzündung des Tracheostomas.

Ausscheidung. Das therapeutische Angehen des Hirnödems erfordert von dem Pflegepersonal eine genaue Erfassung der Flüssigkeitsbilanz. Um die Urinausscheidung, die dabei eine große Rolle spielt, exakt ermitteln zu können, müssen die Nachteile einer Blasendrainage in Kauf genommen werden. Dauerkatheter und geschlossene Auffangsysteme mit Antirefluxventil erleichtern diese Maßnahme.

Vitalzeichenkontrolle. Die Patienten bedürfen neben der besonderen Pflege auch einer intensiven Überwachung, da sie infolge ihrer Erkrankung einer akuten Bedrohung ihrer vitalen Funktionen ausgesetzt sind. Die ständige Kontrolle der Herz- und Kreislauftätigkeit wird durch den Einsatz von apparativen Überwachungssystemen erleichtert. Die Standardausrüstung sollte folgende Geräte umfassen: EKG mit Pulsabnehmer, zwei Sonden zur Temperaturmessung, je eine Sonde zur Atemfrequenzmessung, PO_2-Messung, Hirndruckmessung und ein Meßsystem zur arteriellen Druckmessung. Anzumerken ist, daß der Blutdruck und die O_2-Sättigung im Körper gemessen werden können, ohne Blutgefäße punktieren zu müssen. Die kombinierte apparative Überwachung (Monitoring) ermöglicht dem Arzt und der Pflegekraft den vitalen Zustand des Patienten kontinuierlich zu überprüfen und zu überwachen.

Prophylaxen. Körperpflege und Komplikationsprophylaxe sind wichtige Bestandteile der Pflege dieser Patienten. Die Pflegekraft it für die korrekte Durchführung der Körperpflege und Prophylaxen (Dekubitusprophylaxe, Hautpflege, Dekubitusbehandlung, Soor- und Parotitisprophylaxe, Pneumonieprophylaxe, Thromboseprophylaxe und Kontrakturprophylaxe) verantwortlich. Durch gezielte Pflegemaßnahmen und Krankenbeobachtung können weitere Störungen, Komplikationen und Folgeerkrankungen verhindert oder zumindest frühzeitig erkannt werden.

Durch gewissenhaft durchgeführte körperpflegerische und prophylaktische Maßnahmen erspart die Pflegekraft dem Patienten Schmerzen und Schäden, sich selbst spätere zusätzliche Arbeitsbelastung und dem Gesundheitssystem nicht unerhebliche Kosten. Alle in der allgemeinen Pflege (Grundpflege) korrekt durchgeführten Tätigkeiten stellen gleichzeitig prophylaktische Maßnahmen dar.

Nachbehandlung. Nach Aufhellung der Bewußtseinsstörung und Überwindung der lebensbedrohlichen Situation kann mit den allgemeinen Nachbehandlungsmaßnahmen begonnen werden. Mit einer stufenweisen Belastung kann schon wenige Stunden nach dem akuten Krankheitsgeschehen begonnen werden. Mit diesem Vorgehen wird oft dem für die Rückbildung vegetativer Störungen besonders hinderlichem Trainingsverlust und den psychologischen Fehlentwicklungen vorgebeugt. Eine physiotherapeutische Behandlung durch besonders geschulte Krankengymnasten, deren Mitwirkung von Anfang an in Anspruch genommen werden muß, wird in der Nachbehandlung des Patienten besonders zur Heilung, Rehabilitation und Integration in den Alltag des Patienten beitragen. Neben der krankengymnastischen Behandlung erleichtern medikamentöse Hilfen die planmäßige Durchführung des Trainings durch die einzelnen Behandlungsstufen bis zur Wiedereingliederung in eine zunächst wenig belastende und zeitlich begrenzte Berufsarbeit. Je nach Schwere des Initialsyndroms sowie den körperlichen und charakterlichen Konstitutionsmerkmalen des Patienten klingt das postkommotionelle oder postkontusionelle Syndrom in wenigen Monaten bis zu längstens zwei Jahren weitgehend ab. Bei einer großen Zahl von kontusionellen Hirnschädigungen verbleibt eine leichte vegetative Anpassungsschwäche, die eine gewisse äußere Ordnung des Lebens auf Dauer erforderlich macht.

Zu den bleibenden Defekten nach schwerer Hirnverletzung sind insbesondere psychische Auffälligkeiten im Sinne des hirnorganischen Psychosyndroms, Koordinationsstörungen, gelegentlich auch ausgeprägte Extremitä-

Pflege bei Erkrankungen des Zentralnervensystems 21

tenparesen und hirnorganische Anfälle zu rechnen. Ausnahmsweise kann es zu einem Monate oder Jahre anhaltenden apallischen Syndrom kommen.

Pflege von Patienten mit Meningitis und Enzephalitis

Bei dieser Patientengruppe ist die pflegerische Verantwortung besonders hoch, weil die sorgfältige Durchführung der notwendigen Kausalbehandlung mit Antibiotika sich mit den Vorsorgemaßnahmen zur Ausbreitung der Infektion auf Mitpatienten und Pflegepersonal verbindet. Darüber hinaus müssen die vom jeweiligen Syndrom bestimmten Pflegemaßnahmen in gleicher Weise wie bei den schon beschriebenen raumfordernden Hirnprozessen eingesetzt werden.

Der notwendiger Erregernachweis einschließlich Resistenzbestimmung erfordert zuverlässiges hygienisches Arbeiten bei Abnahme und Transport des Untersuchungsmaterials von seiten des Pflegepersonals. Nachlässigkeiten in der Hygiene können im Hinblick auf die folgenden therapeutischen Konsequenzen das Leben des Patienten gefährden. Bei allen Pflege- und Isolierungsmaßnahmen muß dem Ausscheidungsweg und dem Übertragungsmodus der jeweiligen Erregerart Rechnung getragen werden. Diese hygienischen Gesichtspunkte sind besonders wichtig, wenn etwa ein Patient mit einer tuberkulösen Meningitis auf einer geschlossenen psychiatrischen Station betreut wird oder wenn bei der Pflege eines Meningitispatienten auf einer offenen neurologischen Station die Möglichkeit einer Poliomyelitisinfektion zunächst noch nicht ausgeschlossen sein könnte. Um Kreuzinfektionen zu vermeiden, müssen zum Eigenschutz und zum Schutze der Patienten bei allen pflegerischen Tätigkeiten am Patienten Mundschutz, Schutzkittel und Handschuhe getragen werden. Auf der Station kann direkter Hautkontakt mit infizierten Patienten und deren Ausscheidungen vermieden werden, indem bei Pflegemaßnahmen am Patienten Handschuhe getragen und diese nach der durchgeführten Tätigkeit weggeworfen werden. Allerdings schützt das Arbeiten mit Handschuhen nicht vollständig vor Keimübertragung. Schon Pasteur, Lister und Semmelweis haben aufgezeigt, daß eine regelmäßige hygienische Händedesinfektion unerläßlich ist. Sie sollte uns deshalb heute selbstverständlich sein. Bei infizierten Patienten wie bei allen anderen Patienten ist neben der Pflege besonders auf die Vermeidung einer Infektion des Pflegepersonals durch Blut und andere Körperflüssigkeiten zu achten. Bei der Pflege sind stets die entsprechenden Hygienevorschriften zu beachten. Beim Umgang mit Blut und anderen Körperflüssigkeiten sind besondere Entsorgungsmaßnahmen zu beachten und schließlich müssen Stichverletzungen mit Injektions- und Blutentnahmekanülen konsequent ausgeschlossen sein.

22 Pflege in der Neurologie

Pflege von Patienten mit degenerativen Hirnerkrankungen

Vom pflegerischen Gesichtspunkt her sind die Patienten mit degenerativen Erkrankungen des Gehirns in zwei große Gruppen einzuteilen. Die eine Gruppe (Morbus Alzheimer, Morbus Pick) zeigt überwiegend Symptome, die einem *hirnorganischen Psychosyndrom* entsprechen und bei denen die Erkrankung durch den Verlust höherer Fähigkeiten (Alexie, Akalkulie, Apraxie) frühzeitig zu einer Dauerpflegesituation mit vollständiger Abhängigkeit führt. Diese Patienten müssen auf Dauer in entsprechenden Einrichtungen wie geriatrischen Stationen pflegerisch betreut werden. Sie bedürfen einer Pflege, die rund um die Uhr die Versorgung wie bei Alterskranken ermöglicht. Die andere Gruppe der Patienten zeigt *neurologische Ausfallssymptome,* die zum einen gekennzeichnet sind durch eine Bewegungsverarmung und zum anderen durch eine Bewegungssteigerung. In beiden Fällen können die pflegerischen und krankengymnastischen Maßnahmen meist nur die Symptome mildern und dieses auch manchmal nur für kurze Zeit. Im Rahmen seiner noch vorhandenen Fähigkeiten muß der Patient immer wieder zu Übungen aufgefordert und angeregt werden. Hier ist es von besonderer Wichtigkeit, auch das soziale Umfeld des betroffenen Patienten in die Therapie zu involvieren, damit die entsprechende Anregung eine Beständigkeit erfährt. Die Betreuung dieser Patienten erfordert sehr viel Geduld, erhöhte Zuwendung und ständiges Anleiten, um die Selbständigkeit zu fördern oder auch nur zu erhalten. Die krankengymnastische Behandlung gerade bei Parkinson-Patienten ist von besonderer Bedeutung, weil sie ihm hilft, die verbliebenen Fähigkeiten so gut wie möglich auszunutzen und ständig zu trainieren. Bei Patienten mit Bewegungsverarmung kommt es häufig zu Bettlägerigkeit. Hier droht bei den unbeweglichen Kranken vor allen das Dekubitalgeschwür und die Kontraktur der Gelenke. Bei degenerativen Erkrankungen, die zu einer Verstärkung der Bewegungsabläufe führt, ist vor allem darauf zu achten, daß die Patienten sich bei ihren ungezielten, unkontrollierten Bewegungsabläufen selbst nicht verletzen.

Pflege von Patienten mit multipler Sklerose

Patienten mit multipler Sklerose (Encephalomyelitis disseminata) zeigen ausgeprägte zerebrale oder medulläre Lähmungen. Hier müssen der Prophylaxe von Gelenkkontrakturen, Dekubitalulzera, Pneumonie und Thrombosen höchste pflegerische Aufmerksamkeit geschenkt werden. Die krankengymnastische Betreuung muß bereits in der akuten Phase regelmäßig und konsequent durchgeführt werden. Aber auch bei der ausschließlich pflegerischen Betreuung wird mit Hilfe der Lagerung und Versorgung nach dem Bobath-

Konzept den drohenden Kontrakturen in den Extremitäten erfolgreich entge-
gengewirkt. Die Therapie der Blasenstörung bedarf der gleichen Sorgfalt wie
bei traumatischen Rückenmarksschädigungen. Auf den Dauerkatheter sollte
so früh wie möglich verzichtet werden und stattdessen rechtzeitig durch
festgelegte Entleerungsintervalle das systematische Blasentraining mit dem
Patienten angestrebt werden. Das früher übliche „Blasentraining" durch Ab-
klemmen des Katheters ist sinnlos und sollte heute nicht mehr praktiziert
werden. Es gilt sogar als Pflegefehler, weil die Gefahr einer refluxbedingten
Infektion zu groß ist. Schwere Lähmungen, die zerebellären oder auch medullären Ursprungs sind, zwingen den Patienten, vor allem in fortgeschrittenen Krankheitsstadien an den Krankenfahrstuhl.

> **Beachte:** Die bei nicht wenigen Patienten vorkommende gehobene Grund-
> stimmung (Euphorie) läßt die Schwere des Krankheitsbildes
> nicht in ihrer vollen Bedeutung erkennen.

Dies führt zur Vernachlässigung bei eigenen Trainingsbemühungen, um noch
vorhandene Fähigkeiten zu üben und zu festigen. Hier ist die andauernde
und umfassende Ein- und Aufforderung eine der wichtigsten pflegerischen
Aufgaben.

Pflege von Patienten mit Querschnittslähmung

Als Querschnittslähmung wird ein Syndrom bezeichnet, bei dem alle Bestandteile des Rückenmarks durch einen Krankheitsprozeß (Fraktur, Luxa-
tion, Tumor u. a.) geschädigt sind. Im Vordergrund steht die doppelseitige
zentrale Lähmung mit Sensibilitätsstörung und vegetativen Störungen
(Harn- und Stuhlverhaltung, Entwicklung einer Überlaufblase u. a.). Setzt
eine Querschnittslähmung plötzlich ein, z. B. durch Zusammenbruch eines
Wirbels bei einem Unfallgeschehen, kommt es zum spinalen Schock. Dabei
ist die motorische Lähmung komplett, der Muskeltonus schlaff, die Reflexe
sind erloschen. Bei der kompletten Querschnittslähmung ist die zentrale
Steuerung aller Funktionen des Rückenmarks unterhalb der Läsion aufgehoben, bei inkompletter Läsion ist sie teilweise erhalten.

Bei der Pflege von Patienten mit einem Syndrom der Querschnittslähmung
ist das gesamte therapeutische Team gefordert. Die Pflege und Betreuung
dieser Patienten ist körperlich anstrengend und bedarf auch der mentalen
Ausgeglichenheit des an der Pflege beteiligten therapeutischen Teams.

Besonderes Augenmerk ist bei diesen Patienten auf die psychische Belastung,
Dekubitusprophylaxe, die Thromboseprophylaxe, die Bekämpfung der Bla-

24 Pflege in der Neurologie

sen- und Mastdarmstörungen sowie auf die frühzeitig auftretenden Kontrakturen zu richten.

Pflegeprobleme und -maßnahmen

Je nach Höhe der Schädigung ergeben sich folgende Schädigungen: Querschnittslähmung mit Tetraparese der Arme und Beine (Tetraplegie), Parese der Beine, evtl. auch Thorax-, Rücken- und Bauchmuskulatur (Brustmarkläsion), Lähmung der Beine, meistens als schlaffe Lähmung (Lumbalmarkläsion).

Blasenstörung. Nach akuten Querschnittsläsionen kommt es neben der Paralyse der Muskeln auch zur Wandlähmung der Blase und damit zu einer Verlagerung der inneren Öffnung. Hier wird der Reflexbogen für die Reaktion der Harnblasenwand auf Dehnungsreize unterbrochen. Es tritt eine Überdehnung der Wandmuskulatur ein. Mit zunehmender Füllung wird dann der Blasenausgang überdehnt und passiv geöffnet, so daß die Blase überläuft. Daraus entwickelt sich je nach Sitz der Läsion die hypertone oder die hypotone Blase. Bei der hypertonen Blase können durch sensible Reize unwillkürliche Miktionen ausgelöst werden. Der Patient hat weder Harndrang noch das Gefühl für Harnabgang. Die hypotone Blase zieht sich bei einem gewissen Füllungszustand wieder teilweise zusammen und entleert sich, es bleibt Restharn zurück.

Die anfängliche Harnretention soll nicht unmittelbar mit einem Dauerkatheter versorgt werden. Empfehlenswert ist vielmehr die drei- bis viermal täglich vorzunehmende Entleerung der Blase mittels Einmalkatheter. Dieses Katheterisieren muß unter sterilen Kautelen erfolgen. Wenn auch nach einigen Wochen eine Spontanentleerung nicht möglich ist, ist es von Vorteil eine suprapubische Fistel anzulegen oder den Patienten selbst zur Katheterisierung anzuleiten. Ziel der Blasenbehandlung sind die Aufrechterhaltung eines normalen Fassungsvermögens, die Vermeidung von Überdehnung oder Schrumpfung sowie Verhinderung einer Infektion der Blase und die Einübung einer Spontanentleerung mit möglichst geringen Restharnmengen. Sobald Kontraktionen der Blasenmuskulatur erkennbar sind, besteht berechtigte Aussicht auf eine Spontanentleerung in größeren Intervallen von drei bis vier Stunden nach Art einer gut funktionierenden Reflexblase. In diesem Falle führt die Füllung der Blase zur Dehnung der Blasenwand und diese bedingt reflektorisch eine Blasenmuskelkontraktion. Ausreichende Trinkmengen und frühzeitiges Aufsitzen sowie energische Bekämpfung der Harnwegsinfektion gehören zu den wirksamsten Mitteln gegen die drohende Infektion und Steinbildung in den ableitenden Harnwegen. Bei Kaudalläsion ist zwar eine reflektorische Blasenentleerung nicht mehr zu erhoffen, bei einer gut trainierten autonomen Blase kann mit manueller Nachhilfe, Kneten oder

Klopfen im unteren Bereich der Bauchdecke, Streichen oder Reiben an der Innenseite des Oberschenkels oder der Harnröhrenöffnung sowie Druck auf den Damm eine ausreichende Spontanentleerung erreicht werden. Dieses Blasentraining kann durch Medikamente unterstützt werden. Parasympathikomimetika (Doryl) erhöhen die Destrusorkontraktion, während Spasmolytika (Dibenzyran) den Tonus der Schließmuskulatur senken. Bei häufigen Spontanentleerungen kleinerer Urinmengen kann Bellafolin die Empfindlichkeit des Reflexmechanismus wirksam dämpfen. Bei hartnäckiger Harnverhaltung kann auch ein chirurgischer Eingriff (Sphinkterkerbung) angezeigt sein. Anhaltende Schwierigkeiten bei der Blasenentleerung werden auch erfolgreich mit Elektrostimulation behandelt.

Immobilität. Durch eine korrekte Lagerung des Patienten sollte vom ersten Moment der Klinikbehandlung dafür gesorgt werden, daß eine möglichst physiologische Lage des Körpers erreicht wird, um Stellungskorrekturen der Wirbelsäule und Gelenke ohne großen Druck auf Hautpartien vornehmen zu können. Außerdem muß dafür gesorgt werden, daß nicht zusätzliche Schäden durch unphysiologischen Druck oder Zug an den peripheren Nerven entstehen. Hier empfiehlt sich der Einsatz eines Luftkissenbettes, das eine physiologische Lagerung des Patienten erlaubt und durch die Verminderung des Auflagedruckes die Entstehung von Druckgeschwüren erschwert. Unabhängig von diesen Hilfsmitteln muß im Akutstadium je nach Hautzustand eine Umlagerung erfolgen. Verbände sollten, selbst bei Kompressionsbrüchen, nicht angelegt werden, sondern besser durch Extensionsmaßnahmen ersetzt werden. Der regelmäßige Lagerungswechsel kann mit technischen Hilfsmitteln erreicht werden.

Die früher schon erwähnten Maßnahmen zur Vermeidung von Dekubitalgeschwüren sollten konsequent eingesetzt werden. Sie sind hier von noch größerer Bedeutung, da häufig nicht mit einer Rückbildung der Querschnittslähmung zu rechnen ist. Die erheblichen Gefahren der Auflagedruckschädigung drohen bereits in den ersten Stunden, so daß von Anbeginn der Behandlung auf richtige Lagerung, Hautpflege und ausreichende Polsterung geachtet werden muß. Trotz aller Vorsorgemaßnahmen kommt es manchmal bei diesen hochgradig gefährdeten Patienten zur Entstehung von Dekubitalgeschwüren. Diese sollten mit individuell ausgewählten pflegerischen und therapeutischen Maßnahmen so klein wie möglich gehalten bzw. zur Abheilung gebracht werden.

Ständig muß die besondere Aufmerksamkeit des Pflegepersonals der Verhinderung von Dekubitalgeschwüren gelten. Kontinuierliche Druckentlastung hat somit oberste Priorität. Kreativität im Rahmen der besonderen pflegerischen Behandlung führt zu guten Ergebnissen, die zum Gesamterfolg der Rehabilitation der Querschnittsgelähmten wesentlich beitragen.

26 Pflege in der Neurologie

▪ Physiotherapie

Gleich zu Beginn der Versorgung eines Querschnittsgelähmten übernimmt, zusammen mit der Pflege, die krankengymnastische Therapie die führende Rolle. Bei atrophischen Lähmungen steht das häufige Trainieren erhaltener Restfunktionen der Muskulatur im Vordergrund. Bei spastischen Lähmungen liegt der Schwerpunkt auf der Erhaltung der Gelenkfunktionen und der Verhütung von Beugekontrakturen. Schon nach drei bis vier Monaten können traumatisch bedingte Wirbelbrüche schrittweise belastet werden. Erste Steh- und Gehübungen gelingen mit Hilfe von Gipsschalen oder provisorischen Apparaten, welche die Gelenke fixieren können. Weitere Stehübungen sind im Stehpult (Abb. **5**) möglich, bei unvollständigen Lähmungen können Gehübungen mit einem Rollator (Abb. **6**) unternommen werden. Entscheidend für den Weg der weitgehenden Unabhängigkeit des Patienten ist die Kompensationsschulung der Arm-, Schulter- und Rückenmuskulatur. Nur der gestärkte „Oberkörperathlet" kann schließlich bescheidene Gangleistungen unter Verwendung von Gehböcken (Abb. **7**) oder Unterarmgehstützen (Abb. **8**) bewältigen. Wichtigstes Verkehrsmittel bleibt bei Dauerschäden der Rollstuhl (Abb. **9**); die regelmäßigen Geh- und Stehübungen erleichtern aber die selbständigen Verrichtungen des Lebensalltages und halten Muskulatur,

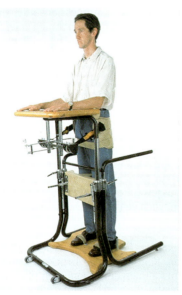
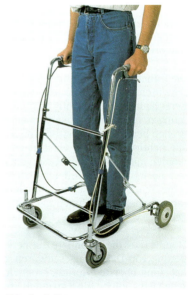

Abb. **5** Stehpult   Abb. **6** Rollator

Pflege bei Erkrankungen des Zentralnervensystems 27

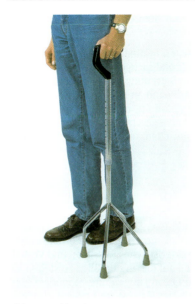

Abb. **7** Gehbock

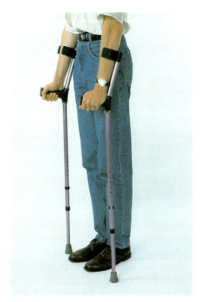

Abb. **8** Unterarmgehstützen

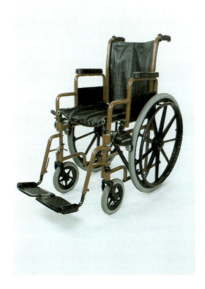

Abb. **9** Rollstuhl

28   Pflege in der Neurologie

Gelenke, Kreislauf- und Nierenfunktion auf dem erforderlichen Trainingsstand.

Bei allen pflegerischen und therapeutischen Maßnahmen ist zu bedenken, daß ein Paraplegiker, der sofort behandelt und sachgemäß gepflegt wird, rehabilitiert werden kann. Die pflegerische Betreuung dieser Patienten erfordert viel Können und Geschick, großen Aufwand an Pflegepersonal und Zeit. Aus diesem Grund werden Querschnittsgelähmte heute in Spezialzentren, wenn möglich vom ersten Tag des Krankheitsgeschehens an, untergebracht und unter großem Aufwand mit medizinischen, technischen und pflegerischen Hilfeleistungen rehabilitiert.

Parkinson-Syndrom

Drei große Symptome bezeichnen das Parkinson-Syndrom: Zittern (Tremor), Bewegungsverarmung (Akinese) und Muskelstarre (Rigor). Der erhöhte Muskeltonus verleiht dem Patienten ein charakteristisches Aussehen und Verhalten, so daß die Diagnose manchmal schon auf den ersten Blick zu stellen ist. Der Patient geht langsam, mit sparsamen Bewegungen und besonders kleinen Schritten; sein Rücken ist gekrümmt, der Hals ist steif oder nach vorne gebeugt. Typisch sind vor allem auch die maskenhaften Gesichtszüge, der starre Blick und zitternde Hände. Infolge der über den ganzen Körper verbreiteten Muskelstarre neigen die Extremitäten dazu, in der Stellung zu verharren, in die sie gebracht worden sind. Hinzu kommt der Verlust der motorischen Harmonie, weil die automatischen und assoziierten Bewegungen fehlen; so erklärt es sich, daß der Parkinson-Patient beim Gehen die Arme nicht normal im Takt pendeln läßt, sondern unbeweglich an den Körper gepreßt hält. Alle seine Gebärden sind spärlich und verlangsamt, seine Mimik ist starr, seine Artikulation monoton. Zu den bereits erwähnten Symptomen treten verschiedene vegetative Störungen hinzu, wie Schmerzen, Schweißausbrüche, Hitzewallungen und oft sehr störender vermehrter Speichelfluß. Dem gegenüber bleibt der Geisteszustand des betroffenen Patienten völlig unberührt, so daß der an Parkinson erkrankte Patient mit vollem Bewußtsein unter seiner Erkrankung leidet. Die Therapie dieser Erkrankung erfolgt durch synthetische Präparate, mit deren Hilfe zumindest eine Besserung der Symptome, wenn auch kein Verschwinden der Symptome erreicht wird. Wenn alle derartigen Therapien versagen, so kann man heute, bei verhältnismäßig jungen Patienten, eine Operation in Erwägung ziehen, die durch die neurochirurgischen Fortschritte der letzten Jahre ermöglicht wurde. Sie besteht in der Zerstörung oder der andauernden Elektrostimulation der verantwortlichen Zone im Streifenhügel oder im Thalamus durch eine sehr genau lokalisierte Koagulation oder in der Durchtrennung des Linsenkerns, eines dünnen Nervenstrangs, der die Leitungsbahn der unwillkürlichen Motilität darstellt.

Die Pflege der Patienten ist geprägt von der „Hilfe zur Selbsthilfe" und erfordert sehr viel Geduld von den Pflegenden.

Anfallsleiden (Epilepsie)

Bei jeder Form von Anfallsleiden ist zunächst die Möglichkeit einer intrakraniellen Schädigung in Erwägung zu ziehen, welche die benachbarten Regionen der Hirnrinde reizt und dadurch Anfälle wie die Epilepsie auslösen kann. Ziel der diagnostischen Maßnahmen ist die Feststellung oder Ausschließung einer Erkrankung (Tumor, Abszeß, Gefäßfehlbildung usw.), die neurochirurgisch behandelt werden kann, bevor sie sich ausdehnt und verschlimmert. Der epileptische Anfall selbst wird oft durch einen bestimmten Reiz ausgelöst, so z. B. durch unterbrochene flackernde oder flimmernde Lichtreize.

In vielen Fällen ist die Epilepsie durch Medikamente (Antikonvulsiva) befriedigend zu therapieren; die Patienten werden anfallsfrei. Diese Medikamente sind gemäß der Art und Schwere der Erkrankung, der Häufigkeit der Anfälle, der individuellen Verträglichkeit und der Lebensweise des Patienten zu dosieren. Dank dieser Behandlung können die meisten Patienten mit Anfallsleiden heute ein normales Leben führen, einen Beruf ausüben und ihren Platz in der Gesellschaft einnehmen.

Die Pflege hat hier zwei Schwerpunkte: zum einen der Umgang mit dem Patienten während und nach dem Anfall, zum anderen die Gesundheitserziehung und -beratung.

Pflege bei Erkrankungen des peripheren Nervensystems

Die Pflege der Patienten mit umschriebenen Erkrankungen der Nervenwurzeln, der Plexus und der peripheren Nerven ist eng verbunden mit der Ursache und Entstehung dieser Schädigungen. Hier sind ärztliche Therapie und pflegerische Leistung eng miteinander verwoben. Sie sind abhängig vom Ausmaß der Schädigung und der Möglichkeit der medizinischen Therapie.

Pflege
in der Psychiatrie

In der Beschreibung der Krankheitsbilder wird u. a. deutlich, daß das Seelische/Psychische nur schwer zu begreifen ist und vom Patienten selbst, seinen Mitmenschen (zu Hause, in Schule und Beruf und oft auch von Freunden) nicht verstanden und als persönliches Versagen empfunden oder dargestellt wird. Das „Nicht-verstehen-Können" und die damit zusammenhängende Verunsicherung und Verärgerung gehen oft einher mit Distanzierung/Abwendung und auch Trennungen. Diese Erfahrungen führen beim Patienten zu erneuten Unsicherheiten, Ängsten und Kränkungen, so daß ein Teufelskreis entsteht.

Dieser soll möglichst durch ambulante, teilstationäre oder stationäre Behandlungen, Klinikaufenthalte etc. unterbrochen werden.

Für die *Pflege* stehen deshalb nicht die Diagnosen im Vordergrund, die ja mehr Beschreibungen sind, welche sich im Verlauf manchmal auch ändern (um eine vergleichbare wissenschaftliche- und Behandlungsgrundlage für die Medizin zu haben), sondern die pflegerische Grundhaltung, Pflegemodelle und Pflegekonzepte, die mehr und mehr den Tätigkeitsbereich der Pflegenden in der stationären, teilstationären, und ambulanten Betreuung prägen sollten. Durch sie wird die Möglichkeit der Überprüfung und Bewertung der pflegerischen Tätigkeit gegeben. Einige Ansätze hierzu sollen im Folgenden dargestellt werden.

In dem Buch „Praktische Psychiatrische Pflege. Arbeitshilfen für den Alltag" von Schädle-Deininger/Villinger (1996) werden folgende, für die Pflege wichtigen Leitsätze als pflegerische Grundhaltung aufgeführt:

Pflegerische Grundhaltung

„Die Würde des Menschen ist unantastbar. Sie zu achten und zu schützen ist Verpflichtung aller staatlichen Gewalt" (Grundgesetz, Art. 1).

Ich muß die Begegnung mit anderen, mir fremden Menschen wollen.

Dazu gehört, daß ich bereit bin, Kontakt zu suchen, eine Beziehung herzustellen, die Andersartigkeit eines neuen Menschen wahrzunehmen, zu erkennen, welche Seiten er in mir anspricht. Ich werde mir darüber klar, unter welchen beruflichen und persönlichen Voraussetzungen ich neugierig bleiben kann, wann mir welche Erholung nützt.

Ich achte die Einzigartigkeit jedes Menschen.

Dazu gehört, daß ich seine Menschenwürde nicht antaste, sondern verteidige, ihm respektvoll begegne, ihm seine Eigenständigkeit lasse und seine Autonomie fördere. Ich achte die Wertvorstellungen, den Glauben, die Sitten und die Gewohnheiten des Patienten. Ich bin mir darüber klar, daß meine Problemlösungen für ihn wahrscheinlich nicht passen, er seine eigenen finden wird. Ich akzeptiere, daß Leid, Krankheit und Tod zum menschlichen Leben gehören.

Ich betrachte den Patienten als handelndes Subjekt, das mir seine Lebens- und Krankheitserfahrung voraus hat.

Dazu gehört, daß ich mich für die Biographie, die Lebenssituation, die besondere Sozialisation, die Beziehungen zu Angehörigen und Freunden des Patienten interessiere. Ich sehe ihn als mündigen Menschen an, der Verantwortung tragen kann, auch wenn er schwer krank ist. Ich erwarte dasselbe von ihm. Ich nehme die Erlebnisse des Psychiatrie-Erfahrenen mit psychiatrischen Institutionen ernst und frage mich, was z. B. Nebenwirkungen von Medikamenten, unfreiwilliges Leben in einer Gruppe, Zwang oder Gewalt für mich bedeuten. Ich versuche, Schaden von ihm abzuwenden und berücksichtige dabei seine Möglichkeiten der Selbsthilfe. Ich weiß, daß ich mich bei manchen Patienten auf eine langfristige Beziehung einlassen muß, auch wenn Probleme auftauchen. Ich reflektiere meine Rolle als Ersatzspieler und erkenne, wann und wie ich die Beziehung beende oder wann ich gebraucht werde. Ich respektiere das Recht des Patienten, mich abzulehnen. Ich betrachte jede persönliche Information als vertraulich und leite sie mit Überlegung weiter.

Ich trage die Verantwortung für mein berufliches Handeln.

Dazu gehört, daß ich mich informiere, im Team meinen Beitrag leiste, mich an vereinbarte Handlungsstrategien halte und kritikfähig bin. Ich bin selbst dafür verantwortlich, daß ich meine fachlichen Kenntnisse erweitere, auf dem neuesten Stand bin und daß ich wie andere anerkannte Qualitätsmaßstäbe, Normen und Regeln einhalte. Ich bin mir meiner fachlichen Kompetenzen und Grenzen bewußt und bediene mich der geeigneten Mittel, um dafür sensibel zu bleiben.

Ich kenne die Rolle beruflicher Pflege in Vergangenheit und Gegenwart und beteilige mich daran, den Beruf weiter zu entwickeln.

Ich befasse mich kritisch mit gesellschafts- und sozialpolitischen Gegebenheiten und Entwicklungen, die Einfluß auf die psychiatrische Versorgung haben und handle im Zusammenwirken mit anderen entsprechend.

Ich weiß, daß ich Fehler mache.

Dazu gehört, daß ich in dem Bewußtsein lebe, daß ich gut dran bin, wenn mir kein Fehler passiert, der nicht mehr zu reparieren ist. Ich wünsche mir, daß meine Mitmenschen eine ähnliche Haltung haben und mir Fehler nachsehen können. Ich überlege mir, in welchem Rahmen ich Fehler zugeben und mich dafür entschuldigen kann. Ich denke darüber nach, wann es mir schwerfällt zu verzeihen, warum ich bei welchen Menschen nachtragend bin. Ich nehme mir vor, meine eigenen Fehler kritisch zu beleuchten, die Konsequenzen zu tragen und meinen Kollegen gegenüber die ausreichende Distanz zu wahren, damit ich gravierende Fehler von ihnen frühzeitig wahrnehme.

Ich kann ebenso von einer psychischen Erkrankung betroffen sein wie jeder andere Mensch auch.

Ich denke darüber nach, welche depressiven Anteile ich habe, in welchen Belastungssituationen ich Angst habe, den Verstand zu verlieren, wann mir Kontakte zu viel werden und ich mich zurückziehe, wann ich zuviel Alkohol trinke, wann mir zuletzt Suizidgedanken durch den Kopf geschossen sind, wie es sich für meine Mitmenschen anfühlt, wenn ich total überdreht bin. Ich versuche mir vorzustellen, wie ich reagiere, wenn andere mich für psychisch krank halten, mich meiden, mich nicht mehr verstehen, wenn ich meine Arbeit nicht mehr bewältigen kann, wenn ich den Kontakt zur Umwelt verliere. Ich überlege, was passieren müßte, damit ich psychiatrische Hilfe suche, welche Widerstände ich dagegen habe, welche Behandlung ich akzeptieren könnte, welchen Umgang mit mir ich unerträglich fände." (S. 43–45)

Diese Leitsätze zur Grundhaltung lassen nicht außer acht, daß der Patient sich an uns, d. h. eine Institution wendet, um Hilfe zu bekommen oder ihm angeraten wurde, sich Hilfe zu holen, sich beraten/behandeln zu lassen. Sie dienen mehr der beruflichen Verpflichtung, geeignete Maßnahmen für die Pflege zu finden und anzuwenden. Pflegetheorien und -modelle können hierzu einen Beitrag leisten.

Pflegemodelle und Pflegetheorien

In den letzten Jahren hat die Auseinandersetzung mit Pflegemodellen begonnen, die durch weitere Übersetzungen und Beschreibungen ansatzweise in den Pflegealltag aufgenommen wurden.

Lebensaktivitäten nach Abderhalden

Die Pflegetheorie der Lebensaktivitäten von Nancy Roper, Winifried Logan, Alison Tierney (1987) ist im deutschsprachigen Raum am meisten verbreitet. Sie war als erste vollständig übersetzt. Der deutsche Titel lautet: Die Elemente der Krankenpflege. Diese Theorie geht auf Virginia Henderson zurück und wurde in den Lebensaktivitäten für die psychiatrische Pflege modifiziert von Chris Abderhalden (1986) (vgl. S. 88).

Weitere Bezugspunkte dieser Theorie sind:

1. Lebensspanne: Empfängnis – Geburt – Tod;
2. das Abhängigkeits- und Unabhängigkeitskontinuum;
3. Faktoren, die die Lebensaktivitäten beeinflussen: körperliche, psychologische, soziokulturelle, umgebungsabhängige, politisch-ökonomische;
4. die Individualität im Leben.

Über die Informationssammlung, das pflegerische Aufnahmegespräch, zur Erstellung eines individuellen Pflegeplans, werden die Lebensaktivitäten nach Chris Abderhalden aufgeführt.

Informationssammlung für die pflegerische Betreuung des Patienten

Aufnahmegespräch

Der Aufnahmesituation des Patienten in der Klinik ist eine große Bedeutung beizumessen, weil wir davon ausgehen können, daß der Patient, auch wenn er die Notwendigkeit eines Klinikaufenthaltes akzeptiert, zwiespältig oder ängstlich auf die neue Umgebung und die damit verbundenen Veränderungen seiner Lebensgewohnheiten reagiert.

Wenn möglich sollte die künftige pflegerische Bezugsperson das Aufnahmegespräch führen, weil sich der Patient erfahrungsgemäß oft denjenigen als Vertrauensperson auswählt, der ihm die Aufnahmesituation erleichtert. Die Krankenschwester oder der Krankenpfleger soll deutlich machen, daß sie/er für Fragen und Hilfestellungen zuständig ist.

34   Pflege in der Psychiatrie

Schon bei der Begrüßung kann durch gute Beobachtung der Mimik, der Körperhaltung, der Bewegung, des Ganges und der Sprache ein erster Eindruck gewonnen werden, wie viele Informationen der Patient aufnehmen kann. In jedem Fall sollten ihm das Zimmer, sein Bett, sein Schrank und die nächstliegenden Toiletten und Waschgelegenheiten gezeigt werden. Ihm soll deutlich werden, daß wir uns auf ihn eingestellt haben und er „seinen Platz" hat.

Weitere wichtige Informationen sind: Vorstellung der Mitpatienten im Zimmer, der zuständigen Mitarbeiter, Zeiten der Mahlzeiten, der wichtigsten Räume und des Tagesablaufes und der wichtigsten Regeln und Stationsgegebenheiten (z. B. Ausgang), damit der Patient sich so selbständig wie möglich verhalten kann. Die Aufgabe des Pflegenden ist es, zu beobachten oder zu erfragen, wo der Patient Hilfestellung benötigt, und seine Informationen zu dokumentieren, damit die notwendigen Hilfen auch von den Kollegen gegeben werden können.

▨   Informationssammlung/Lebensaktivitäten

So früh wie möglich muß ein Gespräch stattfinden über die Gewohnheiten des Patienten wie Essen, Trinken, Schlafen, Tagesablauf zu Hause, Interessen, Hobbys, damit wir die Fähigkeiten (Ressourcen) einbeziehen, die Probleme kennenlernen und bei deren Bewältigung Hilfestellung geben können. Gespräche dieser Art werden vom Patienten im allgemeinen akzeptiert und als Interesse und Unterstützung empfunden. Das Pflegepersonal erhält so wichtige Informationen und kann darauf hinweisen, daß weitere regelmäßige Gespräche erfolgen.

Für den Verlauf der folgenden Gespräche, pflegerischen Aktivitäten und Maßnahmen orientieren wir uns am Pflegeprozeß und den für die psychiatrische Pflege erarbeiteten Lebensaktivitäten (nach Abderhalden 1986):

– Atmen,
– Regulieren der Körpertemperatur,
– Essen und Trinken,
– Ausscheiden,
– Ruhen und Schlafen,
– sich bewegen,
– sich waschen und kleiden,
– für Sicherheit sorgen,
– sich informieren und orientieren,
– Kommunizieren,
– Beziehungen aufnehmen, aufrechterhalten, beenden,
– mit Problemen und Realitäten umgehen,
– Sinn finden,
– sich beschäftigen,

Pflegemodelle und Pflegetheorien   35

– persönlichen Besitz verwalten,
– Wohnen,
– sich als Mann oder Frau fühlen und verhalten,
– seine Rechte wahrnehmen, seine Pflichten erfüllen.

> **Beachte:** Diese Lebensaktivitäten werden nicht Punkt für Punkt abgefragt, sondern dienen als „Checkliste", aus der konkrete Probleme durch Beobachten des Patienten im Stationsleben und durch regelmäßige Gespräche herausgearbeitet werden.

Die Probleme, Ziele und Maßnahmen sollen unter Einbezug der Ressourcen nach Möglichkeit mit dem Patienten zusammen erarbeitet und festgelegt werden.

Die Informationen aus der von Ärzten oder Psychologen erhobenen Eigen- und Familienanamnese und der teilweise auch vom Krankenpflegepersonal erhobenen Sozialanamnese sowie andere Untersuchungsergebnisse (auch Tests) sind wichtig, um die Ressourcen des Patienten einbeziehen und angemessene Ziele und Maßnahmen erstellen zu können.

Dabei ist es notwendig, sich zunächst auf die aktuellen Probleme zu konzentrieren, Nahziele und entprechende Maßnahmen festzulegen, damit der Patient sowie auch die Mitarbeiter vor überschaubaren Anforderungen stehen, den Verlauf nachvollziehen können und Erfolgskontrollen möglich werden. Bei Nichterreichen der Ziele müssen diese eventuell neu überdacht (kleinere Schritte) oder andere Maßnahmen erstellt werden (Regelkreis des Pflegeprozesses).

Im Verlauf können dann eventuell weitere Probleme, Ziele und Maßnahmen aufgenommen werden, damit der Patient mehr Selbständigkeit und Sicherheit im Umgang mit den Lebensaktivitäten erreichen kann.

Die Arbeit mit Pflegemodellen hat für den täglichen Umgang mit dem Patienten den Vorzug, daß nicht die Krankheit bzw. Diagnosen Gegenstand sind. Gespräche über Symptome und diagnostische Begriffe führen leicht in eine „Sackgasse". Wenn der Patient diese Begriffe schon übernommen hat, ist es im Rahmen der Pflege nützlich, den Patienten zu ermutigen und zu unterstützen, die Gefühle deutlicher zu machen und näher beschreiben zu lassen: z. B. auf „ich bin depressiv" kann versucht werden zu besprechen, was traurig macht, worin sich die Traurigkeit zeigt, wodurch sich auf die Lebensaktivitäten überleiten läßt. Auch an den Lösungsstrategien soll der Patient so weit wie möglich beteiligt werden. Dadurch erfährt der Patient Anerkennung seiner Fähigkeiten, seine Selbsthilfeversuche werden gesehen und aufgenommen, und er fühlt sich weniger beschämt und ausgeliefert. Die in der Betreu-

36 Pflege in der Psychiatrie

ung psychisch erkrankter Patienten oft auftretende Hilflosigkeit, Unentschlossenheit oder auch Uneinsichtigkeit muß auf ihre Ursachen hin betrachtet werden (Beziehungsebene, Kommunikation reflektieren).

Die bisherigen Pflegemaßnahmen werden hierdurch nicht völlig in Frage gestellt. Sie sind oft intuitiv richtig gewesen, doch die schriftliche, mit Hilfe einer Theorie festgelegte Strategie erleichtert es den Pflegenden, die Aufgabenstellung nachzuvollziehen und die Wirksamkeit zu überprüfen. Durch Festlegung der Dauer der Maßnahmen und entsprechend regelmäßiger Überprüfung/Bewertung der Durchführung durch den Patienten und/oder Mitarbeiter sowie die Erreichung der Ziele kann eine für den einzelnen Patienten individuell zugeschnittene Pflege entstehen.

Für die Pflegenden ist es wichtig zu bedenken, daß Fortschritte oft nur punktuell, während des begrenzten Krankenhausaufenthaltes manchmal kaum oder gar nicht sichtbar werden, weil Verhaltensmuster/Problemlösungsmuster, die auf Grund einer persönlichen Einstellung oft Jahre als richtig und notwendig angesehen wurden, nicht von heute auf morgen geändert werden können.

Auch in der Auseinandersetzung mit dem Patient ist es wichtig, zu hohe Erwartungen des Patienten an sich selbst und andere zu reflektieren.

Wesentlich ist, daß die belastende Situation des Patienten erleichtert wird, sein Selbstbewußtsein gestärkt wird und außerdem Erkenntnisse und Erfahrungen z. B. in den Lebensaktivitäten vermittelt werden, auf die der Patient aufbauen kann. Bei der Erstellung einer Pflegeplanung ist deswegen besonders darauf zu achten, daß Prioritäten gesetzt werden, daß Probleme, Ziele und Maßnahmen auch für den Patienten überschaubar sind und daß nicht neue Belastungen durch Überforderungen entstehen. Oft werden Schwierigkeiten in einer Lebensaktivität im Zusammenhang mit der Bewältigung der Probleme in einer anderen Lebensaktivität reguliert (z. B. Erfolge in der Lebensaktivität „sich beschäftigen", können sich auswirken auf die Lebensaktivitäten „für Sicherheit sorgen", „Wohnen", „Beziehungen aufnehmen, aufrechterhalten, beenden", „Sinn finden" etc.).

Darin liegen auch die *Kritikpunkte* in der Arbeit mit den Lebensaktivitäten, daß die Zuordnung und Gewichtung oft schwer fällt, die Lebensaktivitäten nur auf ihre vordergründigen Gesichtspunkte hin betrachtet werden u. a. mehr.

Selbstpflegefähigkeiten

In dem Pflegemodell von Dorothea Orem liegt ein Hauptaugenmerk der Pflege auf der Selbstpflege (Selbstfürsorge), den Selbstpflegefähigkeiten, den Selbstpflegedefiziten.

Pflegemodelle und Pflegetheorien   37

Durch die Beschreibung von 10 Leistungskomponenten, die ein Mensch braucht, um gesund zu bleiben (Selbstpflegefähigkeiten), und die zur primären Prävention notwendig sind, um gesund zu bleiben, werden hier Kriterien angewendet, die besonders bei psychischen Erkrankungen bedeutungsvoll sind:

1. die Fähigkeit, aufmerksam zu bleiben;
2. die Fähigkeit, die Lage und die Haltung des eigenen Körpers wahrzunehmen und zu steuern;
3. die Fähigkeit, die eigene Motivation und den Antrieb aufrecht zu erhalten;
4. die Fähigkeit, vernünftig zu sein und erwachsen zu reagieren;
5. die Fähigkeit, Entscheidungen zu treffen;
6. die Fähigkeit, Wissen zu erwerben und anzuwenden;
7. die Fähigkeit, die geeigneten Selbstpflegbehandlungen zum Erreichen eines Zieles auszuwählen;
8. die Fähigkeit, die Selbstpflegehandlungen durchzuführen und in das tägliche Leben zu integrieren;
9. die Fähigkeit, die eigenen Reserven für die erforderliche Selbstpflegebehandlung einzuteilen;
10. die Fähigkeit, die Selbstpflege geschickt durchzuführen.

Nach Dorothea Orem werden diese Komponenten nach drei Kriterien beurteilt: dem Entwicklungsstand, der Funktionstüchtigkeit und der Angemessenheit. Primäre Prävention findet statt, wenn der Mensch seinen therapeutischen Selbstpflegebedarf eigenständig durchführt oder organisiert.

Er kann zu diesem Zweck alle kompensatorischen Möglichkeiten wie Angehörige, Nachbarn oder Dienstleistungsbetriebe in Anspruch nehmen.

Professionelle Pflege wird nach Orem erst dann notwendig, wenn der Patient seine Selbstpflegeerfordernisse nicht mehr selbst erkennt oder durchführen kann.

Zunächst wird dabei der *therapeutische Selbstpflegebedarf* mit den vorhandenen oder nicht mehr vorhandenen Selbstpflegefähigkeiten verglichen.

Daraufhin kann entschieden werden, welches *Pflegesystem* mit welchen *helfenden Methoden* angemessen ist (sekundäre und tertiäre Prävention).

Dorothea Orem unterscheidet drei Systeme, innerhalb derer Pflege tätig wird (Abb. **10**).

Sie gibt uns mit ihren „helfenden Methoden" ein Instrument in die Hand, bei dessen Anwendung wir uns mit dem Patienten darauf einigen können, wie wir tätig werden:

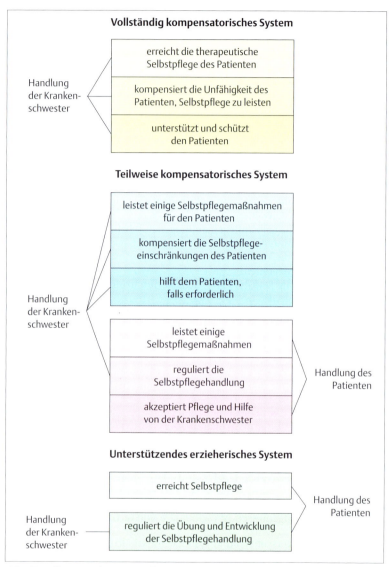

Abb. 10 Pflegegrundsystem nach D. Orem (nach Marriner-Tomey)

Pflegemodelle und Pflegetheorien 39

1. für jemanden etwas tun;
2. jemanden führen oder leiten;
3. jemanden unterstützen;
4. eine Umgebung schaffen, die persönliche Entwicklung und die Fähigkeit fördern, erforderliche Handlungen zu vollbringen;
5. jemanden lehren und belehren" (Schädle-Deininger/Villinger 1996, S. 195–197).

In der Anwendung der helfenden Methoden sind körperliche (physische), psychologische, pädagogische und soziologische Merkmale enthalten.

So kann z. B.

- „für jemanden etwas tun" kann zum Ziel haben, dem Patienten angenehme, auch sinnliche Erfahrungen (Speisen, Getränke, Einreibungen, Wickel, Massagen) zu vermitteln, auf die er aufbauen kann. Der Patient sollte aber nicht inaktiviert werden, wenn der Eindruck besteht, daß der Patient sich gern dauerhaft versorgen ließe.
- „jemanden unterstützen", physische Hilfe bedeuten, aber auch psychologische Unterstützung im Sinne von anwesend sein, „Rückenstärkung geben", ermuntern, nicht aufzugeben etc.

Zu Punkt 4: „Eine Umgebung schaffen, die persönliche Entwicklung und Fähigkeiten fördern, erforderliche Handlungen zu vollbringen": hierzu können auch Faktoren wie Konzepte, Stationsmilieu, Ausstattung der Einrichtung, personelle Besetzung, die Kommunikation der Mitarbeiter als Vorbildfunktion (Modell) gezählt werden, mit der sich Pflegende in der psychiatrischen Versorgung intensiv auseinandersetzen müssen.

Darüber hinaus gibt es weitere, immer wieder auftauchende Fragestellungen, zu denen auch der Umgang mit Aggression und Gewalt gehört.

Auch Hildegard Peplau hat ein Pflegemodell entwickelt, in dem Notwendigkeit und Möglichkeiten aufgezeigt werden, die Beziehungen zwischen dem Patienten und dem Pflegenden zu reflektieren.

Der Begriff „Gesundheitsfürsorge", den es in einigen europäischen Ländern gibt, umschreibt den Charakter dieser Beziehungen besser als der Ausdruck „Krankenpflege".

Im Bereich der Krankenpflegeberufe gibt es derzeit eine lebhafte Diskussion über Pflegephilosophien, Menschenbild, Pflegemodelle, Pflegekonzepte, Patientenrechte usw. Für die in der Pflege Tätigen ist es notwendig, sich diesen Themen zu stellen und sich weiterzubilden, um zum einen ihren Patienten gerecht zu werden, zum anderen aber auch ihren eigenen Ansprüchen an fachliche Kompetenz und Anerkennung im Beruf.

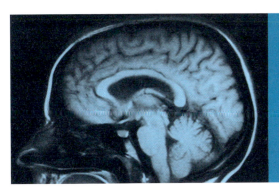

NEUROLOGIE

Zum Umgang mit Patienten, die an neurologischen Erkrankungen leiden

Die Angehörigen der Pflegeberufe haben in der Neurologie eine wichtige Funktion für die Kontaktaufnahme mit Patienten und Angehörigen und für die Ermittlung von Angaben zu **Anamnese** und sozialem Umfeld der Patienten.

Die Begegnung zwischen den Fachkräften der gesundheitlichen Versorgung und ihren Patienten findet unter sehr unterschiedlichen äußeren und inneren Bedingungen statt. Es erscheint aber angemessen, zu Beginn dieses Buches auf derartige Probleme aufmerksam zu machen, um Besorgnisse und Vorurteile möglichst durch erweiterte Kenntnisse und verbesserte Einstellung zu vermindern.

Die sicherlich besonders dramatische Begegnung ist die mit dem bewußtlosen Patienten, dessen Reaktionsfähigkeit aufgehoben ist und bei dem daher notwendige Informationen von Begleitpersonen erfragt und diagnostische und therapeutische Maßnahmen wegen drohender Lebensgefahr zumeist rasch getroffen werden müssen. Die pflegerischen Maßnahmen müssen nicht nur die sorgfältige Lagerung sondern auch die fortlaufende Überwachung der Vitalzeichen, die Mundpflege und die Sorge um Flüssigkeits- und Nahrungszufuhr sowie Harn- und Stuhlentleerung einschließen. Der Umgang mit besorgten Angehörigen verlangt viel Taktgefühl und ein dankbar aufgenommenes Wort der Anteilnahme.

Patienten mit neurologischen Krankheiten kommen in allen Altersgruppen vor. Besonders häufig ereignen sich Unfallschäden im jüngeren und mittleren Lebensalter, während die Durchblutungsstörungen vor allem ältere Menschen betreffen. Die Herausnahme aus dem gewohnten Milieu ist nicht nur für Kinder, sondern auch für erwachsene Menschen oft eine schwere Belastung, die sich auf Stimmung, Appetit, Schlaf und den mitmenschlichen Kontakt erheblich auswirken kann. Die hilfsbereite und verständnisvolle Einführung in Stationserfordernisse, den Tagesablauf und die Begegnung mit den unterschiedlichen diagnostischen und therapeutischen Aufgaben kann sehr entlastend wirken. Bei komplizierten Abläufen sind zuweilen auch schriftliche Erinnerungshilfen sinnvoll. Das Pflegepersonal stellt in der Regel die

Zum Umgang mit Patienten, die an neurologischen Erkrankungen leiden   43

Brücke zwischen den bisherigen Rahmenbedingungen in der Familie und der Welt des Krankenhauses her. Sorgen und Ängste werden daher zumeist eher bei der Durchführung pflegerischer Maßnahmen als in der ärztlichen Visite erkennbar.

Patienten mit ausgeprägten Klagen über Schmerzen sind besonders schwierig zu beurteilen und mit angemessenen Hilfen zu versehen. Art und Bedeutung des geklagten Schmerzsyndroms bedarf stets einer sorgfältigen ärztlichen Bewertung. Die dem Pflegepersonal gegenüber gemachten Angaben müssen daher zunächst möglichst exakt weitergeleitet werden, damit geklärt werden kann, ob es sich um einen typischen Leitungsschmerz, um einen übertragenen Schmerz aus dem Bereich innerer Organe oder um einen Rezeptorenschmerz als wichtiges Alarmsymptom einer akuten Erkrankung handelt. Chronische Schmerzzustände ohne erkennbare Organlokalisation benötigen ebenfalls eine korrekte diagnostische Zuordnung bevor man allzu schnell an rein psychogene oder sogar simulierte Schmerzzustände denkt. Bei solchen chronischen Schmerzsyndromen wird häufig keine Schmerzfreiheit, aber zumindest ein besseres Umgehen mit den Beschwerden erreicht; vor allem wenn es gelingt, verbleibende positive Aspekte des weiteren Lebens deutlich zu machen. Bei solchen Akzentverschiebungen ist die Kenntnis des familiären und sozialen Milieus, mit dem das Pflegepersonal am ehesten Kontakt aufnimmt, oft von entscheidender Bedeutung.

Wenn Patienten offenbar besondere Schwierigkeiten bei der Anpassung an die Anforderungen im Krankenhaus bieten, sind zunächst einige diagnostische Grundfragen zu klären. Handelt es sich auf der Basis einer hirnorganischen Veränderung um eine Orientierungsstörung oder um eine hirnorganisch bedingte Aggressivität, so ist sicher ärztlicher Rat einzuholen, ob beispielsweise durch eine Veränderung der Medikation oder durch den Einsatz von Psychopharmaka eine für die Pflege günstigere Ausgangssituation erreicht werden kann.

Handelt es sich dagegen nicht um eine hirnorganisch bedingte Funktionsstörung, sondern lediglich um einen „schwierigen Patienten" mit ungenügender Anpassungsbereitschaft, so wird man zunächst im Gespräch um eine gemeinsame Verständnisbasis bemüht sein. Allerdings wird man in voller Übereinstimmung mit dem ärztlichen Dienst auch die Toleranzgrenzen markieren müssen, die für die Mitarbeiter in einem Krankenhaus gegeben sind, um ungerechtfertigte und unzumutbare Ansprüche an die Einrichtung durch uneinsichtige und undisziplinierte Patienten abzuweisen.

Besonders schwierige Aufgaben stellen sich zumeist bei Patienten mit ungünstiger Prognose und einem in absehbarer Zeit zum Tode führenden Leiden.

In den meisten Krankenhäusern sind würdige Umgebungsbedingungen bei sterbenden Patienten nur kurzfristig und mit erheblichen organisatorischen Umstellungen zu erreichen. Ein aus der Hektik des Stationsbetriebes herausgelöstes, ruhiges Einzelzimmer, in das Angehörige jederzeit Zutritt haben und in dem auch Pflegekräfte, Seelsorger und jeweils benötigte Fachkräfte ohne besondere zeitliche Limitierung ihre Hilfe zur Verfügung stellen können, sind im Krankenhaus der Regelversorgung, aber auch im Schwerpunktkrankenhaus selten. Mit der Hospiz-Bewegung ist es allgemein deutlich geworden, daß die wesentliche Belastung beim Sterben der Schmerz und die Isolierung sind. Sofern also Patienten nicht zu Hause im Familienkreis, sondern im Krankenhaus sterben müssen und diese letzte Wegstrecke bei klarem Bewußtsein erlebt wird, ist es eine unabdingbare humanitäre Pflicht, diesen Übergang möglichst schmerzfrei und in der selbst gewünschten Begleitung durch Angehörige und vertraute Personen zu ermöglichen.

Untersuchungs-methoden

NEUROLOGIE

An der **Erhebung** der medizinischen **Anamnese** haben die Pflegekräfte insbesondere im Hinblick auf die soziale Situation der Patienten einen wichtigen Anteil. Der Austausch von Informationen zwischen Ärzten und Pflegekräften bei Visite und Stationsbesprechungen ist wichtiger Bestandteil der Pflegetätigkeit.

Die **Prüfung der Hirnnervenfunktionen** dient der Lokalisation von Prozessen im Bereich des Hirnstammes und im peripheren Verlauf der Hirnnerven. In der Intensivmedizin liefern Hirnnervenstörungen wichtige Hinweise auf die Komatiefe. Bei Hirntod sind alle Hirnnervenfunktionen ausgefallen.

Die **Prüfung der Reflexe** dient der Überprüfung von motorischen Funktionen. Gesteigerte Muskeleigenreflexe und spastische Zeichen weisen auf eine Läsion des zentralen, abgeschwächte Reflexe weisen auf eine Läsion des peripheren Nervensystems hin. Der Ausfall einzelner Reflexe gibt Hinweise auf die Lokalisation von Schäden des peripheren Nervensystems.

Die **Sensibilitätsprüfung** gibt Auskunft über die Funktion sensibler Bahnen. Das Ausfallsmuster verschiedener sensibler Qualitäten erlaubt die Zuordnung zu der Lokalisation von Ausfällen im peripheren Nervensystem, Rückenmark oder Gehirn.

Die **Untersuchung von psychischen Funktionen** ist für die neurologische Befunderhebung von großer Bedeutung. Die Pflegekräfte spielen eine wichtige Rolle in der Beobachtung und Erfassung von psychischen Störungen. Besondere Bedeutung kommt der Erfassung von Veränderungen des Bewußtseinszustandes von neurologischen Patienten zu.

Zusatzuntersuchungen in der Neurologie ergänzen und erweitern die klinische Untersuchung. Die zweckmäßige und zielgerichtete Auswahl beruht auf der Kenntnis der genauen Anamnese und der klinischen Befunde. Die Liquoruntersuchung dient dem Nachweis von entzündlichen Vorgängen im Nervensystem. Bildgebende Verfahren (CT, MRT u. a.) geben Aufschluß über Strukturveränderungen von Gehirn und Rückenmark. Die Dopplersonographie und Angiographie dienen der Untersuchung von Veränderungen der hirnversorgenden Gefäße. Die Elektroenzephalographie (EEG) gibt über die bioelektrische Aktivität des Gehirns Aufschluß, während Elektromyographie (EMG) und Elektroneurographie (ENG) die Funktion von Muskeln und Nerven widerspiegeln. Evozierte Potentiale geben Aufschluß über die Funktion verschiedener Leitungsbahnen.

Vorgeschichte

Die Kenntnis der Krankheitsvorgeschichte ist neben dem Untersuchungsbefund für den Arzt in fast allen Fällen wesentliche Voraussetzung für eine zutreffende Diagnose. Die Erhebung dieser *Anamnese* ist bei neurologischen Krankheiten oft besonders schwierig, weil das Nervensystem alle Körperorgane durchdringt und deshalb an den verschiedensten Stellen zu Störungen führen kann, die oftmals nicht sogleich als Ausdruck einer Nervenkrankheit erkannt werden. Nur die Beherrschung des Fachgebietes und ein geduldiges Fragen gewährleisten eine zuverlässige Anamnese. Dabei ist die Ausführlichkeit des Fragens und das Interesse an scheinbar belanglosen Einzelheiten niemals Ausdruck der Neugier, sondern unabdingbar für die richtige Deutung der Beschwerden und Symptome.

Die Anamnese erfragt man vom Kranken selbst. Dabei läßt man zunächst den Patienten selbst über seine Beschwerden und die bisherigen Untersuchungen berichten; dann erfährt man am besten, was ihn am meisten bewegt.

Allgemeiner und interner Befund **47**

Erst dann sollte man mit der gezielten Befragung beginnen. Ist dies nicht möglich, weil der Kranke bewußtlos ist, andere geistig-seelische Störungen oder eine Sprachlähmung bestehen, bleibt man zunächst auf die *Fremd-anamnese* angewiesen, auf Angaben zur Vorgeschichte, wie sie von Angehörigen, Arbeitskollegen oder auch Freunden gemacht werden können, die etwa das plötzliche Einsetzen von Krankheitszeichen beobachteten. Aber auch beim geistig-seelisch unauffälligen Patienten ergibt die Fremdanamnese manchmal wichtige Gesichtspunkte.

■ Vorgehen bei der Anamneseerhebung

Eine verbindliche Technik der Anamneseerhebung gibt es nicht. Die Reihenfolge, in der die Fragen gestellt werden, wird nicht immer die gleiche sein. Zunächst sollten die aktuellen Beschwerden und der Aufnahmegrund besprochen werden. Weiter interessieren *Nerven- und Geisteskrankheiten in der Familie,* da manche dieser Erkrankungen einem bekannten Erbgang folgen. Der *Ablauf der Geburt,* aber auch der *Verlauf der Schwangerschaft* und die *frühkindliche Entwicklung* weisen nicht selten auf eine Schädigung des Nervensystems hin. Wichtig ist die Erfragung von Erkrankungen, Operationen, Infektionskrankheiten und Unfällen in der Vorgeschichte auch dann, wenn sie zunächst keinen Zusammenhang mit dem aktuellen Krankheitsgeschehen erkennen lassen.

Ganz besondere Aufmerksamkeit verdient dann die spezielle Vorgeschichte oder Krankheitsanamnese. Hier wird sehr genau der Beginn der Beschwerden, der Ort ihres ersten Auftretens, ihre Art und ihre weitere Entwicklung erfragt. Die akuten Beschwerden sollen möglichst plastisch geschildert werden. Hierher gehört auch der Bericht über Erfolg oder Mißerfolg vorausgegangener Behandlungsmaßnahmen. Angaben über Schlaf und Appetit, eine mögliche Änderung des Körpergewichtes, über Blasen-, Darm- und Sexualfunktionen dürfen ebensowenig fehlen wie Fragen nach Geschlechtskrankheiten, nach Alkoholkonsum und Arzneimittelverbrauch. Berufliche, wirtschaftliche und familiäre Lebenssituation werden besprochen. Verfügbare Unterlagen über frühere Untersuchungen sollten die Anamnese ergänzen.

■ Allgemeiner und interner Befund

Jeder speziellen neurologischen Untersuchung geht eine Erhebung des *Allgemeinbefundes* und eine Erfassung der wichtigsten *internen Befunde* voraus.

Erfaßt werden bei der ersten Inspektion Zeichen äußerer *Verletzungen* (Wunden, Narben, Injektionsspuren und andere Zeichen des Drogenkonsums), *Fehlbildungen* und *Deformitäten* und – vor allem bei Bewußtseinsgestörten –

48 Untersuchungsmethoden

Hinweise auf voraufgegangenes *Erbrechen, Einnässen* oder *Einkoten* sowie die Zeichen der *Verwahrlosung.*

Grundsätzlich zu untersuchen sind der *Ernährungszustand* (Größe und Gewicht), die *Beschaffenheit von Haut* und *Schleimhäuten* (Durchblutung, Exantheme, Ikterus, Ödeme), die *Körpertemperatur, Pulsfrequenz, Blutdruck* und *Atmung.* Die Perkussion und Auskultation von *Herz* und *Lungen* gehören ebenso zur Befunderhebung wie die Palpation der *Bauchorgane.* Nach Möglichkeit sollten die wichtigsten *Laborbefunde* den Allgemeinbefund ergänzen.

■■■■■ Neurologische Untersuchung

Die neurologische Untersuchung erfolgt nach einem festen Plan und stets vollständig. Der Untersucher benötigt dazu einen Reflexhammer, eine bewegliche, ausreichend starke Lichtquelle (Taschenlampe), einen Augenspiegel und eine Sicherheitsnadel sowie für differenzierte Untersuchungsmaßnahmen Geruchs- und Geschmacksproben, eine Stimmgabel und je ein Glasröhrchen mit Eis und heißem Wasser oder spezielle Geräte mit einer kalten und einer aufheizbaren Auflagefläche zur Prüfung des Temperaturempfindens.

Zunächst wird die Beweglichkeit des Kopfes geprüft. Wenn der Kopf bei passiver Beugung schmerzhaft eingeschränkt ist, besteht der dringende Verdacht auf eine Nackensteifigkeit (Meningismus) als Zeichen einer Hirnhautentzündung (Meningitis). Dann folgt die Untersuchung der *Hirnnerven,* zumeist in der Reihenfolge ihrer bekannten Numerierung. Es schließt sich die Prüfung von *Motilität, Sensibilität* und *Reflexen* an, die Untersuchung der *Koordination* und der *Sprache* und schließlich die Untersuchung der *vegetativen Funktionen.* Zur vollständigen neurologischen Untersuchung gehört auch die Erhebung des psychischen Befundes.

Nach der Anamnese, der Erstellung des allgemeinen und internen sowie des speziellen neurologischen und des psychischen Befundes folgen unter bestimmten Fragestellungen die *Zusatzuntersuchungen der Neurologie.* Art und Anzahl dieser Zusatzuntersuchungen und ihre Reihenfolge werden von den differentialdiagnostischen Überlegungen bestimmt.

▓ Unter der „*Differentialdiagnose*" ist eine Anzahl von Diagnosen zu verstehen, die aufgrund der neurologischen Untersuchung für den dabei erhobenen Befund in Frage kommen. Ziel der weiteren Zusatzuntersuchungen ist es, aus dieser Gruppe der möglichen oder wahrscheinlichen Diagnosen schließlich die richtige herauszufinden, d. h., den neurologischen Befund durch zusätzliche Untersuchungsergebnisse so zu ergänzen, daß Beschwerden und Symptome der Erkrankung erklärt werden können. ▓

Hirnnerven

Die 12paarigen Hirnnerven (Nervi craniales, NC) werden mit römischen Zahlen I–XII bezeichnet und sind für Sinneswahrnehmungen, motorische und sensible Funktionen im Bereich des Kopfes angelegt. Die Hirnnervenkerne liegen im unteren Teil des Hirnstammes (Mesencephalon, Pons und Medulla oblongata) und entsprechen den motorischen und sensiblen Nervenzellen des Rückenmarks. Die Hirnnerven stellen periphere Nerven dar.

I. N. olfactorius (Riechnerv)

Seine Funktion wird geprüft, indem man dem Untersuchten aromatische Geruchsstoffe vorhält. Selbst wenn keine Erkrankung der Nasenschleimhaut (auch Schnupfen) vorliegt, werden die verschiedenen Geruchsstoffe (geeignet sind z. B. Kaffee, Bittermandel, Fichtennadel, Rosenöl) nicht immer richtig benannt. Meist kann nur die Qualität der Wahrnehmung, nicht aber die Substanz selbst benannt werden. Dies reicht aus, um eine intakte Geruchswahrnehmung anzunehmen, zumal dann, wenn bei einer Leerprobe nichts gerochen wird. Der Verlust des Geruchsvermögens heißt *Anosmie.*

II. N. opticus (Sehnerv)

Die Untersuchung seiner Funktionen gehört in erster Linie in das Gebiet der Augenheilkunde, so insbesondere die Beurteilung der lichtbrechenden Medien, die feinere Prüfung der *Sehschärfe (Visus)* und die exakte Erfassung des *Gesichtsfeldes (Perimetrie).* Zuvor aber sind für den neurologischen Befund zumindest zwei Untersuchungen unabdingbar. Einmal muß in jedem Fall der *Augenhintergrund* – mit Hilfe des Augenspiegels – betrachtet werden. Die Feststellung einer *Stauungspapille* (Hervortreibung des Sehnervenkopfes) etwa, weist auf eine Schädelinnendrucksteigerung hin und stellt ein wichtiges Alarmzeichen dar. Bei diesen Kranken ist die Liquorentnahme nur unter besonderen Vorsichtsmaßnahmen erlaubt. Weitere Veränderungen an der Sehnervenpapille oder am übrigen Augenhintergrund können sehr wichtige Gesichtspunkte für die Diagnose liefern.

Neben der Untersuchung des Augenhintergrundes sollte orientierend das Gesichtsfeld geprüft werden. Der Arzt läßt den Kranken geradeaus schauen und einen Punkt in etwa 1 m Entfernung fixieren; dann nähert der Arzt aus verschiedenen Richtungen seine sich bewegenden Finger. Der Kranke gibt an, wann er die Bewegung wahrnimmt, und läßt dabei erkennen, ob er an einer Gesichtsfeldstörung leidet, z. B.
Hemianopsie = Ausfall einer Gesichtsfeldhälfte;
homonyme Hemianopsie = Ausfall der gleichseitigen (rechten oder linken) Gesichtsfeldhälfte für beide Augen;

50 Untersuchungsmethoden

heteronyme Hemianopsie = Ausfall der nach außen *(bitemporale Hemianopsie)* oder nach innen *(binasale Hemianopsie)* gerichteten Gesichtsfeldhälften beider Augen.

Funktionsstörungen im Verlauf der Sehnerven oder der Sehbahnen im Gehirn können durch *visuell evozierte Potentiale (VEP)* objektiviert werden.

■ III. N. oculomotorius, IV. N. trochlearis, VI. N. abducens (Augenmuskelnerven)

Der III., IV. und VI. Hirnnerv werden meist gemeinsam untersucht. Sie versorgen die äußeren *Augenmuskeln,* sind also für die *Beweglichkeit des Augapfels* verantwortlich. Bei ihrer Prüfung läßt man den Patienten systematisch nacheinander (der Kopf soll sich dabei nicht bewegen) in alle Richtungen schauen. Am Zurückbleiben eines Augapfels ist die Lähmung des entsprechenden Muskels zu erkennen. Die Funktion der einzelnen Augenmuskeln zeigt Abb. **11.**

Der N. trochlearis versorgt den M. obliquus superior, der N. abducens den M. rectus lateralis, der N. oculomotorius die übrigen äußeren Augenmuskeln.

Vom Patienten werden die Augenmuskellähmungen als Doppeltsehen erlebt. Die Stellung der Doppelbilder zueinander hängt davon ab, welcher Muskel betroffen ist.

■ Störungen der Augenbewegungen, die nicht auf Funktionsbehinderung einzelner Augenmuskeln zurückgehen, sondern auf eine Schädigung im Gehirn, betreffen beide Augen und werden als *Blicklähmungen* oder *Blickparesen* bezeichnet. ■

Neben den äußeren Augenmuskeln versorgt der N. oculomotorius über einen parasympathischen Anteil den *M. sphincter pupillae,* der die Pupille verengt. Bei seiner Schädigung wird die betroffene Pupille weit und lichtstarr, d. h., sie verengt sich nicht auf einen Lichtreiz hin.

Verschiedene Medikamente führen zu Pupillenveränderungen. Opiate (Heroin, starke Schmerzmittel und Glaukommedikamente) bedingen Pupillenverengungen, atropinhaltige Medikamente erweitern die Pupillen. Eine Differenz in der Pupillenweite heißt *Anisokorie.* Welche Pupille verändert (krankhaft erweitert oder verengt) ist, entscheidet erst die genaue Funktionsprüfung. Dem Untersucher muß bei seiner Beurteilung bekannt sein, ob zuvor aus diagnostischen oder therapeutischen Gründen eine oder beide Pupillen medikamentös erweitert oder verengt worden sind.

Schließlich wird auch der Augenlidheber *(M. levator palpebrae superioris)* vom N. oculomotorius versorgt; bei seiner Lähmung kann das betroffene Auge nicht geöffnet werden. Ein hängendes Augenlid wird als Ptose bezeichnet.

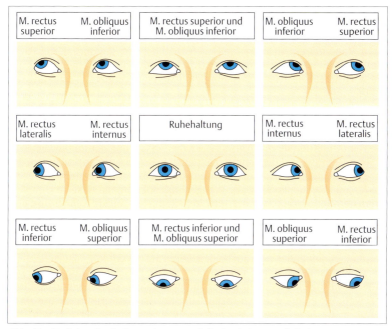

Abb. 11   Funktion der äußeren Augenmuskeln (nach Mumenthaler)

V. N. trigeminus (Drillingsnerv)

Der Nerv teilt sich in drei Äste für die Stirn, den Wangen- und Unterkieferbereich und besitzt einen *motorischen* und einen *sensiblen* Anteil. Der motorische Anteil versorgt die *Kaumuskulatur*. Seine Lähmung kann erkennbar werden, wenn beim Öffnen des Mundes der Unterkiefer – zur gelähmten Seite – abweicht oder wenn die stärker gelähmten und atrophischen Muskeln *(M. masseter* und *M. temporalis)* weniger gut tastbar sind als auf der gesunden Seite.

Durch Berührungs-, Schmerz- und Temperaturreize wird die Funktion des sensiblen Trigeminusanteils untersucht. Der N. trigeminus vermittelt die Empfindungen der Gesichtshaut, der Schleimhäute von Mund, Nase und Nebenhöhlen und der Hornhaut des Auges (Kornea). Wichtig ist die Prüfung mit sogenannten Trigeminusreizstoffen (Essigsäure, Salmiak, Formalin) im Rahmen einer Geruchsprüfung. Sie werden stets auch dann wahrgenommen,

52   Untersuchungsmethoden

wenn das Geruchsvermögen gestört ist (Anosmie). Die drei sensiblen Trige-
minusäste können einzeln geschädigt sein. Eine feine Prüfung der Trigemi-
nusfunktion ist die Auslösung des *Kornealreflexes*. Hierbei wird die Kornea an
ihrem Rand mit einem stumpfen Gegenstand berührt. Bei ungestörter Funktion beider Seiten erfolgt sofortiger Lidschluß, sofern nicht eine Fazialislähmung vorliegt. Die Trigeminusneuralgie ist eine besondere Erkrankung des
N. trigeminus.

VII. N. facialis (Gesichtsnerv)

Die Hauptfunktion des *Gesichtsnervs* ist die Versorgung der *mimischen Muskulatur*. Geprüft wird die Funktion der einzelnen Muskelgruppen, indem der
Patient aufgefordert wird, die Stirn zu runzeln, die Augenbrauen zu heben,
die Augen fest zuzukneifen, die Wangen aufzublasen, die Nase zu rümpfen,
zu pfeifen und die aufeinanderstehenden Zähne zu zeigen. Gelingt dies einseitig oder beidseitig nicht, liegt eine ein- oder beidseitige Fazialisparese vor.
Da der N. facialis außerdem die *Geschmacksreize* der vorderen zwei Zungen-
drittel vermittelt, gehört zur Fazialisuntersuchung eine Geschmacksprüfung.
Getrennt voneinander wird auf beiden Seiten auf die vorderen Zungenanteile
ein Tropfen süßer, bitterer, salziger oder saurer Flüssigkeit aufgetropft. Der
Patient soll sogleich die richtige der auf einer Tafel notierten vier Qualitäten
anzeigen. Bei einer zentralen Fazialislähmung ist die Stirnmuskulatur nicht
betroffen, da dieser Bereich von beiden Hirnhemisphären versorgt wird. Bei
peripheren Fazialislähmungen geben elektrodiagnostische Untersuchungen
über die Funktionsfähigkeit des N. facialis präzisere Auskunft.

VIII. N. statoacusticus oder vestibulocochlearis (Hör- und Gleichgewichtsnerv)

Das *Hörvermögen* kann im Ablauf der neurologischen Untersuchung nur
orientierend geprüft werden. Man wird eine einseitige Taubheit oder deutliche Herabsetzung des Hörvermögens feststellen und im weiteren Befund
werten, die genauere Untersuchung jedoch dem Hals-Nasen-Ohren-Arzt
übertragen, ebenso wie die Prüfung des *Gleichgewichtsapparates,* auf dessen
Schädigung im Rahmen der neurologischen Untersuchung Gangabweichung,
unsichere Zielbewegungen, ein Augenzittern (Nystagmus) und Klagen über
Schwindelgefühl hinweisen.

IX. N. glossopharyngeus (Rachen- und Schlundnerv) und X. N. vagus (Eingeweidenerv)

Durch diese Nerven werden *Gaumensegel* und *Pharynxmuskulatur* sowie die *Kehlkopfmuskeln* versorgt. Die Klagen des Kranken über Schluckstörungen, eine näselnde Sprache oder Heiserkeit weisen auf eine Schädigung hin. Bei der Lähmung des Gaumensegels wird das Zäpfchen („A"-sagen) zur gesunden Seite gezogen. Die Sensibilität des Zungengrundes und Rachens wird von beiden Nerven vermittelt, die Geschmacksleitung des hinteren Zungendrittels erfolgt über den N. glossopharyngeus. Vegetative Anteile des N. vagus gehen zu den Eingeweiden des Brust- und Bauchraums.

XI. N. accessorius (Beinerv)

Der *M. sternocleidomastoideus* und wesentliche Anteile des *M. trapezius* werden vom XI. Hirnnerv versorgt. Bei einer Schwäche des M. sternocleidomastoideus gelingt die Kopfdrehung zur anderen Seite nicht oder nur unvollkommen; die Schulter kann bei der Lähmung des M. trapezius nur kraftlos oder gar nicht gehoben werden.

XII. N. hypoglossus (Zungennerv)

Der rein motorische Zungennerv versorgt die *Zungenmuskulatur*. Bei einseitiger Hypoglossuslähmung erscheint die im Munde liegende Zunge auf der betroffenen Seite schlaffer, gerunzelt, leicht zur gesunden Seite verzogen. Die hervorgestreckte Zunge weicht zur paretischen Seite ab. Bei einer Lähmung beider Zungenhälften kann die Zunge nicht mehr über die Zahnreihe nach vorn gebracht werden, Schlucken und Sprechen sind beeinträchtigt, der Patient ist durch Aspiration gefährdet.

In der Intensivmedizin spielt die Prüfung der Hirnnerven eine große Rolle. Die Komatiefe kann durch Prüfung der Pupillenreaktion (NC III), des Kornealreflexes (NC V), des Würgereflexes (NC IX) abgeschätzt werden. Weiter weisen Hirnnervenausfälle auf die Lokalisation von Läsionen im Bereich des unteren Hirnstammes hin. Beim Hirntod sind alle Hirnnervenfunktionen ausgefallen.

Motorisches System

Die Fähigkeit zu Willkürbewegungen setzt die Intaktheit zahlreicher Anteile des Nervensystems voraus. Von der vorderen Zentralwindung (Gyrus praecentralis) und anderen Hirngebieten verlaufen die zentralen motorischen Bahnen von den Pyramidenzellen des Parietalhirns als Tractus corticospinalis (Pyramidenbahn) zum Hirnstamm, wo die Mehrzahl der Fasern zur Ge-

54 Untersuchungsmethoden

genseite kreuzt und weiter zum Vorderhorn des Rückenmarks. Hier beginnt das periphere motorische Neuron, das über Nervenwurzel, Plexus und peripheren Nerv schließlich zum Muskel zieht. – Im Tractus corticonuclearis führen die zentralen motorischen Bahnen zu den Hirnnervenkernen. Neben der Pyramidenbahn als Leitungssystem der bewußten willkürlichen Bewegung gibt es eine große Anzahl von Leitungsbahnen, die der unbewußten Koordination von Bewegungen dienen (extrapyramidale Motorik).

Die Funktion des motorischen Systems, die *Motilität*, kann an ganz verschiedenen Stellen gestört werden, so daß es zu unterschiedlichen Symptomen kommt; daher hat ihre Prüfung stets auf bestimmte Merkmale zu achten. Dabei ist es gleichgültig, ob zuerst die oberen Extremitäten geprüft werden und danach die unteren oder ob nach einem Schema alle Muskeln systematisch nacheinander untersucht werden.

Trophik der Muskulatur

Zu achten ist zunächst auf die Trophik der Muskulatur. Es ist weniger wichtig, ob der Untersuchte ein besonders muskelstarker oder ein eher muskelschwacher Mensch ist. Wichtig sind Unterschiede in der Ausprägung der Muskelmasse, etwa zwischen dem rechten und linken Oberschenkel oder dem rechten und linken Daumenballen und schließlich Unterschiede in der Form, daß beide Unterschenkel besonders dünn erscheinen im Vergleich zur gesamten übrigen Muskulatur. Die Verschmächtigung des Muskels, die *Atrophie*, kann einen einzelnen Muskel betreffen oder ganze Muskelgruppen. Das Verteilungsmuster der Atrophien ist für die neurologische Diagnose von besonderer Bedeutung.

Muskeltonus

Die *spastische Tonuserhöhung (Spastik)* setzt der passiven Bewegung durch die erhöhte Grundspannung der Muskeln einen federnden Widerstand entgegen. Eine Spastik entsteht dann, wenn durch Schädigung extrapyramidaler Hemmungsbahnen im Gehirn oder Rückenmark der Dauertonus der Muskeln erhöht ist.

Wegen der engen anatomischen Nachbarschaft der für die Willkürbewegungen zuständigen zentralen motorischen Bahnen zu den extraprymidalen Hemmungsbahnen bestehen meist – aber keineswegs immer – zugleich Spastik und Parese.

Die Tonuserhöhung beim *Rigor* wirkt mit einem zähen Widerstand der passiven Bewegung auf dem gesamten Bewegungsweg entgegen. Häufig gelingt die passive Bewegung nur ruckartig, eine Erscheinung, die als *„Zahnradphänomen"* bezeichnet wird (s. Parkinson-Syndrom, S. 130).

Motorische Reizerscheinungen

Ebenso wie die Störung der Trophik sind bei der Inspektion oft schon motorische Reizerscheinungen erkennbar. Es sind dies vom Kranken nicht oder nicht in dieser Form gewünschte Bewegungen. *Faszikuläre Zuckungen* sind plötzliche, unwillkürliche Kontraktionen einzelner Muskelbündel. *Fibrilläre Zuckungen* als Zuckungen einzelner Muskelfasern sind meist für den Untersucher nicht sichtbar, werden jedoch manchmal vom Betroffenen bewußt „erlebt".

Beim *Tremor* laufen rhythmische, unwillkürliche Bewegungen von Muskelgruppen ab, die von Kontraktionen der Gegenspieler gefolgt werden. Man unterscheidet den *Ruhetremor*, bei dem die Zitterbewegungen in der nicht willkürlich bewegten Extremität auftreten, von jenem Zittern, das eine beabsichtigte Bewegung begleitet oder sogar hochgradig stört, dem *Intentionstremor* oder Zielwackeln. Ungeordnete, grob ausfahrende – im Gegensatz zum Tremor nicht rhythmische – unwillkürliche Bewegungen kommen als *choreatische, ballistische* und *athetotische Bewegungsabläufe* vor. Rhythmische und unregelmäßige überschießende Bewegungen (Hyperkinesen) treten bei Störungen des extrapyramidalen Bewegungssystems auf.

Willkürmotorik

Die Willkürmotorik entfaltet die Muskelkraft für die beabsichtigten Bewegungen. Die Minderung dieser Kraft heißt *Lähmung, Parese* oder *Plegie*. Die vollständige Kraftlosigkeit eines Muskels wird als *Paralyse* bezeichnet. Die Bestimmung des Lähmungsgrades (Prüfung der Muskelkraft) geschieht in der Form, daß man dem mit aller Kraft angespannten Muskel Widerstand entgegensetzt. Voraussetzung für eine zuverlässige Bestimmung von Paresen ist die Mitarbeit des Patienten.

Die Monoparesen betreffen einzelne Extremitäten, *Hemiparesen* eine Körperseite, die *Paraparese* beide Beine und die *Tetraparese* alle Extremitäten. Mono-, Hemi-, Para- und Tetra*plegie* bezeichnen denselben Sachverhalt.

Bestimmte Paresen sind schon aus Stellung und Haltung der Extremitäten oder einzelner Extermitätenabschnitte abzulesen, etwa die Radialislähmung aus der „Fallhand", die Peroneusparese aus dem „Spitzfuß".

Bei Schädigung motorischer Bahnen des Gehirns und des Rückenmarks entsteht meist eine spastische Lähmung mit erhöhtem Muskeltonus und Lähmung ganzer Extremitäten, bei Schäden des peripheren motorischen Systems tritt eine schlaffe Lähmung mit ausgeprägter Muskelatrophie und Ausfall einzelner Muskelgruppen auf (Tab. **2** und **3**).

Zentrale (spastische) Lähmungen werden nach dem Schweregrad in leichte,

56 Untersuchungsmethoden

Tabelle 1 MRC Skala der peripheren Lähmung

0 = Keine Muskelanspannung
1 = Muskelanspannung ohne Bewegungseffekt
2 = Bewegung der Extremität bei Ausschaltung der Schwerkraft
3 = Bewegung der Extremität gegen die Schwerkraft
4 = Bewegung der Extremität gegen leichten Widerstand
5 = Normale Kraft

Tabelle 2 Kennzeichen der zentralen Lähmung

- Muskeltonus erhöht (Spastik)
- Reflexe gesteigert (Hyperreflexie)
- Spastische Zeichen nachweisbar
- Verteilung in zentralem Ausfallsmuster: Halbseitenlähmung (Hemiparese), Querschnittslähmung, Lähmung aller Extremitäten (Tetraparese)

Tabelle 3 Kennzeichen der peripheren Lähmung

- Muskeltonus vermindert
- Muskeleigenreflexe abgeschwächt
- Spastische Zeichen fehlen
- Ausgeprägte Muskelatrophie
- Verteilung in peripherem Ausfallsmuster: Nervenwurzel, Plexus, einzelner peripherer Nerv

---

mittlere und schwere Lähmungen eingeteilt. Für periphere (schlaffe) Lähmungen gibt es ein internationales Einteilungsschema (MRC Schema; Tab. **1**).

Im Zusammenhang mit den verschiedenen Krankheitsbildern werden die einzelnen Lähmungstypen besprochen.

Wichtig für die Beurteilung schlaffer (peripherer) Paresen ist das Ergebnis der elektrischen Untersuchungen (Elektromyographie [EMG] und Elektroneurographie [NLG]).

Reflexe

Muskeleigenreflexe

Muskeleigenreflexe sind die unwillkürliche Antwort eines Muskels auf einen raschen Dehnungsreiz.

Durch Schlag mit dem Reflexhammer auf die Sehne eines Muskels werden die Muskelspindeln gedehnt. Diese senden eine elektrische Erregung über sensible Nervenfasern zum Rückenmark, wo die Erregung über eine einzige Synapse auf die zugehörige motorische Vorderhornzelle übergeleitet wird. Die daraus folgende Erregung wird über motorische Fasern zu dem gedehnten Muskel zurückgeleitet, was zu einer Kontraktion des Muskels führt, Reizorgan und Erfolgsorgan ist *derselbe* Muskel (monosynaptischer Muskeleigenreflex).

Die Reflexe werden am möglichst entspannt liegenden Kranken geprüft. Durch einen Schlag mit dem Reflexhammer auf die Sehne oder ihren Ansatz am Knochen erfolgt die kurze Muskeldehnung, die eine schnelle Kontraktion bewirkt. Bleibt diese Kontraktion aus, so spricht man von einem *Fehlen des Reflexes* oder auch von einem negativen Reflex. Das Ausmaß der Kontraktion kann auch bei gesunden Menschen sehr unterschiedlich sein. Es gibt sehr lebhafte und sehr schwache Reflexe, ohne daß daraus allein schon auf eine Krankheit zu schließen wäre. Wichtig ist die abwechselnde Prüfung der Reflexe auf beiden Körperhälften, um Unterschiede im Seitenvergleich zu erfassen.

Zu den wichtigsten, in dieser Form zu untersuchenden normalen oder *physiologischen* Muskeleigenreflexen gehören die in Tab. **4** aufgeführten.

Die physiologischen Reflexe fehlen oder sind abgeschwächt, wenn an irgendeiner Stelle des Reflexbogens – meist im peripheren Nerv, in der Nervenwurzel oder im Muskel – eine Schädigung vorliegt.

Tabelle **4**   Die wichtigsten Muskeleigenreflexe

Name	Rückenmarks-segment	Auslösung	Erfolg
(Bizepssehnenreflex (BSR)	C_5, C_6	M. biceps-Sehne	Unterarm-beugung
Radiusperiostreflex (RPR)	C_6	M. brachioradialis-Sehne	Unterarm-beugung
Tricepssehnenreflex (TSR)	C_7	M. triceps-Sehne	Unterarm-streckung
Patellarsehnenreflex (PSR)	L_4	M. quadriceps femoris-Sehne	Unterschenkel-streckung
Achillessehnenreflex (ASR)	S_1	M. triceps-surae-Sehne	Fußsenkung

58 Untersuchungsmethoden

Tabelle 5	Die wichtigsten Fremdreflexe		
Name	Rückenmarks-segment	Auslösung	Erfolg
Bauchhautreflex	D_8-D_{12}	Bestreichen der Bauchhaut	Kontraktion der Bauchmuskeln
Kremasterreflex	L_1-L_2	Bestreichen der Haut an der Innenseite des Ober-schenkels	Hochsteigen der Hoden
Analreflex	S_3-S_4	Stechen der perianalen Haut	Kontraktion des äußeren Schließmuskels

Fremdreflexe

Bei den Fremdreflexen sind Reizorgan und Erfolgsorgan *verschieden* (poly-synaptischer Reflexbogen). Ein Beispiel ist der *Bauchhautreflex:* Reizort ist die Haut, Erfolgsorgan die Bauchmuskulatur (Tab. **5**).

Der Bauchhautreflex gehört zu den physiologischen Fremdreflexen.

Bei der Auslösung der Bauchhautreflexe streicht der Untersucher mit einer Nadelspitze von der Seite zur Mitte leicht über die Bauchwand. Daraufhin zieht sich die Bauchmuskulatur im entsprechenden Abschnitt kurz zusam-men. Bei spastischen Halbseitenlähmungen fehlen die Bauchhautreflexe auf der betroffenen Seite, bei spastischen Tetraparesen fehlen die Bauchhautre-flexe beiderseits. Auch hier ist wieder der Seitenvergleich wichtig.

Pathologische Reflexe

Als pathologische Reflexe und damit als Hinweis auf ein krankhaftes Gesche-hen gelten die *spastischen Zeichen,* die auf dem Boden einer spastischen To-nuserhöhung möglich werden. Sie sind dann auslösbar, wenn das motorische System im zentralen Nervensystem (ZNS) betroffen ist, also bei einer Rük-kenmarks- oder Hirnschädigung. Bei einer peripheren Lähmung treten nie-mals spastische Reflexe auf. Die physiologischen Reflexe sind dann erloschen oder abgeschwächt.

Die wichtigsten pathologischen Reflexe sind folgende Zeichen:

Trömner-Zeichen. Der Untersucher schlägt mit seinen Fingern kurz gegen die Fingerbeeren an der herabhängenden Hand des Kranken. Daraufhin werden beim positiven Reflex die Finger des Patienten gebeugt, der Daumen adduziert.

Babinski-Zeichen. Mit dem Stiel des Reflexhammers streicht der Untersucher über den äußeren Fußsohlenrand des Kranken. Bei positivem Reflex geht die Großzehe langsam nach oben (Extension), die übrigen Zehen werden gespreizt und gebeugt.

Rossolimo-Zeichen. Ähnlich wie beim Trömner-Reflex schlägt der Untersucher mit seinen Fingern kurz unter die Zehenkuppe. Bei positivem Reflex folgt eine schnelle Beugung der Zehen.

Eine Anzahl weiterer pathologischer und physiologischer Reflexe ist bekannt, doch genügen die hier genannten Reflexe zu einer zuverlässigen neurologischen Untersuchung.

Sensibles System

Ungestörte Sensibilität setzt die Funktionsfähigkeit der empfangenden Rezeptoren (Empfänger) in Haut und Schleimhaut, in Muskeln, Sehnen und im Skelettsystem voraus. Weiter gehören dazu die peripheren und zentralen Leitungsbahnen und schließlich die Anteile des sensiblen Systems im Gehirn.

Die vom Rezeptor aufgenommene Empfindung wird über den peripheren Nerv zum Spinalganglion und von dort durch die hintere Wurzel zum Rückenmark geleitet. Im Hinterhorn des Rückenmarks treffen alle sensiblen Reize ein. Die Wahrnehmungen von Schmerz- und Temperaturempfinden verlaufen dann im gleichen Rückenmarkssegment – unmittelbar vor dem Zentralkanal des Rückenmarks – zur Gegenseite und ziehen in der *Vorderseitenstrangbahn* zum Thalamus. Von dort gelangen sie zur hinteren Zentralwindung (Gyrus postcentralis) der Hirnrinde. Die Wahrnehmung der Berührung und die Tiefensensiblität (Lage- und Bewegungsempfinden) verlaufen im *Hinterstrang* des Rückenmarks und kreuzen erst im verlängerten Mark (Medulla oblongata) zur anderen Seite. Dadurch kann es möglich werden, daß Empfindungsqualitäten unterschiedlicher Art voneinander unabhängig gestört werden.

Bei einer Unterbrechung des peripheren Nervs ist die Sensibilität für alle Qualitäten in gleicher Weise beeinträchtigt. Ein Schaden in der Nähe der Rückenmarksmitte (Zentralkanal) führt zur Abschwächung von Temperatur- und Schmerzempfinden (weil deren Bahnen hier unterbrochen werden) bei wenig veränderter Berührungswahrnehmung und ungestörter Tiefensensibilität. Diese unterschiedliche Beeinträchtigung der Sensibilität hat als *dissoziierte Empfindungsstörung* besondere diagnostische Bedeutung.

Prüfung der Sensibilität

Eine zuverlässige Prüfung der *Sensibilität* erfordert Erfahrung und Geduld des Untersuchers. Er ist auf die konzentrierte Mitarbeit des Kranken angewiesen und muß eine Reihe von Empfindungsqualitäten prüfen und ihre Stö-

60 Untersuchungsmethoden

rung gegenüber gesunden Gebieten abgrenzen. Sehr oft läßt sich aus dieser Grenze schon der Ort der Nervenschädigung (etwa Rückenmark oder ein einzelner peripherer Nerv) ablesen. Die Abb. **12** und **13** zeigen die sensiblen Ver-

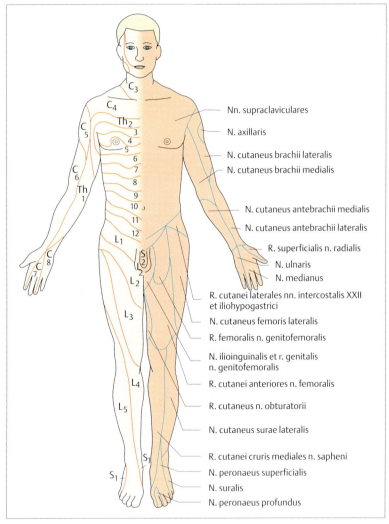

Abb. **12** Sensible Versorgung der Haut – Vorderseite. Rechts: Versorgung durch die Rückenmarkswurzeln; links: Versorgung durch die peripheren Nerven (nach Scheid)

Neurologische Untersuchung

sorgungsgebiete der Körperoberfläche jeweils auf der einen Seite für die peripheren Nerven und auf der anderen Seite für die Nervenwurzeln entsprechend den Rückenmarkssegmenten.

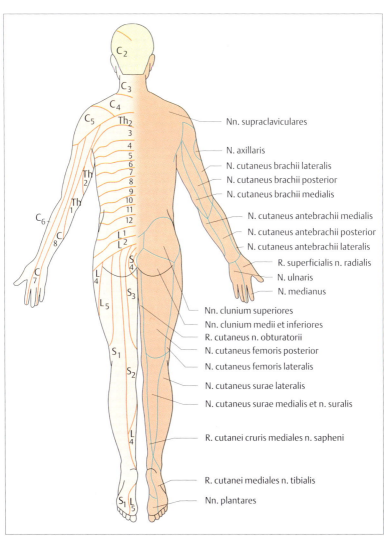

Abb. **13** Sensible Versorgung der Haut – Rückseite. Links: Versorgung durch die Rückenmarkswurzeln; rechts: Versorgung durch die peripheren Nerven (nach Scheid)

62 Untersuchungsmethoden

Oberflächensensibilität. Zur Oberflächensensibilität gehören Berührungs-, Schmerz- und Temperaturempfinden.

Das *Berührungsempfinden* wird durch feines Bestreichen mit dem Finger oder einem Wattestäbchen geprüft. *Hypästhesie* ist die herabgesetzte Berührungsempfindung, *Anästhesie* der völlige Verlust, *Hyperästhesie* die Überempfindlichkeit gegen Berührungsreize. Wird die Berührung nicht normal empfunden, sondern verändert, etwas als „Kribbeln" oder „Elektrisieren" statt Bestreichen, so wird von *Alläesthesien* gesprochen. Tritt auch ohne Berührung, also spontan, das Gefühl des Kribbelns oder Ameisenlaufens auf, liegen *Parästhesien* vor.

Die *Schmerzempfindung* wird durch Stiche mit einer Nadel geprüft. *Hypalgesie* ist eine Verminderung, *Analgesie* der völlige Verlust des Schmerzempfindens, und die *Hyperalgesie* ist die Überempfindlichkeit gegenüber Schmerzreizen.

Zur Untersuchung des *Temperatursinnes* eignen sich mit heißem Wasser oder Eis gefüllte Reagenzgläser oder Geräte mit einer kalten und einer aufheizbaren Berührungsfläche. Wir unterscheiden wiederum *Thermhypästhesie*, *Thermanästhesie* und *Thermhyperästhesie*. Gelegentlich wird in umschriebenen Gebieten ein Kältereiz als schmerzhaft empfunden.

Tiefensensibilität. Zur *Tiefensensibilität* gehören Lageempfinden, Bewegungsempfinden und Vibrationsempfinden.

Bei der Prüfung des *Lageempfindens* schließt der Kranke die Augen, und der Arzt bringt eine Extremität in eine bestimmte Haltung. Der Patient muß die entsprechende Extremität der anderen Seite in die gleiche Stellung bringen.

Das ungestörte *Bewegungsempfinden* gestattet dem Patienten bei geschlossenen Augen die Aussage, ob ein Extremitätenabschnitt – etwa Fingerendglied oder ganzer Finger – vom Arzt aufwärts oder abwärts bewegt wird.

Bei der Prüfung des *Vibrationsempfindens* muß der Kranke angeben, ob er das Vibrieren der zuvor angeschlagenen und auf einen Finger- oder Fußknöchel oder auf Finger- oder Zehenspitzen aufgesetzten Stimmgabel verspürt.

Eine kombinierte sensible Leistung schließlich, die *Stereognosie*, befähigt den Menschen, Gegenstände bei geschlossenen Augen allein durch Betasten zu erkennen. Auch diese Leistung kann vermindert oder aufgehoben sein (Stereoagnosie).

Koordination

Um einer Bewegung die beabsichtigte Form, Richtung, Kraft, Geschwindigkeit und Dauer zu geben, müssen alle daran beteiligten Muskeln (wie viele

Muskeln wirken allein an der einfachen Geste des Handreichens mit!) „koordiniert" werden. Ist diese Koordination gestört, wird von einer *Ataxie* gesprochen. Die Ursache dafür kann in einer Schädigung des Großhirns liegen – zerebrale Ataxie –, besteht aber meistens in Kleinhirn- oder Rückenmarksstörungen und wird dann als *zerebelläre* oder *spinale Ataxie* bezeichnet. Schon alltägliche, insbesondere feinere Bewegungen können eine Koordinationsstörung erkennen lassen. Bei der Untersuchung wird der Patient dann zur Ausführung verschiedener Bewegungen (Gehen, Greifen, Schreiben, Knöpfen, Finger-Nase-Versuch, Knie-Hacke-Versuch u. a.) aufgefordert, deren Beobachtung Hinweise auf Art und Sitz der Störung ergeben.

Sprache und andere neuropsychologische Leistungen

Die Prüfung der Sprache gehört zur neurologischen Untersuchung.

Aphasie. Als Aphasie bezeichnet man den Verlust des Sprachvermögens oder Anteilen davon. Bei einer *motorischen Aphasie* kann der Kranke das gesprochene Wort verstehen, ist aber nicht imstande, selbst zu sprechen. Bei der *sensorischen Aphasie* kann der Kranke – meist allerdings nur eine begrenzte Anzahl von Wörtern – sprechen, das gesprochene Wort aber nicht verstehen. Als *gemischte* oder *totale Aphasie* treten die beiden Formen in der Mehrzahl der Fälle gemeinsam auf. Feinere Unterscheidungen der Aphasien werden bei speziellen Untersuchungen getroffen. Die Ursache der Aphasie liegt in einer Schädigung des Sprachzentrums, das in der dominanten Großhirnhemisphäre liegt (beim Rechtshänder also links).

Sprachstörungen, die nicht zur Gruppe der Aphasie gehören, können als *Dysarthrien* zusammengefaßt werden (undeutliche Sprache). Sie können auf verschiedene Schädigungen am zentralen oder peripheren Nervensystem zurückgehen. Die einzelnen Formen sollen im Zusammenhang mit den Krankheitsbildern genannt werden.

Zumeist gleichzeitig mit den Zeichen einer Aphasie können auch andere neuropsychologische Funktionen ausfallen. Die wichtigsten Störungen sind:

– Agraphie = Unfähigkeit zu schreiben,
– Alexie   = Unfähigkeit zu lesen,
– Akalkulie = Unfähigkeit zu rechnen,
– Agnosie   = Störung des optischen oder akustischen Erkennens,
– Apraxie   = Unfähigkeit, zielstrebig und geschickt zu hantieren, obwohl keine Lähmung besteht.

64 Untersuchungsmethoden

Vegetative Funktionen

Den Abschluß der speziellen neurologischen Untersuchung bildet meist die Erkundung der vegetativen Funktionen. Vom Kranken erfragt werden Abweichungen von einer normalen *Blasen-* oder *Darmfunktion,* Neigung zu *vermehrtem Schwitzen (Hyperhidrose)* und zu flüchtigem, meist fleckigem *Erröten* im Gesicht oder am Hals. Letztere Zeichen einer vegetativen Übererregbarkeit sind oft auch schon bei der Untersuchung erkennbar, ebenso wie eine leichte Blaufärbung der Extremitätenenden *(Akrozyanose)* oder ein feinschlägiger *Tremor.* Darüber hinaus können gezielte Untersuchungen zusätzliche vegetative Fehlsteuerungen aufdecken, so der *Schellong-Versuch* oder die Auslösung des *Chvostek-Zeichens.* Bei der Auslösung dieses Reflexes folgt einem Beklopfen der Haut im Gebiet vor dem Ohr eine Kontraktion der mimischen Muskulatur auf der gleichen Seite.

Die über den Untersuchungsrahmen hinausgehenden Fragen der vegetativen Funktionsstörungen werden im Zusammenhang mit den Krankheitsbildern besprochen.

Psychischer Befund

Zu jeder ärztlichen Untersuchung gehört die Beurteilung des psychischen Befundes. Dies gilt besonders für die neurologische Untersuchung, da viele Gehirnkrankheiten zu psychischen Auffälligkeiten und besonders zu Störungen des Bewußtseins führen. Bei der Beurteilung von psychischen Funktionen wird die enge Verzahnung von Neurologie und Psychiatrie offenkundig.

Bewußtsein

■ Das Bewußtsein kann definiert werden als die globale Fähigkeit, die Umgebung wahrzunehmen und mit ihr zu kommunizieren. ■

Dazu sind eine große Anzahl von Einzelfunktionen erforderlich, die im Folgenden aufgelistet werden. Eine ausführliche Darstellung der Erhebung des psychischen Befundes ist im psychiatrischen Teil dieses Buches enthalten.

Für die Beurteilung von organischen (neurologisch bedingten) Funktionsstörungen des Gehirns sind die Funktionen der Vigilanz, der Orientierung, der Konzentration, des Affektes und Antriebs, des Denkens und der Wahrnehmung von Bedeutung.

Psychischer Befund   65

Vigilanz

Die normale Vigilanz (Wachheit oder Aufmerksamkeit) ist gekennzeichnet durch Bewußtseinsklarheit mit erhaltener und prompter Reaktion auf Ansprache und Schmerzreize.

Eine leichte Vigilanzstörung wird als *Somnolenz* bezeichnet. Die Patienten sind schläfrig aber prompt erweckbar und reagieren dann gezielt auf Ansprache. Sie können auch komplexe Aufforderungen befolgen.

Beim *Sopor* können die Patienten auf starke akustische und Schmerzreize zunehmend nur noch ungezielt und meist verlangsamt reagieren.

Das *Koma* (Bewußtlosigkeit) ist durch fehlende Erweckbarkeit und fehlende Reaktion auf Außenreize gekennzeichnet. In diesem Zustand werden die Augen ständig geschlossen gehalten. In tieferen Stadien des Komas können Hirnnervenreflexe und Muskeleigenreflexe zunehmend schwinden.

Zur Beurteilung der Komatiefe sind mehrere Komaskalen entwickelt worden, die auch eine Aussage über die Prognose ermöglichen. Am weitesten verbreitet ist die Glasgow Koma Skala (Glasgow Coma Scale [GCS]), die in Tab. **6** ab-

Tabelle 6 Glasgow Koma Skala		
Funktion		Punkte
Augenöffnen:	spontan	4
	auf Ansprache	3
	auf Schmerzreiz	2
	fehlt	1
Verbale Reaktion:	orientiert	5
	verwirrt	4
	einzelne Worte	3
	einzelne Laute	2
	fehlt	1
Motorische Reaktion:	befolgt Aufforderungen	6
	gezielte Schmerzreaktion	5
	Beugemechanismen	4
	atypische Beugereaktion	3
	Streckmechanismen	2
	fehlt	1

Maximale Punktezahl: 15
Minimale Punktezahl: 3

Bei hohen Punktzahlen ist die Wahrscheinlichkeit des Überlebens sehr hoch, bei niedriger Punktzahl zunehmend niedriger. Bei GCS Werten unter 5 Punkten ist eine Erholung praktisch ausgeschlossen.

66 Untersuchungsmethoden

gebildet ist. Daneben werden die Innsbrucker Koma Skala nach Gersten-brand, die Brüsseler Koma Skala nach Frowein, die Glasgow Outcome Scale (GOS) und andere verwendet.

Orientierung. Die Orientierungsleistungen sind an das Bewußtsein gekop-pelt. Die zeitliche, räumliche und situative Orientierung schwindet bei zu-nehmender Störung des Bewußtseins.

Konzentration. Sie stellt die Fähigkeit dar, sich längere Zeit mit einem Denk-inhalt zu beschäftigen. Diese Fähigkeit ist bei Störungen des Bewußtseins zu-nehmend eingeschränkt.

Affektivität, Antrieb und psychomotorisches Tempo. Diese Funktionen be-zeichnen die Art, mit der Patienten mit den Anforderungen des Lebens um-gehen. Bei gestörter Funktion des Gehirns sind Patienten zunehmend weni-ger in der Lage, mit den Anforderungen fertigzuwerden, sie wirken verlang-samt und überfordert. Derartige Störungen kommen sowohl bei neurologi-schen (organischen) wie auch bei psychiatrischen Krankheiten vor.

Wahrnehmung und Denken. Wahrnehmungs- und Denkstörungen treten ebenfalls sowohl bei neurologischen als auch psychiatrischen Erkrankungen auf. Es kommt hier zu Sinnestäuschungen und Wahnwahrnehmungen und Störungen des Denkablaufes.

■ ### Krankenbeobachtung

Zur pflegerischen Betreuung von Patienten mit neurologischen Krankheiten gehört die sorgfältige und fortlaufende Beobachtung der geistig-seelischen Funktionen. Patienten mit Störungen des Bewußtseins müssen besonders aufmerksam beobachtet werden, da ein sich entwickelndes lebensgefährli-ches Koma frühzeitig erfaßt werden muß. Gezielte Informationsweiterlei-tung an den Arzt macht ein rechtzeitiges Eingreifen möglich.

Im Gespräch mit Pflegepersonen werden oftmals Störungen der Orientierung und des affektiven Verhaltens offenbar, die in der ärztlichen Untersuchung nicht aufgefallen sind. Auch Angehörige berichten den Pflegepersonen häufig von manchmal flüchtigen psychischen Auffälligkeiten, die für die Beurtei-lung des Krankheitsverlaufes von hoher Bedeutung sind.

Zusatzuntersuchungen in der Neurologie

Die Zusatzuntersuchungen im Verlauf einer neurologischen Untersuchung kommen stets erst dann zur Anwendung, wenn der neurologische Befund er-hoben ist und immer nur bei einer bestimmten Fragestellung, niemals der Vollständigkeit halber.

Ehe Technik und Ergebnis der einzelnen Zusatzuntersuchungen beschrieben werden, erscheinen noch einige Gesichtspunkte wichtig, die gleichermaßen für alle Hilfsuntersuchungen gelten.

Aufklärung und Einwilligung

Der Kranke *muß* zuvor über die Art der Untersuchung in für ihn verständlicher Form unterrichtet werden. Dabei muß ihm der Wert des möglicherweise zu erhebenden Befundes für die Diagnose genauso genannt werden wie das Untersuchungsrisiko. Harmlosen Untersuchungen (EEG) wird der Kranke leichter zustimmen als jenen, bei denen – wenngleich selten – schwerere Komplikationen auftreten können (Angiographie). Die Zustimmung des Kranken (oder seines Betreuers) ist notwendig und sollte – nach einem ausführlichen Aufklärungsgespräch, das im Krankenblatt oder auf speziellen Aufklärungsformularen zu protokollieren ist – bei eingreifenderen Maßnahmen stets schriftlich fixiert werden. Dabei muß der Patient Gelegenheit zu Rückfragen haben und bescheinigen, daß er die Aufklärung verstanden hat.

▦ Bei bewußtlosen Kranken, bei denen eine Verzögerung der Untersuchungsmaßnahmen für den Kranken eine akute Gefahr bedeutet, dürfen die Zusatzuntersuchungen auch ohne vorherige Einwilligung vorgenommen werden, wenn eine drohende Gefahr für den Kranken nicht anders abgewendet werden kann (Geschäftsführung ohne Auftrag, mutmaßliche Einwilligung). ▦

Vorbereitung

Neben dieser Aufklärung des Kranken ist für verschiedene Untersuchungen auch eine besondere Vorbereitung des Patienten notwendig. Hier sollen die für alle Untersuchungen gemeinsam geltenden Richtlinien besprochen werden. Besondere Maßnahmen im Zusammenhang mit Einzeluntersuchungen werden in den entsprechenden Kapiteln genannt.

Vor manchen Untersuchungsmaßnahmen erhält der Patient Beruhigungsmittel, so etwa vor der Angiographie, bei unruhigen, bewußtlosen oder ängstlichen Patienten auch vor einer Computer- oder Kernspintomographie. Diese Mittel sollten der jeweiligen Anordnung gemäß verabreicht werden. Ist eine Narkose für die Untersuchung vorgesehen, bleibt der Kranke 6 Stunden vor dem Eingriff nüchtern, nicht festsitzender Zahnersatz sollte entfernt werden. Es gelten im übrigen die gleichen Richtlinien, wie sie für die Narkose bei chirurgischen Eingriffen maßgeblich sind. Die Mitwirkung eines Anästhesisten ist heute unentbehrlich.

Alle Instrumente, die in irgendeiner Form durch die Körperoberfläche eingebracht werden sollen (Punktionsnadeln) und die notwendigen Zusatzgeräte müssen steril sein. Der Umgang mit sterilen Gegenständen muß geübt werden. Ausreichend Personal muß bei den Untersuchungen zur Verfügung ste-

68 Untersuchungsmethoden

hen, um Zwischenfälle zu vermeiden oder ihre Folgen zu mindern. Andererseits ist auf die Gefahr einer Infektion desjenigen zu achten, der mit Körperflüssigkeiten eines Patienten (Blut, Liquor, Speichel etc.) in Berührung kommen kann, um Hepatitis-, HIV- und anderen Infektionen zu vermeiden.

Ganz besondere Aufmerksamkeit verdient die Lagerung des Patienten bei den Zusatzuntersuchungen. Eine bestimmte Körperlage, die für den Patienten Gefahren oder Unannehmlichkeiten mit sich bringt, sollte nicht länger als unabdingbar notwendig eingehalten werden. Längeres Liegen auf dem Röntgentisch kann z. B. bei einem Querschnittsgelähmten, dessen empfindungslose Hautpartien dabei gedrückt werden, zu einem Dekubitalgeschwür und den entsprechenden Folgen führen. Auch gelähmte Gliedmaßen sollten besonders sorgfältig gelagert werden, damit nicht durch den Druck einer Kante oder den Zug einer herabhängenden gelähmten Extremität zusätzliche Druck- oder Dehnungsschäden an einzelnen Nerven entstehen.

Über Klagen des Patienten nach einer Untersuchung sollte der Arzt umgehend informiert werden, auch wenn sie vielleicht ungerechtfertigt oder übertrieben erscheinen. Oft genügt schon ein beruhigendes oder erklärendes Wort; häufig sind aber auch besondere Maßnahmen, etwa die Anwendung von schmerzstillenden Mitteln (nach Liquorentnahme) oder die Behandlung einer Kontrastmittelallergie, notwendig, um unerwünschte Folgen des diagnostischen Eingriffes zu mindern.

Liquoruntersuchungen

Der *Liquor cerebrospinalis*, das „Nervenwasser", umgibt das Zentralnervensystem. Es umspült das Gehirn im Schädelinneren und das Rückenmark im Wirbelkanal und findet sich außerdem in den *Hirnkammern (Ventrikel)*. Da bei sehr vielen Erkrankungen des Nervensystems der Liquor cerebrospinalis, kurz Liquor genannt, charakteristische Veränderungen zeigt, gehört seine Untersuchung zu einer der häufigsten Zusatzuntersuchungen der Neurologie. Seine Gewinnung hat bei korrekter Vorgehensweise selten nachteilige Folgen.

Liquorentnahme

Der Liquor wird in der Regel im Bereich der Lendenwirbelsäule unterhalb des Rückenmarks im Bereich der Cauda equina entnommen. Nur in besonderen Fällen wird er im Bereich der Halswirbelsäule, hier stets unter Röntgen-Bildwandlerkontrolle, entnommen (zisternale Punktion).

Der Patient sollte zuvor über den Eingriff und mögliche flüchtige Beschwerden, postpunktionell meist Kopfschmerzen, aufgeklärt werden.

Lumbalpunktion

Die lumbale Liquorentnahme (Abb. **14a–c**) erfolgt durch Punktion des Liquorraumes zwischen dem 3. und 4. oder dem 4. und 5. Lendenwirbel, wo sich kein Rückenmark mehr befindet, sondern nur noch die Nervenfasern der Cauda equina (Pferdeschweif) lose im Nervenwasser liegen.

Der Eingriff kann am sitzenden oder liegenden Patienten vorgenommen werden. Die Wirbelsäule soll möglichst stark gebeugt sein – „Katzenbuckel" – damit die Dornfortsätze der Wirbelsäule weit auseinandertreten. Der Kopf wird gebeugt, die Beine angewinkelt, und in dieser Position wird der Patient von einer Pflegeperson gehalten. Die Einstichstelle wird desinfiziert, die

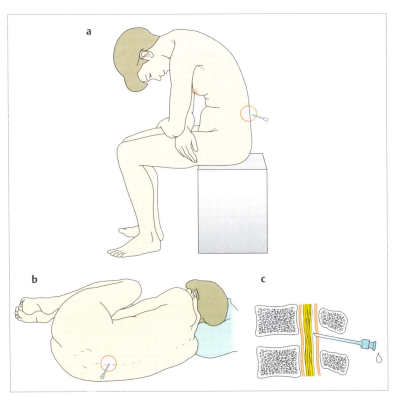

Abb. **14a–c** Lumbalpunktion. **a** u. **b** Die lumbale Liquorentnahme erfolgt am sitzenden oder liegenden Patienten zwischen dem 4. und 5. bzw. 3. und 4. Lendenwirbel. **c** Die Punktionsnadel wird streng median bis in den Duralraum vorgeschoben, der in dieser Höhe kein Rückenmark mehr führt (nach Masuhr/Neumann).

70 Untersuchungsmethoden

Haut an der Einstichstelle kann örtlich betäubt werden. Die heute verwendeten dünnen und scharfen Punktionsnadeln machen eine Betäubung meist überflüssig. Alsdann wird die mit einem Mandrin versehene Punktionsnadel eingeführt. Nach Entfernen des Mandrins tropft der Liquor ab und wird mit vorbereiteten, mit dem Namen des Patienten beschrifteten sterilen Röhrchen aufgefangen. Die Punktionsstelle wird mit einem Pflaster verdeckt. Der Patient soll nach der Punktion 1 Stunde auf dem Bauch liegen und für einen Tag Bettruhe einhalten, dabei soll er mindestens 2 l Flüssigkeit trinken. Diese Maßnahmen vermindern die Auftretenswahrscheinlichkeit der postpunktionellen Kopfschmerzen. Darüber hinaus können diese mit einem Schmerzmittel in aller Regel in Grenzen gehalten werden.

Subokzipitalpunktion

Die zisternale Liquorentnahme (Zisternalpunktion oder Subokzipitalpunktion) erfolgt unter Röntgen-Durchleuchtungskontrolle in der Mittellinie zwischen der Hinterhauptsschuppe und dem hinteren Atlasbogen.

Auch dieser Eingriff kann wiederum an liegenden oder am sitzenden Patienten vorgenommen werden. Da bei der Subokzipitalpunktion ein zu tiefes Eindringen der Nadel für den Patienten sehr ernste Folgen haben kann, ist die Fixierung des Kopfes durch eine Pflegeperson von besonderer Bedeutung. Der Kopf darf nicht gedreht sein, wird stark gebeugt und das Kinn angezogen. Während des Eingriffs darf dann der Kopf nicht mehr bewegt werden. Auch jetzt wird eine Nadel mit Mandrin durch die zuvor desinfizierte und von störenden Haaren befreite Haut eingeführt. Eine Lokalanästhesie ist nicht immer notwendig. Tropft der Liquor nicht wie bei der lumbalen Entnahme spontan ab, wird er mit einer Spritze angesaugt und dann in die vorbereiteten Röhrchen gegeben. Nach der zisternalen Liquorentnahme braucht keine Bettruhe eingehalten werden.

Beachte: Wenn *Zeichen einer Schädelinnendrucksteigerung* vorliegen (Stauungspapille), darf eine Liquorentnahme in der angegebenen Form nicht erfolgen, weil durch Druckveränderungen im Liquorraum lebenswichtige Zentren des Hirnstammes (z. B. Atemzentrum) in den Tentoriumschlitz oder das Hinterhauptsloch eingeklemmt werden können und diese *Einklemmung* zum plötzlichen Tode führen kann.

Liquorbefunde

Nicht selten ist bereits bei der Liquorentnahme Blut oder Eiter in der sonst wasserklaren Flüssigkeit erkennbar und damit ein wichtiger Schritt zur Diagnose getan. Läuft der Liquor klar ab, wird noch während der Entnahme eine orientierende Untersuchung auf den *Eiweißgehalt* vorgenommen. Einige Tropfen Liquor in einem Röhrchen mit *Pandy-Reagens* ergeben bei Eiweißvermehrung je nach ihrem Grad eine mehr oder minder starke Trübung.

Der aufgefangene Liquor sollte *unverzüglich* im Laboratorium untersucht werden. Für manche Untersuchungen ist sein Auffangen in sterilen Glasröhrchen geboten, für andere wird er in Gefäßen mit vorbereiteten Zusatzflüssigkeiten gesammelt.

Die Technik der weiteren Liquoruntersuchungen soll hier nicht beschrieben werden. Art und Bedeutung der einzelnen Liquorveränderungen werden im Zusammenhang mit den Krankheitsbildern besprochen. Genannt seien nur die *wichtigsten Liquoruntersuchungen:*

Bestimmung der Zellzahl. Im normalen Liquor finden sich bis zu 5 Leukozyten pro mm^3. Da die Zählkammer einen Rauminhalt von $^1/_3$ mm^3 hat, werden Liquorzellzahlen als $^x/_3$ Zellen angegeben. Im Normalfall enthält der Liquor also bis zu $^{15}/_3$ Zellen. Eine Erhöhung der Zellzahl wird als *Pleozytose* bezeichnet.

Differenzierung der Zellen. Erythrozyten, Granulozyten, Lymphozyten, pathologische Zellformen (Tumor-Zellfang).

Untersuchung des Liquorsediments. Wenn Hinweise auf eine Entzündung bestehen, wird mit entsprechenden Methoden nach Bakterien oder anderen Erregern gefahndet.

Bestimmung des Liquoreiweißgehaltes. Es wird einmal der Gesamteiweißgehalt gemessen, normal um 25–40 mg/100 ml, sowie eine Untersuchung nach Albuminen, Globulinen und eine Trennung der einzelnen Eiweißfraktionen mit zunehmend verfeinerten Techniken und differenzierten Aussagemöglichkeiten vorgenommen.

Untersuchungen der Blut-Liquor-Schranke. Zwischen den Konzentrationen bestimmter Eiweißkörper im Blut und Liquor bestehen normalerweise feste Verhältnisse (Gradienten). Durch entzündliche Veränderungen im Zentralnervensystem wird die Funktion der Blut-Liquor-Schranke gestört, es treten Veränderungen im Konzentrationsgradienten bestimmter Eiweißkörper auf. Die Bestimmung dieser Konzentrationsgradienten zwischen Serum und Liquor erlaubt eine Aussage darüber, ob die Eiweißerhöhung im Liquor Folge einer passiven Filtration vom Serum in den Liquorraum ist oder ob die Eiweißkörper im Zentralnervensystem selbst gebildet werden. Dadurch kann eine Eiweißvermehrung als Folge einer Entzündung des Nervensystems aufgedeckt werden. Weiterhin kann festgestellt werden, welche Immunglobulinfraktionen im Zentralnervensystem gebildet werden. Daraus kann auf die Art der entzündlichen Reaktion im Zentralnervensystem zurückgeschlossen werden.

72 Untersuchungsmethoden

Luesreaktionen. Zu den regelmäßigen Liquoruntersuchungen gehört die Lues-Suchreaktion (TPHA: **T**reponema-**p**allidum-**H**äm**a**gglutinations-Test).

Unter bestimmten Fragestellungen sind weitere Liquoruntersuchungen angezeigt, etwa zum Nachweis einer Virusinfektion (z. B. HIV), bakteriologische Untersuchungen auf Erreger (Pneumokokken, Meningokokken, Borrelien u. a.) oder die Messung des Zuckergehaltes. Weiter sind zytologische Untersuchungen möglich zum Nachweis von Entzündungs- oder Tumorzellen und schließlich kann die Polymerase-Kettenreaktion (PCR) zum Nachweis von Antigenen gegen bestimmte Erreger eingesetzt werden.

Neuroradiologische Untersuchungen

Die konventionelle Röntgenaufnahme des Schädels ist fast völlig von der Computertomographie des Kopfes verdrängt worden. Zur Beurteilung von Knochenveränderungen können Röntgenaufnahmen der Wirbelsäule herangezogen werden.

Zunächst werden sagittale und seitliche Aufnahmen angefertigt, die dann ergänzt werden können durch Spezialaufnahmen (Schrägaufnahmen, ausgeblendete Aufnahmen und Filmschichtaufnahmen), wenn bestimmte Verdachtsdiagnosen hierzu Veranlassung geben.

Computertomographie (CT)

Die Computertomographie stellt heute die wichtigste neuroradiologische Untersuchung für die Erfassung von Hirnerkrankungen (Schlaganfälle) und Schädel-Hirn-Verletzungen dar. Einen wichtigen Platz nimmt die CT-Untersuchung auch bei Rückenmarkerkrankungen ein. Im Gegensatz zum konventionellen Röntgenverfahren wird *keine direkte Abbildung* auf einem Film erzeugt. Statt dessen wird die Strahlendurchlässigkeit von „Scheiben" eines Patienten durch einen auf 1–8 mm eingeblendeten Röntgenstrahl gemessen. Er tastet eine Schicht aus zahlreichen Richtungen ab, die durchgelassenen Strahlenenergien werden durch Detektoren fortlaufend registriert und sämtliche Werte elektronisch gespeichert. Ein entsprechend programmierter Computer verarbeitet sogleich diese Datenflut und rekonstruiert eine Objektschicht – in der primären Strahlenrichtung oder auch in beliebig anderer Orientierung –, sichtbar in Form eines Monitorbildes. Seine Helligkeitsstufen entsprechen den radiologischen Absorptionswerten des untersuchten Gewebes.

Das CT zeigt zwar nur Schichten des Kopfes oder Körpers, stellt dafür jedoch dessen Binnenstrukturen mit einer vielfach höheren Konstrastauflösung als das Röntgenbild dar; die geringere Detailerkennbarkeit wird auch weitgehend durch das Fehlen störender Überlagerungen von Knochenstrukturen aufgewogen. Durch Sichtbarmachung selbst minimaler Gewebsdichtedifferenzen werden weiße und graue Hirnsubstanz, Liquorräume, Tumoren, Blutungen, Zysten, Verkalkungen und Ödeme gegeneinander abgrenzbar (Abb. **15**, **16** und **17**).

Da eine absolute Ruhighaltung des Kopfes während des Untersuchungsablaufes (mindestens 10 Minuten) erforderlich ist, muß bei Kleinkindern oder unruhigen Erwachsenen eine Sedierung oder auch Vollnarkose durchgeführt werden.

■ Viele Fragestellungen lassen sich aufgrund von Nativbildern, ohne anderweitige Hilfsmittel, beantworten. Jedoch ist zur Differentialdiagnose von Tumoren, Gefäßmißbildungen oder Störungen der Blut-Hirn-Schranke zumeist eine Kontrastanhebung (Enhancement) durch eines der angiographischen Kontrastmittel notwendig. Im Vorfeld derartiger Untersuchungen sollte nach einem gründlichen Aufklärungsgespräch stets das Einverständnis des zu Untersuchenden eingeholt werden. ■

Indikation. Die wichtigsten Indikationen zur Computertomographie sind Hirntumoren, Schlaganfälle, Schädel-Hirn-Verletzungen, Abszesse, Blutungen, hirnatrophische Prozesse, Hydrozephalus und Gehirnmißbildungen. Auch Tumoren und andere Erkrankungen im Bereich der Augenhöhle, des übrigen Gesichtsschädels sowie der Schädelbasis können mit der Computertomographie diagnostiziert werden. Gerade bei *akuten Notfällen* hat sich die Computertomographie allen anderen Untersuchungsverfahren als überlegen erwiesen, da bereits in wenigen Minuten und ohne Belastung für den Patienten eine exakte Diagnose gestellt werden kann.

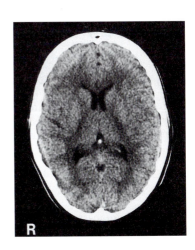

Abb. **15** Computertomographie (CT) des Kopfes: Normalbefund

74 Untersuchungsmethoden

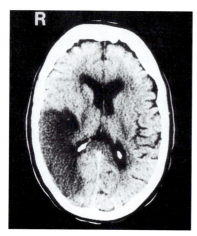

Abb. **16** Ausgedehnte Ischämie im Versorgungsgebiet der A. cerebri media rechts

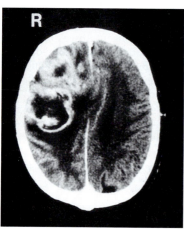

Abb **17** Glioblastom rechts fronto-temporal mit zentraler Nekrose, erheblichem Ödem und Verlagerung der Mittellinie nach links

Die Computertomographie wird heute auch zur Darstellung der Wirbelsäule (Bandscheibenvorfall) und des Rückenmarks (Abb. **46**), in anderen Fachgebieten zur Beurteilung des Brust- und Bauchraumes vorgenommen.

Kernspintomographie, Magnetresonanz-Tomographie (MRT)

Die Kernspintomographie (MRT), englisch: magnetic resonance imaging (MRI) oder nuclear magnetic resonance (NMR), ist zur Zeit das modernste

Zusatzuntersuchungen in der Neurologie 75

bildgebende Verfahren. Im Gegensatz zu den traditionellen radiologischen Methoden verwendet es elektromagnetische Wellen, die nicht ionisieren; es ist also nicht mit einer Strahlenbelastung verbunden. Seine Bilder entstehen aufgrund eines völlig neuartigen Prinzips. Die MRT ist die Fortentwicklung der schon seit Jahrzehnten von Chemikern zur zerstörungsfreien Strukturaufklärung von Molekülen angewandten Spektroskopie. Die Kerne einiger Atome – ^1H, ^{13}C, ^{19}F und ^{23}Na – besitzen nämlich eine Eigenrotation, einen Kernspin. Werden sie in ein sehr starkes, gleichmäßiges und homogenes Magnetfeld gebracht und zusätzlich kurzfristig einem Hochfrequenzimpuls mit bestimmter Frequenz im Kurzwellenbereich ausgesetzt, so gehen sie in einen Besetzungszustand mit höherer Energie über. Nach Beendigung des HF-Impulses und durch Rückkehr in den Ausgangszustand emittieren die angeregten Atome ein elektromagnetisches Signal, das Kernresonanzsignal. Es wird aufgefangen, elektronisch analysiert und auf einem Bildschirm sichtbar gemacht in Form einer Kurve. Wellenlänge und Intensität dieses „Spektrums" sind abhängig von der Anzahl der angeregten Atomkerne (ϱ) – beim Wasserstoff also von der Protonendichte – und der benachbarten Elektronenstruktur. Die Spektroskopie ermöglicht also Rückschlüsse auf die Konzentration und die chemischen Bindungen der angeregten Atome.

Eine bildmäßige Wiedergabe der räumlichen Anordnung der signalgebenden Atome auf dem Bildschirm als zweidimensionaler Querschnitt des untersuchten Objektes wurde möglich durch die Anwendung der Algorithmen der Bildrekonstruktion und die Erfahrungen der digitalen Bildverarbeitung auf dem Sektor der Computertomographie.

Bei einem flüchtigen Blick auf den Monitor können CT- und MRT-Bilder verwechselt werden, ihr Aussagewert ist jedoch grundlegend unterschiedlich wegen ihrer verschiedenen physikalischen Entstehungsweise. Bei der CT werden die Helligkeitswerte der einzelnen Bildelemente (Pixel) bestimmt durch die Qualität der Röntgenstrahlung und den Absorptionskoeffizienten des durchstrahlten Objektes; bei der MRT hingegen werden die Pixelwerte von einer viel größeren Anzahl von Faktoren festgelegt: Seitens des emittierenden Objektes wirken sich die Protonendichte ϱ sowie die Zeitspanne aus, in der die angeregten Atomkerne in den ursprünglichen Gleichgewichtszustand im konstanten Magnetfeld zurückkehren. Diese Relaxationszeit hängt ab von den Bindungskräften des Atmokerns zum umgebenden Molekulargitter (T_1) und zu den benachbarten Kernspins (T_2). Apparatemäßig spielen eine Rolle die Zeit zwischen den einzelnen Hochfrequenzimpulsen (Repetitionszeit T_R) und das Intervall zwischen dem HF-Impuls und der Bildauslesung (Echozeit T_E). In Abhängigkeit von den willkürlich zu verändernden T_R und T_E, dem „Meßmode", können sich also dieselben physiologischen oder pathologischen Strukturen in unterschiedlicher Weise auf der Grauwertskala des Bildschirms zwischen hell, grau oder dunkel darstellen.

Die Deutung eines MRT-Bildes, das aus den zahlreichen und sich gegenseitig beeinflussenden Faktoren resultiert, bietet eine Vielzahl von diagnostischen Möglichkeiten, die bei weitem noch nicht ausgeschöpft sind. So brachte die Einführung paramagnetischer Kontrastmittel eine wesentliche Verbesserung. Es handelt sich dabei um intravenös zu applizierende Gadolinium-haltige Kontrastmittel (z. B. Gd-DTPA, Magnevist), die eine Verkürzung der Relaxationszeiten bei gewissen Prozessen und dadurch ihre artdiagnostische Zuordnung gestatten.

Beim heutigen Wissensstand ist bei der MRT die Sensitivität größer als ihre Spezifität, während dies Verhältnis bei der CT durchweg umgekehrt ist. Die MRT ist der CT überlegen aufgrund ihres besseren Dichteauflösungsvermögens und des Fehlens störender Überlagerungen durch Knochenartefakte. Sie ist vorzuziehen bei der Untersuchung intrakranieller Prozesse im basisnahen Bereich, im Hirnstamm und der hinteren Schädelgrube (Demyelinisierende Läsionen, einige Tumorarten, Temporallappenepilepsie und Gefäßmißbildungen) und ferner bei Veränderungen im Bereich der Wirbelsäule (intraspinale Tumoren, Syringomyelie, Bandscheibenvorfälle (Abb. **18–20**).

Einen weiteren Vorteil der MRT stellt zudem die frei wählbare Orientierung der Untersuchungsebene dar. Als Nachteil machen sich jedoch die Wirkungen des Magnetfeldes auf ferromagnetische Gegenstände (metallische Fremdkörper und Implantate) und elektronische Apparate (Herzschrittmacher!) bemerkbar. Daher müssen Patienten vor der MRT-Untersuchung nach metallischen Implantaten gefragt werden.

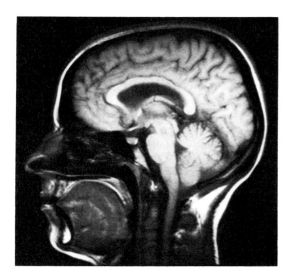

Abb. **18** Normales seitliches MRT des Kopfes, T_1-gewichtet; Mittelschnitt

Zusatzuntersuchungen in der Neurologie 77

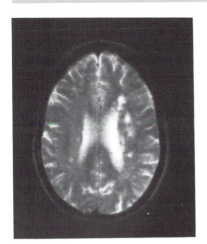

Abb. 19   Axiales MRT – Schnitt, T_2-gewichtet; mehrere periventrikuläre Demyelinisationsherde bei Encephalomyelitis disseminata

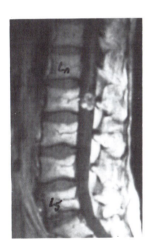

Abb. 20   MRT, sagittaler Mittelschnitt der LWS, T_2-gewichtet; thrombosiertes Angiom bei L_2

Ein weiteres Verfahren, die In-vivo-MR-Spektroskopie, verbindet die spektroskopischen und bildgebenden Qualitäten der Magnetresonanz. Sie ermöglicht es, in einem beliebig zu wählenden Hirnanteil das hierin enthaltene ^{1}H- bzw. ^{31}P-Spektrum darzustellen. So lassen sich in vivo komplementäre Informationen über Morphologie und Biochemie und damit Einblicke in die Artdiagnose von zerebralen Prozessen und ihr Verhalten auf physiologische und therapeutische Einflüsse erzielen.

Kontrastmittelverfahren

Die im folgenden aufgeführten Kontrastmittelverfahren haben seit Einführung von CT und MRT einen Großteil ihrer Anwendungsgebiete eingebüßt; dennoch sollen sie der Vollständigkeit halber kurz beschrieben werden.

Angiographie

Die Bildgebung der Gefäße des Kopfes oder der Wirbelsäule hat durch die Einführung von Computer- und Kernspintomographen einen großen Teil ihrer Indikationen eingebüßt, bleibt aber für speziell angiologische Fragestellungen und vor allem dort, wo jene Röntgen-Großgeräte nicht zur Verfügung stehen, unentbehrlich. Die Gefäßkontrastierung wird durch die hohe Strahlenadsorption des jodhaltigen intravasalen Konstrastmittels bedingt. Die Moleküle moderner Kontrastmittel zerfallen in Lösung nicht in Anionen und Kationen mit Steigerung ihrer osmotischen Wirkung (nichtionische Kontrastmittel) und zeichnen sich durch gute Verträglichkeit bei der Injektion (Schmerzlosigkeit, geringes Wärmegefühl) als auch minimierte Nephro- und Neurotoxizität aus. Bei Patienten mit Schilddrüsenerkrankungen ist besondere Vorsicht geboten, da das Kontrastmittel Jod enthält, was zu einer akuten Schilddrüsenfunktionsstörung führen kann.

Die Einbringung des Kontrastmittels erfolgt mit Hilfe eines Katheters. Unter den Kathetermethoden ist der transfemorale Zugang nach Seldinger mit Punktion der A. femoralis in der Leiste am gebräuchlichsten. Bei Bildverstärker-Fernseh-Kontrolle wird selektiv ein das Hirn oder Rückenmark versorgendes, großes Gefäß (A. carotis oder vertebralis, A. intercostalis oder lumbalis) oder superselektiv eines seiner Äste sondiert und kontrastiert. Bei der Frage nach zerebralen Durchblutungsstörungen ist nicht nur die Darstellung intrakranieller Gefäße, sondern ebenso die des Aortenbogens und der supraaortalen Arterien wichtig.

Zur Bilddokumentation des Kontrastmitteldurchflusses durch die arterielle, kapillare und venöse Gefäßbahn werden Bilder in schneller Folge, in einer oder zwei Ebenen angefertigt. Zur Verfügung stehen Blatt- und Rollfilmwechsler bzw. Bildverstärker mit Einzelbildkamera oder mit digitaler Bildverarbeitung. Letztere ermöglicht eine sofortige Bildbetrachtung und zusätzliche -bearbeitung, z. B. Kontrastveränderung oder Subtraktion. Die digitale Subtraktionsangiographie (DSA) hat die konventionelle Blattfilmangiographie weitgehend abgelöst.

Zusatzuntersuchungen in der Neurologie   79

Beachte: Die Strahlenbelastung des angiographierten Patienten muß vor allem bei längeren oder wiederholten Serien sorgfältig beachtet werden. Weitere Komplikationsmöglichkeiten sind bedingt durch die Punktion (Gefäßläsion, extravasale Kontrastmittelinjektion, Gefäßverschluß auch durch Thrombembolie oder lokale Blutung, Nachblutung), eine zerebrale Schwellungsreaktion mit neurologischen Ausfällen, die in der großen Mehrzahl vollkommen zurückgehen, oder durch eine allergoide Kontrastmittelreaktion des Patienten. Zur vorsorglichen Erfassung einer solchen Prädisposition gibt es keinen zuverlässigen Test und keine absolut sichere Prämedikation. Hieraus folgt zwingend die sorgfältige und schriftlich dokumentierte Aufklärung des Patienten und zum anderen seine genaue Kontrolle während und nach der Untersuchung, um notfalls sofort alle notwendigen Maßnahmen ergreifen zu können. Das ist wiederum nur sichergestellt, wenn auch alle Hilfsmittel (einschließlich Intubationsbesteck und Defibrillator) griffbereit vorhanden sind und sogeich eingesetzt werden können.

Die stürmische Entwicklung der Kathetermethoden hat in den letzten Jahren zu diagnostischen Ergebnissen geführt, die über das rein Morphologische hinausführen, so z. B. hämodynamische Studien bei Gefäßmißbildungen. Außerdem sind die Neuroradiologen, nachdem sie den Gefäßkatheter bis an die Läsion im Hirn oder Rückenmark heranführen können, auch auf therapeutisches Terrain vorgestoßen. Im Rahmen der interventionellen Radiologie werden mittels hochspezialisierter, arbeits- und apparatemäßig sehr aufwendiger Verfahren Embolisierungen von sonst inoperablen, intrakraniellen oder intraspinalen Gefäßmißbildungen sowie präoperativ von Tumoren zur Reduzierung des Blutverlusts während ihrer Exstirpation durchgeführt. Bei weniger als 6 Stunden zurückliegenden Verschlüssen der A. basilaris, aber auch bei weniger als 6 Stunden bestehenden Verschlüssen der A. cerebri media wird mit den gleichen Methoden die Auflösung von frischen Gefäßthrombosen versucht (intravasale Lysetherapie).

Die Angiogramme der intrakraniellen Gefäße werden angefertigt zum Nachweis – oder zum Ausschluß – von Gefäßmißbildungen (Angiom, Aneurysma), Gefäßverschlüssen und von raumfordernden Prozessen im Schädelinnern, die aus der Abweichung vom normalen Gefäßverlauf geschlossen werden können. Ein normales Karotisangiogramm zeigen die Abb. **21 a–c**).

Myelographie

Wenn sich klinisch oder aufgrund von Nativaufnahmen der Wirbelsäule der Hinweis auf einen raumfordernden Prozeß im Spinalkanal ergibt, kann mit

80 Untersuchungsmethoden

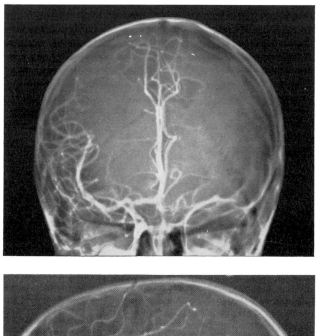

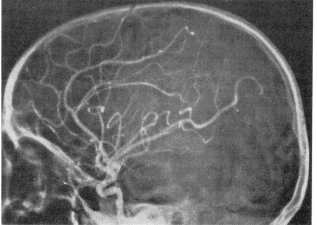

Abb. **21 a–c** Normales Karotisangiogramm **a** und **b** arterielle Phase, **c** venöse Phase (aus Scheid, W., Lehrbuch der Neurologie, 5. Aufl. Thieme, Stuttgart 1983)

Zusatzuntersuchungen in der Neurologie 81

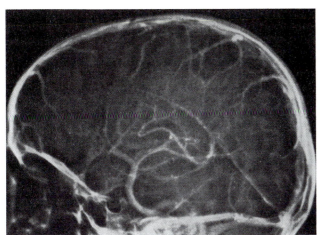

Abb. **21 c**

Hilfe der MRT oder CT sowie der Myeolographie der Prozeß weiter geklärt werden.

Die MRT erfaßt jeweils große Abschnitte der Wirbelsäule und ist in der Klärung medullärer und zum Teil auch ossärer und nukleärer Veränderungen den zwei anderen Verfahren überlegen. Die schichtgebundene CT eignet sich nicht als Suchmethode; nur bei gezielter Anwendung ergeben sich Aussagen über die Knochenstruktur und die Konfiguration des Wirbelkanals, die Weichteile para- und mit Einschränkung auch intraspinal sowie über die Bandscheiben.

Im Myelogramm wird der subarachnoidale Liquorraum mit einem Kontrastmittel sichtbar gemacht. Rückenmark, Spinalnerven und eventuell Fremdstrukturen heben sich als Aussparungen der Kontrastsäule ab und können zudem eine Verlagerung oder/und Deformierung der normalen Strukturen bewirken. Das Myelographikum wird im kaudalen oder kranialen Bereich der Wirbelsäule subarachnoidal injiziert, nach Punktion lumbal bzw. subokzipital (in die Cisterna cerebellomedullaris) oder von lateral zwischen den dorsalen Anteilen der Wirbelbögen C_1 oder C_2. Es handelt sich um ein den modernen Angiographika analoges, wasserlösliches und nicht ionisches Jodpräparat, das in wenigen Stunden resorbiert und über die Nieren ausgeschieden wird. Seine Neurotoxizität ist minimal; nur äußerst selten kann es zu einem Krampfanfall kommen, der sich durch sensible Mißempfindungen und klonische Muskelzuckungen ankündigt. Daher ist zuvor eine schriftlich dokumentierte Aufklärung durchzuführen und das schriftliche Einverständnis der Patienten einzuholen. Postmyelographische Kopfschmerzen sind als

82 Untersuchungsmethoden

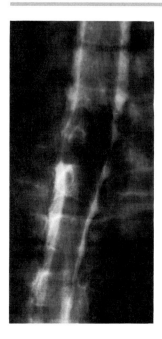

Abb. 22 Myelographie, sagittales Bild. Das Kontrastmittel umgibt das Rückenmark, das bei C_7 eine spindelförmige Auftreibung durch einen intramedullären Tumor aufweist

punktionsbedingtes Liquorunterdrucksyndrom zu werten und nicht dem Kontrastmittel anzulasten.

Durch entsprechende Lagerung des Patienten auf einem Kipptisch mit Bildverstärker-Fernseh-Kette, am besten in zwei Ebenen und mit Tomographiezusatz, wird angestrebt, das Kontrastmittel vom Injektionsort als möglichst zusammenhängende „Pfütze" im Spinalkanal bis zum klinisch vermuteten Prozeß zu verlagern. Hierbei verdünnt sich leider das Jodpräparat mit dem Liquor zunehmend, und der Kontrast wird merklich schwächer. Folglich bestimmt die Lokalisation des suspekten Befundes den Ort der Punktion, damit das Kontrastmittel den kürzesten Weg zurücklegt, und auch die Bauch- oder Rückenlage des Patienten, damit die maximale Konstrastierung ventral oder dorsal im Spinalkanal erreicht wird.

Die Kontur des Prozesses im Kontrastband legt seine Ausdehnung fest, häufig auch seine Beziehung zum Rückenmark (intra- oder extramedullär, intra- oder epidural; juxtamedullär = extramedullär-intradural) (Abb. **13**) und nur ausnahmsweise seine Artdiagnose (z. B. Angiom). Ein „Stopp" entspricht einer totalen Passagebehinderung des Kontrastmittels. Abschließend wird die Höhenlokalisation des Befundes vom Untersucher auf der Rückenhaut des

Patienten möglichst permanent markiert, z. B. mit einem roten Karbolfuchsin-Strich, der bei der Körperpflege nicht abgewaschen werden sollte.

Diskographie

Die bildliche Darstellung eines Bandscheibenkerns zervikal oder lumbal sowie seiner pathologischen Veränderungen (Nukleographie) durch Direktinjektion von ca. 1 ml eines angiographischen Kontrastmittels unter Bildverstärker-Fernseh-Kontrolle wird nur noch selten vorgenommen, weil CT und MRT als weniger belastende und diagnostisch gleichwertige Verfahren zur Verfügung stehen. Lediglich als Ausgangsbefund für eine Chemonukleolyse, die enzymatisch herbeigeführte Einschmelzung eines Nukleusvorfalls, wird auf diese Untersuchung nicht verzichtet.

Untersuchungen mit radioaktiven Isotopen

Spritzt man einem Patienten eine radioaktive Substanz in die Vene, so verteilt sich dieser Stoff im strömenden Blut. In bestimmten gefäßreichen Organen ist der radioaktive Stoff stärker angesammelt als in seiner Umgebung. Da gewisse Geschwulstarten mit einer besonderen Vermehrung der Blutzufuhr – und damit der Blutgefäße – einhergehen, kann bei der Registrierung der Radioaktivität mit geeigneten Geräten Aufschluß über das Vorhandensein und die Lage eines solchen Tumors erhalten werden.

Die Hirndurchblutungsmessung mit radioaktiven Stoffen kann Auskunft geben über die Minderdurchblutung bestimmter Hirngebiete – etwa beim Verschluß einer der großen Hirnschlagadern –, auch wenn schwerwiegende Krankheitszeichen noch nicht erkennbar sind.

Positronen-Emissions-Tomographie (PET)

Radioaktiv markierte Stoffe wie Sauerstoff, Glukose und andere können eingebracht und mit besonderen computertomographischen Verfahren im Gehirn dargestellt werden. Im Gegensatz zu konventionellen Röntgen-Computertomographie und Kernspintomographie können globale und regionale Stoffwechseländerungen aufgezeigt werden, die nicht zu Strukturveränderungen führen müssen. Der Gehirnstoffwechsel kann u. a. unter dem Aspekt des Stoffwechsels verschiedener, für die Hirnfunktion wichtiger Stoffe untersucht werden. Derzeit sind CT und MRT für die Darstellung von Strukturveränderungen überlegen, während die PET für die Erforschung von Stoffwechselvorgängen eingesetzt wird (Abb. **23 a** u. **b**).

84 Untersuchungsmethoden

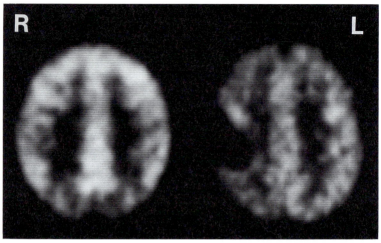

Abb. 23 a u. b   Positronen-Emissions-Tomographie. **a** Anschnitt oberhalb der Stammganglienebene durch Hirnrinde und Marklager. Darstellung des normalen Hirnglukosestoffwechsels. Helle Grautöne: hoher Stoffwechsel, dunklere Grautöne: niedriger Stoffwechsel. **b** Stoffwechselausfall rechts parietal nach rechtshirnigem Infarkt

Elektrophysiologische Untersuchungen

Jede Funktion der Nervenzellen geht mit elektrischer Aktivität einher. Diese Aktivität kann mit geeigneten Verfahren gemessen werden und gestattet dann Aussagen darüber, ob eine normale Funktion vorliegt oder ob Hinweise für eine Störung gegeben sind.

Elektroenzephalographie (EEG)

Mit Hilfe der Elektroenzephalographie werden die Aktionsströme der Hirnrinde abgeleitet. Dazu setzt man je nach Größe des Elektroenzephalographen 8–20 Elektroden auf die Kopfhaut. Die Ableitpunkte sind nach internationaler Vereinbarung (internationales 10–20 System) einheitlich, so daß die Elektroenzephalogramme *(Hirnstrombilder)* von verschiedenen Untersuchern vergleichbar sind.

Die im Gehirn spontan entstehenden elektrischen Aktionsströme werden im Elektroenzephalographen verstärkt und auf einen Direktschreiber übertragen, der das Kurvenbild auf einem Papierstreifen aufzeichnet (Abb. **24**). In halbsitzender oder liegender Stellung soll der Patient für die Ableitung möglichst entspannt und von äußeren Reizen abgeschirmt sein. Außerdem sollte

Zusatzuntersuchungen in der Neurologie

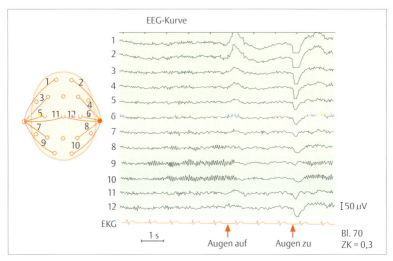

Abb. 24 Elektroenzephalogramm. Normales Kurvenbild

darauf geachtet werden, daß zuvor *Kopfhaut* und *Haar entfettet* werden und *frei* sind von *Haarfestigern*, da hierdurch die Leitfähigkeit verändert und das EEG verfälscht werden kann.

> **Beachte:** Auch ohne eine krankhafte Störung der Hirnfunktion können die Hirnstrombilder recht unterschiedlich aussehen.

Das Kurvenbild ist einmal abhängig vom Reifungsgrad des Gehirns, also vom Alter des Patienten. Außerdem ändert sich der Kurvenverlauf beim Augenöffnen, im Zustand der Ermüdung und schließlich im Schlaf. Allgemeinveränderungen, d. h. Veränderungen der EEG-Aktivität über allen Hirnregionen treten auf bei Sauerstoffmangel oder Vergiftungen. Selbst geringste Mengen eines Schlaf- oder Beruhigungsmittels können eine Abwandlung vom Normalbefund bewirken. Daher muß dem Untersucher bei der Ableitung eine voraufgegangene Medikation bekannt sein.

Seinen besonderen Wert hat das EEG beim Nachweis umschriebener Störungen der hirnelektrischen Aktivität, die sich in einer Änderung von Form, Amplitude und Frequenz der einzelnen Wellen zeigt. So kann häufig beim Fehlen neurologischer Symptome mit Hilfe der Elektroenzephalographie die erkrankte Hirnregion ermittelt werden, und der Untersucher bekommt einen Hinweis, welches Gefäßgebiet gegebenenfalls angiographisch darzustellen

86   Untersuchungsmethoden

ist. Oft gestatten auch die Art und Lokalisation der Veränderungen Rückschlüsse auf die zugrundeliegende Störung. Allerdings läßt der EEG-Befund allein keine sicheren Aussagen zu, ob etwa ein Tumor oder eine Durchblutungsstörung vorliegt. Nicht selten aber kann das Hirnstrombild trotz einer Hirnerkrankung unauffällig sein. Bei entsprechendem Verdacht erfolgt dann die Ableitung nach *Provokationsmaßnahmen* (Hyperventilation = tiefe Atemzüge, Flackerlicht, Schlafentzug oder die Verabreichung bestimmter Medikamente). Diese Provikationsmaßnahmen machen die Veränderung der Hirnaktivität sichtbar und verstärken die in der Ruheableitung nur leichten Abwandlungen.

Eine besondere Bedeutung hat die Elektroenzephalographie bei der Krankheitsgruppe der *hirnorganischen Anfallsleiden* (Epilepsien). Charakteristische Wellenformen und Wellenfolgen bestätigen oder begründen den Verdacht auf das Vorliegen einer Epilepsie. Die verschiedenen Epilepsieformen können durch die Art der EEG-Veränderungen gegeneinander abgegrenzt werden, und nicht zuletzt kann das EEG Aufschluß geben über den Erfolg einer medikamentösen Behandlung, unter deren Wirkung die Krampfbereitschaft des Gehirns herabgesetzt wird.

Schließlich wird mit dem EEG beim Hirntod die erloschene bioelektrische Aktivität des Gehirns nachgewiesen.

◼ Elektrische Untersuchung der Muskeln und Nerven

Nervenleitgeschwindigkeitsmessung (NLG)

Sie erlaubt Aussagen über die Funktionsfähigkeit peripherer Nerven (Abb. **25 a**). Bei der Bestimmung der motorischen Leitgeschwindigkeit wird der Nerv an mehreren voneinander entfernt liegenden Stellen gereizt, und gemessen wird die Zeit bis zur Reizantwort an einem peripher gelegenen Muskel. Aus der Entfernung zwischen den Reizpunkten und dem Zeitabstand zwischen den Reizantworten kann die Leitgeschwindigkeit in Metern pro Se-

Abb. **25 a**   Nervenleitgeschwindigkeitsmessung. I Reiz- und Ableitungspunkte für den ▷ N. medianus. II Reizantwortpotentiale des M. abductor pollicis brevis vom Handgelenk, Ellenbogen und Axilla. Die Nervenleitgeschwindigkeit errechnet sich aus den Strecken s_1 und s_2 sowie den Latenzdifferenzen t_1 und t_2. NLG = s/t
b Normales, visuell evoziertes Potential. Die Markierung mit P100 stellt die seitengleiche Welle P_{100} dar. Die Reizantwortform ist beiderseits gleich
c Normales, akustisch evoziertes Hirnstammpotential. Die Markierungen zeigen die Wellen I bis V mit seitengleicher Latenz. Die Reizantwortform ist ebenfalls bei Reizung des rechten und linken Ohres gleich
d Normale medianus-evozierte somatosensible Potentiale. Die Reizantwortpotentiale zeigen seitengleich normale Latenzen und Amplituden bei Ableitung vom Erbschen Punkt (Erb) in der Supraklavikulargrube, vom Rückenmark in Höhe C7 und C2 sowie vom jeweils kontralateralen kortikalen Repräsentationsfeld (Kortex).

Zusatzuntersuchungen in der Neurologie 87

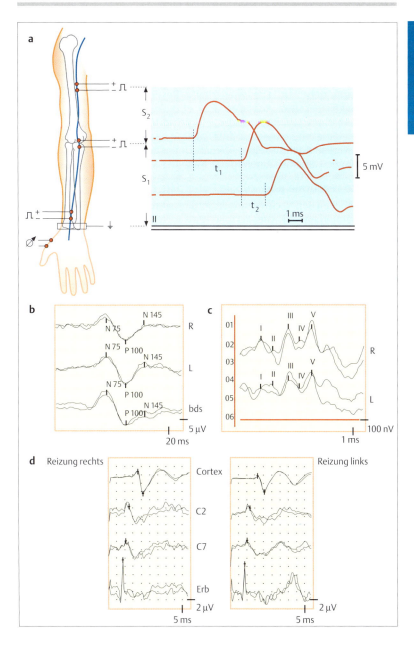

kunde errechnet werden. Bei der Messung der sensiblen Nervenleitgeschwindigkeit werden die Nervenaktionspotentiale der sensiblen Nervenfasern durch Oberflächen- oder Nervenstammreizung ausgelöst und von der Haut oder dem Nerven aufgezeichnet. Die Berechnung der Leitgeschwindigkeit erfolgt ebenfalls durch Bestimmung von zurückgelegter Strecke und der dafür benötigten Zeit. Die wiederholte Bestimmung der Nervenleitgeschwindigkeit gestattet Aussagen über eine Besserung der Funktion nach Schädigung eines peripheren Nervs. Typische Veränderungen der Nervenleitgeschwindigkeit können für die Diagnose bestimmter Erkrankungen peripherer Nerven wichtig sein. F-Wellen-Untersuchungen ergeben Hinweise auf proximale Nervenläsionen in der Nähe des Rückenmarks.

Evozierte zerebrale und spinale Potentiale (EP)

Sie ermöglichen den Nachweis einer Leitungsstörung in sensiblen oder sensorischen Bahnen sowohl in der Peripherie als auch im Gehirn. Bei der Prüfung ist die Mitarbeit des Untersuchten, also seine Angabe über aufgehobene oder veränderte Wahrnehmung, nicht notwendig. Mit besonderen Reizgeräten werden optische (Abb. **25 b**), akustische (Abb. **25 c**) oder – auf der Haut – elektrische Reize abgegeben (Abb. **25 d**). Die von diesen Reizen hervorgerufenen (evozierten) Antworten in den zugehörigen Hirngebieten werden als Spannungsschwankungen mit Hilfe einer EEG-Ableitung registriert, verstärkt und nach elektronischer Mittelwertberechnung aufgezeichnet. So können nun auch – vom Patienten vielleicht noch gar nicht bemerkte – Störungen in der Leitfähigkeit zentraler Nervenbahnen erfaßt werden. – Schon heute vielfach ausgenutzt ist der Nachweis einer Reizleitungsstörung im optischen System bei einer Neuritis nervi optici (Sehnervenentzündung) im Verlauf einer multiplen Sklerose (Encephalomyelitis disseminata). – Tumoren oder Durchblutungsstörungen im Gehirn sind am Nachweis einer Störung der Erregungsausbreitung akustischer und sensibler Reize erkennbar. Mit besonderen Verfahren gelingt es, den geschädigten Bezirk der sensiblen Leitungsbahn im peripheren Nerv, im Bereich der Nervenwurzel oder des Rückenmarks zu lokalisieren. So ist etwa die sensible Grenze bei einer Querschnittslähmung bestimmbar. Eine simulierte Wahrnehmungs- oder Empfindungsstörung kann entlarvt werden. In der Hirntoddiagnostik können im Verlauf erloschene akustisch und somatosensibel evozierte Potentiale die klinischen Befunde bestätigen.

■ Elektromyographie (EMG)

Hier werden die Aktionspotentiale der Muskulatur abgeleitet. Dazu werden Nadelelektroden direkt in den Muskel eingebracht. Die Ableitung erfolgt einmal in Ruhe und zum anderen während der Muskeltätigkeit. Der gesunde Muskel weist in Willkürruhe keine elektrische Aktivität auf; bei einer Schädigung des neuromuskulären Funktionssystems tritt häufig pathologische Aktivität, sog. Spontanaktivität, auf. Abweichungen von den normalen Kurvenverläufen treten auf bei Lähmungen des Muskels, bei einer Änderung des Muskeltonus und bei den motorischen Reizerscheinungen. Aus dem EMG läßt sich ablesen, ob eine Lähmung die Folge einer Muskelerkrankung oder eine Störung der peripheren Nervenleitung ist, d. h., ob es sich um eine *myogene* oder eine *neurogene* Schädigung handelt. Motorische Reizerscheinungen wie Tremor und Rigor zeigen einen typischen Kurvenverlauf. Häufig hilft das EMG bei der Aufdeckung einer psychogenen Lähmung.

> **Beachte:** Bei Gerinnungsstörungen (Marcumarbehandlung!) sollen wegen der Blutungsgefahr keine Nadel-EMG-Ableitungen vorgenommen werden.

Biopsien

Muskelbiopsie

Die feingewebliche (histologische) Untersuchung von entnommenen Muskelstücken kann die diagnostische Klärung von neuromuskulären Erkrankungen unterstützen. Es lassen sich primäre Erkrankungen des Muskels (Myopathien) von Nervenerkrankungen (Neuropathien) unterscheiden. Durch Färbung des Präparates mit verschiedenen Substanzen, wie z. B. Hämatoxylin-Eosin (HE), und Untersuchungen mit Enzymen (enzymhistochemische Reaktionen) können bestimmte typische Veränderungen des Gewebes sichtbar gemacht werden.

Nervenbiopsie

Bei manchen Erkrankungen des peripheren Nervensystems zeigt die mikroskopische Untersuchung am Nerv typische Veränderungen. Entnommen wird dazu etwa ein Stück aus dem für die Funktion weniger wichtigen N. suralis.

Für beide Untersuchungsmethoden gewinnt die Elektronenmikroskopie an Bedeutung.

Doppler-Sonographie

Die Ultraschall-Doppler-Sonographie ermöglicht eine für den Patienten ungefährliche und nicht belastende Messung des Blutstroms in den zum Gehirn führenden extrakraniellen Arterien. Die Untersuchungsmethode beruht darauf, daß ein Schallsignal, das auf eine sich bewegende Oberfläche (Blutstrom in der Arterie) trifft, reflektiert und dabei in seiner Frequenz verändert wird. Diese Frequenzänderung ist abhängig von der Strömungsgeschwindigkeit.

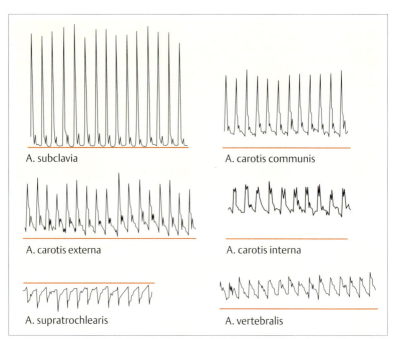

Abb. 26 Doppler-Sonographie der hirnversorgenden Arterien (A-Bild-Verfahren), Normalbefund

Sie ist akustisch erfaßbar und kann aufgezeichnet werden (A-Bild-Verfahren, Abb. 26); mit weiterentwickelten Geräten kann ein zweidimensionales Bild des untersuchten Gefäßes erzeugt werden, welches Gefäßwandveränderungen sichtbar macht (B-Bild-Verfahren, Abb. 27). Mit diesem Verfahren läßt sich eine Gefäßstenose oder eine durch andere Störungen bedingte Strömungsveränderung in den extrakraniellen Gefäßen mit größtmöglicher Sicherheit erfassen. Richtung und Geschwindigkeit des Blutflusses lassen sich auch farbkodiert darstellen.

In neuerer Zeit kann mit der Methode der transkraniellen Doppler-Sonographie auch die Blutflußgeschwindigkeit der Gefäße innerhalb des Schädels erfaßt werden. Hier können Flußbeschleunigungen als Ausdruck eines Gefäßspasmus und Gefäßverengungen oder Verschlüsse der großen intrazerebralen Arterien dargestellt und im Verlauf beurteilt werden.

Bei der Hirntoddiagnostik weist die Dopplersonographie die erloschene Durchblutung des Gehirns nach.

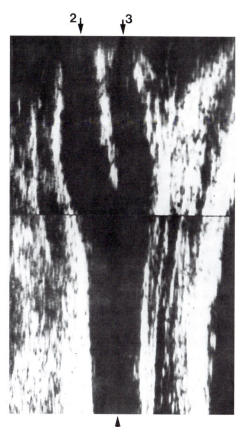

Abb. 27 Doppler-Sonographie der Halsarterien (B-Bild-Verfahren) 1 A. carotis communis, 2 A. carotis interna, 3 A. carotis externa

Krankheiten des Gehirns und seiner Häute

Durchblutungsstörungen des Gehirns. „Schlaganfälle" sind sehr häufige Erkrankungen. Die Ursache liegt in Gefäßverschlüssen, Embolien oder der Ruptur von Hirngefäßen. Das typische klinische Bild ist die Halbseitenlähmung (Hemiparese). Die Behandlung des Schlaganfalls besteht in der möglichst raschen Diagnostik, Herz-Kreislauf-Überwachung in einer speziellen Schlaganfall-Einheit. Die medikamentöse Behandlung zielt auf die Begrenzung der Infarktgröße und auf die Vermeidung sekundärer Hirnschäden hin. Bei Patienten, die sehr früh zur Behandlung gelangen, kann die Auflösung von Gefäßthromben mittels Lysetherapie versucht werden. Die Therapie von chronischen Hirndurchblutungsstörungen ist sehr schwierig. Die Behandlung von Subarachnoidalblutungen bei Hirngefäßaneurysmen ist in erster Linie auf die Operation der Gefäßfehlbildung ausgerichtet.

Tumoren des Gehirns und seiner Hüllen führen durch Raumverdrängung innerhalb der festen Schädelkapsel zu Symptomen. Je nach Lage des Tumors kommt es zu Herd- oder Halbseitenzeichen, epileptischen Anfällen und psychischen Veränderungen. (Relativ) gutartige Tumore sind Meningeome und Astrozytome, am gefährlichsten sind rasch wachsende Glioblastome. Die Therapie mit Operation, Bestrahlung und Chemotherapie kann den Verlauf bei niedermalignen Tumoren gut beeinflussen, kaum jedoch bei den malignen Glioblastomen. Die psychologische Betreuung von Patienten mit fortschreitenden malignen Tumorleiden stellt besondere Anforderungen an das Pflegepersonal.

Schädel-Hirn-Verletzungen sind durch den zunehmenden Straßenverkehr seit Jahren immer häufiger geworden. Man muß unterscheiden zwischen Schädelverletzungen ohne Hirnbeteiligung, ohne Bewußtlosigkeit oder Erbrechen (Schädelprellung), der Commotio cerebri (Gehirnerschütterung) mit kurzer Bewußtlosigkeit und Erbrechen, aber ohne dauerhafte neurologische Störungen und schließlich der Contusio cerebri (Gehirnquetschung) mit längerer Bewußtlosigkeit, neurologischen Ausfällen und häufig bleibenden Schäden. Die rasche Einleitung einer Intensivtherapie nach schweren Schädel-Hirntraumen ist für das Überleben von hoher Bedeutung. Große Kontusionsherde und Blutungen müssen ggf. neurochirurgisch operiert werden.

Infektiös-entzündliche Erkrankungen des Gehirns führen zu Zeichen der Meningitis (Nackensteifigkeit, Kopfschmerzen) und der Enzephalitis (Bewußtseinsstörung). Die Diagnose wird durch Untersuchung des Liquors gestellt. Die gezielte Therapie muß möglichst frühzeitig einsetzen, um Folgeschäden zu vermeiden. Hirnabszesse müssen meist operativ behandelt werden.

Extrapyramidale Erkrankungen zeichnen sich durch eine Störung von unwillkürlichen Bewegungsabläufen aus. Es gibt Erkrankungen mit erhöhtem Muskeltonus und verminderten Bewegungen sowie solche mit niedrigem Muskeltonus und überschießenden Bewegungen. Das erbliche oder vaskuläre Parkinson-Syndrom zeichnet sich durch Rigor, Tremor und Hypokinese aus. Chorea und Hemiballismus zeigen überschießende Bewegungen.

Frühkindliche Hirnschäden können zu Zeichen der Spastik sowie der extrapyramidalen Funktionsstörung führen.

Durchblutungsstörungen des Gehirns

Die Durchblutung des Gehirns ist wegen seiner Bedeutung als zentrales Steuerungsorgan und seines hohen Sauerstoffbedarfs besonders intensiv. In der Ruhe benötigt das Gehirn etwa 15–20% vom Sauerstoff des Gesamtorganismus. Die Blutversorgung erfolgt durch die beiden Halsschlagadern (Aa. carotides internae) und durch die in der Wirbelsäule aufziehenden Schlagadern (Aa. vertebrales), die sich zur A. basilaris vereinigen. A. basilaris und die Karotiden münden ein in den *Circulus arteriosus* an der Hirnbasis. Durch dieses Arteriennetz kann der Ausfall einer einzelnen Arterie häufig noch ohne Schaden für das Gehirn kompensiert werden. Die Verschmelzung dieses Gefäßnetzes in der Embryonalentwicklung gelingt nicht immer vollständig. Dadurch bedingte Wandschwächen können unter der Einwirkung des Blutdrucks zu *Aussackungen (Aneurysmen)* (Abb. **33a** u. **b**) und schließlich zur *Subarachnoidalblutung* führen. Eine weitere Fehlbildung ist das *Angiom* (Abb. **34a** u. **b**). Der Nachweis von Aneurysmen oder Angiomen erfolgt unter anderem durch die Angiographie.

Störungen der Sauerstoffversorgung der Gehirnzellen entstehen sowohl durch derartige Mißbildungen als auch durch Erkrankungen der Hirngefäße selbst und schließlich durch Allgemeinschädigungen (Erkrankungen, Unfälle, Vergiftungen), welche die Sauerstoffversorgung des Gehirns beeinträchtigen. Art und Umfang der neurologischen und psychopathologischen Ausfälle richten sich nach der Intensität, der Dauer und der Lokalisation des Sauerstoffmangels.

Bei totalem Gefäßverschluß entwickeln sich in dessen Versorgungsbereich bereits nach wenigen Sekunden erste Störungen, die bald darauf in einen völligen Funktionsverlust einmünden, wenn nicht in wenigen Minuten über Kollateralen zumindest eine Sauerstoffminimalversorgung von 15% des Normalbedarfs aufrechterhalten werden kann. Die Wiederherstellung der örtlichen Sauerstoffversorgung innerhalb von wenigen Minuten bis Stunden läßt noch eine vollständige Funktionsrückkehr erwarten. Diese Forschungsergebnisse der Physiologie und Pathophysiologie zeigen weitreichende Konse-

96   Krankheiten des Gehirns und seiner Häute

quenzen auch für die pflegerischen und therapeutischen Aspekte der im folgenden eingehender dargestellten kreislaufabhängigen Hirnerkrankungen.

Durchblutungsstörungen des arteriellen Systems („Schlaganfall")

Durchblutungsstörungen des Gehirns sind nach Herz- und Krebserkrankungen die dritthäufigste Krankheitsgruppe. In den westlichen Industrieländern stellen Hirndurchblutungsstörungen auch die dritthäufigste Todesursache dar. Etwa 800 Personen pro 100 000 Einwohner leiden an den Folgen von Schlaganfällen, jährlich sterben etwa 100 von 100 000 Einwohnern an einem Schlaganfall. Die Durchblutungsstörungen des Gehirns entstehen durch Verschluß einer hirnversorgenden Arterie (ischämischer Hirninfarkt), durch meist vom Herzen ausgehenden Embolien (embolischer Hirninfarkt) oder durch Gehirnblutungen (intrazerebrale Hämatome). Das typische klinische Erscheinungsbild eines Schlaganfalls ist die Halbseitenlähmung (Hemiparese). Bei Verschluß einer der großen Hirnarterien (A. cerebri anterior, A. cerebri media, A. cerebri posterior) kommt es zu besonderen Ausprägungen der Symptomatik (Abb. **28**).

Syndrom der Hemiparese

Die Folge einer arteriellen Hirndurchblutungsstörung ist meist die Lähmung der gegenüberliegenden Körperseite (Hemiparese), da die Mehrzahl der Leitungsbahnen des Gehirns im Bereich des Hirnstammes auf die Gegenseite kreuzen. Die weitgehend gleichförmige Symptomenkombination besteht in einer

– Kraftminderung,
– Steigerung des Muskeltonus mit Steigerung der Eigenreflexe und
– dem Auftreten pathologischer Reflexe.

Am stärksten betroffen sind meist der untere Anteil der mimischen Muskulatur, der Arm und vor allem die Hand. Weniger stark ist die Lähmung häufig im Bein. Die Muskulatur der oberen Gesichtshälfte ist kaum je nennenswert gelähmt. Infolge der durchweg *spastischen Hemiparese* (nur bei ganz frischen Prozessen fehlt gelegentlich im Beginn die Spastik) wird die Haltung des Kranken in typischer Weise geprägt. Das Überwiegen der physiologischerweise kräftigeren Muskelgruppen führt zur Beugung in den Gelenken der oberen Extremität und zur Streckung im Bein (Abb. **29 a** u. **b**). Man spricht vom Wernicke-Mann-Prädilektionstypus.

Zugleich mit der Hemiparese finden sich häufig eine *Sensibilitätsstörung* auf der betroffenen Körperseite. Wenn die linke Hirnhälfte betroffen ist, kann es beim Rechtshänder zur *Aphasie* (Sprachlähmung) kommen, beim Linkshänder durch Befall der rechten Hemisphäre.

Durchblutungsstörungen des Gehirns

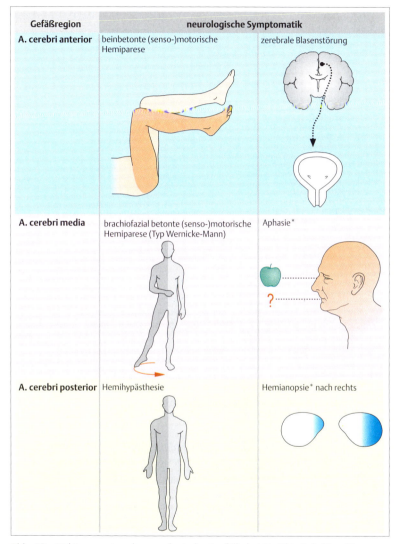

Abb. 28 Richtungsweisende neurologische Ausfälle bei Großhirninfarkten (Aa. cerebri anterior, media und posterior). Die Hirnnerven- und Halbseitensymptomatik manifestiert sich kontralateral zur Läsion. *Ist die Media-Region der dominanten Hirnhälfte betroffen, kommt es zur Aphasie, seltener auch zu einem Gesichtsfelddefekt, der meist bei Posterior-Infarkten auftritt (nach Masuhr/Neumann)

98 Krankheiten des Gehirns und seiner Häute

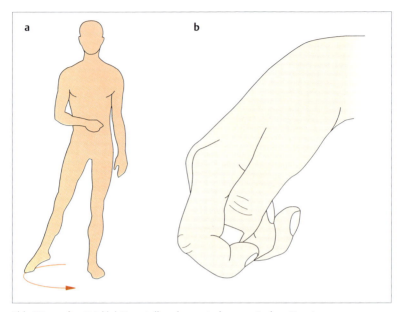

Abb. **29 a** u. **b** Prädilektionsstellen der zentralen spastischen Hemiparese.
a Wernicke-Mann-Lähmung. Zirkumduktion des spastisch überstreckten rechten Beins und Beugung des rechten Arms.
b Spastische Beugekontraktur der rechten Hand (nach Masuhr/Neumann)

Hirninfarkt und Massenblutung

Bei der vielfach als *Apoplexie, Schlaganfall* oder *zerebraler Insult* bezeichneten Funktionsstörung handelt es sich in der Mehrzahl der Fälle um einen Hirninfarkt oder um eine intrazerebrale Massenblutung.

Hirninfarkt. Der Hirninfarkt auf dem Boden einer Mangeldurchblutung kündigt sich häufig durch flüchtige *Vorbotensymptome* an; so wird manchmal über Kopfschmerzen, Schwindelgefühl oder eine minutenlange Ungeschicklichkeit einer Hand geklagt (TIA = transitorische ischämische Attacke). Mit oder ohne Bewußtseinstrübung unterschiedlichen Ausmaßes tritt der Hirninfarkt plötzlich oder doch sehr rasch ein, wenn die arteriosklerotisch verengten oder verschlossenen Arterien eine ausreichende Blutversorgung nicht mehr zulassen.

Durchblutungsstörungen des Gehirns 99

> **Beachte:** Die *arterielle Hypertonie* führt meist zu einer zerebralen Mikroangiopathie mit bevorzugtem Befall der kleinen Gefäße und multiplen (lakunären) Infarkten im Marklager.
> *Hämodynamisch* bedingte Hirninfarkte betreffen meist die Grenzgebiete der Versorgungsareale der großen Hirngefäße.
> *Embolische Ereignisse* und Verschlüsse einzelner Hirnarterien führen dagegen zu Ausfällen ganzer Gefäßversorgungsareale (Territorialinfarkte) (Abb. **30 a–f**).

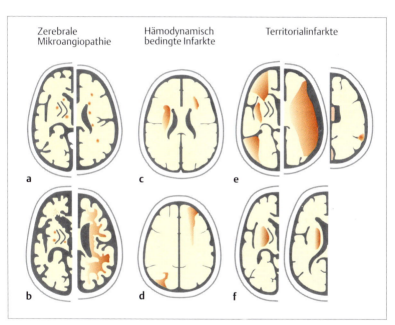

Abb. **30 a–f** Schematische Darstellung der verschiedenen Läsionsmuster im Großhirn.
a Multiple lakunäre Infarkte.
b Typischer Befund bei Morbus Binswanger mit lakunären Infarkten und periventrikulärer Dichteminderung.
c Subkortikale Endstrominfarkte.
d Vorderer und hinterer Grenzzoneninfarkt.
e Kortikale Territorialinfarkte.
f Subkortikaler, striatokapsulärer Infarkt (= Territorialinfarkt des Versorgungsgebiets der Aa. lenticulostriatae) (nach Mäurer/Diener)

Obwohl manchmal ungewöhnliche körperliche Anstrengungen oder seelische Belastungen dem Auftreten der Lähmung unmittelbar vorausgehen, tritt die Mangeldurchblutung weitaus häufiger ohne faßbaren Zusammenhang mit besonderen Ereignissen auf. Vielfach sind für die Manifestation relativ niedrige Blutdruckwerte in der Nacht und in den frühen Morgenstunden verantwortlich (hämodynamischer Hirninfarkt).

Etwa 10% der Hirninfarkte betreffen den unteren Hirnstamm (infratentorielle Infarkte). Die Symptomatik ist geprägt von Ausfällen von Hirnnerven auf der erkrankten Seite *(ipsilateral)* und einer Halbseitenlähmung auf der gegenüberliegenden Körperseite *(kontralateral)*. Wegen der seitenwechselnden Symptome spricht man von einer gekreuzten Lähmung.

Hypertonische Massenblutung. Deutlich seltener als zum Hirninfarkt kommt es im Rahmen des *Bluthochdruckleidens* mit Arteriosklerose zu *zerebralen Massenblutungen* durch Gefäßriß. Das unter arteriellem Druck austretende Blut wirkt durch Gewebezerstörung und Verdrängung auf das Hirngewebe ein (Abb. **31**) und kann damit ähnliche bleibende Symptome (Hemiparese) verursachen wie der ischämische Gewebsuntergang (Hirninfarkt). Die häufigste Lokalisation der Blutung ist in der inneren Kapsel bei Ruptur der Aa. lenticulus-striatae (Abb. **32**). Im allgemeinen ist jedoch der Beginn der Massenblutung durch eine längere Bewußtlosigkeit wesentlich dramatischer und die Aussicht des Überlebens ist erheblich geringer. Etwa 40% der Erkrankten sterben, die Hälfte davon in den ersten 24 Stunden.

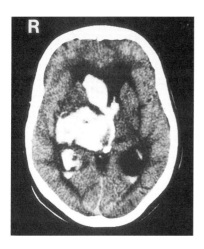

Abb. **31** Intrazerebrale Massenblutung rechts mit Ventrikeleinbruch und Verlagerung der Mittellinie zur Gegenseite

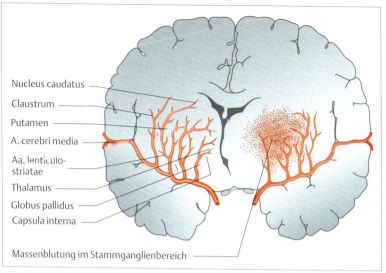

Abb. **32** Häufigste Lokalisation hypertensiver Massenblutungen im Bereich der Capsula interna bei Ruptur der Aa. lenticulo-striatae (nach Masuhr/Neumann)

Embolien

Die Auswirkungen einer *Blutgerinnselembolie* unterscheiden sich nicht von denen des bereits beschriebenen Hirninfarktes durch örtlichen Gefäßverschluß. Der Embolus stammt zumeist aus dem Herzen. Die Klärung und Behandlung des zugrundeliegenden Herzleidens und die kardiale Belastungsfähigkeit werden die Behandlung entscheidend mitbestimmen.

Zu den seltenen Ursachen einer zerebralen Durchblutungsstörung zählen ferner die Fett- und Luftembolien. *Fettembolien* entwickeln sich zuweilen Stunden oder Tage nach Frakturen der großen Röhrenknochen oder nach ausgedehnten Weichteilverletzungen. Neben den zerebralen Embolien finden sich Embolien in der Lunge und am Augenhintergrund. An der Haut treten punktförmige Blutungen (Petechien) auf. Führendes klinisches Symptom ist die Bewußtseinsveränderung von den Stadien deliranter Unruhe bis zum tiefen Koma. Der weitere Verlauf hängt entscheidend von der pflegerischen Sorgfalt während der Initialphase ab. Konnten Kreislauf und Atmung hinreichend stabilisiert werden, so klingt die Bewußtseinstrübung allmählich wieder ab.

102 Krankheiten des Gehirns und seiner Häute

Zur *Luftembolie* des Gehirns kommt es, wenn größere Luftmengen plötzlich in den Kreislauf eindringen. Gefahr droht vor allem bei chirurgischen Eingriffen im Thoraxgebiet, selbst schon beim Nachfüllen eines Pneumothorax, wenn unter den örtlichen Unterdruckverhältnissen verletzte Venen die Luft aufnehmen und über das linke Herz in den großen Kreislauf abgeben. Bei schweren Luftembolien kommt es zur schlagartigen Bewußtlosigkeit, meistens verbunden mit generalisierten oder fokalen hirnorganischen Anfällen. Wird dieses Initialstadium überlebt, so kommt es zu unterschiedlich schweren Defektsyndromen mit organischer Wesensänderung, spastischer Hemiparese, Beeinträchtigung der Koordination und der Sehleistung.

> **Beachte:** Die akute Unterbrechung der Sauerstoffzufuhr zum Gehirn führt zur *hypoxischen Hirnschädigung*. Das Gehirn benötigt etwa 20% des gesamten Sauerstoffbedarfs des Körpers. Nach etwa einminütiger Unterbrechung der Sauerstoffzufuhr tritt eine Bewußtlosigkeit auf, nach etwa 15 Minuten kommt es zum Absterben des Gehirns und Tod.

Häufige Ursachen sind akuter Herz-Kreislaufstillstand, etwa beim schweren Herzinfarkt, Strangulationen, Verschüttungen und Ertrinken. Nur sofort eingeleitete Reanimationsmaßnahmen haben Aussicht auf Erfolg.

Hirnbasisaneurysma und Subarachnoidalblutung

■ Das *Aneurysma* (Abb. **33 a**) ist eine Aussackung an der Arterie, die sich auf dem Boden einer umschriebenen angeborenen Gefäßwandschwäche entwickelt und leicht einreißt.

Im mittleren Lebensalter und manchmal im Zusammenhang mit körperlichen Anstrengungen kommt es dann zur *Subarachnoidalblutung* (Blutung in die weichen Hirnhäute) (Abb. **33 b**). Manchmal wühlt sich unter dem Druck

Abb. **33 a** Circulus arteriosus Willisi mit den häufigsten Aneurysmen-Lokalisationen. ▷ Die A. communicans anterior ist mit 33% am häufigsten betroffen, gefolgt von der A. carotis interna, der A. communicans posterior und der A. cerebri media mit jeweils ca. 20% (nach Masuhr/Neumann)
b Arteriographische Darstellung eines Aneurysma der A. cerebri anterior nach Subarachnoidalblutung. Es zeigt sich ein Gefäßspasmus. Die leichte Verdrängung der A. pericallosa und der gefäßfreie Bezirk sind durch eine Einblutung in das Frontalhirn bedingt (aus K. F. Masuhr/M. Neumann, Neurologie, 3. Auflage, Hippokrates, Stuttgart 1996)

Durchblutungsstörungen des Gehirns 103

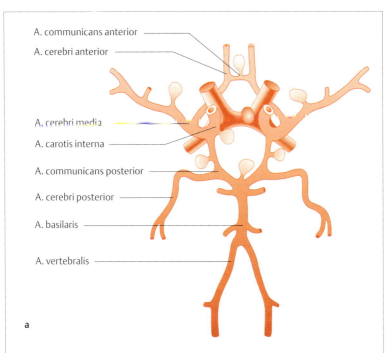

- A. communicans anterior
- A. cerebri anterior
- A. cerebri media
- A. carotis interna
- A. communicans posterior
- A. cerebri posterior
- A. basilaris
- A. vertebralis

a

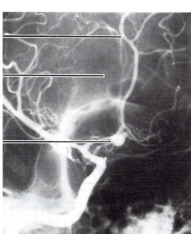

- A. pericallosa
- gefäßfreier Bezirk
- Aneurysma der A. communicans anterior

b

104 Krankheiten des Gehirns und seiner Häute

des Blutstroms das Blut auch in das benachbarte Hirngewebe. Am häufigsten ist die A. communicans ant. betroffen (Abb. **33 a**).

Symptome

Die Symptome der stets dramatisch einsetzenden Erkrankung sind heftigste Kopfschmerzen und eine durch die Reizung der Hirnhäute verursachte Nakkensteifigkeit. Die Kranken sind anfangs häufig bewußtseinsgetrübt oder bewußtlos. Erhebliche Störungen von Kreislauffunktionen und Atmung können auftreten. Oft sind spastische Reflexe auslösbar. Hirnnervenausfälle und Hemiparesen kommen vor. Die CT-Untersuchung des Kopfes zeigt meist Blut in den basalen Zisternen des Gehirns, der Liquor ist regelmäßig blutig oder bei mehrere Tage zurückliegenden Blutungen gelblich (xanthochrom). Die Angiographie weist das Aneurysma nach. In manchen Fällen liegen mehrere Aneurysmen vor.

Rund ein Drittel der Betroffenen stirbt innerhalb einiger Wochen an Nachblutungen. Nicht immer führt das Hirnbasisaneurysma zu einer Blutung, gelegentlich drückt es durch seine Größenzunahme auf den N. oculomotorius. Es kommt dann zu einem Herabhängen des Oberlides (Ptose).

Therapie

Patienten in gutem klinischen Zustand sollten innerhalb von 24 Stunden angiographiert und operiert werden. Bei Kranken mit höhergradiger Bewußtseinsstörung oder Lähmungen erfolgt die Operation erst nach Stabilisierung des Zustandes meist nach etwa 10 Tagen.

Bei der Behandlung eines Patienten mit einer Aneurysma-Subarachnoidalblutung ist die Ruhigstellung wichtigster Gesichtspunkt. Der Kranke muß im Bett bleiben, häufig sediert werden, und vor allem müssen seine Kopfschmerzen medikamentös beseitigt oder gelindert werden. Jede Anstrengung, so auch stärkeres Pressen bei der Darmentleerung, ist zu vermeiden (Laxantien), zur Vermeidung von Gefäßspasmen werden Kalzium-Antagonisten (Nimodipin) gegeben.

■ Intrazerebrales Angiom

■ Das arteriovenöse Angiom (Abb. **34 a** u. **b**) ist eine angeborene Fehlbildung des Gefäßsystems. Kurzschlußverbindungen von Arterien und Venen bilden ein Knäuel von Gefäßen mit atypischer Wandstruktur anstelle des normalen Kapillarnetzes.

– An der Haut (häufig im Gesicht) sind ähnliche Gefäßanomalien als blauroter, etwas erhabener „Blutschwamm" bekannt. – Krankheitszeichen treten auf, wenn die pathologischen Strömungsverhältnisse einer Minderdurchblu-

Durchblutungsstörungen des Gehirns 105

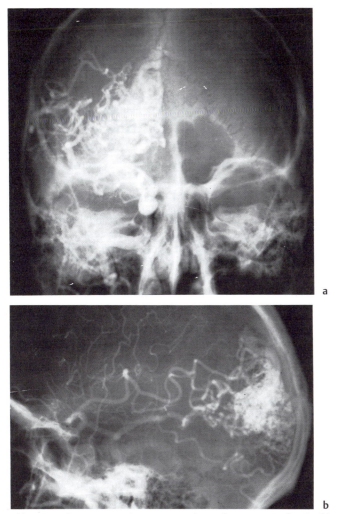

Abb. **34a** u. **b** Arteriovenöses Angiom okzipital, **a** im sagittalen Strahlengang, **b** in der seitlichen Aufnahme

tung umschriebener Hirngebiete nach sich ziehen oder wenn eine Gefäßruptur zur Blutung ins Hirngewebe (intrazerebrales Hämatom) führt.

Erste Hinweise auf das Vorliegen eines Angioms gibt meist das Auftreten hirnorganischer Krampfanfälle. Daneben können als Folge der Minderdurchblutung oder einer Blutung in die Hirnsubstanz Hemiparesen, Sehstörungen und andere neurologische Ausfallerscheinungen auftreten. Ausgedehnte intrazerebrale Hämatome führen unter den Zeichen der Schädelinnendrucksteigerung zum Tode. Nicht alle arteriovenösen Angiome führen zu Krankheitszeichen. Bei dem einmal nachgewiesenen Angiom ist die Operation je nach Lage, Alter und Allgemeinzustand des Patienten mit dem Neurochirurgen eingehend zu erörtern.

Durchblutungsstörungen des venösen Systems

Auch Störungen des venösen Abflusses aus dem Gehirn führen zu schweren Krankheitsbildern. Solche Hindernisse entstehen vor allem durch Thrombosen, die sich beispielsweise in Verbindung mit entzündlichen Nachbarschaftsprozessen der Nebenhöhlen, des Ohres, des Nasen-Rachen-Raumes oder der Zähne entwickeln oder die in zeitlichem Zusammenhang mit Schwangerschaft und Wochenbett auftreten. Auch nach Schädeltraumen und Schädeloperationen oder in Verbindung mit allgemeinen Venenerkrankungen oder einer Veränderung der Blutgerinnbarkeit kann es zu *Hirnvenen- und Sinusthrombosen* kommen.

Symptome

Die Symptomatik ähnelt den arteriellen Gefäßprozessen. Dies ist nicht überraschend, weil durch Stauung, lokalisierte Blutung und Ödeme eine unmittelbare Rückwirkung auf die Sauerstoffversorgung des Gehirns gegeben ist. Auch bei der Hirnvenenthrombose stehen eine zunehmende Bewußtseinstrübung, das Auftreten epileptischer Anfälle sowie die Entwicklung einer Nackensteifigkeit und motorische Lähmungen im Vordergrund der klinischen Symptomatik. Hirnvenenthrombosen sind außerhalb von Schwangerschaft und Wochenbett mit einer Sterblichkeit von fast 50% belastet. Überlebende Patienten bleiben weiterhin für erneute Schübe gefährdet, die psychopathologischen und neurologischen Ausfälle bilden sich meist nach Wochen und Monaten zurück. Die Therapie besteht in der langfristigen Gabe von gerinnungshemmenden Medikamenten (Heparin und Marcumar).

Therapie bei Durchblutungsstörungen des Gehirns

Die oben dargestellten pathophysiologischen Grundlagen von Hirndurchblutungsstörungen lassen erkennen, daß Therapiemaßnahmen sehr frühzeitig einsetzen müssen, um noch wirksam zu sein. Im Zentrum eines nicht mehr durchbluteten Gehirnareals geht das Gewebe innerhalb von Minuten zugrunde, hier ist eine effektive Behandlung kaum möglich. Im Umgebungsbereich eines Hirninfarkts sind aber Gewebsanteile vorhanden, bei denen Behandlungsmaßnahmen auch vier bis sechs Stunden nach dem erfolgten Infarkt zu meßbaren Erfolgen führen. Die Rettung dieser Gewebsanteile führt zu einer wesentlichen Verkleinerung des Infarktareals und Minderung der Folgen des Hirninfarktes.

> **Beachte:** Der Hirninfarkt muß also sofort nach Auftreten, wie auch ein Herzinfarkt, behandelt werden. Der Patient sollte entweder auf einer Intensivstation oder einer speziellen Schlaganfall-Einheit (Stroke-Unit) behandelt werden.

Die wichtigsten Maßnahmen sind:

– Stabilisierung des Kreislaufes mit hochnormalem Blutdruck,
– Überwachung und Beseitigung von Herzrhythmusstörungen,
– Flüssigkeitszufuhr und
– Überwachung der Ausscheidung.

Die Behandlung mit niedermolekularen Dextranen oder Hydroxyäthylstärke (HAES) kann die Durchblutung kleiner Blutgefäße verbessern, Kalziumantagonisten (z. B. Nimotop) sollen durch Stabilisierung der Zellmembran die Zellschädigung verhindern. Bei Entstehung eines Hirnödems kann Glycerol oder Dexamethason gegeben werden.

Bei diesen Therapiemaßnahmen ist die Wirkung um so günstiger, je früher sie einsetzen. Neuerdings wird bei Patienten, die innerhalb von höchstens 3 Stunden nach Hirninfarkt in die Klinik aufgenommen werden, eine Auflösung der arteriellen Thromben mittels lokaler oder systemischer *Lysebehandlung* durchgeführt. Hier ist die sehr *frühzeitige Behandlung* von entscheidender Bedeutung.

Die Beeinflussung von *chronischen* Durchblutungsstörungen des Gehirns mit vielen kleinen, oft klinisch nicht auffallenden Infarkten (Multiinfarkt-Syndrom) ist äußerst problematisch. Hier ist die Blutdruck- und Herzbehandlung besonders wichtig. Sogenannte durchblutungsfördernde Mittel sind nicht wirksam.

Insgesamt ist die Behandlung von Durchblutungsstörungen des Gehirns noch unbefriedigend. Die Vielzahl der z. T. widersprüchlichen Behandlungsempfehlungen spiegelt die therapeutische Unsicherheit wider.

Tumoren und andere raumfordernde Prozesse

Da die Schädelhöhle beim Erwachsenen eine feste Raumbegrenzung darstellt, muß eine Zunahme des Volumens in Form von Gewebewachstum oder Ödem innerhalb der Schädelkapsel notwendigerweise Rückwirkungen auf das Gehirn, die Liquorzirkulation und die Blutversorgung haben. Eine Behinderung des Blut- und Liquorabflusses erzeugt die Symptome des *Hirndrucks*, die schließlich bei einer *Einklemmung* des Gehirns am Tentoriumschlitz oder der Kleinhirntonsillen im Hinterhauptsloch zu dem Syndrom der *Enthirnungsstarre* führen können.

Im Kindesalter ist insofern ein andersartiger Verlauf möglich, als es vor der Verknöcherung der Schädelnähte noch zum Ausweichen des Schädelknochens kommen kann und daher raumfordernde zerebrale Prozesse mit einer Umfangszunahme des Schädels einhergehen. Die Behinderung des Liquorflusses führt daher im Kindesalter zu besonders ausgeprägter Erweiterung der inneren Liquorräume und der typischen Schädelform des sogenannten inneren *Wasserkopfes (Hydrocephalus internus occlusus).*

Die Symptomatik der *akuten intrakraniellen Drucksteigerung* ist durch

– heftige Kopfschmerzen,
– Erbrechen,
– Schwindel und
– zunehmende Bewußtseinstrübung

gekennzeichnet.

Hält der Druck weiter an oder verstärkt er sich gar noch, wie bei einem intrakraniellen Hämatom, so entwickeln sich schließlich eine Nackensteife, eine ein- oder beidseitige Pupillenstarre und Tonusschwankungen der Muskulatur mit einer Neigung zu Streckkrämpfen der Arme und Beine, die sich bei optischen, akustischen und taktilen Reizen zuweilen verstärken.

Bei *langsam sich entwickelnden raumfordernden Prozessen* wird in der Regel die klinische Diagnostik und Behandlung weit früher als im Stadium der beschriebenen Enthirnungsstarre einsetzen, weil sich der Erkrankungsprozeß ja zumeist Jahre oder zumindest Monate zuvor durch Kopfschmerzen, morgendliches Erbrechen, durch hirnorganische Anfälle oder durch leichte geistig-seelische Auffälligkeiten im Sinne eines Antriebsverlustes, einer Merkschwäche und einer Affektveränderung ankündigt.

Die schleichende Entwicklung der Symptome ist aber klinisch nicht immer leicht zu erkennen. Die Dauer der Vorbotensymptome gibt bereits gewisse differentialdiagnostische Hinweise für die Artdiagnose des raumfordernden Prozesses. Die Untersuchung des Augenhintergrundes läßt oft eine Stauungspapille erkennen. Die Computertomographie (CT) und Kernspintomographie (MRT) sind für die artdiagnostische Klärung geeignet. In der nachfolgenden Darstellung ist die Auswahl innerhalb der Hauptgruppen bewußt unter dem Gesichtspunkt des Verlaufs getroffen worden.

Gutartige Tumoren

Meningeom

Die von den Hirnhüllen ausgehenden Geschwülste werden Meningiome genannt. Sie werden zumeist erst im mittleren Lebensalter entdeckt, wachsen ausschließlich verdrängend und rufen zum Teil örtliche Reiz- oder Ausfallerscheinungen im Bereich des komprimierten Hirnabschnitts hervor; oft führen aber erste hirnorganische Anfälle oder leichte psychopathologische Auffälligkeiten zu weitergehender Diagnostik mit Computertomographie (Abb. 35), Kernspintomographie oder Angiographie. Meningiome werden operativ behandelt, wenn vom Allgemeinzustand des Kranken her keine Gegenindikation besteht.

Neurinom

Die zweite Gruppe gutartiger Tumoren geht von den intrakraniellen Abschnitten der Hirnvenen aus. Sie werden als Neurinome bezeichnet und entwickeln sich weitaus am häufigsten im Kleinhirnbrückenwinkelgebiet, vom Gehörnerv ausgehend. Auch diese Tumorart wird zumeist erst spät erkannt, wenn nämlich stärkere Hörminderungen, Gleichgewichtsstörungen und schließlich psychopathologische Auffälligkeiten oder erste Hirndrucksymptome zur diagnostischen Klärung führen.

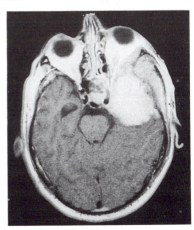

Abb. 35 Ausgedehntes Keilbeinmeningeom rechts mit Durchsetzung des Keilbeins und Einengung retrobulbär (Verdrängung des rechten Auges nach vorne)

Astrozytom

Astrozytome sind vorwiegend gutartige Tumore, die von Anteilen der Glia, den Astrozyten, ausgehen. Diese meist gutartigen Tumore erzeugen je nach Lokalisation Herdstörungen oder Anfälle. Trotz Operation und Bestrahlung können Astrozytome sekundär entarten und dann malignes, invasives Wachstum zeigen.

Hypophysenadenom

Schließlich ist unter den gutartigen Tumoren noch das Hypophysenadenom zu erwähnen, das sich zunächst innerhalb des Türkensattels entwickelt, dann aber, je nach der Zellart, mehr oder weniger rasch aus dem Hypophysenlager herauswächst und bis zu Apfelgröße erreichen kann. Wenn die eosinophilen Zellen des Hypophysenvorderlappens das tumoröse Wachstum bestimmen, sind frühzeitig hormonale Veränderungen erkennbar. Vor Abschluß des Wachstums kommt es zum hypophysären Riesenwuchs, im Erwachsenenalter führt die übermäßige Hormonproduktion zur *Akromegalie* mit typischer Verplumpung der Hände, der Füße und des Gesichts (Abb. **36**). Die Kranken selbst klagen oft frühzeitig über Kopfschmerzen, Störungen von Menstruation, Libido und Potenz sowie über Sehstörungen, die auf die Druckeinwirkung des Tumors auf die über das Hypophysenlager hinwegziehende Sehnervenkreuzung hinweisen.

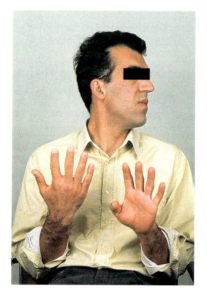

Abb. **36** Akromegalie bei eosinophilem Hypophysenadenom

Bösartige Tumoren

Glioblastom

Im Gegensatz zu den bisher beschriebenen Geschwülsten geht die größere Gruppe der Hirntumoren vom Hirngewebe selbst aus, und zwar von den Gliazellen. Besonders rasch und dramatisch gestaltet sich der Krankheitsverlauf beim Vorliegen eines Glioblastoms. Zwischen den ersten Krankheitszeichen und dem unvermeidlich tödlichen Ausgang vergehen im Durchschnitt nur 6 Monate. Diese Geschwulstart wächst infiltrierend und kann daher auch kaum erfolgreich operiert werden. Die jeweils vorherrschende Symptomatik richtet sich nach dem Sitz des Tumors und dem Begleitödem, das früher oder später die Zeichen des Hirndrucks in den Vordergrund bringt und damit den ungünstigen Ausgang einleitet (vgl. Abb. **17**).

Hirnmetastasen

Als dritte Gruppe von Tumoren innerhalb der Schädelhöhle sind schließlich Metastasen zu erwähnen, die in der Regel als Absiedlungen eines *Karzinoms*, seltener eines *Sarkoms,* auf dem Blutwege in das Gehirn eingeschleppt werden (Abb. **37**). Unter den auslösenden Karzinomen steht das *Bronchialkarzinom* bei weitem an der Spitze. Es folgen an zweiter Stelle das *Mammakarzinom* und das *Nierenkarzinom (Hypernephrom).*

Hirnmetastasen prägen oft den Krankheitsverlauf, auch wenn die Primärgeschwulst noch keinerlei faßbare Beschwerden oder Symptome hervorgeru-

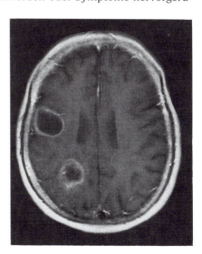

Abb. **37** Hirnmetastasen im Kernspintomogramm (MRT) bei einer Patientin mit metastasierendem Mammakarzinom

112 Krankheiten des Gehirns und seiner Häute

fen hat. Handelt es sich um eine therapeutisch schlecht beeinflußbare Krebs-
art, wie beispielsweise das Bronchialkarzinom, so entwickelt sich neben
neurologischen Ausfällen mehr oder weniger rasch ein durch die Metastasen
selbst und das Begleitödem bedingter Hirndruck, der schließlich unter den
bereits beschriebenen Einklemmungszeichen zum Tode führt.

Therapie bei raumfordernden intrakraniellen Prozessen

> **Beachte:** Die für den Krankheitsverlauf und damit auch für die Therapie
> entscheidende Frage ist die der Operabilität der Geschwulst.

Man wird zur Operation raten, wenn die Wahrscheinlichkeit oder zumindest
die ernsthafte Möglichkeit besteht, durch einen operativen Eingriff die Geschwulst vollständig zu beseitigen. Auch die unvollständige Tumorentfer-
nung ist zumindest von begrenztem Nutzen. Nach der operativen Entfernung
oder Verkleinerung bösartiger Hirntumoren sollten eine Röntgenbestrahlung
und Zytostatika-Therapie angeschlossen werden. Diese Maßnahmen führen
zu einer Verlangsamung des Wachstums von Tumorgewebe. Das begleitende
Tumorödem kann durch Osmotherapeutika (z. B. Glycerol) und vor allem
durch Dexamethason erfolgreich behandelt werden. Die übrigen therapeutischen Maßnahmen richten sich auf das jeweils im Vordergrund stehende
Symptom:

Erbrechen. Bei hartnäckigem Erbrechen wird man zusätzlich Antiemetika
benötigen und im übrigen die Nahrungs- und Flüssigkeitszufuhr auf dem
Wege der Tropfinfusion durchführen müssen.

Schmerzen. Nach Möglichkeit sollte der Kranke durch die Anwendung geeigneter Medikamente schmerzfrei sein. Die Sorge um die Gewöhnung an
Schmerzmittel darf hier zurückstehen.

Hirnorganische Anfälle. Eine wichtige therapeutische Aufgabe ist ferner die
Unterdrückung hirnorganischer Anfälle, die bei zahlreichen Tumorkranken
vorkommen. Die Behandlungsprinzipien und die besondere pflegerische
Verantwortung bei Anfallskranken und Anfallsgefährdeten ist im Epilepsie-
kapitel eingehend dargestellt und braucht daher hier nur als Merkhilfe erwähnt zu werden.

Psychopathologische Auffälligkeiten. Schließlich bietet der Tumorkranke
häufig psychopathologische Auffälligkeiten, die eine besonders sorgfältige
Überwachung auch während der Nachtzeit notwendig machen. Kritiklosigkeit, Unsauberkeit oder Apathie sind hier nicht charakterliche Mängel, sondern Krankheitssymptome. Daher stellt die Pflege von Patienten mit fortge-

NEUROLOGIE

schrittenen Tumorerkrankungen besonders hohe Anforderungen an Pflege-kräfte.

Neurologische Ausfälle und Bewußtseinstrübung. Erhebliche neurologi-sche Ausfälle, aber auch stärkere Grade der Bewußtseinstrübung zwingen zu einer Intensivierung der pflegerischen Hilfen nach den gleichen Gesichts-punkten, wie sie bezüglich der Verhütung von Komplikationen bei den zere-bralen Gefäßprozessen dargestellt wurden.

Nach der Operation, Zytostatikatherapie oder Bestrahlung wird man sich, ähnlich wie bei den Durchblutungsstörungen des Gehirns, bemühen müssen, den voraussichtlich verbleibenden Defekt abzuschätzen, um alle Möglichkei-ten zur frühzeitigen Verselbständigung des Kranken zu nutzen. Im statisti-schen Durchschnitt überwiegen allerdings bei Hirntumoren die psychopa-thologischen Auffälligkeiten gegenüber den neurologischen Ausfällen. Die Rückbildung solcher psychischer Auffälligkeiten ist aber erst 2–3 Jahre nach der Operation abgeschlossen, so daß vorübergehend stärkere Ausfälle in mehrmonatigem Abstand einer wiederholten Überprüfung bedürfen. Oft ge-lingt schließlich die Einordnung in die familiäre Gemeinschaft doch noch überraschend gut, wenn im Zusammenspiel zwischen Patient, Angehörigen, Pflegekräften und Arzt die häusliche Versorgung auf die Bedürfnisse des Kranken abgestimmt wird.

Schädel-Hirn-Traumen

Die moderne technische Welt hat nicht nur im Zusammenhang mit kriegeri-schen Auseinandersetzungen, sondern vor allem infolge erheblicher Be-schleunigung des Verkehrs eine erhöhte Unfallgefährdung hervorgerufen, die sich ganz besonders an dem beängstigenden Anstieg der Kopfverletzun-gen ablesen läßt. Obwohl exakte Statistiken im Hinblick auf die Vielschich-tigkeit des Gesundheitswesens in der Bundesrepublik Deutschland fehlen, lassen sorgfältig vorgenommene Schätzungen etwa 200 000 im Krankenhaus behandelte Kopfverletzte pro Jahr vermuten. Davon bestehen bei etwa 30 000 schwere Verletzungsfolgen, 16 000 bedürfen wegen intrakranieller Hämatome neurochirurgischer Behandlung und 10 000 Kopfverletzte ster-ben entweder an den Folgen der Hirnschädigung oder an den gleichzeitig er-littenen Begleitverletzungen.

Die Klassifizierung der Schädelverletzungen bereitet einige Schwierigkeiten, weil sich die pathologisch-anatomischen Befunde nur mit einem gewissen Wahrscheinlichkeitsgrad zu den klinischen Befunden und Verläufen in Be-ziehung setzen lassen. Die in der Mitte des vorigen Jahrhunderts von Bruns geschaffene Einteilung in *Commotio, Contusio* und *Compressio cerebri* findet

114 Krankheiten des Gehirns und seiner Häute

sich heute noch in den meisten Lehrbüchern der Unfallchirurgie. Davon möchten wir mit mancherlei Reserve nur noch die Begriffe *Commotio* und *Contusio* übernehmen. Es hat sich ferner als notwendig erwiesen, auch *Schädelprellungen* und *-frakturen* ohne Hirnbeteiligung kurz darzustellen und in einem weiteren Abschnitt auf offene Hirnverletzungen sowie traumatische intrakranielle Hämatome und ihre Besonderheiten einzugehen.

Schädelprellungen und -frakturen

Gewalteinwirkungen auf den Schädel müssen keinesfalls regelmäßig auch eine Hirnbeteiligung auslösen. Riß-, Platz- und Quetschwunden, ja selbst Schädel- und Schädelbasisbrüche sind zwar als Indizien für das Ausmaß der wirksamen Kräfte von Bedeutung, ein Rückschluß auf eine eventuelle Hirnbeteiligung ist aus diesen äußeren Verletzungszeichen nicht möglich. Ähnliches gilt für periphere Hirnnervenverletzungen, die nach Schädelbasisbrüchen beobachtet werden.

Schädigungen des N. facialis, des N. trigeminus, des N. oculomotorius und des N. abducens, ebenso wie der Blut- und Liquorabfluß aus dem Ohr oder das sogenannte Brillenhämatom sind recht zuverlässige Kennzeichen der Schädelbasisfraktur.

Therapie

Besondere Schwierigkeiten in der Behandlung der unkomplizierten Schädelprellung und -fraktur sind kaum gegeben. Selbst ausgedehnte Wunden im Gesicht und im Bereich des behaarten Kopfes heilen nach chirurgischer Versorgung im allgemeinen primär, da die ausgezeichnete Durchblutung meist keine sekundären Wundinfektionen entstehen läßt.

Impressionsfrakturen müssen frühzeitig operativ gehoben werden, da die reaktiven Heilungsvorgänge sonst die Gefahr der *posttraumatischen Epilepsie* begünstigen. Die Prognose der Hirnnervenausfälle hängt von ihren Entstehungsbedingungen ab. Unmittelbar nach dem Trauma bereits manifeste Hirnnervenlähmungen sind zumeist durch Zerreißung bedingt, während erst langsam zunehmende Paresen und Gefühlsstörungen im Versorgungsgebiet einzelner Hirnnerven dem begleitenden Hämatom zuzuordnen sind; diese pflegen sich nach dem Resorptionsstadium rasch zurückzubilden. Auch die bei Schädelbasisfrakturen keineswegs seltenen Trommelfelleinrisse pflegen ohne therapeutische Maßnahmen bald zu vernarben.

Schädel-Hirn-Traumen 115

NEUROLOGIE

Schädelverletzungen mit Hirnbeteiligung

Commotio cerebri

▪ Die Annahme einer *Hirnerschütterung* ist ausschließlich an die typische Kombination klinischer Zeichen gebunden, nämlich Bewußtlosigkeit, Amnesie und vegetative Zeichen, meist Erbrechen.

Die Diagnose kann nur bei gesichertem Bewußtseinsverlust gestellt werden. Eine kurze Benommenheit nach Schädelprellung begründet keine Commotio cerebri! Alle sonstigen Befunde unter Einschluß von Liquor und EEG, Computertomographie und eventuell Kernspintomographie lassen keine substantielle Hirnschädigung erkennen. Solche nur flüchtigen „Betriebsstörungen" des Gehirns hinterlassen keine anatomischen Veränderungen. Die Dauer der initialen Bewußtseinsveränderung kennzeichnet den Schweregrad der erlittenen Hirnerschütterung.

Symptome

In typischen Fällen folgt auf eine Bewußtlosigkeit von Minuten bis höchstens wenigen Stunden Dauer ein affektiv-amnestisches Syndrom, oft verbunden mit erheblicher psychomotorischer Unruhe. Die Erinnerungslücke – *Amnesie* – umfaßt stets den Zeitabschnitt der Bewußtseinsstörung. Sie löscht aber zuweilen auch noch Erinnerungseindrücke vor dem Unfallereignis, man spricht in diesen Fällen von einer retrograden Amnesie.

Nach Abklingen der Bewußtseinsstörungen beherrschen vegetative Regulationsstörungen das klinische Bild. Kopfschmerzen, Schwindel und Erbrechen sind typische Symptome einer Commotio cerebri. Neurologische Herdzeichen gehören nicht zum Bild der Commotio. Unter den selten fehlenden vegetativen Zeichen sind die Störung des Schlaf-Wach-Rhythmus die Neigung zu vermehrtem Schwitzen, der rote Dermographismus und die orthostatische Kreislaufinsuffizienz zu nennen. Bei der unkomplizierten Commotio cerebri bilden sich sowohl die Bewußtseinsveränderungen innerhalb von 24 Stunden als auch die oft mit erheblichen Krankheitsgefühlen verbundenen vegetativen Beschwerden in den ersten 8–14 Tagen weitgehend zurück.

Therapie

Bettruhe sollte nur bei erheblichen Kopfschmerzen und Krankheitsgefühl eingehalten werden. Die Mobilisierung mit Hilfe von Krankengymnastik sollte schon innerhalb von wenigen Tagen erfolgen. Nach Wiederaufnahme der Erwerbstätigkeit machen oft Kopfschmerzen und Schwindel Schwierigkeiten. In den ersten Wochen besteht häufig eine besondere Überempfindlichkeit gegenüber Alkohol. Eine Commotio hinterläßt *keine* Dauerschäden.

Krankheiten des Gehirns und seiner Häute

Contusio cerebri

Bei erheblicheren Gewalteinwirkungen auf den Schädel entstehen neben den anatomisch nicht faßbaren „Betriebsstörungen" im Stammhirnbereich häufig umschriebene blutige Prellungsherde über den Kuppen der Hirnwindungen.

Sie sind bevorzugt an den Hirnpolen und an der Basis der Stirn- und Schläfenlappen zu finden, weil hier das Liquorpolster sehr viel dünner ist als etwa über der Konvexität oder über den basalen Zisternen. Je nach der Richtung und Stärke des Stoßes sind Hirnrindenprellungen am Ort der Gewalteinwirkung selbst oder aber am gegenüberliegenden Pol erkennbar. Nach Resorption der Blutung verbleiben meist bräunlich pigmentierte Narben, die aber nicht immer klinische Symptome bedingen. Der anatomische Hirndauerschaden ist also keineswegs mit einem klinischen Defektsyndrom identisch.

Neben diesen oberflächlichen Hirnrindenprellungen kommt es bei *schweren gedeckten Hirnschädigungen* auch zu tiefer gelegenen Marklagerblutungen, Ödemnekrosen und traumatischen Zysten, die mit erheblichem Substanzschwund verbunden sind und sowohl im anatomischen Bild als auch im Computertomogram einseitige oder beidseitige Ventrikelerweiterungen erkennen lassen. Derartig ausgedehnte Hirnnarben hinterlassen in der Regel auch neurologische und psychopathologische Dauerfolgen.

Symptome

Das klinische Bild der Hirnkontusion ist einmal von Dauer und Tiefe der initialen Bewußtlosigkeit geprägt und zum anderen durch die psychopathologischen und neurologischen Ausfälle im weiteren Ablauf gekennzeichnet. So können entweder unmittelbar nach dem Trauma oder im Verlauf der nächsten Tage

– Gliedmaßenlähmungen,
– Sensibilitätsausfälle,
– Sprachstörungen,
– generalisierte oder herdbetonte Krampfanfälle

auftreten; es kann sich auch eine tage- oder wochenlang anhaltende Bewußtseinstrübung mit erheblicher psychomotorischer *Unruhe* entwickeln, die schließlich in mehr amnestisch-affektiv gefärbte Durchgangssyndrome übergehen können. Zuweilen füllen die Verletzten die *Gedächtnislücken* mit lebhaften *Konfabulationen* aus oder erscheinen durch stets wiederholte patzige oder aggressive Bemerkungen disziplinär untragbar.

> **Beachte:** Häufig kommt es Stunden bis Tage nach dem erlittenen Schädel-Hirn-Trauma zu einer erneuten Verschlechterung des Zustandes. Die häufigste Ursache ist in der über Tage zunehmenden Hirnschwellung zu sehen, seltener sind intrazerebrale und subdurale Hämatome. In jedem Fall ist eine CT Kontrolle des Kopfes durchzuführen.

Wesentlich langsamer als die Paresen pflegen sich die posttraumatischen psychischen Auffälligkeiten und die vegetativen Störungen zurückzubilden. Manche Verletzte erreichen nach 1–2 Jahren sowohl in körperlicher wie in seelischer Hinsicht wieder ihre volle Leistungskraft, andere leiden dauerhaft an vegetativen Beschwerden wie Kopfschmerzen und Schwindel. Wieder andere bieten, insbesondere nach schweren diffusen Hirnschäden, bleibende Zeichen einer organischen Wesensänderung, die für die berufliche und soziale Zukunft ungleich schwerer wiegen als bescheidene Lähmungen oder eine Entgleisung der vegetativen Funktionen.

Offene Hirnverletzung

> Durch erhebliche Gewalteinwirkung können kleinkalibrige Fremdkörper nicht nur die Kalotte durchschlagen, sondern sie dringen oft mit der Eröffnung der Dura in das Hirngewebe selbst ein. Man spricht in diesem Falle von einer offenen Hirnverletzung.

Am häufigsten werden derartige Verletzungen bei der Verwendung von Schußwaffen angetroffen. Dabei können selbst vollständige Durchschüsse ohne faßbare Beeinträchtigung des Bewußtseins erfolgen. Schon bei gründlicher Inspektion der sichtbaren Ein- und Ausschußwunden weist der Austritt von Liquor oder Hirnbrei auf die erlittene Hirnverletzung hin. Ob unmittelbar nach der Verletzung neurologische Ausfälle auftreten, hängt ganz vom anatomischen Sitz des Schadens ab. Durchschüsse durch sogenannte stumme Regionen, wie etwa das Frontalhirn, können bemerkenswert symptomarm verlaufen. Trotzdem ist in derartigen Fällen eine rasche neurochirurgische Hilfe dringend erforderlich.

Therapie

Wegen der drohenden Infektionsgefahr für das Hirngewebe selbst und für die Hirnhäute muß die operative Wundversorgung, bei der auch eine plastische Deckung der Durallücke angestrebt wird, innerhalb von 8 Stunden erfolgen. Bei Beachtung dieser Zeitregel und unter energischer antibiotischer Behandlung sind eitrige Komplikationen, insbesondere Verhaltungen und Frühabszesse, weitgehend vermeidbar.

118 Krankheiten des Gehirns und seiner Häute

Die bei oftmals undramatisch ablaufenden Verletzungen entstehende Fraktur der Siebbeinplatte eröffnet mit dem gleichzeitigen Einriß der Dura den Zugang vom Nasen-Rachen-Raum zum Schädelinneren. Die Verletzung wird oft nicht erkannt. Manchmal ist der Liquorabfluß aus der Nase *(Liquorfistel)* Hinweis auf die Gefahrenquelle. Häufig wird erst bei oder nach einer Meningitis die Schadensstelle entdeckt. Eine Operation zum Verschluß ist notwendig. Schließlich muß im Hinblick auf deren Bedeutung noch auf die wichtigsten Komplikationen bei Schädelverletzungen eingegangen werden.

Intrakranielle Hämatome

Epidurales Hämatom. Unter den intrakraniellen Blutungen soll hier zunächst das epidurale Hämatom besprochen werden. Die häufigste Quelle dieser Blutung ist die Verletzung der A. meningica media bei Frakturen der Schläfenschuppe. Aus diesem Grunde finden sich die epiduralen Hämatome zumeist in der Temporalregion bis hinunter zum Temporalpol.

Nach oft nur kurzer Bewußtlosigkeit mit rascher Aufklarung kann es nach einem freien Intervall zu einer erneuten Eintrübung des Bewußtseins kommen. Es besteht dann der Verdacht auf ein epidurales Hämatom. Die unter der arteriellen Blutung rasch zunehmende Hirnkompression verläuft dramatisch. Eine rasch eintretende zunächst einseitige Pupillenstarre leitet das Einklemmungssyndrom ein, das nur dann überlebt wird, wenn sofort eine neurochirurgische Entlastungsoperation erfolgt.

Akutes subdurales Hämatom. Auch das akute subdurale Hämatom (Abb. **38**) entwickelt sich im engen zeitlichen Zusammenhang mit einem vorausgegangenen Trauma. Bei seiner Entstehung ist stets eine Verletzung der Hirngefäße und eine Ruptur der Arachnoidea zu unterstellen. Die Entwicklung des akuten subduralen Hämatoms hat also in der Regel eine gleichzeitig entstandene erhebliche Hirnkontusion zur Voraussetzung. Aus diesem Grunde ist eine Abgrenzung der durch die Contusio cerebri bedingten Bewußtseinsstörung von der initialen Schädigung im Sinne eines freien Intervalls oft besonders schwierig. Daher ist es erforderlich, bei Patienten mit Contusio cerebri nach der ersten CT-Untersuchung unmittelbar nach Krankenhausaufnahme weitere Kontroll-CTs im Verlauf der ersten Krankheitstage anzuschließen, um entstehende Hirnblutungen zu erfassen.

Blutungen in das Hirngewebe. Gelegentlich kommt es bei Hirnkontusionen auch zu größeren, als raumfordernde Prozesse wirkenden Blutungen in das Hirngewebe selbst. Diese haben ihren Sitz fast immer temporal und fronto-temporal. Die klinischen Zeichen ähneln denen des akuten subduralen Hämatoms. Das Computertomogramm deckt dann die Kontusionsblutung auf, die mit einem neurochirurgischen Eingriff behandelt werden kann.

Chronisches subdurales Hämatom. Weit weniger dramatisch als die Entwicklung des epiduralen, des akuten subduralen und des intrazerebralen

Abb. 38 Akutes epidurales Hämatom rechts parietookzipital. Computertomogramm. Sturz eines 8monatigen Säuglings vom Wickeltisch. Zwischen Schädelknochen und Gehirn ein deutlich über der Hirngewebedichte liegender Bezirk (Blut); die Hirnkammern sind komprimiert und nach links verlagert

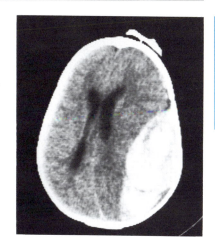

Hämatoms stellt sich die Entstehung des chronischen subduralen Hämatoms dar. Das oft recht harmlos erscheinende Trauma ist vielfach bei Beginn erster klinischer Erscheinungen bereits vergessen und wird in der Anamnese gar nicht besonders hervorgehoben. Erst auf näheres Nachfragen treten einige Brückensymptome wie hartnäckige Kopfschmerzen zutage, die einen losen zeitlichen Kontakt mit dem Trauma herstellen. Erste klinische Erscheinungen eines solchen chronischen subduralen Hämatoms sind *selten vor einigen Wochen bis Monaten* erkennbar; sie sind zunächst durch ein affektiv-amnestisches *Durchgangssyndrom* gekennzeichnet, das unter zunehmendem Antriebsverlust schließlich bis in leichtere oder gar erheblichere Stadien der *Bewußtseinstrübung* übergeht; Hemiparesen und Krampfanfälle kommen vor. Zu diesem Zeitpunkt besteht meist der Verdacht auf einen Hirntumor. Die bei typischem CT eindeutige Diagnose muß rasch zum entlastenden operativen Eingriff führen (Abb. **39a** u. **b**).

Arteriovenöser Shunt. Während eine Verletzung der großen Gefäße im Gehirn selbst zu den Seltenheiten gehört, finden sich gelegentlich bei Schädelbasisfrakturen Einrisse der A. carotis interna im Bereich des Sinus cavernosus. Ein solcher arteriovenöser Kurzschluß hat zur Folge, daß das venöse Abflußgebiet eines oder beider Augen unter arteriellen Druck gerät und damit das unverwechselbare Bild des *pulsierenden Exophthalmus* entsteht. Die Stellungsänderung der Bulbi führt häufig zu *Doppelbildern,* zuweilen wird auch über *Sehstörungen* geklagt. An den Lidern und am Fundus sind Venenstauungen und ein *pulssynchrones Rauschen* bei der Auskultation des Schädels erkennbar. Die Dopplersonographie kann das typische Strömungsprofil einer arteriovenösen Fistel nachweisen.

Krankheiten des Gehirns und seiner Häute

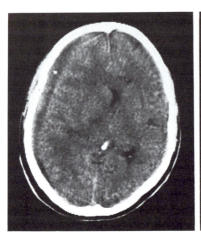
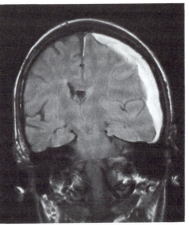

Abb. **39 a** u. **b** Chronisches subdurales Hämatom. **a** CT. Sichelförmiger hypodenser Saum (weißer Punkt) zwischen Hirnoberfläche und Schädel bei erheblicher Kompression der Seitenventrikel und Verlagerung der verkalkten Pinealis. **b** MRT koronar, T_1-gewichtet. Das Hämatom hebt sich signalintensiv ab mit Ausdehnung bis in den Mittelspalt und in die Schädelbasis

Dissektion der A. carotis. Weiter außerhalb des Gehirns kann auch die A. carotis durch Traumen geschädigt werden. Durch Einrisse der Gefäßwand kommt es zu einer Dissektion der A. carotis. Durch Stenose oder Verschluß der Arterie bei höhergradiger Dissektion kann es zu einem Hirninfarkt kommen. Auch hier kann die Dopplersonographie die Diagnose sichern. Die Therapie mit Heparin verhindert die weitere Thrombosierung der Arterie.

Liquorabfluß. Schließlich kommt es bei Basisfrakturen häufiger auch zum Liquorabfluß aus dem Ohr, der meist spontan unter entsprechenden Schutzmaßnahmen mit sterilen Verbänden und Antibiotika zum Stehen kommt. Dagegen können Liquorfisteln zum Nasen-Rachen-Raum und in die Nebenhöhlen hinein durchaus fortbestehen und einen intermittierenden Liquorabfluß aus der Nase aufrechterhalten. Diese Kommunikation der Hirnhäute mit der Außenwelt bedeutet eine ständige Gefahr hinsichtlich der Invasion von Eitererregern und damit der Entwicklung einer fortgeleiteten *Meningitis*.

Therapie bei traumatischen Schäden des Gehirns

In der Behandlung schwerer Hirnkontusionen sind in den letzten Jahren bedeutsame Verbesserungen erzielt worden. Einerseits ist eine flächendeckende Hubschrauberrettung eingeführt worden, die zu einer erheblichen

Verkürzung der Transportzeiten führt, andererseits ist die Bekämpfung des traumatischen Kreislaufschocks deutlich verbessert worden. Bei einem systolischen Blutdruck unter 100 mmHg und einer Pulsfrequenz oberhalb 100/min spricht man von einem Schock. Es kommt weiter zu Atemstörungen und einer Zentralisation des Kreislaufs mit kalter und blasser Haut. Steht sachgemäße Hilfe nicht zur Verfügung, kommt es unter dem charakteristischen *Temperaturanstieg* in diesen schweren Fällen zum Entspannungskollaps, und bald darauf tritt der Tod ein. Die Erklärung für diesen Ablauf liegt darin, daß Stoffwechselprodukte in der Peripherie die Zentralisation des Kreislaufs aufheben. Aus diesen Erfahrungen geht die moderne Therapie einen recht einfachen und überraschend wirksamen Weg:

Am 1. und 2. Tag nach dem Trauma steht die Behandlung der Atem- und Kreislaufstörungen ganz im Vordergrund. Neben einer Infusionsbehandlung wird die Eigenregulation des vegetativen Nervensystems etwa durch Dolantin und Neuroleptika gedämpft, um so die Kreislauffunktion zu steuern. Zur Verhinderung der gefürchteten Hyperthermie wird der entblößte Körper des Kranken durch Anblasen mit einem Ventilator abgekühlt. Auch dazu müssen die vegetativen Eigenregulationen gedämpft sein. Die Hirnschwellung nach Hirntraumen erreicht nach etwa 2–3 Tagen ihr Maximum. Die Gabe von osmotisch wirksamen Stoffen (Glycerol, Mannitol), von Dexamethason und von Diuretika (Lasix) kann die Schwellungsreaktion günstig beeinflussen. Die Flüssigkeitsbilanz des Patienten muß überwacht und korrigiert werden. Die Ernährung über Magensonde oder intravenöse Katheter muß dem erhöhten Kalorienbedarf nach Traumen angepaßt werden.

Zu den *bleibenden Defekten* nach schweren Hirnverletzungen sind insbesondere

– psychische Auffälligkeiten im Sinne der organischen Wesensänderung,
– leichte Koordinationsstörungen,
– gelegentlich auch ausgeprägte Paresen und
– hirnorganische Anfälle

zu rechnen. Ausnahmsweise kommt es zu Monate bis Jahre anhaltenden apallischen Syndromen.

Infektiös-entzündliche Erkrankungen

Unter *Meningitiden* (Hirnhautentzündung) und *Enzephalitiden* (Gehirnentzündungen) werden Krankheitsbilder sehr unterschiedlicher Herkunft zusammengefaßt, bei denen teils bekannte Erreger aus der Gruppe der *Bakterien,* der *Pilze* oder *Viren* ursächlich beteiligt sind, teils jedoch der Entstehungsprozeß bisher in seiner Pathogenese weitgehend ungeklärt blieb.

122 Krankheiten des Gehirns und seiner Häute

■ Typische Zeichen einer Meningitis sind Kopfschmerzen, Nackensteifigkeit, Lichtscheu und Übelkeit mit Erbrechen. Für die Enzephalitis ist vor allem die Bewußtseinsstörung charakteristisch. ■

Da der entzündliche Prozeß sowohl die Hirnhäute wie das Hirngewebe erfaßt, ist eine strenge Trennung zwischen Meningitis und Enzephalitis schwer möglich. Sind im klinischen Bild Zeichen der Meningitis und der Enzephalitis nebeneinander vorhanden, so wird meist der Begriff *Meningoenzephalitis* benutzt.

Eitrige Meningitiden

Die eitrige Meningitis ist stets ein alarmierendes Krankheitsbild, das ohne rasche ätiologische Diagnose und energische Therapie eine ernste Lebensgefahr für den Kranken bedeutet.

Symptome

Die Inkubationszeit beträgt zwischen 1 und 5 Tagen. Nach einem kurzen Prodromalstadium mit allgemeinem Krankheitsgefühl tritt oft schon nach wenigen Stunden das Vollbild der Meningitis mit Kopfschmerzen, Erbrechen, Nackensteifigkeit und einer rasch zunehmenden Bewußtseinstrübung ein. Zuweilen entstehen im weiteren Verlauf Ausfälle im Bereich der Hirnnerven, insbesondere N. oculomotorius, des N. abducens, des N. facialis und durch entzündliche Affektionen des Labyrinths eine beidseitige Ertaubung.

Diagnostik und Therapie

Die diagnostischen Überlegungen müssen zunächst auf die Erregerart abzielen und danach das Ausbreitungsmuster der bakteriellen Infektion einschließen. Bei *hämatogener Aussaat* genügt in der Regel eine entsprechende antibiotische Medikation, während bei sogenannten *Nachbarschaftsprozessen* im Bereich der Nebenhöhlen, der Ohren oder des Kiefers gleichzeitig die chirurgische Hilfe erforderlich sein kann.

Meningokokkenmeningitis

Eine häufige und daher auch meldepflichtige epidemische Form ist die Meningokokkenmeningitis, die übertragbare Genickstarre, die Menschen aller Altersgruppen befallen kann und vor der Sulfonamidära in allen Kontinenten zu kleineren oder größeren Gruppenerkrankungen geführt hatte. Die Sterblichkeit betrug vor der modernen Behandlungsmöglichkeit zwischen 30 und 70%.

Der in der Regel im Liquor cerebrospinalis nachweisbare Erreger, ein Diplococcus intracellularis meningitis oder einfach Meningokokkus genannt, kann sich längere Zeit auf den Schleimhäuten des Nasen-Rachen-Raumes aufhalten. Träger solcher inapparenten Infektionen spielen sicher bei der Übertragung der Seuche eine bedeutsame Rolle. Bei der hämatogenen Aussaat entwickelt sich zuweilen im Kindesalter, seltener bei Erwachsenen, eine Meningokokkensepsis mit ausgedehnten Hautblutungen. Sie wird als *Waterhouse-Friederichsen-Syndrom* bezeichnet.

Während der *akuten Meningitis* finden sich bei hohem Fieber im Blutbild und in der Blutsenkungsgeschwindigkeit deutliche Zeichen der akuten Entzündung. Der frisch entnommene Liquor ist eitrig-trüb, der Erregernachweis kann im Ausstrichpräparat oft unmittelbar geführt werden, sicherheitshalber sollte aber zusätzlich der kulturelle Nachweis angestrebt werden.

Der *Krankheitsverlauf* hat sich durch die modernen therapeutischen Möglichkeiten entscheidend verändert. Während früher ein erheblicher Prozentsatz der Kranken unter den Zeichen eines zunehmenden Hirndrucks verstarb, ein weiterer Teil nach mehrwöchigem Fieber hirnorganische Dauerschäden davontrug, wird heute bei unverzüglicher Behandlung mit einer Kombination geeigneter Antibiotika zumeist schon nach wenigen Tagen die Erkrankung beherrscht. Damit mindert sich auch die Gefahr dauerhafter Erkrankungsfolgen.

Pneumokokkenmeningitis

Ähnlich dramatisch ist auch der Verlauf der Pneumokokkenmeningitis. Oft kommt es schon innerhalb von Stunden zu einer schweren Bewußtseinstrübung mit allen typischen Symptomen der Meningitis.

Die Keime werden auf dem Blutwege oder von entzündlichen Nachbarschaftsprozessen ausgestreut. Traumatische oder idiopathische Liquorfisteln, Basisfrakturen mit Einbruch des Nebenhöhlendachs, des Siebbeins oder der Paukenhöhle begünstigen die Entwicklung von Meningitiden.

Der eitrige Liquor enthält extrazellulär gelegene Diplokokken; auch in diesen Fällen ist eine kulturelle Sicherung der Ergebnisse aus dem Liquor vor dem Beginn der Therapie wünschenswert.

Der *Verlauf* wird nicht allein vom dem frühzeitigen Beginn einer sachgemäßen Behandlung her bestimmt, sondern auch von Alter und Immunlage. Ältere und durch Immunsuppresiva, Drogenmißbrauch, Alkoholismus, HIV-Infektion oder andere Vorerkrankungen geschwächte Patienten haben eine schlechte Prognose. Antibiotika müssen ausreichend hoch und anhaltend lang verabreicht werden. Entzündliche Infektionen im Bereich des Ohres und der Nebenhöhlen müssen operativ behandelt werden. Trotzdem liegt die Letalität noch bei etwa 25% der Pneumokokkenmeningitiden.

124 Krankheiten des Gehrins und seiner Häute

Seltene meningitische Syndrome finden sich auf dem Wege der hämatogenen Ausbreitung auch durch *Bacterium coli* und auf dem Wege der Fortleitung, insbesondere bei offenen Schädel-Hirn-Verletzungen, durch *Streptokokken* und *Staphylokokken.* Frühzeitige Wundversorgung und antibiotische Behandlung entscheiden auch in diesen Fällen über das weitere Schicksal des Verletzten.

Tuberkulöse Meningitis

Besondere Bedeutung hat nach wie vor sowohl im Kindesalter als auch bei Erwachsenen die tuberkulöse Meningitis, die sich inzwischen dank der spezifischen modernen Therapie von einer früher absolut tödlichen zu einer behandlungsfähigen Erkrankung gewandelt hat. Auch hier sind besonders immungeschwächte Menschen gefährdet.

Der Befall der Hirnhäute durch Tuberkelbakterien findet in der Regel im Rahmen einer miliaren Streuung statt und zwingt zu einer besonders raschen und energischen Therapie. Bei verspätetem Einsatz bildet sich nämlich vorwiegend an der Hirnbasis ausgebreitetes sulziges Narbengewebe, in denen Gefäße und Hirnnerven eingeengt werden und vor allem die Tuberkelbakterien selbst gegenüber den Heilmitteln unangreifbar werden.

Tuberkelbakterien können mit speziellen Techniken zuweilen in den durch den hohen Eiweißgehalt des Liquors entstehenden *Spinnengewebsgerinnseln* nachgewiesen werden. Zur Sicherung sind jedoch Kultur und Tierversuch unabdingbar. Auch vor Eintreffen der bakteriologischen Untersuchungsergebnisse muß auf den ernsthaften Verdacht hin die kombinierte Behandlung mit mindestens drei Tuberkulostatika bereits einsetzen, damit nicht wertvolle Zeit versäumt wird. Die medikamentöse Behandlung der Tuberkulose des ZNS ist langwierig und erfordert viele Monate stationäre Behandlung.

Nichteitrige Meningitiden

> **Beachte:** Nichteitrige Meningitiden sind keine einheitliche Gruppe, sondern stellen nur eine weniger dramatische Reaktionsweise der Hirnhäute auf Fremdreize dar.

Darunter sind vielfach auch Infektionserreger, die zur Gruppe der Viren gehören. Ein harmloser *meningitischer Reiz* entsteht bereits nach diagnostischen Eingriffen im Liquorraum, nämlich bei der einfachen Lumbalpunktion und in intensiverem Maße bei der Myelographie. Die auf diese Weise entstandene Zellvermehrung (Pleozytose) ist jedoch in der Regel nach 8–10 Tagen wieder verschwunden. Am häufigsten wird man aber bei serösen Hirn-hautentzündungen mit oder ohne mäßiger Eiweißvermehrung und einer leichten bis mittelgradigen Zellzahlerhöhung – bis zu einigen 100/3 Zellen – eine Erregerkrankheit vermuten müssen. Es würde den Rahmen der Darstellung sprengen, hier eine vollständige Übersicht der durch Viren und Leptospiren bedingten Meningitiden auszubreiten. Vielmehr sollen einige häufige und typische Krankheitsbilder dargestellt werden, die teils als Epidemien oder Endemien in Erscheinung treten, teils als „Komplikation" sonst harmloser Kinderkrankheiten vorkommen.

Begleitmeningitis

Ein Beispiel für eine Begleitmeningitis einer typischen Kinderkrankheit ist die *Mumpsmeningitis.* Zuweilen beginnen Kopfschmerzen, Fieber, leichte Nackensteifigkeit und Erbrechen schon vor der Speicheldrüsenmanifestation, so daß die ätiologische Einordnung zunächst schwerfällt und mit Hilfe serologischer Befunde versucht werden muß, zu einer Diagnose zu kommen; meistens jedoch klärt sich das Krankheitsbild durch das typische Auftreten der beidseitigen Parotitis. Seltene zerebrale Symptome weisen auf eine Mitbeteiligung tiefergelegener Hirnanteile hin und müssen als Meningoenzephalitis bezeichnet werden. Folgeerscheinungen der Mumpsmeningitis sind nicht zu erwarten.

Virusmeningitis

Eine Reihe von serösen Meningitiden läßt sich nur durch die modernen Laboratoriumsbefunde sicher zuordnen. Hierzu zählen die durch *Coxsackie-Viren der Gruppen A und B* und die durch *ECHO-Viren* bedingten Erkrankungen. Weitere Besonderheiten bieten die durch Tiere übertragenen Meningitiden. Ein gutes Beispiel bietet die *lymphozytäre Choriomeningitis*, hervorgerufen durch eine auf Hausmäusen endemische Virusart. Manche Infektionen sind lediglich durch grippeähnliche Verläufe geprägt. Oft kommt es jedoch zu einem bei Viruskrankheiten häufigen biphasischen Fieberverlauf und zu einer meningitischen oder meningoenzephalitischen oder gar myelitischen Mitbeteiligung bei dem zweiten Fieberanstieg.

Leptospirenbedingte Meningitis

Die *Leptospirosen* zeigen häufig ebenfalls einen typischen biphasischen Krankheitsverlauf und werden zum Teil von Ratten und Mäusen, zum Teil von Haustieren, nämlich von Hunden, Rindern und Schweinen, übertragen. Leptospirosen können durch eine frühzeitige Tetrazyklinanwendung im Krankheitsverlauf günstig beeinflußt werden.

126 Krankheiten des Gehirns und seiner Häute

■ Wird das Krankheitsbild über die meningealen Zeichen hinaus durch eine erhebliche Bewußtseinstrübung, das Auftreten epileptischer Anfälle oder durch zentrale Lähmungen geprägt, so spricht man von einer Meningoenzephalitis. ■

Enzephalitiden

Alle bisher erwähnten Erregergruppen können bei schwerem Verlauf gelegentlich auch das Syndrom der Enzephalitis hervorrufen.

Embolische Herdenzephalitis

Unter den bakteriellen Infektionen ist insbesondere in diesem Zusammenhang die embolische Herdenzephalitis nachzutragen, die auf dem Wege der Mikroembolien im Rahmen der *Endocarditis lenta* (bakterielle Endokarditis) auftritt. Die Bakterien werden von den infizierten Herzklappen ins Gehirn ausgeschwemmt und erzeugen multiple Entzündungsherde. Die antibiotische Sanierung der Herzklappen ist schwierig.

Herpes-simplex-Enzephalitis (HSE)

Sie stellt die häufigste sporadisch auftretende Enzephalitisform dar. Obwohl das Herpesvirus, wie etwa bei rezidivierenden Lippenherpes, eine Symbiose mit dem Wirtsorganismus eingeht, kommt es gelegentlich bei Kindern und Erwachsenen zu schweren septischen Verläufen mit einer hämorrhagisch-nekrotisierenden Enzephalitis.

Das *Krankheitsbild* beginnt oft mit Bewußtseinstrübung, plötzlicher Sprachstörung oder hirnorganischen Anfällen. Die CT-Untersuchung weist häufig einen einseitigen temporalen Entzündungsherd nach. Im EEG findet sich ebenfalls häufig ein pathologischer Herdbefund. Die rasche Sicherung der *Diagnose* ist mittels PCR Untersuchung möglich. Durch die Einführung der *Behandlung* mit Aciclovir (Zovirax) konnte die hohe Anzahl von tödlich verlaufenden Herpesenzephalitiden entscheidend gesenkt werden, jedoch verlaufen auch unter dieser Behandlung 25% der Herpesinfektionen des ZNS tödlich.

Infektion mit Tollwutviren

Zu einer ebenfalls schweren zentralvenösen Erkrankung kommt es bei der Infektion mit *Lyssa-(Rabies-)* oder *Tollwutviren*. Die Ansteckung erfolgt zumeist durch Biß eines tollwütigen Hundes, Dachses, Schakals oder Fuchses.

Nach einem Inkubationszeitraum zwischen 10 Tagen und 8 Monaten klagen die Kranken zumeist über Abgeschlagenheit, Kopfschmerzen und hartnäckige Schlafstörungen; allmählich entwickeln sich starker Speichelfluß und anfallsweise Krämpfe der Schlundmuskulatur. Schließlich kommt es zu episodischen Erregungszuständen mit Toben, Schreien, Spucken und zu schlaffen Lähmungen der Augenmuskeln, der Extremitäten- und Stammmuskulatur, nach deren Eintreten die Kranken meist in wenigen Tagen sterben.

Parainfektiöse Enzephalitis

In unmittelbarem zeitlichen Zusammenhang mit *Masern, Varizellen* und *Röteln* beobachtet man zuweilen Enzephalitiden. Diese parainfektiöse Enzephalitis hinterläßt zumeist keine erheblichen Restsymptome, nur vereinzelt kommt es zur Entwicklung eines Anfallsleidens, zu bleibenden psychopathischen Ausfällen oder zu geringen neurologischen Störungen. Bei Patienten mit Immundefekten (z. B. HIV-Infektion) treten oft Infektionen mit Toxoplasmen und anderen sonst seltenen Erregern auf.

Auf das Masernvirus zurückgeführt wird die *subakute sklerosierende Panenzephalitis (SSPE),* die zumeist im Schulalter beginnt und zunächst durch psychische Auffälligkeiten gekennzeichnet ist. Die Kinder weisen einen deutlichen Leistungsknick auf und fallen durch Antriebsschwäche und erhöhte Reizbarkeit auf. Nach Monaten treten auch neurologische Störungen ins Blickfeld, die Sprache wird eintönig und gequetscht, schließlich fallen extrapyramidale Bewegungsstörungen auf. Meist kommt es zu einer fortschreitenden Bewußtseinsstörung und Tod. Vereinzelt ist auch ein Stillstand, sogar eine Rückbildung der Symptome beobachtet worden. Kausal wirksame Behandlungsmethoden sind nicht bekannt.

Akute Enzephalitisformen ohne erkennbare Erregerursache sind häufiger im Kindesalter anzutreffen. Sie eröffnen zumeist differentialdiagnostische Überlegungen im breitesten Umfang. Bleibt eine entzündliche Affektion als plausible Erklärung des Kankheitsbildes zurück, so richtet sich die Behandlung nach dem vorhandenen Syndrom, also nach der Bewußtseinslage und den neurologischen Auffälligkeiten. Zuweilen bleiben auch nach zunächst leicht erscheinenden Verläufen erhebliche intellektuelle Defekte und grobe Verhaltensstörungen zurück.

AIDS-Enzephalopathie

Die HIV (**h**uman **i**mmunodeficiency **v**irus)-Infektion führt im Rahmen von AIDS (**a**cquired **i**mmune **d**eficiency **s**yndrome) frühzeitig zu einer Enzephalitis mit bevorzugtem Befall des Hirnmarks. Diese langsam fortschreitende Entzündung ist wahrscheinlich verantwortlich für die psychischen Auffälligkeiten von AIDS-Kranken und wird als AIDS-Enzephalopathie bezeichnet.

128   Krankheiten des Gehirns und seiner Häute

Daneben kommen auch Infektionen mit dem Zytomegalievirus, dem Proto-zoon toxoplasma gondii und anderen Erregern vor, die bei normaler Immuni-tätslage nur ausnahmsweise Infektionen beim Menschen hervorrufen. Daher sollte man bei Auftreten solcher seltenen Infektionen an die Möglichkeit ei-ner HIV-Infektion denken. Bei AIDS-Kranken kommen außerdem gehäuft Tu-berkulose und Lymphome des Gehirns vor, die mit den jeweils geeigneten Medikamenten behandelt werden.

Eine sicher wirksame Therapie der HIV-Infektion und der damit verbunde-nen HIV-Enzephalitis ist nicht bekannt, möglicherweise hemmt das Azido-thymidine (Ziduvidine) die Virusvermehrung. Die Toxoplasmose-Infektion wird mit Pyrimethamin (Daraprim) und einem Sulfonamid bekämpft. Gegen die Zytomegalie-Virusinfektion wird Ganciclovir eingesetzt.

Hirnabszesse

Ebenso wie in anderen Körperregionen kommen auch im Gehirn umschrie-bene und abgekapselte Entzündungen vor. Diese Hirnabszesse entstehen entweder auf metastatischem Wege über die Blutbahn, oder die Erreger wer-den von entzündlichen Prozessen in der Nachbarschaft (Ohren, Nebenhöh-len) fortgeleitet, oder sie gelangen durch offene Schädel-Hirn-Verletzungen ins Gehirn.

Die Symptome können die gleichen sein wie bei einer Meningitis; häufig aber herrschen die Erscheinungen des raumfordernden Prozesses vor. Insbe-sondere bei älteren und abgekapselten Abszessen sind oft die Hinweise auf eine Entzündung nur gering ausgeprägt oder fehlen ganz. Krampfanfälle, He-miparesen, Stauungszeichen und Bewußtseinsstörungen lenken dann den Verdacht auf einen Tumor im Schädelinneren und geben Veranlassung zu den entsprechenden Untersuchungsmaßnahmen (Abb. **40**). Der Hirnabszeß wird vom Neurochirurgen operiert. Nachbehandlung und Pflege erfolgen in gleicher Weise wie bei anderen raumfordernden intrakraniellen Prozessen oder nach traumatischen Schäden des Gehirns.

Therapie bei Meningitiden und Enzephalitiden

Die medikamentöse Therapie von Meningitiden und Enzephalitiden ist in er-ster Linie abhängig von dem Erregernachweis. Die frühzeitige Untersuchung des Liquors in bakteriologischen und virologischen Labors erlaubt häufig die Festlegung des Erregers. Die Auswahl von geeigneten Antibiotika, oft eine Kombination mehrerer Antibiotika, erfolgt nach der bakteriologischen Emp-findlichkeitsprüfung. Bei fehlendem Erregernachweis und Verdacht auf eine bakterielle Infektion wird eine Antibiotika-Mehrfachtherapie eingeleitet, die

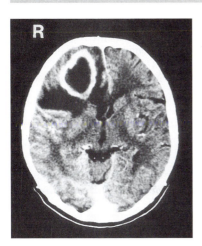

Abb. **40** Hirnabszeß rechts frontal

eine möglichst breite Wirksamkeit aufweist. Bei Verdacht auf eine Herpes-simplex-Virus-Enzephalitis ist eine Behandlung mit Aciclovir (Zovirax) so früh wie möglich durchzuführen. Andere Viruserkrankungen können oft mit Interferon behandelt werden. Für manche Virusmeningitiden (FSME) sind Schutzimpfungen möglich.

Degenerative Erkrankungen

Die degenerativen Erkrankungen des Gehirns, also jene Störungen, die auf einen Abbau oder einen Funktionsverlust der Hirnsubstanz zurückgehen, beginnen in verschiedenen Altersklassen, schreiten mehr oder minder schnell fort und machen dort, wo die psychischen Veränderungen im Vordergrund stehen, oft schon sehr frühzeitig eine Betreuung und Dauerpflege notwendig.

Alzheimer-Krankheit

Die Alzheimer-Krankheit oder Alzheimer Demenz ist wahrscheinlich die häufigste degenerative Hirnerkrankung, die mit fortschreitender Überalterung der Bevölkerung zunehmend häufiger wird.

Bei den Patienten treten zunehmende Störungen des Kurzzeitgedächtnisses und der Orientierung in Zeit und Raum auf. Oft wird eine organische Wesensänderung mit Persönlichkeitsveränderung beobachtet, außerdem treten Störungen neuropsychologischer Leistungen (Lesen, Schreiben, Rechnen) auf. Die *generalisierte Hirnatrophie* kann in CT und MRT sichtbar gemacht werden. Die Erkrankung führt zur Hilflosigkeit und Pflegebedürftigkeit. Eine Behandlung ist bislang nicht bekannt.

Pick-Krankheit

Die Pick-Krankheit beginnt meist zwischen dem 50. und 60. Lebensjahr. Es kommt zu einer *Hirnatrophie* (Hirnschwund), die vornehmlich die vorderen Hirnteile (Stirn- und Schläfenlappen) betrifft. Die Kranken bieten eine organische Wesensänderung und eine Demenz, die hier schon vor Erreichung des Greisenalters einsetzen kann und ebenso wie bei der Alzheimer-Krankheit zum Begriff der *„präsenilen Demenz"* geführt hat. Eine erfolgreiche Behandlung ist nicht bekannt. Die Kranken bedürfen schon sehr bald einer ähnlich großen Pflegeintervention wie die Alterskranken.

Extrapyramidale Erkrankungen

Parkinson-Syndrom

Das Parkinson-Syndrom, auch *Schüttellähmung* oder *Paralysis agitans* genannt, ist eine sehr häufige neurologische Erkrankung. Es ist einzuordnen in die Gruppe der degenerativen Prozesse, die mit sog. extrapyramidalen Bewegungsstörungen einhergehen.

Ursachen
Ursache des Parkinson-Syndroms ist die vorzeitige Degeneration von Zellen in der Substantia nigra des Gehirns, die zu einer Störung des Zusammenspiels der verschiedenen motorischen Leistungen führt. Diese Degeneration ist bei der idiopathischen Form der Erkrankung in der Erbanlage bedingt, bei der vaskulären Form führen chronische Durchblutungsstörungen zum Parkinson-Syndrom. Sie kann auch in der Folge von Enzephalitiden oder hypoxischen Hirnschäden auftreten. Nach Gabe verschiedener Medikamente (Neuroleptika!) kann ein medikamentös bedingtes Parkinson-Syndrom auftreten.

Symptome
Kernsymptom der Parkinson-Krankheit ist allgemeine Bewegungsverarmung. Sie betrifft die gesamte quergestreifte Muskulatur und führt zu einer

Extrapyramidale Erkrankungen 131

NEUROLOGIE

Einschränkung der Willkürbewegungen sowie der Mitbewegungen und der Ausdrucksbewegungen. Alle Grade von *Hypokinese* bis zur völligen Erstarrung *(Akinese)* kommen vor. Zusammen mit der Hypokinese kann der *Rigor* (gleichzeitige Erhöhung des Muskeltonus in Agonisten und Antagonisten) die Haltung prägen. Der Kranke geht schwerfällig mit schlurfenden kleinen Schritten. Die pendelnde Mitbewegung der Arme geht verloren. Die Bewegungsverarmung in der mimischen Muskulatur gibt als Hypomimie oder Amimie dem Kranken einen starren, teilnahmslos wirkenden Gesichtsausdruck.

Der Beginn einer Bewegung ist ebenso erschwert wie ihre willkürliche Unterbrechung oder eine Änderung der Bewegungsrichtung. Der Patient kommt nur „schwer in Gang". *Propulsion und Retropulsion* (vorwärts oder rückwärts gerichtete, oft zum Sturz führende plötzliche Bewegungen) sind die Folge fehlender reflektorischer Ausgleichsbewegungen.

Typisch ist die Haltung des Parkinson-Kranken. Der Kopf ist zwischen die Schultern eingezogen und wird bei einer Drehung von Rumpf und Schultern mitbewegt. Der Rumpf ist nach vorn geneigt, die Arme sind angewinkelt, Hüft- und Kniegelenke stehen in Beugestellung.

Die *Sprache* wird leise, monoton, kann bis zur Unverständlichkeit verändert sein. Die *Schrift* wird zunehmend kleiner, zuletzt unleserlich.

Das dritte typische Syndrom der Parkinson-Krankheit ist der *Tremor*, das Körperzittern. Die Finger führen rhythmische Bewegungen aus, bei denen Agonisten und Antagonisten sich in regelmäßiger Folge kontrahieren, als „Münzenzählen" oder „Pillendrehen" plastisch beschrieben. Es ist ein Ruhetremor der bei Anspannung und Willkürbewegungen abnimmt. Das Elektromyogramm zeigt eine charakteristische Frequenz und Verteilung der Tremoraktivität (Abb. **41**).

Schließlich treten *vegetative Störungen* beim Parkinson-Kranken auf mit vermehrtem Speichelfluß, Neigung zu Schwitzen und verstärkter Talgsekretion im Gesicht („Salbengesicht").

Echte psychotische Phänomene sind bei der Parkinson-Krankheit selten. Etwa vergleichbar der Verlangsamung der Willkürmotorik kann das Denken verlangsamt und schwerfällig sein. Die Interessen erscheinen eingeengt. *Psychische Auffälligkeiten* in Form depressiver Verstimmung, Reizbarkeit oder egozentrischen Verhaltens können aber auch eine Reaktion auf die schleichend fortschreitende Erkrankung sein oder auf die Aufmerksamkeit, die die Umgebung den Krankheitssymptomen widmet.

Therapie

Medikamentöse Therapie. Für die Behandlung des Parkinson-Syndroms steht eine Anzahl von synthetischen Präparaten zur Verfügung, die in der

132 Krankheiten des Gehirns und seiner Häute

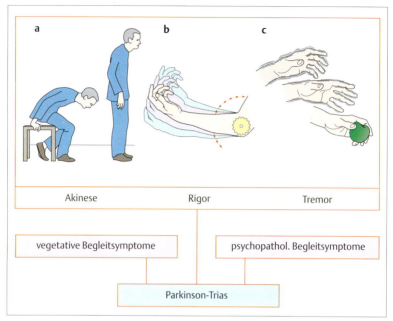

Abb. **41 a–c** Symptomatologie des M. Parkinson (nach Masuhr/Neumann)
a *Akinese.* Kranke mit Hypo- oder Akinese leiden unter einer Starthemmung. Sie können sich nur mit Mühe erheben. Auffällig ist die gebeugte, gebundene Körperhaltung und die „Schwimmflossen"-Stellung der Hände.
b *Rigor mit „Zahnrad-Phänomen".* Bei passiver Gelenkbewegung fällt neben der „wächsernen" Tonuserhöhung häufig eine rhythmische Unterbrechung des Dehnungswiderstandes auf („Zahnrad-Phänomen").
c *Ruhetremor.* Der extrapyramidale Tremor ist ein Ruhetremor, der bei gezielten Bewegungen abklingt

Lage sind, Hypokinese und Rigor zu vermindern. Der Tremor kann oft nicht befriedigend beeinflußt werden. Das L-Dopa (Lävo-**D**ihydr**o**xy**p**henyl**a**lanin) ist eine Vorstufe des im Gehirn Parkinson-Kranker in verminderter Menge vorkommenden Dopamins. Es kann vom Körper aufgenommen und in Dopamin umgewandelt werden und dann die Symptomatik beeinflussen. Zumeist werden Präparate verwendet, die L-Dopa und einen zusätzlichen Stoff (Decarboxylasehemmer) enthalten, der den Abbau von L-Dopa im Nervensystem hemmen soll. Zusätzlich werden Prolactinhemmer (z. B. Pravidel) und andere Dopamin-Agonisten eingesetzt. In der Regel wird eine Kombinationsbehandlung mit mehreren dieser Stoffe bevorzugt.

Extrapyramidale Erkrankungen **133**

Operative Therapie. Eine operative Behandlungsmöglichkeit bei einseitigen Parkinson-Syndromen ist der *stereotaktische Eingriff.* Durch Einführung einer Sonde in bestimmte Kerngebiete des extrapyramidalen Systems können Hirnzellen zerstört werden, deren Aktivität bei einer Degeneration der Substantia nigra unkontrolliert wirksam sind und Tremor und Rigor hervorrufen. In manchen Fällen ist auch die Transplantation von Nebennierengewebe von Foeten wirksam.

Physiotherapie und Pflege. Die Behandlungsmaßnahmen vermögen jedoch meist nur die Symptome zu mildern und selbst das manchmal lediglich für kurze Zeit. Daher ist die *Krankengymnastik* gerade beim Parkinson-Kranken von besonderer Bedeutung, weil sie ihm hilft, die verbliebenen Fähigkeiten so gut wie möglich auszunutzen und ständig zu trainieren. Diese Gesichtspunkte sollten auch bei der *Pflege* und *Betreuung* der Kranken ganz im Vordergrund stehen. Im Rahmen seiner Fähigkeiten muß der Patient immer wieder zur Übung aufgefordert und angeregt werden. Notwendige Hilfen müssen natürlich gegeben werden. Hat das Fortschreiten der Störungen, insbesondere Hypokinese und Rigor, zur Bettlägrigkeit geführt, droht bei den unbeweglichen Kranken vor allem das Dekubitalgeschwür.

Der Kranke soll über die chronische Natur seines Leidens aufgeklärt werden, damit er an die Behandlungsmaßnahmen keine ungerechtfertigten oder übertriebenen Hoffnungen knüpft. Für den Behandlungsplan ist seine Mitarbeit unabdingbare Voraussetzung.

Chorea Huntington

Zur Gruppe der degenerativen Erkrankungen, die mit extrapyramidalen Symptomen einhergehen, gehört als seltenere Krankheit die Chorea Huntington, nach dem ersten Beschreiber des Leidens mit dem Eigennamen bezeichnet. Sie tritt auf um das 40. Lebensjahr, ist erblich und zeigt im allgemeinen eine im CT und MRT sichtbare *Hirnatrophie.*

Hauptmerkmal der Erkrankung ist eine fortschreitende *Demenz.* Die Bewegungsabläufe der choreatischen *Hyperkinesen* sind regellos, unsystematisch, sehr rasch und ausfahrend. Grimassieren und Schmatzen sind Folge einer Beteiligung der mimischen Muskulatur. Manche Bewegungen wirken wie beabsichtigte Verlegenheitsbewegungen. Die *Sprache* wird zunehmend *dysarthrisch* und schließlich unverständlich. Im fortgeschrittenen Stadium ist der Kranke in einer anhaltenden stürmischen Bewegung und bedarf starker medikamentöser Dämpfung.

Eine erfolgreiche Behandlung der Chorea Huntington ist nicht bekannt. Die starke Bewegungsunruhe kann mit der Verordnung von Neuroleptika gedämpft werden. Patienten in fortgeschrittenen Stadien des Leidens bedürfen der ständigen Pflege.

134 Krankheiten des Gehirns und seiner Häute

■ Bewegungsstörungen vom Typ der *choreatischen Hypkerkinesen* treten selten einmal beim jungen Menschen im Zusammenhang mit rheumatischen Erkrankungen auf, dann als *Chorea minor* (Sydenham) bezeichnet. Diese Bewegungsstörungen klingen nach einiger Zeit wieder ab, ebenso wie bei der *Chorea gravidarum*, die in der Schwangerschaft oder im Wochenbett auftreten kann. ■

Torticollis dystonicus, Torsionsdystonie und andere extrapyramidale Bewegungsstörungen

Zur Vervollständigung der Reihe extrapyramidaler Störungen müssen noch der Torticollis dystonicus und die Torsionsdystonie genannt werden, daneben der sehr seltene Hemiballismus, die Athetose und die Degeneratio hepatolenticularis.

Torticollis dystonicus und Torsionsdystonien. Beide zeigen einander verwandte willkürliche *Hyperkinesen.* Es kommt zu langsamen, drehenden, schraubenden Bewegungen, die bei der Torsionsdystonie Gesicht, Rumpf und die Extremitäten ergreifen, beim Torticollis dystonicus *(spastischer Schiefhals)* auf die Hals- und Schultermuskulatur beschränkt sind; vornehmlich befallen sind dabei der M. sternocleidomastoideus und der M. trapezius. Oft verharrt der Kopf längere Zeit in einer extremen Stellung. Bei der Behandlung der Störungen wird versucht, mit dämpfenden Medikamenten diese Bewegungsabläufe zu unterbinden. Eine neue Therapiemöglichkeit besteht in der Injektion von muskellähmendem Botulinus-Toxin, das zu einer deutlichen Linderung der Symptomatik führen kann.

Ballistische Syndrome. Sie sind meist Folge kleinerer Hirninfarkte und treten überwiegend einseitig als Hemiballismus auf. Die Kranken schleudern mit Wucht die Extremitäten in weitem Bogen, und der ganze Körper wird mitgerissen. Die Kraft dieser Schleuderbewegungen birgt die Gefahr in sich, daß die Patienten sich verletzen. Deshalb ist neben einer Sedativbehandlung die Lagerung der Kranken wichtig! Am Bett müssen Seitengitter ein Herausgeschleudertwerden vermeiden, und alle Teile des Bettes sind dick zu polstern.

Athetotische Hyperkinesen. Sie sind sehr häufig Folge eines frühkindlichen Hirnschadens, sind langsam, wurmförmig drehend und befallen meist nur die Extremitätenenden, wo häufig Gelenkveränderungen als Folge der abnormen Bewegungen auftreten (Abb. **42**). Hier findet sich dann die typische „Bajonettstellung" der Finger. Die Willkürbewegungen sind durch die Hyperkinesen gestört, die Sprache ist oft undeutlich bis zur Unverständlichkeit.

Degeneratio hepatolenticularis. Sie entwickelt sich bei einer seltenen erblichen Störung im Kupferhaushalt des Körpers. Die meist vor dem 20. Lebens-

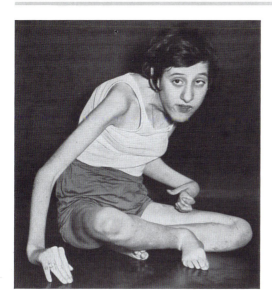

Abb. **42** Beidseitige Athethose nach frühkindlicher Hirnschädigung (aus W. Scheid, Lehrbuch der Neurologie, 5. Aufl. Thieme, Stuttgart 1983)

jahr beginnende Erkrankung, auch als Morbus Wilson bezeichnet, führt zu einer *Leberzirrhose,* zu einer *Pigmentablagerung in der Hornhaut* des Auges und zu *extrapyramidalen Bewegungsstörungen.* Die *Hyperkinesen* dieser Krankheit sind nicht einheitlich; manchmal ähneln sie den choreatischen, athetotischen Formen oder einem Parkinson-Syndrom. Psychische Störungen nach Art einer körperlich begründbaren Psychose können die Erkrankung begleiten. Die Behandlung erfolgt mit Penicillamin und Diät.

Frühkindliche Hirnschädigungen und Mißbildungen des Gehirns

Während der Entwicklung des Kindes im Mutterleib können mannigfache Schädigungen auftreten, die unter anderem auch die Entwicklung des Gehirns beeinträchtigen. Schwere Schäden führen oft bereits zur Fehlgeburt oder zur Totgeburt, Teilschädigungen, die noch mit dem Leben vereinbar sind, hinterlassen mehr oder weniger ausgeprägte Defekte, die sowohl die körperliche als auch die geistig-seelische Entwicklung beeinträchtigen. Einen Überblick über die Schäden und Schädigungsmöglichkeiten während der intrauterinen Entwicklung, unter der Geburt und in der frühen Kindheit vermittelt Tab. **6**.

Tabelle 6 Wichtigste Schädigungen des Nervensystems vor der Geburt und während der ersten Lebensjahre (aus Scheid, W.: Lehrbuch der Neurologie, 5. Aufl. Thieme, Stuttgart 1983)

Ursachen		Folgen
Röntgen- und Radiumstrahlen, Mutationen unbekannter Herkunft		1. *Erbschäden* (Chromosomen- und Genveränderungen in der Aszendenz)
Anoxie (Störungen des mütterlichen, des plazentaren oder fetalen Kreislaufs)	genitale Erkrankungen und Rückbildungsvorgänge	2. *Pränatale (intrauterine) Schädigungen*
Hormon- und Stoffwechselstörungen		a) Gametopathien (Schädigung der Gameten während der Entwicklung bis zur Befruchtung)
Mangelzustände		
Röntgen- und Radiumstrahlen		
Schwangerschaftstoxikosen	Röteln, Zytomegalie	b) Embryopathien (Schädigung während der ersten 3–4 Schwangerschaftsmonate)
Intoxikationen		
Abtreibungsversuche	Toxoplasmose, Lues Listeriose, Tuberkulose, Malaria, Zytomegalie, lymphozytäre Choriomeningitis	c) Fetopathien (Schädigung während der letzten 5–6 Schwangerschaftsmonate)
mechanische Schädigungen		
Anoxie, mechanische Schädigungen (Tentoriumriß, epi- und subdurales Hämatom, Rißblutung der großen Venen), Stauungsblutung in die Hirnsubstanz		3. *Schädigung durch die Geburt*
Kernikterus, Infektionen (Meningitis, Enzephalitis, Keuchhustenzephalopathie), Hirnembolie, Intoxikationen, alimentäre Schäden, Röntgen- und Radiumstrahlen, Schädel-Hirn-Traumen		4. *Postnatale Schädigungen* bis zum 3.–4. Lebensjahr

Frühkindliche Hirnschädigungen und Mißbildungen des Gehirns 137

Die erschwerte psychische Entwicklung bei den angeborenen und früherworbenen Störungen des Gehirns und ihre Auswirkungen auf die soziale Integration ist im wesentlichen im psychiatrischen Teil dieses Buches dargestellt. Hier soll im folgenden nur über die körperlichen Symptome berichtet werden.

Mißbildungen des Gehirns

Unter den verschiedenen Mißbildungen fallen durch Abweichung des Größenwachstums des Gehirns vor allem die *Mikrenzephalie* und *Megalenzephalie* (zu kleines oder zu großes Gehirn) auf. Schon die besonders kleine oder große Schädelform läßt bei der Begegnung mit diesen Kindern einen entsprechenden Verdacht aufkommen. Die Leistungseinschränkungen liegen vorwiegend auf intellektuellem Gebiet.

Bei den Spaltbildungen des Schädels können Anteile der Hirnhöhlen oder auch des Gehirns außerhalb der Schädelkapsel liegen *(Zephalozelen).* Größere Hirnbrüche führen zu Lähmungen und oft auch zu epileptischen Anfällen. Zumeist wird man bei solch einem *Hirnvorfall* rasche neurologische Hilfe in Anspruch nehmen müssen.

Zerebrale Kinderlähmung

Je nach dem Zeitpunkt des Schadenseintritts und der Lokalisation entstehen recht unterschiedliche Defektsyndrome, deren Gemeinsamkeit nur darin liegt, daß das sich noch entwickelnde Gehirn betroffen wurde. Daraus ergeben sich unter anderem Besonderheiten in der motorischen Entwicklung.

Klinisches Bild

Bei umschriebener Schädigung einer Hirnhälfte entsteht die *hemiplegische Form,* die eine weitgehende Ähnlichkeit mit der Hemiparese der Erwachsenen erkennen läßt. Auf die frühkindliche Entstehung weisen jedoch ein Wachstumsrückstand der geschädigten Seite und eine weitgehende Funktionsübernahme durch die gesunde Körperseite hin.

Wesentlich häufiger findet sich die schon von dem englischen Kinderarzt W. Little beschriebene *paraplegische Form* mit starker spastischer Gehbehinderung und leidlichem Handgeschick, auch als zerebrale Kinderlähmung, Cerebral palsy (engl.) oder Diplegia spastica infantilis (Morbus Little) bezeichnet. Außerordentlich behindert sind Kinder mit ausgedehnten beiderseitigen Schäden im Sinne der *tetraplegischen Form.* Sie bedürfen oft über viele Jahre hinweg erheblicher pflegerischer Hilfen und erlernen die üblichen Kulturtechniken nur spät und unvollständig.

138   Krankheiten des Gehirns und seiner Häute

Als besonderes Bewegungsmuster bei frühkindlichen Hirnschädigungen sind schließlich *Athetosen* und *choreatische Hyperkinesen* zu erwähnen, die teils in Verbindung mit spastischen Lähmungen, teils ohne wesentliche Spastik die Koordinationsleistungen der Kinder erheblich verschlechtern und im Hinblick auf die Beteiligung der mimischen Muskulatur auch das Ausdrucksvermögen weitgehend prägen (Abb. **42**).

Neben dem allgemeinen Entwicklungsrückstand und der verzögerten motorischen Entwicklung finden sich bei frühkindlichen Hirnschädigungen häufig zusätzlich Einschränkungen der Sinnesleistungen, der Sprachentwicklung und oft Epilepsien.

Therapie bei frühkindlichen Hirnschädigungen

Im Hinblick auf die entstandenen Hirnnarben ist eine Kausalbehandlung nicht möglich. Neurochirurgische Eingriffe sind lediglich bei einer Liquorzirkulationsstörung (Hydrocephalus internus occlusus) und bei anderweitig unbeherrschbaren epileptischen Anfällen angezeigt. Mit Hilfe stereotaktischer Eingriffe lassen sich manche Formen der Athetose günstig beeinflussen. Bei erheblichen spastischen Kontrakturen muß zuweilen durch Sehnenverlängerung sowie durch Muskel- und Nervendurchtrennung eine günstigere Ausgangssituation für Steh- und Gehübungen erreicht werden.

Die entscheidende Behandlung liegt jedoch heute in der Kombination neurophysiologisch orientierter Bewegungsübungen und heilpädagogischer Förderung in sozialpädiatrischen Zentren, Sonderkindergärten und Sonderschulen.

Inhalte der Therapie sind:

1. funktionelle Übungsbehandlung,
2. Krankengymnastik, Beschäftigungstherapie, logopädische Behandlung,
3. Versorgung mit Hilfsmitteln,
4. operative Behandlung,
5. pädagogische Förderung (Sonderschulen etc.)

Krankheiten von Gehirn und Rückenmark

Die **Lues (Syphilis)** ist eine immer noch häufige Geschlechtskrankheit. Die Diagnose kann nur aus Blut und Liquor mit serologischen Tests gestellt werden. Die vielfältige Symptomatik kann fast jede neurologische Störung simulieren, daher ist bei jedem neurologischen Patienten eine Untersuchung auf Lues durchzuführen. Bei frühzeitiger Behandlung ist die Lues meist auszuheilen.

Die Infektion mit der Spirochäte Borrelia burgdorferi **(Borreliose)** wird durch Zeckenbisse übertragen. In der Frühphase kommt es zu Hauterscheinungen, die später durch mannigfaltige neurologische Ausfälle gefolgt werden. Hierzu gehören meningitische Erscheinungen und schmerzhafte, meist umschriebene periphere Lähmungen. Im Spätstadium kann ein der multiplen Sklerose sehr ähnliches zentralnervöses Krankheitsbild auftreten. Der Verlauf der Erkrankung ähnelt sehr der ebenfalls durch Spirochäten verursachten Lues. Die Therapie erfolgt mit Rocephin oder Penizillin.

Die **multiple Sklerose** stellt eine der häufigsten Erkrankungen des Nervensystems dar. Die Erkrankung ist bei Frauen deutlich häufiger und beginnt meist im jüngeren Erwachsenenalter. Typisch ist ein schubförmiger Verlauf, beginnend mit einseitigen Sehstörungen (Sehnervenentzündung, Retrobulbärneuritis) oder flüchtigen Lähmungserscheinungen, Gefühls- oder Koordinationsstörungen. Im langjährigen Verlauf kann es zu zunehmender Behinderung durch Geh- und Koordinationsstörungen kommen. Etwa ein Drittel der Patienten erleiden längerfristig eine belangvolle Behinderung, bei etwa 10%

der Kranken kommt es zu einer schweren Behinderung mit Gehunfähigkeit und schließlich Bettlägerigkeit. Akute Schübe können oft erfolgreich mit hochdosierten Kortisonpräparaten beeinflußt werden. Zur Verminderung von neuen Schüben werden Interferonpräparate eingesetzt. Eine Heilung der multiplen Sklerose ist bisher nicht möglich.

Poliomyelitis

Die Poliomyelitis, die spinale Kinderlähmung, wird durch Viren hervorgerufen, die in 3 Stämme eingeteilt werden können. Bis in die Mitte dieses Jahrhunderts traten große Epidemien auf, die durch großangelegte Impfaktionen weitgehend beseitigt wurden. Auch heute tritt die Erkrankung in Afrika und Asien auf und wird gelegentlich von Reisenden eingeschleppt.

Symptome
Nach einer Inkubationszeit von 5–35 Tagen kommt es zunächst zu einem Infekt der oberen Luftwege oder einer Durchfallerkrankung. Nach Abklingen dieser Erscheinungen kommt es zu Fieber, Nackensteifigkeit und Muskelschmerzen, die von schweren Lähmungen gefolgt sind, welche bis zur Beatmungspflichtigkeit führen können.

Therapie und Pflege
Eine wirksame Kausalbehandlung der einmal ausgebrochenen Poliomyelitis ist nicht bekannt. Die klinischen Maßnahmen sind daher ausschließlich darauf gerichtet, die weitere Ausbreitung der Erkrankung zu verhüten und Komplikationen möglichst zu verhindern. Aus seuchenpolitischen Gründen muß der Poliokranke in einer Infektionsstation isoliert werden. Die Krankheit – auch bereits der Verdacht – ist meldepflichtig.

Vorbeugung
Mit Einführung der *Schluckimpfung* ist die Poliomyelitis schlagartig zurückgegangen. Bei der Schluckimpfung werden abgeschwächte Poliomyelitisviren aller drei Stämme eingenonmmen und bewirken im Körper eine *aktive Immunisierung*. Ein solcher Impfschutz kann nur dann vollständig sein, wenn jeder – möglichst in den ersten Lebensjahren – an der Schluckimpfung teilnimmt.

Beachte: Bei zurückgehendem Impfschutz der Bevölkerung ist mit dem erneuten Auftreten der Poliomyelitis zu rechnen.

Gürtelrose (Zoster)

Der Zoster ist eine Viruserkrankung, deren Erreger mit dem *Varizellenvirus* (Windpocken) identisch ist. Bevorzugt befallen werden Menschen des mittleren und höheren Lebensalters. Die Einordnung dieser Bläschenerkrankung der Haut und der Schleimhäute unter die Nervenkrankheiten ist durch die entzündliche Affektion der Spinalganglien des Rückenmarks und der das Mark umgebenden Häute gerechtfertigt.

Klinisches Bild

Die Erkrankung kündigt sich zumeist durch nur geringfügige Störungen des Allgemeinbefindens und durch eine leichte Temperaturerhöhung an. Es folgen oft recht heftige, reißende oder brennende *Schmerzen* im Vesorgungsgebiet der befallenen Nervenwurzel (Segment), selten in mehreren benachbarten Segmenten. Innerhalb von Stunden oder wenigen Tagen schießen dann *Bläschen* in kleinen Gruppen auf, die mit einer klaren Flüssigkeit gefüllt sind. Nach Eintrübung des Bläscheninhalts bildet sich schließlich über dem Epitheldefekt Schorf, der später abfällt und eine weißliche Narbe hinterläßt.

Häufig ist der Zoster im Bereich der Brustsegmente lokalisiert, seltener sind Arme oder Beine betroffen; besonders unangenehm ist die Zosterlokalisation im Bereich der Hirnnerven. So kommt es bei einem Bläschenbefall im Versorgungsgebiet des 1. Trigeminusastes oft zu einer Mitbeteiligung des Auges im Sinne der Keratitis, der Iritis oder einer Neuritis nervi optici. Der *Zoster oticus* geht zumeist mit Gleichgewichtsstörungen, einer Hörminderung, heftigem Ohrensausen und einer Fazialislähmung einher.

Selbst nach Abheilung der Hauterosionen bleiben manchmal motorische Ausfälle und Sensibilitätsstörungen als Folge einer Zosterneuritis noch viele Wochen bestehen.

Therapie

Möglichst frühzeitig nach Diagnosestellung sollte eine Behandlung mit Acyclovir (Zovirax) durchgeführt werden. Während des akuten Bläschenstadiums des Zoster sollte eine Sekundärinfektion schon aus kosmetischen Gründen möglichst vermieden werden. Im Gefolge der Infektion kann es zu schweren Schmerzen im Sinne einer Post-Zoster-Neuralgie kommen, die medikamentös nicht immer befriedigend zu behandeln ist.

142 Krankheiten von Gehirn und Rückenmark

◼◼◼ Tetanus

Der Wundstarrkrampf (Tetanus) ist nicht nur in der Kriegschirurgie eine gefürchtete Komplikation bei verschmutzten und mit ausgedehnten Gewebszerfetzungen verbundenen Verwundungen, sondern kann sich auch nach harmlos erscheinenden Stichverletzungen und Schrunden entwickeln. Selbst nach Aborten und Spontangeburten sind Starrkrampfinfektionen beobachtet worden. Der Erreger, das *Clostridium tetani*, ist vor allem im Erdreich, besonders im Humus, zu finden und vermehrt sich im Wundbereich unter Sauerstoffabschluß.

◼ Das *Tetanustoxin* dringt auf dem Blutwege in das Nervensystem ein und führt dort zu einer Erregbarkeitssteigerung an den Schaltstellen der motorischen Nerven, welches klinisch und elektromyographisch nachgewiesen werden kann. ◼

Klinisches Bild

Nach einer Inkubationszeit von 8 Stunden bis mehreren Wochen treten zunächst *uncharakteristische Allgemeinerscheinungen* in Form von Mattigkeit, Kopfschmerzen, Erbrechen und Schwitzen auf. Die für die Erkrankung typischen *Muskelkrämpfe* beginnen häufig im Bereich des Kiefers und der Halsmuskulatur. Die Verkrampfung der Gesichtsmuskeln führt zu einer Veränderung des mimischen Ausdrucks, der als *Risus sardonicus* (grimmiges Lachen) bezeichnet wird. Die Krämpfe in der Nacken- und Rückenmuskulatur *(Opisthotonus),* in der Muskulatur des Stammes und der Extremitäten vervollständigen das Krankheitsbild, das allerdings erhebliche Intensitätsschwankungen aufweist. Schon geringfügige Außenreize verstärken oft die Muskelkrämpfe, so daß unter brettharter Spannung der Interkostalmuskeln und der Bauchdecke die Atmung erheblich erschwert wird. Die Letalität konnte durch die verbesserten pflegerischen Maßnahmen von über 50% auf 30–40% gesenkt werden.

Therapie und Pflege

Eine Kausalbehandlung des ausgebrochenen Wundstarrkrampfes ist nicht bekannt. Eine *Wundausschneidung* wird zumeist gefordert, um die weitere Ausschwemmung von Toxinen zu verhindern. Hohe *Tetanusantitoxingaben* von 10 000–15 000 IE pro kg Körpergewicht werden gegeben. Wichtig ist die *Simultanimpfung,* bei der gleichzeitig Tetanusserum und Tetanusimpfstoff verabreicht werden. Zur Senkung des Muskeltonus wird Lioresal intravenös oder ins Nervenwasser (intrathekal) verabreicht. Die Pflege des Tetanuskranken sollte möglichst in einer abtrennbaren Abteilung der Intensivpflegestation erfolgen.

Die entscheidende Therapie besteht in einer der Krampfneigung angepaßten *Sedierung* mit Neuroleptika; bei schweren Verläufen sind im Krampf zusätzlich Muskelrelaxantien oder Kurznarkotika erforderlich. Dabei ist oft künstliche Beatmung notwendig. Die Gefahr der Druckgeschwürbildung bei starker Sedierung ist besonders groß.

Die Krankheitsdauer bei den Überlebenden schwankt zwischen 2 und 7 Wochen; Kranke in jüngerem Lebensalter und mit relativ langer Inkubationszeit haben die günstigere Prognose. Wer je Gelegenheit hatte, den dramatischen Kampf auf Leben und Tod am Bett eines Tetanuskranken mitzuerleben, wird sicherlich den einzig möglichen Schutz, die *rechtzeitige aktive Immunisierung*, umgehend bei sich selbst verwirklichen!

Luische Erkrankungen des Nervensystems

Die Lues (Syphilis) wird durch die Bakterie Spirochaeta pallida (oder Treponema pallidum) ausgelöst. Die Übertragung erfolgt fast ausschließlich durch Haut- und Schleimhautkontakt im Genitalbereich beim Geschlechtsverkehr. Auf dem Blutwege über den Fetalkreislauf kann eine luesinfizierte Mutter die Erkrankung in der Schwangerschaft auf das Kind übertragen. Eine solche *konnatale Syphilis* (angeborene Syphilis) sollte frühzeitig erkannt werden, um durch rasche Behandlung ernsthafte Dauerschäden zu vermeiden.

Man unterscheidet 4 Stadien der Erkrankung:

1. *Primärperiode* (Ausbildung des Primäraffektes mit Beteiligung der Lymphbahnen 6 Tage bis 7 Wochen nach der Infektion);
2. *Sekundärperiode* (Auftreten des Exanthems und einer generalisierten Lymphknotenbeteiligung 8–12 Wochen nach der Infektion);
3. *Tertiärperiode* (chronische Hautulzerationen, Granulationsbildung im Bereich des Gefäßsystems, der inneren Organe, des Skeletts und des Zentralnervensystems 3 Monate bis zu vielen Jahren nach der Infektion);
4. *Spätstadium* (chronische Entzündung des Gehirns und/oder des Rückenmarks – Paralyse, Tabes – zwischen 8 und 20 Jahren nach der Infektion).

Diagnose

Die Diagnose kann während der Primärperiode durch Abstriche aus dem Primäraffekt gestellt werden. Nach dieser Zeit wird der TPHA (Treponema-Pallidum-Hämagglutinations)-Test im Blut positiv und bleibt auch nach erfolgreicher Behandlung und Beschwerdefreiheit lebenslang nachweisbar. Dieser Test belegt also nur eine stattgehabte Luesinfektion. Der VDRL (**v**enereal **d**isease **r**esearch **l**aboratory)-Test dagegen ist quantitativ auswertbar und entscheidet über die Behandlungsbedürftigkeit der Infektion.

144 Krankheiten von Gehirn und Rückenmark

Da die Lues eine äußerst mannigfaltige Symptomatik erzeugen kann, die nicht von anderen Ursachen abgegrenzt werden kann, muß bei jeder neurologischen Symptomatik nach einer Luesinfektion gesucht werden. Die Syphilis ist meldepflichtig.

Eine Infektion des Nervensystems wird durch Untersuchung des Liquors erfaßt. Jede durch serologische Untersuchung von Blut oder Liquor gesicherte Luesinfektion muß mit einer ausreichend hohen Dosis von Penizillin G behandelt werden. Kontrollen von VDRL und anderen serologischen Tests können die Ausheilung der Infektion belegen.

Frühsyphilitische Meningitis

Schon in der Sekundärperiode der Infektion kann es gelegentlich durch hämatogene Aussaat zu einem Befall der Meningen kommen. Diese frühsyphilitische Meningitis führt zu Nackensteifigkeit, Fieber, epileptischen Anfällen und gelegentlich zu Hirnnervenausfällen oder Hemiparesen. Die Diagnose wird durch die obengenannten serologischen Untersuchungen in Blut und Liquor gestellt.

Therapie

Die rasche Einleitung einer Penizillinbehandlung bessert das Krankheitsbild oft schon in wenigen Tagen und führt in der Regel zu einer defektfreien Heilung. Nur ausnahmsweise bleiben Hirnnervenausfälle oder eine Hemiparese zurück.

Lues cerebrospinalis

In der Tertiärperiode werden recht unterschiedliche neurologische Krankheitsbilder beobachtet. Sie lassen sich nach den wesentlichen Syndromen in drei Gruppen einteilen, nämlich die *meningitische* Form, die *vaskuläre* Form und die *granulomatöse* Form.

Meningitische Form

Das klinische Bild der meningitischen Form entwickelt sich in der Regel schleichend, häufig unter den Symptomen der *intrakraniellen Drucksteigerung.* Kopfschmerzen, Erbrechen und Schwindel sind vielfach mit psychopathologischen Auffälligkeiten im Sinne des Antriebsverlustes und der Affektlabilität gekoppelt. Das Auftreten von Stauungszeichen am Augenhintergrund, von Gesichtsfeldausfällen durch Druck auf die Sehnervenkreuzung und von endokrinen Störungen durch eine Beeinträchtigung des Hypophy-

Luische Erkrankungen des Nervensystems **145**

sen-Zwischenhirn-Systems sowie Hörstörungen, Lähmungen der mimischen Muskulatur und der Augenmuskeln deuten auf eine vorwiegend an der Hirnbasis gelegene chronische Entzündung der Hirnhäute hin. Schließlich kann auch eine durch diesen Prozeß eingeengte Blutversorgung zu umschriebenen Ausfällen der Motorik, der Sensibilität und der Sprache Anlaß geben.

Vaskuläre Form

Die vaskuläre Form der Lues cerebrospinalis beginnt oft recht dramatisch mit einer plötzlichen *Hemiparese* als Folge eines einseitigen entzündlichen Verschlusses der A. cerebri media. Das klinische Bild unterscheidet sich im Prinzip nicht von einem durch einen arteriosklerotischen Gefäßverschluß bedingten Durchblutungsschaden (S. 98 ff.), betrifft aber zumeist Menschen im jüngeren oder mittleren Lebensalter. Auch ohne spezifische Therapie bilden sich die Ausfälle zuweilen rasch zurück, neigen aber zum Wiederauftreten, bis aufgrund der eindeutigen Liquorbefunde mit positiven Luesreaktionen die Ursache geklärt wird und die Kausalbehandlung einsetzen kann.

Therapie und Pflege

Auch die vaskuläre Form der Lues reagiert prompt auf eine hochdosierte Penizillinkur. Wie weit sich die entstandenen neurologischen Ausfälle zurückbilden, hängt vom Umfang der eingetretenen Zellschädigung ab. Die erforderlichen pflegerischen Maßnahmen entsprechen im übrigen dem Standardpflegeplan bei zerebralen Durchblutungsstörungen anderer Genese.

Granulomatöse Form

Bei der granulomatösen Form der Lues cerebri führt die Entwicklung eines spezifischen Granulationsgewebes (Gumma) innerhalb der Schädelkapsel im klinischen Bild zu ähnlichen Auffälligkeiten, wie sie bereits im Kapitel über die Hirntumoren dargestellt wurden (S. 108). Wenn jedoch der sich meist langsam entwickelnde *Hirndruck* noch hinreichend Zeit zur vollständigen Liquoruntersuchung läßt, führt die Penizillinbehandlung zu einer raschen Einschmelzung des Granulationsgewebes und damit auch zur Rückbildung der klinischen Erscheinungen.

Spinale Formen der Lues in der Tertiärperiode

In der Tertiärperiode der Lues kann es gelegentlich zu einem isolierten Befall der Rückenmarksgefäße kommen. Dies führt zu einer rasch zunehmenden Querschnittslähmung, die sich in ihrer Symptomatik nicht von arteriosklerotischen Rückenmarksprozessen unterscheidet. Die Liquoruntersuchung beweist die Luesinfektion.

Therapie und Pflege

Sobald durch die Liquoruntersuchung die Genese der Rückenmarksschädigung aufgehellt wurde, muß die schon mehrfach erwähnte Penizillinkur eingeleitet werden. Manchmal bildet sich unter dieser Kausalbehandlung das Querschnittssyndrom überraschend gut zurück, bleibende Ausfälle durch die zu Beginn der Erkrankung entstandenen anoxämischen Zellschäden sind jedoch häufig. Die pflegerische Aufgabe richtet sich in den ersten Tagen und Wochen vor allem auf die Verhütung der *typischen Komplikationen bei Querschnittslähmungen,* nämlich auf die Vermeidung von Druckgeschwüren, Harnwegsinfektionen und Kontrakturen.

Spätstadien

Bei ungünstiger Immunitätslage kann sich aus der Lues latens liquorpositiva sowohl nach konnataler (angeborener) als auch nach individueller Infektion eine spezifische Enzephalitis oder Myelitis entwickeln, die wir bei vornehmlichem Rückenmarksbefall als *Tabes,* bei vorwiegendem Hirnbefall als *Paralyse* und bei gemischten Krankheitszeichen als *Paralyse mit Hinterstrangserscheinungen* bezeichnen. Die Entwicklungsdauer dieser Erkrankungen nimmt oft Jahrzehnte in Anspruch. Selbst bei stürmischen Verläufen sind eindeutig klassifizierbare Krankheitsbilder nicht früher als 3 Jahre nach der primären Infektion beobachtet worden.

Tabes

Die Tabes befällt vorwiegend die Hinterstrangregion des Rückenmarks.

Symptome

Die häufigsten diagnostisch wichtigen Symptome der Tabes sind die *Pupillenstörung* und der *Verlust der Sehnenreflexe* an den unteren Gliedmaßen. Vom Kranken selbst werden zunächst vielfach heftige, sogenannte lanzinierende Schmerzen bemerkt, die meist anfallsweise auftreten und an verschiedenen Stellen lokalisiert sind. Ferner bemerkt der Kranke das Auftreten einer Gangunsicherheit (Ataxie) und eine Harnverhaltung, die bei Männern oft fälschlicherweise auf eine Prostatahypertrophie bezogen wird. Daneben können eine Kältehyperpathie der Haut, analgetische Inseln und eine verzögerte Schmerzleitung bestehen. Unter den selteneren Krankheitszeichen sind die Sehnervenatrophie und schwere Veränderungen der Gelenke im Sinne der tabischen Arthropathie zu erwähnen.

Luische Erkrankungen des Nervensystems   147

NEUROLOGIE

Paralyse

Die für den Kranken einschneidende luische Späterkrankung ist zweifellos die durch Spirochäten bedingte *Enzephalomeningitis*, die Paralyse. Hier ist vor allem das Frontalhirn befallen.

Symptome

Das klinische Bild beginnt oft schleichend mit einem geistigen und körperlichen Leistungsabfall, seltener mit epileptischen Anfällen oder flüchtigen Hemiparesen. Im weiteren Verlauf ist der Verfall des sprachlichen Ausdrucks (Dysarthrie) recht charakteristisch. Schwierige Testsätze können nicht mehr fehlerfrei artikuliert werden. Während ein Teil der Kranken zunehmend im Antrieb verarmt und schließlich teilnahmslos herumsitzt, fallen andere durch völlige Fehleinschätzung der Lage („Größenwahn") auf.

Unter den neurologischen Zeichen ist die schon bei der Tabes erwähnte Pupillenstörung bei der Hälfte der Fälle von besonderem diagnostischem Wert. Für die Diagnose entscheidend sind wiederum die positiven spezifischen Luesreaktionen in Blut und Liquor.

Therapie und Pflege bei Tabes und Paralyse

Tabes. Wie bei den bereits besprochenen luischen Erkrankungsformen steht auch bei der Tabes die Kausalbehandlung an erster Stelle. Sie muß bis zur Sanierung des Liquors fortgesetzt werden. Die übrige Behandlung und Pflege richtet sich nach den führenden Symptomen. Besondere Aufmerksamkeit muß der *Blasenstörung* zugewendet werden. Um eine Überdehnung des Blasenmuskels zu vermeiden, wird man zunächst regelmäßig unter sterilen Bedingungen katheterisieren müssen und an diese Notversorgung ein Blasentraining mit normierten Trinkzeiten und Entleerungsintervallen anschließen, wie es sich bei den Blasenstörungen nach Querschnittslähmungen bewährt hat. Bei *ataktischen Störungen* ist eine krankengymnastische Übungsbehandlung erforderlich; zuweilen wird man auch auf die Dauer die Anpassung von Gehhilfen (Handstock, Vierbeinstock oder Rollator) empfehlen müssen. Durch *Sehnervenatrophie* erblindete Kranke müssen eine Blindenschulung und entsprechende Hilfen erhalten.

Paralyse. Auch bei der Paralyse gilt heute die Penizillinbehandlung als Methode der Wahl. Oft bessert sich das psychiatrische Bild bereits während der ersten und zweiten Kur beträchtlich, wenngleich zumeist ein Defektsyndrom im Sinne der *organischen Wesensänderung* verbleibt. Gerade die Feinstruktur der Persönlichkeit erscheint vergröbert und abgeflacht, so daß sowohl im beruflichen Bereich als auch in der Rollenverteilung im Familienleben Anpassungshilfen vonnöten sind. Die Beobachtung des Verhaltens auf der Krankenstation kann hierfür wichtige Hinweise liefern. Nicht selten wird die Einrich-

148   Krankheiten von Gehirn und Rückenmark

tung einer Pflegschaft oder die Bestellung eines Betreuers zum Schutz des Kranken notwendig.

Borreliosen

Hierunter fallen eine Reihe neurologischer und auch dermatologischer Krankheitsbilder, denen allesamt eine durch Zecken- oder Läusebiß übertragene Borrelieninfektion als Entstehungsursache gemeinsam ist.

Im folgenden sollen zwei der durch Zeckenbiß (Zeckenborreliosen) verursachten neurologischen Krankheitsbilder besprochen werden.

Meningopolyneuritis Bannwarth

Durch Biß (bzw. Stich) der Zeckenart Ixodes ricinus (Holzbock), die in verschiedenen Waldgebieten Mitteleuropas heimisch ist, kann die Borrelia burgdorferi auf den Menschen übertragen werden. Die Zecke ist der natürliche Wirt für die Borrelie, die mit dem Erreger der Syphilis, der Spirochäte, eng verwandt ist.

Symptome

Einige Tage bis Wochen nach dem Biß stellt sich ein etwa handtellergroßer, überempfindlicher und geröteter Hautbezirk ein. Diese Hauterscheinungen breiten sich aus und können an mehreren Körperstellen auftreten. Man spricht von einem wandernden Exanthem (Erythema chronicum migrans). Bald stellen sich hartnäckige Schmerzen ein, die zumeist, aber keineswegs immer, in der Region der Hauterscheinungen gelegen sind. Neurologische Ausfallerscheinungen folgen nach einigen Tagen. Häufig sind Hirnnervenlähmungen, besonders Fazialisparesen, oder schlaffe Gliedmaßenlähmungen anzutreffen. Oft kommt es zu schmerzhaften, radikulär anmutenden Ausfällen (Polyneuritis vom Multiplex-Typ), die mit einem radikulären Syndrom bei Bandscheibenvorfällen verwechselt werden können. Bei einem Großteil der Patienten tritt eine Meningitis mit Nackensteife, Übelkeit, Brechreiz und Lichtscheu auf.

Im Blutserum finden sich hohe Antikörpertiter gegen Borrelien. Der lumbal entnommene Liquor zeigt eine lymphozytäre Zellzahlerhöhung und eine Eiweißvermehrung, daneben Zeichen einer Produktion von Antikörpern gegen die Borrelien im Zentralnervensystem. Die neurologischen Auffälligkeiten bilden sich meist nach 1–3 Monaten zurück.

Therapie

Eine Behandlung mit Rocephin oder Penizillin führt in der Regel zu einem raschen Rückgang der Meningitis und der Schmerzen. Bei Penizillinallergie kann auch eine Behandlung mit Tetrazyklinen zum Erfolg führen.

Progressive Borrelien-Enzephalomyelitis

Bei einigen Kranken mit unbehandelten Borrelieninfektionen treten Monate bis Jahre nach der Erythema-chronicum-migrans-Krankheit und der Polyneuritis auch zentralnervöse Krankheitszeichen auf; es kommt zu oft fortschreitenden spastischen Lähmungen als Zeichen einer chronischen Borrelien-Enzephalomyelitis. Im Serum wie im Liquor sind erhöhte Antikörpertiter gegen Borrelien nachweisbar. Oft kann auch hier eine wiederholt durchgeführte Penizillinkur eine Besserung der Krankheitszeichen herbeiführen. Die Borrelien-Antikörpertiter zeigen dann einen langsam abfallenden Verlauf.

Multiple Sklerose (Encephalomyelitis disseminata)

Die multiple Sklerose ist eine Erkrankung mit herdförmigem Zerfall von Markscheiden im Zentralnervensystem. Die Demyelinisierungsherde sind von entzündlichen Veränderungen des Gewebes umgeben. Ihre multilokuläre Aussaat über Gehirn und Rückenmark erklärt die vielgestaltige Symptomatik. Weitgehend sklerotisch vernarbte Herde haben zu der Bezeichnung *multiple Sklerose* (MS) Anlaß gegeben, die vor allem in den verschiedenen Laienorganisationen namengebend geworden ist. Im klinischen Alltag werden die Bezeichnungen Multiple Sklerose und Encephalomyelitis disseminata synonym gebraucht.

Obwohl die Encephalomyelitis disseminata zu den häufigsten organischen Nervenkrankheiten zählt, ist unsere Kenntnis über ihre Entstehungsbedingungen noch sehr begrenzt. Jüngere Erwachsene sind besonders von der Erkrankung betroffen, während ein Befall im Kindesalter und jenseits des 60. Lebensjahres nur ausnahmsweise beobachtet wird. Frauen sind deutlich häufiger betroffen als Männer. Die geoneurologische Forschung hat eine besondere Häufung der Erkrankung in den USA und in Europa, vor allem in den

150 **Krankheiten von Gehirn und Rückenmark**

nördlichen Regionen, ermitteln können, während sie in Ostasien und in den südlichen Ländern Europas und Amerikas seltener ist. Selbst in einem Lande mit erheblichem Einwandererzustrom (Israel) erkranken Zuwanderer aus nördlichen Ländern signifikant häufiger als die Einwanderer aus Südeuropa, Afrika und Südamerika.

Ursachen

Einige Befunde deuten auf eine Viruserkrankung hin. Ein zweifelsfreier Nachweis von Erregern oder Antikörpern ist allerdings bisher nicht gelungen. Die Allergietheorie ist in einigen tierexperimentellen Modellversuchen wahrscheinlich gemacht worden. Einige Erwägungen und Befunde sprechen für die Annahme einer Autoimmunkrankheit, die möglicherweise durch eine (Virus-)Infektion in Gang gebracht wird. Derzeit wird eine durch mehrere Faktoren bedingte Krankheitsauslösung für am wahrscheinlichsten gehalten, bei der genetische und autoallergische Elemente eine Rolle spielen.

▨ Unabhängig von den Hypothesen zur Krankheitsentstehung sind noch einige Beobachtungen berichtenswert, die die Auslösung akuter Schübe betreffen. So können nach Infekten oder Streß akute Krankheitszeichen auftreten oder sich abrupt verschlimmern. Ähnliche plötzliche Verschlechterungen treten im Einzelfall auch einmal in der frühen Schwangerschaft auf, so daß bei erneuter Gravidität die Frage des Abbruchs erörtert werden muß. ▨

Symptomatik und Verlauf

Die Entwicklung der Encephalomyelitis disseminata läßt keine strengen Gesetzmäßigkeiten in ihren klinischen Erscheinungen erkennen. Alle in Frage kommenden Symptome können als erste Krankheitszeichen erscheinen, können allein auftreten, oder sie können gleichzeitig vorhanden sein. Einzelne Symptome mögen bereits abklingen, während andere noch fortschreiten.

Häufige *Erstsymptome* sind Mißempfindungen, Kribbelparästhesien an den Extremitätenenden, aber auch ein Schnür- oder Bandagegefühl oder eine Hypästhesie. Weiterhin treten häufig als Erstsymptom Sehstörungen infolge einer Entzündung des Sehnervs (Retrobulbärneuritis) auf.

Zu stärkerer Behinderung können *Bewegungsstörungen* führen, die einzelne oder mehrere Gliedmaßen unsystematisiert befallen und als spastische Paresen mit Tonuserhöhung und Reflexsteigerungen einhergehen. – Recht früh sind oft die Bauchhautreflexe erloschen.

Eine *zerebrale Beteiligung* bewirkt Koordinationsstörungen (zerebellare Ataxie) mit Zielwackeln, dem typischen Intentionstremor, der zu unsicherem Hantieren führt und zu einem torkelnd unkoordinierten Gang. Die Sprache wird durch die zerebellare Beteiligung dysarthrisch (undeutlich, unartikuliert). Bei der Untersuchung fällt ein Augenwackeln (Nystagmus) auf.

Außerordentlich belästigend werden Blasenstörungen empfunden, die als Inkontinenz oder als Retention auftreten.

Im Bereich der Hirnnerven tritt häufig schon früh die bereits erwähnte Sehnervenentzündung (Retrobulbärneuritis) auf. Diese Störung führt zu Schleiersehen und Gesichtsfeldausfällen. Mit Hilfe der visuell evozierten Potentiale (VEP) läßt sich die Funktionsstörung des Sehnervs objektivieren und im Verlauf verfolgen. Eine einmal abgelaufene Retrobulbärneuritis hinterläßt bleibende Veränderungen der visuell evozierten Potentiale und kann somit auch Jahre nach abgelaufener Entzündung noch sicher nachgewiesen werden. Weiter treten Doppelbilder infolge Augenmuskellähmungen sowie Lähmungen der mimischen Muskulatur auf.

Diagnose

Wesentlicher Baustein für die Diagnose ist die in der Mehrzahl der Fälle nachweisbare *Veränderung des Liquor cerebrospinalis.* Es kommt zu einer leichten Erhöhung der Zellzahl bis zu etwa 100/3 Zellen und zu einer Abwandlung in der Zusammensetzung der Eiweißbestandteile (bestimmte Immunglobuline sind vermehrt) bei meist nur geringer Vermehrung des Gesamteiweißgehaltes. Darüber hinaus sichern heute die in etwa 90% der Fälle pathologisch veränderten visuell evozierten Potentiale (VEP) sowie das Kernspintomogramm (MRT) die Diagnose. Im Kernspintomogramm sind bei nahezu allen MS-Kranken Entmarkungsherde in der weißen Substanz des Gehirns nachweisbar (Abb. **19**, S. 77).

Bei ausgedehnten Hirnherden stellen sich psychische Auffälligkeiten im Sinne der *organischen Wesensänderung* ein, die auch die Einsicht des Kranken in die Schwere der Behinderung erschweren. Solche Zustände heiterer Gleichgültigkeit (Euphorie) erleichtern sicher das Abfinden mit dem Leiden, schwächen andererseits die Aktivität, die Leistungseinschränkung durch eigene Anstrengungen unter Verwendung der verfügbaren technischen Hilfsmittel auszugleichen.

Prognose

Unter den verschiedenen Krankheitsentwicklungen heben sich drei Verlaufstypen ab, die die individuelle Prognose bestimmen:

Eine kleine Gruppe von etwa 15% bietet nach einem oder mehreren entzündlichen Schüben eine ausgesprochen günstige Gesamtentwicklung. Die klinischen Zeichen bilden sich nach Wochen oder Monaten weitgehend zurück und hinterlassen nur geringe Narbensymptome, die keine wesentliche Funktionsbeeinträchtigung bedeuten. Eine weitere Gruppe verschlechtert sich in Schüben schließlich so weit, daß nach 10–15 Jahren noch erhebliche spastisch-zerebrale Ausfälle verbleiben, die pflegerische Hilfen notwendig machen. Die dritte Gruppe verschlechtert sich oft langsam und kontinuierlich,

152 Krankheiten von Gehirn und Rückenmark

bis nur noch das Leben im Rollstuhl oder sogar eine dauernde Bettlägerigkeit übrig bleiben.

Völlig bettlägerig gewordenen Kranken drohen die gleichen Komplikationen, welche im Kapitel über die traumatischen Querschnittslähmungen dargestellt werden, nämlich die Entwicklung von Druckgeschwüren, spastischen Kontrakturen und Harnwegsinfektionen. Diese Komplikationen sind meist auch die Todesursache bei ungünstigem Verlauf.

Therapie

Im Hinblick auf die unzureichende Kenntnis der Ätiologie der multiplen Sklerose ist auch eine wirksame Kausalbehandlung nicht bekannt. Die Therapie kann daher nur auf die Symptome gerichtet sein.

Im *akuten Schub* können Kortikosteroide die Entzündungserscheinungen eindämmen. Durch Gabe von Immunsuppressiva (Imurek) oder immunmodulierenden Mitteln (Interferon) wird versucht, *langfristig* auf den vermuteten Autoimmunprozeß Einfluß zu nehmen. Durch große Behandlungsstudien ist die Wirksamkeit der Kortikosteroide im akuten Schub wie auch des Interferons in der Verminderung der Schubrate bei schubförmig-remittierender multipler Sklerose belegt worden.

Während der frisch entzündlichen Phase wird im allgemeinen Bettruhe angeordnet, um den Organismus in eine möglichst günstige Abwehrlage zu versetzen. Dabei sind bei ausgedehnten zerebralen oder medullären Lähmungen die Gesichtspunkte der Dekubitusprophylaxe und der Verhütung von Gelenkkontrakturen zu beachten. Die regelmäßige krankengymnastische Betreuung ist von hoher Bedeutung.

Der berechtigten Frage des Kranken nach dem voraussichtlichen weiteren Verlauf seiner Krankheit sollte man nicht ausweichen. In Absprache mit dem Arzt bewährt sich dabei die Formulierung, daß man das Ausmaß der Rückbildung und eines möglicherweise verbleibenden Defekts nicht voraussehen kann, daß aber die Mehrzahl der Kranken eine Besserung, wenn auch nicht Normalisierung nach dem akuten Schub erfahren.

Beachte: Vor der Entlassung von MS-Kranken ist stets die häusliche Situation sorgfältig zu überprüfen, um die Wiedereingliederung in das berufliche und familiäre Leben in materieller und psychologischer Hinsicht optimal vorzubereiten. Schlecht vorgeplante Entlassungen aus der Klinik führen sonst erfahrungsgemäß zur alsbaldigen Wiederaufnahme in ein anderes Krankenhaus und beschleunigen damit den Zerfall familiärer Bindungen und eine resignierte Hingabe in das scheinbar unvermeidliche chronische Siechtum.

Spinozerebellare Heredoataxien

Die Heredoataxien bilden eine Gruppe, aus der sich zwei Haupttypen, nämlich die rezessiv vererbte *Friedreich-Krankheit* und die dominant vererbte *Nonne-Marie-Krankheit,* herausheben. Allerdings lassen beide Haupttypen auch als Krankheitseinheit noch zahlreiche Varianten und Übergänge erkennen. Das Fortschreiten solcher degenerativer Leiden bedeutet für den Kranken selbst und für die unmittelbare Umgebung eine sehr starke seelische Belastung, und es ist oft schwierig, für die zumeist noch recht jungen Menschen eine der schweren Behinderung angepaßte persönliche und berufliche Zielsetzung zu entwickeln.

Friedreich-Krankheit

Bei der spinalen Heredoataxie treten schon im Jugendalter fortschreitende *Gleichgewichtsstörungen* und eine *Ungeschicklichkeit* beim Gehen und Hantieren, die sowohl auf eine Störung der sensiblen Bewegungskontrolle als auch der Steuerung des Kleinhirnsystems zurückgehen und außerdem durch *spastische Paresen* bedingt sein können, auf. Häufig bestehen Artikulationsstörungen (zerebellare Dysarthrie). Typisch ist eine Hohlfußbildung. Im weiteren Verlauf können solche Kinder nur an der Hand geführt oder im Rollstuhl fortbewegt werden. In fortgeschrittenen Stadien entwickelt sich zumeist auch eine *organische Wesensänderung* in Verbindung mit einer Demenz. Nach Jahren oder wenigen Jahrzehnten sterben die Kranken an interkurrenten Infekten.

Nonne-Marie-Krankheit

Die ersten Symptome der *spinozerebellaren* Heredoataxie manifestieren sich in der Regel erst im 4. Lebensjahrzehnt; führend sind dabei die Zeichen der *zerebellaren Unsicherheit* im Gangbild und in der Gliedmaßenkoordination. Frühzeitig wird auch die bei allen zerebellaren Prozessen typische *Sprachveränderung* beobachtet. *Spastische Paresen* können sich entwickeln. Oft stellen sich zusätzlich *Hör- und Sehstörungen* ein, weiter tritt eine Demenz auf. Die Ausfälle schreiten in mehreren Jahren unaufhaltsam fort.

Therapie der Heredoataxien

Eine ursächliche Behandlung der Heredoataxien ist nicht möglich. Die pflegerischen Maßnahmen richten sich jeweils nach der Schwere der Ausfälle.

154 Krankheiten von Gehirn und Rückenmark

Besonders wichtig für die Erhaltung der verbleibenden Leistung ist die schrittweise Verstärkung der pflegerischen Hilfen und die Herauszögerung der dauernden Bettlägerigkeit durch die Nutzung der verbliebenen Aktivität vom Rollstuhl aus. Kann der Behinderte im häuslichen Milieu nicht ausreichend betreut werden, so bieten beschützende Werkstätten und beschäftigungstherapeutisch orientierte Tagesstätten eine sinnvolle Hilfe. Langfristig ist eine Dauerpflege erforderlich.

Krankheiten des Rückenmarks

Das Rückenmark enthält die ab- und aufsteigenden Bahnen für Motorik und Sensibilität und stellt die Verbindung zwischen Gehirn und dem übrigen Körper dar. **Durchblutungsstörungen** und **Tumoren** können zu Querschnittslähmungen führen. **Entzündungen** des Rückenmarks kommen als Folge von bakteriellen und viralen Infekten und bei der multiplen Sklerose vor. Eine große Rolle spielen **traumatische Rückenmarksverletzungen,** die besonders bei Verkehrsunfällen auftreten. Diese traumatischen Querschnittslähmungen stellen besondere Anforderungen an die Pflege und Rehabilitation. Systematrophien des motorischen Systems (amyotrophische Lateralsklerose und spinale Muskelatrophie) führen zu rein motorischen Ausfällen.

Das Rückenmark liegt im knöchernen Wirbelsäulenkanal (Spinalkanal) und enthält die vom Gehirn *absteigenden motorischen Bahnen* sowie die motorischen Vorderhornzellen, welche den Zellkörper der peripheren motorischen Nervenzellen darstellen. Weiter enthält es die von der Peripherie kommenden und im Rückenmark zum Gehirn *aufsteigenden* Bahnen für die Gefühlsempfindung *(sensible Bahnen)*. Die Länge des Rückenmarks beim Erwachsenen ist erheblich geringer als die der Wirbelsäule. Das Rückenmark endet in der Höhe der unteren Brustwirbelsäule und läuft dann kegelförmig im *Conus medullaris* aus. Unterhalb davon, also von der Höhe des 1. Lendenwirbels ab, verlaufen in einem Bündel – vielleicht einem Pferdeschweif vergleichbar – als *Cauda equina* die zum Teil schon weit oberhalb aus dem Rückenmark ausgetretenen Nervenwurzeln durch den Wirbelkanal bis zu ihren jeweiligen Austrittsstellen (Abb. **43**). Die Erinnerung an diese Verhältnisse ist deshalb bedeutsam, weil sie die Unterschiede verständlich macht, die zwischen einer Querschnittslähmung als Folge einer Rückenmarksschädigung und einer Konus- oder Kauda-(Cauda-equina-)Läsion bestehen.

156 Krankheiten des Rückenmarks

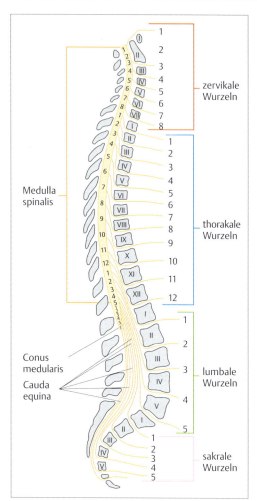

Abb. **43** Beziehung zwischen Wirbelkörpern, Rückenmark und Nervenwurzeln (nach Tandler)

Kreislaufbedingte Erkrankungen

Im Vergleich zu den verschiedenen Durchblutungsstörungen des Gehirns und ihren Folgen sind die *vaskulären Rückenmarksschäden* sehr viel seltener.

Myelomalazien und vaskuläre Kaudasyndrome

Den Minderdurchblutungsfolgen im Gehirn (ischämischer Hirninfarkt) vergleichbar, kommt es bei einer Unterbrechung der Blutzufuhr zum Rückenmark zum Rückenmarksinfarkt (Myelomalazie).

Ursachen

Ursache ist meist eine Arteriosklerose der Aorta, seltener der von ihr zum Rückenmark führenden Blutgefäße, manchmal eine Embolie, eine Thrombose oder der Befall dieser Gefäßabschnitte – vor allem der lumbalen – von einem generalisierten Gefäßleiden. Bei Bauchaortenaneurysma – und anderen Gefäßoperationen kann es bei der notwendigen Abklemmung der Bauchaorta zu einer Mangeldurchblutung des Rückenmarks oder der Kauda kommen.

Symptome

Folge der Myelomalazie ist die *Querschnittslähmung*. Ihre Entwicklung kann plötzlich sein oder auch über mehrere Stunden verlaufen, erfolgt aber in der Regel sehr viel schneller als vergleichsweise bei einem raumfordernden spinalen Prozeß. Die Erscheinungen der Querschnittslähmung sind an anderer Stelle ausführlich beschrieben (S. 165 ff.). Die Rückbildungsneigung der neurologischen Ausfälle nach einer Myelomalazie ist gering. Je nach Ausmaß der Erweichung braucht die Querschnittslähmung nicht immer komplett zu sein. Motilitätsreste oder sensible Teilfunktionen können erhalten bleiben.

■ Ein hervorgehobenes Krankheitsbild ist das *Syndrom der A. spinalis anterior*. Die an der Vorderseite des Rückenmarks verlaufende A. spinalis anterior versorgt die vorderen Anteile des Rückenmarks. Bei ihrem Ausfall kommt es unterhalb der Schädigungsstelle zur *spastischen Parese* der Beine und zur *dissoziierten Empfindungsstörung*. Temperatur- und Schmerzensempfinden sind aufgehoben bei weitgehend erhaltenem Empfinden für Berührung und ungestörtem Lagesinn. Es besteht also eine deutliche Diskrepanz zwischen ausgeprägten motorischen Störungen und relativ geringen Störungen der Sensibilität. ■

Das Syndrom der Querschnittslähmung und die Richtlinien seiner Behandlung werden im Anschluß an das Kapitel über die traumatischen Schädigungen des Rückenmarks und der Kauda besprochen (S. 164 ff.).

Rückenmarks- und Kaudaschädigungen durch Gefäßmißbildungen

Häufigste Gefäßmißbildungen sind die *Angiome* im Bereich der unteren Rückenmarksabschnitte und der Cauda equina, die als Gefäßknäuel dem betroffenen Gebiet anliegen.

Symptome

Die Symptome der durch sie hervorgerufenen Durchblutungsstörungen setzen meist im mittleren Lebensalter ein, können sich anfänglich auf uncharakteristische Schmerzen beschränken, im weiteren Verlauf Lähmungen und Sensibilitätsstörungen hervorrufen und schließlich zur kompletten Querschnittslähmung oder Kaudalähmung führen.

Diagnose

Während bei der Myelomalazie die rasche Entwicklung der Symptome schon die Annahme einer Durchblutungsstörung wahrscheinlich macht, kann die Diagnose der Gefäßmißbildungen an Rückenmark und Kauda wegen der häufig über einen längeren Zeitraum verlaufenden Ausbildung der Symptome sehr viel schwieriger sein. Bei der *Röntgenuntersuchung* ist die Wirbelsäule normal, der *Liquor* ist unauffällig. Bei der *Myelographie* hebt sich allerdings häufig das Gefäßknäuel vom Kontrastmittel in charakteristischer Weise ab. Auch die *Kernspintomographie (MRT)* der Wirbelsäule zeigt den Befund auf, zu dessen genauer Klärung eine spinale *Angiographie* erforderlich ist. Manchmal aber erkennt man erst bei der Operation die Gefäßmißbildung.

Zu den Seltenheiten gehören Gefäßmißbildungen im Inneren des Rückenmarks, die zur Minderdurchblutung führen oder aus denen es zu einer Blutung in das Rückenmark *(Hämatomyelie)* kommt. Folgen dieser Erkrankungen sind gleichfalls Querschnittslähmungen.

Raumfordernde spinale Prozesse

Die größte Gruppe der raumfordernden spinalen *Prozesse* bilden die sogenannten *Rückenmarkstumoren.* Daneben aber führen auch einige weitere Erkrankungen zu Druckerscheinungen auf Rückenmark und Cauda equina und müssen hier kurz genannt werden, wenngleich sie im Zusammenhang mit anderen Krankheitserscheinungen abgehandelt werden. Dies ist einmal der *epidurale Abszeß,* der in der Gruppe der entzündlichen spinalen Prozesse erscheint, zum anderen der *Bandscheibenvorfall,* dessen Gesamtbesprechung in das Kapitel über die „Krankheiten der peripheren Nerven und der Muskeln" verlegt wurde, weil seine hauptsächlichen Folgen ja die „*Wurzelschäden*" sind, und schließlich das *spinale Angiom,* das in die Gruppe der kreislaufbedingten Erkrankungen eingefügt wurde, weil es zumeist eher zu Durchblutungsstörungen als zur Kompression am Rückenmark führt. Zunehmende Bedeutung hat das *spinale epidurale Hämatom* gewonnen, das sich unter einer Antikoagulanzienbehandlung entwickeln kann und zum raumfordernden spinalen Prozeß (Querschnitts- oder Kaudasyndrom) führt.

Spinale Tumoren

Die eigentlichen spinalen Tumoren haben wir unterteilt in die „gutartigen" und „bösartigen" Tumoren und die Metastasen. Es werden nur die wichtigsten Tumorarten genannt, denn die Symptome und Folgen sind gleichartig.

Symptome

Zu Beginn der Erankung werden Beschwerden und Ausfälle bestimmt vom Sitz des Tumors. Dabei kann einmal die *Druckwirkung* auf die vom Rückenmark ausgehenden Nervenwurzeln im Vordergrund stehen, wie sie im Kapitel über den Bandscheibenschaden beschrieben ist, zum anderen die Druckwirkung auf das Rückenmark. Weitere Möglichkeiten sind die *Zerstörung des Markes* als Folge des Tumorwachstums und schließlich die Kompression eines zum Rückenmark führenden Gefäßes durch den Tumor, was zu einer spinalen Durchblutungsstörung und damit zur Markschädigung führt.

Erstes Symptom eines raumfordernden spinalen Prozesses ist meist ein *Schmerz* im betroffenen Wirbelsäulenabschnitt, der oft durch Druck oder Beklopfen verstärkt wird. Manchmal strahlt der Schmerz gürtelförmig entlang dem Hautareal der zugehörigen Rückenmarkswurzel aus, möglicherweise gesellt sich eine radikuläre *Sensibilitätsstörung* hinzu. Gleichzeitig können sich *Lähmungen* im motorischen Versorgungsbereich einer oder mehrerer im Tumorbereich entspringender Wurzeln einstellen. Greift der Druck oder das Tumorwachstum auf das Rückenmark über, so werden die langen Leitungsbahnen erfaßt. Mehr oder minder hochgradige *spastische Paresen* mit Reflexsteigerungen treten unterhalb der Schädigungsstelle auf, und querschnittmäßig begrenzte Sensibilitätsstörungen in Form von Reiz-, später ausschließlich von Ausfallserscheinungen reichen vom betroffenen Gebiet abwärts. Hinzu kommen *Störungen* der *Blasen-* und *Darmfunktion.* Je nach Art und Sitz des Tumors ist das Entwicklungstempo sehr unterschiedlich und reicht von Tagen bis zu mehreren Jahren.

Diagnose

Die frühzeitige Diagnose durch klinische Untersuchung und bildgebende Verfahren ist für die Prognose besonders wichtig. Manchmal zeigen schon *Röntgenaufnahmen* der Wirbelsäule am Knochen Veränderungen, die den Tumorverdacht nahelegen. Der lumbal entnommene *Liquor* bietet bei Rückenmarkstumoren meistens eine deutliche Eiweißvermehrung ohne wesentliche Zellzahlerhöhung (sog. Stopliquor). Die *Myelographie* (Abb. **44**), die *Kernspintomographie* (Abb. **45**) oder die *Computertomographie* wird diesen raumfordernden Prozeß bestätigen und seine genaue Lage erkennen lassen. Über Operabilität oder sonstige Behandlungsmaßnahmen wird gemeinsam mit dem Neurochirurgen entschieden.

Krankheiten des Rückenmarks

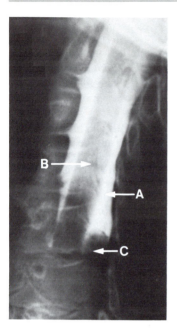

Abb. **44** Myelographie. Das Kontrastmittel im Subarachnoidalraum (A) zeigt, wie das Rückenmark (B) von dem extramedullär-intradural gelegenen Tumor (C) verlagert wird; es umgibt kappenförmig den oberen Pol des Neurinoms

Schwerste Folge des unbehandelten oder nicht erfolgreich behandelbaren Rückenmarkstumors ist die vollständige *Querschnittslähmung,* die sich bei manchen raumfordernden Spinalprozessen schon sehr frühzeitig entwickeln kann. Ihre Behandlung wird im Zusammenhang mit den traumatischen Schädigungen des Rückenmarks besprochen.

Gutartige Tumoren

Hauptvertreter der gutartigen Tumoren im Bereich des Spinalkanals sind die *Meningiome* und die *Neurinome,* es folgen mit einigem Abstand *Ependymome* und *Spongioblastome.*

> ■ Die Bezeichnung „gutartig" gilt auch für diese Tumoren nur in einem beschränkten Umfang. Gemeint ist damit, daß das Tumorwachstum langsam erfolgt und die umgebenden Gewebe verdrängt, nicht aber in sie eindringt und sie zerstört. ■

Gutartig bedeutet zugleich, daß die rechtzeitige operative Entfernung einer solchen Geschwulst dem komprimierten Rückenmark und den geschädigten Wurzeln auch dann noch eine gute Erholungsaussicht läßt, wenn die Aus-

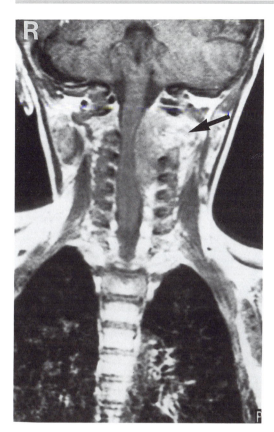

Abb. **45** Neuroblastom (MRT). Von links in den zervikalen Spinalkanal einwachsender Tumor mit Lateralverlagerung und Kompression des Halsmarks bei einem 3jährigen Kind

fallserscheinungen schon recht fortgeschritten sind. Natürlich ist für die Operationsmöglichkeiten der Sitz des Tumors innerhalb des Wirbelkanals wichtig. Die außerhalb der Dura gelegene Geschwulst ist leichter und mit geringerem Risiko anzugehen als die zwischen Dura und Rückenmark. Der im Rückenmark entwickelte (intramedulläre) Tumor wird selten erfolgreich zu operieren sein.

Bösartige Tumoren

Die bösartigen Tumoren des Spinalkanals gehören nach ihrer Gewebeart meist der Gruppe der *Gliome* an. Weiter kommen bösartige Tumoren der Wirbel, meist Sarkome, vor. Die Behandlung durch Operation oder Bestrahlung hat meist wenig Aussicht auf Erfolg.

Metastasen

Metastasen jedweder Herkunft können sich zu raumfordernden spinalen Prozessen entwickeln. Sie können – einzeln oder in Mehrzahl – innerhalb des Rückenmarks liegen, zwischen Rückenmark und Dura oder extradural wachsen und sich gleichfalls in den Wirbeln bilden und von dort auf das Mark drücken (Abb. **46** und **47**). Eine besondere Form der Metastasierung sind die *Meningitis carcinomatosa* und die *Meningitis sarcomatosa*, bei denen sich sowohl im Schädelinnern als auch im Wirbelkanal zahlreiche kleine Metastasen an den Hirn- und Rückenmarkshäuten ansiedeln können. Eine Behandlung mit Zytostatika und Bestrahlung ist manchmal erfolgreich.

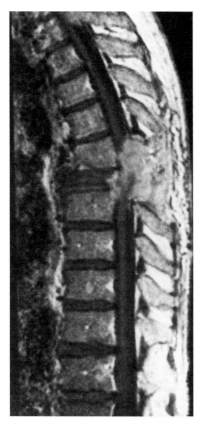

Abb. **46** Knochenmetastase im Bereich der Brustwirbelsäule (MRT). Von hinten in den Spinalkanal einwachsender, knochendestruierender Tumor

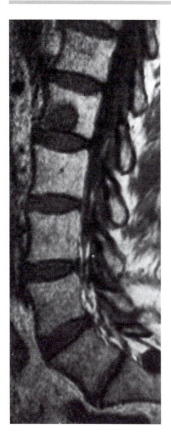

Abb. **47** Wirbelkörpermetastase im 1. Lumbalwirbel bei einer Patientin mit metastasierendem Mammakarzinom

Entzündliche spinale Prozesse

Aus der Gruppe der entzündlichen spinalen Prozesse sind bereits diejenigen besprochen, die mit gleichzeitiger Entzündung des Gehirns einhergehen, insbesondere die luischen Erkrankungen, die Encephalomyelitis disseminata (multiple Sklerose) und die Poliomyelitis, die spinale Kinderlähmung.

Myelitis

Die *Entzündung des Rückenmarks* – Myelitis – ist, soweit sie nicht einer der oben genannten Gruppen zugehört, eine seltene Erkrankung. Sie kommt vor

164 Krankheiten des Rückenmarks

als Komplikation bei *bakteriellen Erkrankungen* infolge hämatogener Streuung und bei *Virusinfektionen* vor. Außerdem kann eine Entzündung der umgebenden Häute auf das Rückenmark übergreifen. Die Entwicklung der Ausfallserscheinung kann plötzlich erfolgen oder sich über mehrere Wochen erstrecken, ihr Grad von leichtesten Lähmungen und Ausfällen der Sensibilität bis zur vollständigen Querschnittslähmung reichen. Sind die anfänglichen Störungen nicht sehr ausgeprägt, darf mit einer völligen oder weitgehenden Heilung gerechnet werden. Schwerere Ausfälle im Beginn oder komplette Querschnittslähmungen haben eine schlechtere Prognose und bedürfen frühzeitig jener Maßnahmen, die im Kapitel über die Behandlung der Querschnittslähmung dargestellt sind (S. 165 ff.).

Epiduralabszeß

Der Epiduralabszeß gehört zu den *entzündlichen spinalen Erkrankungen,* wenngleich er mit gleicher Berechtigung dem Kapitel über die raumfordernden spinalen Prozesse zugeordnet werden könnte. Sein Auftreten führt sowohl zur Tumorsymptomatik als auch zu den Zeichen einer Entzündung, meist in einer typischen Kombination. Rückenschmerzen in der Umgebung des Abszesses sind oft die ersten Erscheinungen. Der Wirbel, innerhalb dessen Bogen der Abszeß liegt, ist außerordentlich klopf- und druckempfindlich, und der Kranke vermeidet ängstlich jede Bewegung, die zur Reizung der betroffenen Stelle führen könnte. Sensible Reiz- und Ausfallserscheinungen und Paresen können im Versorgungsbereich der benachbarten Nervenwurzel auftreten. Dazu bestehen Fieber und bei den Blutuntersuchungen die Zeichen einer Entzündung. – Längst nicht immer läßt sich auch der Entzündungsherd (z. B. ein Furunkel) entdecken, von dem die Erreger ausgingen.

Therapie

Die Behandlung besteht in einer alsbaldigen Operation und nachfolgenden Antibiotikatherapie, bevor der zunehmende Druck auf das Rückenmark zu irreparablen Schäden (Querschnittslähmung) oder einem Durchbruch des Prozesses in den Subarachnoidalraum und damit zur Meningitis führt.

Traumatische und mechanische Schädigungen des Rückenmarks und der Kauda

Wenngleich Einzelbeobachtungen über traumatische Schäden des Rückenmarks (Medulla spinalis) schon im Altertum bekannt waren, so ist die gründliche wissenschaftliche Bearbeitung vieler Teilfragen erst in den letzten 50

Jahren möglich geworden. Die Auswirkungen vollständiger und teilweiser Durchtrennungen des Marks konnten in klinischer und pathologisch-anatomischer Hinsicht studiert und bestimmte Gesetzmäßigkeiten aufgefunden werden.

Inzwischen hat auch die technische Entwicklung und vor allem die Motorisierung des Straßenverkehrs die Unfallquote außerhalb kriegerischer Verwicklungen so erheblich anwachsen lassen, daß heute Querschnittslähmungen am häufigsten durch Verkehrsunfalle bedingt sind.

Ursachen und Höhenlokalisation

Beide hängen vom Unfallmechanismus ab. Wirbelfrakturen und -luxationen beim Sturz aus großer Höhe oder bei Verkehrsunfällen, Stich- und Schnittverletzungen können eine Querschnittslähmung zur Folge haben. Halsmarkkontusionen entstehen häufig beim Kopfsprung in flaches Wasser, kommen aber nicht selten auch unter weit harmloser erscheinenden Gewalteinwirkungen („Schleudertrauma") zustande, so daß die traumatische Genese hin und wieder erst mit einiger Mühe aus der Vorgeschichte rekonstruiert werden muß. Zuweilen genügt selbst ein ungewöhnlicher Muskelzug in reflektorischer Abwehr eines drohenden Sturzes oder erhebliche Druckschwankungen in der unmittelbaren Nachbarschaft (Explosion), um eine kontusionelle Schädigung des Rückenmarks herbeizuführen. Schließlich sollen auch die Elektrounfälle wegen der ähnlichen Folgen auf das Rückenmark im gleichen Abschnitt ihren Platz finden.

■ Querschnittslähmung

▨ Syndrom der Querschnittslähmung

– Je nach dem Schädigungsort tritt im Gefolge einer plötzlichen Markschädigung zunächst eine *schlaffe Lähmung* aller Muskeln auf, deren zugehörige motorische Vorderhornzellen in Höhe der Läsion oder unterhalb der Schädigungsstelle gelegen sind. Diese Phase des sogenannten spinalen Schocks geht nach einigen Tagen oder Wochen in eine spastische Lähmung über.
– Die *Blasen-* und *Mastdarmentleerung* sind im Sinne der Verhaltung (Retention) gestört.
– Auch die *Sensibilität* ist betroffen. Im Versorgungsgebiet der geschädigten Segmente finden sich eine hyperästhetische (überempfindliche) oder hyperpathische Randzone mit oftmals sehr heftigen Schmerzen. Unterhalb der Verletzungszone ist das Empfindungsvermögen für alle Qualitäten stark herabgesetzt, meist vollständig aufgehoben. Zunächst fehlen vielfach auch die spastischen Reflexe.

Mit der Rückbildung des Ödems und der Anpassung der Zirkulation nimmt das Rückenmark seine Eigentätigkeit unterhalb der Läsion wieder auf. Die Sehnenreflexe kehren zurück, und es entwickeln sich oft mit der Steigerung der Eigenreflexe und dem Auftreten spastischer Reflexe die als unwillkürliche Bewegungen einschießenden spinalen Automatismen. Auch eine spontane Harnentleerung kann bei völliger Durchtrennung des Marks wieder einsetzen, wenn der Füllungsreiz der Blase das sakrale Blasenzentrum zu reflektorischer Kontraktion des Blasenmuskels anregt.

Komplikationen

Trophische Störungen der Haut sowie der Veränderungen der Blut- und Lymphzirkulation begünstigen das Auftreten von *Druckgeschwüren,* insbesondere dann, wenn die Dekubitusprophylaxe nicht entsprechend den Bedürfnissen des Patienten durchgeführt werden kann. Gefährdet sind vor allem die mit nur geringen Muskelpolstern ausgestatteten Regionen über dem Kreuzbein, den Trochanteren und den Fersen. Im Schockstadium genügen zumeist schon wenige Stunden gleichbleibender Lagerung, um den Untergang des Unterhautbindegewebes mit anschließendem Absterben der darüber gelegenen Hautpartien zu bewirken.

Ebenso gefürchtet sind aufsteigende *Infektionen der Harnwege,* die infolge mangelnder hygienischer Sorgfalt beim täglichen Katheterisieren, besonders leicht aber nach Anlage eines Dauerkatheters mit hohen Fieberschüben zur *Sepsis* führen können. Solche Komplikationen verschlechtern nicht nur den Allgemeinzustand, sondern sie schädigen oft auch die spätere Blasenfunktion empfindlich. Derartige Fieberschübe begünstigen ihrerseits wieder das Auftreten von Dekubitalgeschwüren und leiten zu dem früher als unvermeidlich angesehenen Auszehrungszustand des Kranken über, dessen Prognose stets sehr ernst ist.

Schließlich ist der Krankheitsverlauf zuweilen durch die Entwicklung *spastischer Beugekontrakturen* geprägt, die anfänglich noch überwindbar sind, langsam aber zu Gelenkversteifungen führen können. Bestehen derartige Kontrakturen, oft verbunden mit wechselnd intensiven Schmerzen, so ist die Pflege bereits erheblich erschwert, und das Behandlungsziel, die Erlangung einer weitgehenden Unabhängigkeit, rückt zunächst in unerreichbare Ferne.

Hat das ursprüngliche Trauma nicht zu einer völligen Markdurchtrennung geführt, so können Teilfunktionen nach einigen Wochen bis zur Jahresfrist wiederkehren. Die Anordnung der langen motorischen und sensiblen Bahnen innerhalb des Rückenmarksquerschnitts macht beispielsweise bei Halsmarkläsionen sehr eigentümliche Lähmungsverteilungen an den oberen und unteren Gliedmaßen erklärlich. Einseitige Stichverletzungen hinterlassen zuweilen ein mehr oder weniger ausgeprägtes *Brown-Sequard-Syndrom;* darunter wird ein motorischer Ausfall auf der einen Körperseite und eine Beein-

Querschnittslähmung   167

trächtigung des Schmerz- und Temperaturempfindens auf der anderen Körperseite verstanden.

Da bei einer akut eingetretenen hohen Halsmarkschädigung oft nicht nur die Interkostalmuskulatur und das Zwerchfell (Segment C_4) mitbetroffen sind, sondern durch sekundäre Zirkulationsstörungen im Bereich des verlängerten Marks auch die *Herz- und Kreislauffunktion* in Mitleidenschaft gezogen ist, gelingt in diesen Fällen die Überwindung des Schockstadiums keineswegs regelmäßig. Trotz aller therapeutischer Bemühungen tritt nicht selten schon nach wenigen Tagen unter hohem Fieberanstieg der Tod ein. Grundsätzlich sind jedoch auch vollständige Durchtrennungen des Hals-, Brust- und Lendenmarks sowie der Cauda equina durchaus mit dem Leben vereinbar.

Prognose

Spastische Paresen, die noch ein Jahr nach der Verletzung bestehen, müssen als bleibender Defekt angesehen werden, während rückenmarksnahe Wurzelschädigungen und Kaudalähmungen bis zu mehreren Jahren noch spontane Rückbildungstendenzen erkennen lassen.

Offene Schädigungen des Rückenmarks und der Kauda durch Schuß- und Stichverletzungen

Die vor wenigen Jahrzehnten noch nahezu aussichtslos schlechte Prognose der Querschnittsläsionen hat leider gerade die pathologisch-anatomischen Kenntnisse im akuten, subakuten und Spätstadium sehr bereichert. So finden sich nach *totaler Markdurchtrennung* ober- und unterhalb der eigentlichen Trümmerzone mehr oder weniger nach oben und unten sich ausdehnende stecknadelkopfgroße Blutungen und Ödeme, die für den Wechsel klinischer Erscheinungen in den ersten Tagen nach der Verletzung verantwortlich sind.

Sekundäre Durchblutungsstörungen nach Art von Thrombosen mit nachfolgendem Rückenmarkinfarkt, aber auch Blutungen durch Gefäßeinrisse sind häufig beobachtet worden. Sie kennzeichnen das Stadium des *spinalen Schocks* mit seinen zunächst schwer verständlich erscheinenden, über die eigentliche Lokalschädigung weit hinausgreifenden klinischen Symptomen.

Das Ausmaß der Ausfälle richtet sich nach dem Umfang der Markzerstörung und nach der Höhe der Schädigung. Zuweilen können eingedrungene Fremdkörper zusätzlich zu einer Entzündung des Marks und seiner Hüllen sowie zu epidural gelegenen Abszessen Anlaß geben. Die typischen Komplikationen der kompletten Rückenmarksschädigung sind im Abschnitt über die Querschnittslähmung (S. 165 ff.) dargestellt.

Gedeckte Schädigungen des Rückenmarks und der Kauda

Ursachen

Als häufigste Ursache von Rückenmarksschäden sind die bei erheblicher Gewalteinwirkung auf die Wirbelsäule auftretenden *Frakturen* und *Luxationen* der Wirbelkörper und -bögen zu nennen. Bevorzugt sind hier die untere Halswirbelsäule und die Brustwirbelsäule betroffen, während Brüche der unteren Lendenwirbelsäule sehr viel seltener sind. Unter den Ursachen sind vor allem Abstürze aus großer Höhe, Kopfsprünge in flaches Wasser und Verkehrsunfälle zu nennen. Zuweilen tritt der Zusammenbruch des Wirbelkörpers auch bei recht bescheidenen traumatischen Einwirkungen auf. Ein solches Ereignis wirft die Frage auf, ob eine *entzündliche Wirbeldestruktion* bereits vorausging und das angeschuldigte Trauma nur als Gelegenheitsursache hinzutrat. Auch bei *hochgradiger Osteoporose* (höheres Lebensalter oder längere Kortikoidbehandlung) können Wirbelbrüche ohne erhebliche Gewalteinwirkung auftreten.

Symptome

Die klinischen Syndrome der Kompressionsfrakturen und Luxationen der Wirbelsäule unterscheiden sich nicht von den Querschnittsbildern nach offenen Verletzungen. Das Ausmaß des Markschadens und damit auch die Prognose ist nicht von den im Röntgenbild imponierenden Veränderungen bestimmbar. Selbst schwerste Luxationsfrakturen mit erheblicher Verschiebung der Bruchstücke brauchen keineswegs zu einer totalen Kontinuitätsdurchtrennung geführt zu haben. Andererseits finden sich irreversible komplette Markschäden zuweilen ohne jede erkennbare Knochenveränderung.

> **Beachte:** Bestimmend für das Ausmaß des Markschadens und damit für die Prognose sind vor allem die bei der Markquetschung eingetretenen *Zirkulationsstörungen* und *Blutungen*.

Halsmarkschädigungen. Hier stehen oft die Klagen über heftigste Brennschmerzen in beiden Armen, die bei Berührung durch Hand oder Bettdecke unerträglich werden, ganz im Vordergrund. Die Lähmungsverteilung kann Schulterheber und Beuger an den Oberarmen intakt lassen, während die zu den unteren Halssegmenten gehörigen Beuger und Strecker am Unterarm bereits ausgefallen sind.

Kontusionen des Brustmarks. Hier sitzt die Schmerzzone meist gürtelförmig in Höhe der oberen Begrenzung der Ausfälle. Hinsichtlich der Trophik und der Blasen- und Mastdarmstörungen besteht weitgehende Übereinstimmung mit den offenen Rückenmarksverletzungen. Häufiger als bei diesen bilden sich jedoch die Sensibilitätsausfälle ganz oder teilweise zurück, während die Lähmungen nur eine geringe Besserungstendenz erkennen lassen.

Commotio spinalis. Mit diesem Begriff werden die leichtesten gedeckten Rückenmarksschädigungen bezeichnet. Kenntnisse über die zugrundeliegenden anatomischen Veränderungen sind äußerst dürftig und spekulativ. Es ist aber zu vermuten, daß flüchtige Zirkulationsstörungen ähnlich wie bei der Commotio cerebri das klinische Bild prägen. Rasch sich zurückbildende, segmental begrenzte Paresen und Sensibilitätsstörungen sowie Blasen- und Mastdarmstörungen entsprechen den Befunden bei leichten spinalen Kontusionen. Die schnelle und vollständige Heilung innerhalb von 1–2 Tagen läßt jedoch einen Substanzschaden mit hinreichender Sicherheit ausschließen. Derartige Krankheitsbilder sind sowohl bei Gewalteinwirkungen auf die Wirbelsäule als auch bei Druckverschiebungen durch Granateinschläge oder Explosionen in unmittelbarer Nähe des Verletzten häufiger beschrieben worden.

Rückenmarksschäden bei Elektrounfällen

Elektrounfälle bei niederen Stromstärken und höheren Spannungen bis zu 1000 V haben überraschenderweise nicht selten zu umschriebenen Schäden des Rückenmarks in Höhe des Stromdurchtritts Anlaß gegeben. Bei beidarmigem Hantieren an elektrischen Leitungen und Geräten sind daher Halsmarkläsionen beobachtet worden; bei Stromdurchfluß durch beide Beine wies das Lumbalmark entsprechende Schäden auf. Die pathologisch-anatomischen Befunde sind durch Blutungen und Erweichungen gekennzeichnet, die bevorzugt das Vorderhorngebiet betreffen. Diese Lokalisation erklärt auch das häufige Auftreten atrophischer Lähmungen neben den spastischen Zeichen.

Therapie der traumatischen Rückenmarksschäden

Beachte: Während bis etwa 1950 noch 80% aller Querschnittsgelähmten mit vollständigem Ausfall der Motilität innerhalb einiger Jahre an den typischen Komplikationen – Harnwegsinfektionen und ausgedehnten Druckgeschwüren – verstarben, ist mit einer systematischen Verbesserung der Pflegebedingungen und durch die Einführung der Antibiotika eine grundsätzliche Wandlung eingetreten.

Vor allem Sir Ludwig Guttmann hat in dem von ihm geleiteten ehemaligen britischen Speziallazarett Stoke Mandeville Hospital wesentliche Fortschritte in der Behandlung von Rückenmarksverletzungen gemacht.

Operative Maßnahmen

Operative Maßnahmen können bei den offenen Verletzungen indiziert sein, wenn Fremdkörper und Knochensequester unmittelbar in das Mark eingedrungen sind. Bei gedeckten Verletzungen stellt die *Laminektomie* aber eher eine zusätzliche Belastung dar, die nicht ohne Zwang in Kauf genommen werden sollte. Oft reichen auch bei Luxationen die schonenden unblutigen *Repositionen* und die Lagerung unter gleichzeitigem Zug völlig aus, um eine befriedigende Stellung der Wirbelsäule zu erreichen. In letzter Zeit wird häufiger auch bei kompletter Querschnittslähmung die operative Stabilisierung der Wirbelsäule befürwortet, da Lagerung und Mobilisierung bei übungsstabiler Wirbelsäule wesentlich erleichtert werden.

Behandlung der Spastik

Nach Überwindung des spinalen Schocks mit schlaffer Lähmung setzt nach einigen Wochen eine zunehmende spastische Tonuserhöhung ein. Diese behindert die Willkürmotorik und kann zu schmerzhaften spinalen Automatismen führen. Für die *medikamentöse Behandlung* steht eine Reihe von Präparaten zur Verfügung, die besonders in Kombination eine günstige Beeinflussung der spastischen Tonuserhöhung ermöglichen (Lioresal, Dantamacrin, Sirdalud u. a.). Dabei muß man beachten, daß oft die Minderung des Muskeltonus eine Zunahme der Muskelschwäche bewirkt. In schweren Fällen kann die intrathekale Gabe von Lioresal erfolgreich sein.

Ist es zu unbeherrschbaren Beugekontrakturen gekommen, können chirurgische Maßnahmen mit Sehnendurchtrennungen und Muskelumpflanzungen im Einzelfall gerechtfertigt sein.

Degenerative und stoffwechselbedingte Erkrankungen

Zu den Krankheiten des Rückenmarks gehören nicht nur jene Prozesse, die mit ihrem Fortschreiten ohne Unterscheidung der verschiedenen Fasersysteme das ganze Mark zerstören und letztlich zur Querschnittslähmung führen, sondern auch die Erkrankungen, die vornehmlich oder ausschließlich bestimmte der im Rückenmark in Längsrichtung angeordneten, voneinander unterschiedene Stränge (oder die in ihnen liegenden Nervenzellen) befallen und daher zu anderen Ausfallerscheinungen führen. Einige von ihnen, wie etwa die sich an der motorischen Vorderhornsäule des Rückenmarks abspielende Poliomyelitis und die spinozerebellaren Heredoataxien, sind an anderer Stelle abgehandelt (S. 140 ff., 153 ff.). Die verbleibenden Krankheiten haben ihre Gemeinsamkeit allein in ihrer Lokalisation im Rückenmark.

Degenerative und stoffwechselbedingte Erkrankungen   171

Syringomyelie und spinaler Gliastift

Die Ursache der Syringomyelie ist eine Entwicklungsstörung während der Bildung des Neuralrohres im Embryonalstadium. Eine Abweichung vom normalen Verschluß des Neuralrohres führt dazu, daß späterhin im ausgedehnten Rückenmark in unmittelbarer Nähe des Zentralkanals eine Höhle besteht. Häufig sind diese Hohlräume von Gliafasern, also dem Bindegewebe des Nervensytems, durchzogen; gelegentlich überwiegt die Gliawucherung, so daß ein Hohlraum nicht mehr zu erkennen ist. Daher trägt diese aus Fehlbildung und fast tumorartig überschießendem Gewebewachstum gemischte Krankheit sowohl die auf der Höhlenbildung bezogene Bezeichnung *Syringomyelie* als auch den von der Gliawucherung abgeleiteten Namen *spinale Gliose* oder *Gliastift.*

Unterschiede der Krankheitserscheinungen zwischen Syringomyelie und Gliastift bestehen nicht. Ort der Störung ist in den meisten Fällen das Halsmark oder die oberen Anteile des Brustmarks. Von einer *Syringobulbie* wird gesprochen, wenn der Prozeß bis in die unteren Anteile des Hirnstamms hinaufreicht.

In manchen Fällen besteht eine Verbindung zwischen dem erweiterten Zentralkanal des Rückenmarks und dem IV. Ventrikel („kommunizierende" Form der Syringomyelie). Hier können Entwicklungsstörungen oder entzündliche und letztlich verklebende Veränderungen in der hinteren Schädelgrube vorliegen. Bei der „nichtkommunizierenden" Form der Syringomyelie, die auf das Rückenmark beschränkt bleibt, werden außer der meist ursächlichen Entwicklungsstörung in einzelnen Fällen auch Kontusionen des Rückenmarks oder im Rückenmark gelegene Tumoren für die Entstehung verantwortlich gemacht.

Symptome

Die ersten Erscheinungen treten in der Regel zwischen dem 20. und 40. Lebensjahr auf. Zumeist schreitet das Leiden sehr langsam fort, kann über lange Jahre verlaufen oder ganz zum Stillstand kommen. Charakteristische Symptome sind je nach Lage des Prozesses innerhalb des Rückenmarks einseitig betont oder nahezu symmetrisch.

Die *dissoziierte Empfindungsstörung* beruht darauf, daß die Leitungsbahnen für Schmerz und Temperatur nahe am Zentralkanal des Rückenmarks zur anderen Körperseite kreuzen und deshalb von den krankhaften Veränderungen am ehesten befallen werden. In den betroffenen Körpersegmenten können

172 Krankheiten des Rückenmarks

dann Berührungssinn und Lagegefühl unbeeinträchtigt bleiben, während Schmerzen nicht wahrgenommen und Temperaturen nicht unterschieden werden. So können sich die Kranken schwere Verletzungen oder Hautverbrennungen zuziehen, ohne sie als unangenehm zu empfinden, manchmal sogar ohne sie zu bemerken. Man findet deshalb als Folge bei den Patienten nicht selten ausgedehnte Verbrennungsnarben und Verstümmelungen. Da auch bei Knochenbrüchen und abnormen Gelenkstellungen keine Schmerzen auftreten, sind Deformierungen der Extremitäten und Gelenke (meist an den Armen) nicht selten. Häufig findet sich eine ausgeprägte Deformierung der Wirbelsäule.

Greift der Krankheitsprozeß auf das Vorderhorngebiet im Rückenmark über, so kommt es zu atrophischen Paresen, die entsprechend dem bevorzugten Sitz der Krankheit vor allem die kleinen Handmuskeln, aber auch die Arme betreffen. Wird das Gebiet der „Pyramidenbahnen" mit einbezogen, findet man *Reflexsteigerungen* und auch *spastische Paresen,* die in der Regel an den Beinen auftreten. Schließlich kann eine Einbeziehung der im Seitenhorn des Rückenmarks verlaufenden vegetativen Bahnen zu wechselnd stark ausgeprägten *vegetativen Erscheinungen* führen, zu Veränderungen der Schweißsekretion und *trophischen Störungen der Haut,* die oft verdickt erscheint und schlecht heilende Geschwüre aufweisen kann, zur Knochenentkalkung mit der Gefahr von Spontanfrakturen und einer Verbiegung (Kyphoskoliose) der Wirbelsäule.

Bei der *Syringobulbie* befallen Sensibilitätsstörungen das Versorgungsgebiet des N. trigeminus und Paresen die Mm. trapezius und sternocleidomastoideus, Schlund-, Kehlkopf- und Zungenmuskulatur und seltener auch die mimischen Muskeln. Mit Hilfe des spinalen Computertomogramms und noch besser mit der Kernspintomographie läßt sich die Höhlenbildung im Rückenmark nachweisen (Abb. **48**).

Therapie

Eine wirksame Behandlung der Syringomyelie und des spinalen Gliastiftes ist bis heute nicht bekannt, obwohl mehrfach von vorübergehendem Stillstand durch Röntgenbestrahlung berichtet wurde und auch operative Eingriffe mit Drainage der Syrinxhöhle in den Spinalkanal oft erfolgreich das Fortschreiten der Störungen verhindern. Alle Maßnahmen haben den Schutz der schmerzunempfindlichen Hautbezirke und Gelenke zum Ziel und – bei stärkerer Körperbehinderung durch eine Spastik – die Besserung des Gehvermögens sowie schließlich eine Kompensation der funktionsuntüchtigen Handmuskeln.

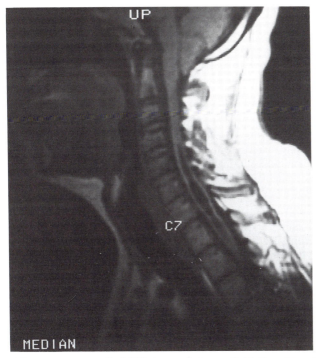

Abb. **48** Syringomyelie (MRT). Ausgeprägte, von C_5 bis Th_2 reichende Höhlenbildung im Rückenmark

Degeneration des zentralen und peripheren motorischen Neurons

Die degenerativen Erkrankungen des motorischen Systems sind zum Teil genetisch bedingt, in anderen Fällen ist die Ursache unbekannt. Es kommt zu fortschreitenden Funktionsstörungen der zentralen und peripheren Motoneurone, daher spricht man auch von Motoneuron-Erkrankungen (Motor neurone disease).

Spastische Spinalparalyse

Bei dieser sehr seltenen und oft familiär gehäuft auftretenden Erkrankung degenerieren die Pyramidenbahnen vom Gyrus praecentralis an. Es sind nur die motorischen Bahnen des zentralen Nervensystems betroffen. *Symptome*

174 Krankheiten des Rückenmarks

sind spastische Tonuserhöhung und Paresen, die in den Beinen beginnen, teilweise zu sehr ausgeprägten spastischen Kontrakturen führen und – ohne Sensibilitätsstörungen – allmählich fortschreiten. Das Hinzutreten von Kau-, Sprach- und Schlucklähmungen führt oft im Spätstadium zur Aspiration und tödlichen Komplikation der Pneumonie.

Spinale Muskelatrophie

Die spinalen Muskelatrophien stellen eine zum Teil erbliche Erkrankung der motorischen Vorderhornzellen des Rückenmarks dar. Degenerative Veränderungen führen zu folgenden *Symptomen:* atrophischen Paresen, vornehmlich an den kleinen Handmuskeln, aber in manchen Fällen auch an den Unterarmen und Unterschenkeln; es zeigen sich faszikuläre Zuckungen, die Eigenreflexe können erlöschen. Wichtig ist hier der elektromyographische und muskelbioptische Befund.

Eine Sonderform dieser Erkrankung ist die *infantile progressive spinale Muskelatrophie* (Werdnig-Hoffmann), die schon im frühesten Kindesalter beginnt und meist innerhalb weniger Monate oder weniger Jahre mit dem Befall der Atem- und Schluckmuskulatur zum Tode führt, daneben gibt es Formen, die im Kindes- und Jugendalter in Erscheinung treten (M. Kugelberg-Welander).

Amyotrophische Lateralsklerose

Die amyotrophische Lateralsklerose (ALS) stellt eine degenerative Erkrankung sowohl der zentralen wie der peripheren Motoneurone dar. Es kommt zu Zeichen der zentralen (spastischen) wie auch der peripheren (schlaffen, atrophischen) Lähmung. Die Ursache ist unbekannt, vereinzelt kommen familiäre Formen vor. Der Erkrankungsbeginn liegt meist jenseits des 40. Lebensjahres.

Symptome

Erste Lähmungen und Atrophien stellen sich am häufigsten an den kleinen Handmuskeln ein (Abb. **49 a** u. **b**) und greifen langsam rumpfwärts auf Unter- und Oberarme sowie die Hals-, Schulter- und Atemmuskeln über. Aber auch andere Verlaufstypen kommen vor, bei denen zuerst etwa der Deltamuskel oder die Zehenheber von den Atrophien und Lähmungen befallen werden. An den oft lange von Atrophien verschonten unteren Extremitäten zeigen sich spastische Reflexsteigerungen. Praktisch immer kommt es zu faszikulären Muskelzuckungen.

Diagnose

Die Elektromyographie belegt den generalisierten Vorderhornprozeß durch

Degenerative und stoffwechselbedingte Erkrankungen 175

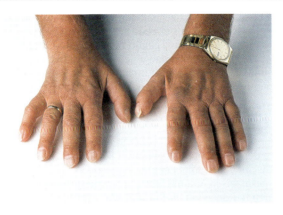

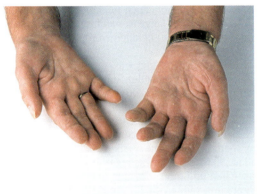

Abb. **49 a** u. **b** Amyotrophische Lateralsklerose. Atrophie der kleinen Handmuskeln

den Nachweis von Faszikulationspotentialen und extrem hoch gespannten, verlängerten Muskelaktionspotentialen (sog. Riesenpotentialen); auch Zeichen der pathologischen Spontanaktivität in der Elektromyographie geben Hinweise auf Vorderhornprozesse. Die Muskelbiopsie weist ebenfalls typische Zeichen einer Vorderhornzellschädigung auf.

Prognose und Pflege

Im qualvollen Endzustand des unbeeinflußbar innerhalb weniger Jahre zum Tode führenden Leidens ist die mimische Muskulatur ebenso gelähmt wie die Zunge und die für das Kauen, Schlucken und Sprechen benötigten Muskeln. Ausnahmsweise können die zuletzt genannten Erscheinungen auch einmal die Krankheit einleiten. Die Patienten liegen dann hilflos, abgema-

176   Krankheiten des Rückenmarks

gert, von Atemnot und Erstickungsangst gequält darnieder und sind auf ständige Pflege angewiesen. Wachen Geistes erleben sie ihren Zustand und ahnen ihr Schicksal. Eine Bewußtseinsstörung gehört nicht zu dieser Krankheit. Die Fähigkeit zur Pflege dieser Kranken verlangt neben der Sachkenntnis das große Geschick, notwendige Hilfen möglichst unauffällig zu leisten und tröstende Zuversicht ohne unpassenden Optimismus zu geben.

Funikuläre Spinalerkrankung

Bei einer Behinderung der Resorption von Vitamin B_{12} kommt es zu einer Stoffwechselstörung, die auf dem Gebiet der inneren Medizin zur megaloblastischen Anämie oder perniziösen Anämie führt. Neben dieser Blutkrankheit mit ihren Folgen können bei der *Vitamin B_{12}-Resorptionsstörung* neurologische und psychische Krankheitszeichen auftreten. Die neurologische Krankheit ist die funikuläre Spinalerkrankung, auch *funikuläre Myelose* genannt. Die Namengebung beruht darauf, daß lange Nervenfaserbündel im Rückenmark von degenerativen Veränderungen befallen werden.

Symptome

Vordringlichstes Symptom ist eine Störung der Sensibilität. Die Kranken klagen über „Kribbeln", ein „elektrisierendes Gefühl" oder andere Parästhesien, die teilweise als recht unangenehm und schmerzhaft geschildert werden. Hinzu kommen sehr ausgeprägte Lagesinnstörungen, die eine ataktische Gangstörung zur Folge haben können, manchmal bis zur Gehunfähigkeit. Vornehmlich die Beine, aber auch die Arme werden überwiegend an den Extremitätenenden befallen. Spastische Reflexsteigerungen und auch Paresen können hohe Grade erreichen und ihrerseits eine Gehbehinderung begründen. Im Beginn der Erkrankung können die Eigenreflexe allerdings auch fehlen.

Diagnose und Behandlung

Pathologische Liquorbefunde sind nicht sehr häufig. Zur *Diagnose* tragen das typisch veränderte Blutbild, fehlende Magensäure und vor allem die verminderte Ausscheidung im Urinexkretionstest mit radioaktivem Vitamin B_{12} (Schilling-Test) bei. Den Blutbildveränderungen kann die funikuläre Spinalerkrankung allerdings um Jahre vorausgehen. Die *Behandlung* verlangt intramuskuläre Verabreichung hoher Dosen von Vitamin B_{12}.

Pflege

Bei der pflegerischen Betreuung gelten ähnliche Richtlinien wie für die Polyneuropathien. Bei spastischen Zeichen ist vor allem zu achten auf ein regelmäßiges Durchbewegen der Gelenke und eine Lagerung, die der Muskelverkürzung entgegenwirkt. Wichtig ist die krankengymnastische Betreuung.

Psychische Veränderungen auf dem Boden einer Vitamin B$_{12}$-Resorptionsstörung, auch *Perniziosapsychose* genannt, gehören in die Gruppe der körperlich begründbaren Psychosen in ihren verschiedenen Formen. Auch sie können sich schon lange vor den typischen Veränderungen im Blutbild einstellen.

Fehlbildungen

Ebenso wie Schädel und Gehirn können auch Wirbelsäule und Rückenmark angeborene Fehlbildungen aufweisen. Neugeborene mit schweren Mißbildungen am Rückenmark sind meist nicht lange lebensfähig.

Genannt seien hier nur die wichtigsten Formen der Fehlbildungen. Die Spaltung eines oder mehrerer Dornfortsätze ist ohne krankhafte Bedeutung. Auch der unvollständige Zusammenschluß einzelner Wirbelbögen – unter der intakten Haut und Muskulatur von außen nicht erkennbar –, die *Spina bifida occulta,* kann ohne neurologische Ausfallserscheinungen bestehen. Wölbt sich Hirnhaut durch den Wirbeldefekt nach außen vor, spricht man von einer *Meningozele.* Eine *Meningomyelozele* enthält neben der Hirnhaut auch noch Rückenmarkssubstanz, und bei der *Meningomyelozystozele* ist in dem Bruchsack außerdem Flüssigkeit enthalten. Je nach dem Ausmaß der Rückenmarksschäden können komplette Querschnittslähmungen bestehen, die – von der Höhe der Mißbildung abhängig – die Beine oder alle vier Extremitäten betreffen.

Spaltungen des Rückenmarks *(Diastomyelie)* können symptomlos sein, können aber auch mit Fußdeformitäten und Blasenstörungen einhergehen. Meist liegen gleichzeitig andere Fehlbildungen vor.

Eine Ausweitung der operativen Behandlungsmöglichkeiten bei Fehlbildungen der Wirbelsäule und des Rückenmarks in den letzten Jahren hat die Überlebenschancen der Betroffenen erhöht; Betreuung und Versorgung der Kranken erfolgt nach den Richtlinien, die bei der Behandlung einer Querschnittslähmung gelten.

Krankheiten der peripheren Nerven und der Muskeln

Läsionen der peripheren Nerven führen zu gemischten motorisch-sensiblen Störungen im peripheren Nervensystem, die sich durch schlaffe, atrophische (periphere) Paresen und Sensibilitätsstörungen entsprechend einem peripher-nervösen Verteilungsmuster (entsprechend den Dermatomen, peripheren Nerven oder generalisiert) auszeichnen. Radikuläre Ausfälle sind oft durch Bandscheibenvorfälle, seltener durch Rückenmarksprozesse oder Entzündungen der Nervenwurzeln bedingt. Ausfälle peripherer Nerven sind durch Trauma oder Druck, in bestimmten Fällen durch Engpaßsyndrome bedingt.

Polyneuropathien stellen generalisierte Erkrankungen peripherer Nerven dar, die ein distal betontes, meist symmetrisch verteiltes sensomotorisches Ausfallsmuster erzeugen und u. a. durch metabolische (Diabetes), toxische (Alkohol) oder genetisch bedingte Störungen ausgelöst werden. Die Therapie richtet sich nach der Ursache der peripheren Nervenläsionen.

Myopathien sind primäre Muskelerkrankungen, die zu meist proximal betonten rein motorischen Ausfällen führen. Genetisch bedingte Muskelerkrankungen stellen die größte Gruppe dar. Myositiden sind entzündlich bedingte Muskelerkrankungen. Die Myasthenie ist eine Autoimmunerkrankung der Muskelendplatte, die zu einer Störung der Impulsübertragung vom Nerven auf den Muskel führt. Für die genetisch bedingten Erkrankungen gibt es noch keine zielgerichtete Therapie. Autoimmunprozesse können mit Immunsuppressiva behandelt werden. Die Krankengymnastik ist bei den Muskelerkrankungen sehr wichtig.

180   Krankheiten der peripheren Nerven und der Muskeln

Zum Fachgebiet der Neurologie gehören neben den Erkrankungen des Zentralnervensystems (Gehirn und Rückenmark) als weitere wichtige Gruppe die Schädigung der Nervenwurzeln, der Plexus (Nervengeflechte), der peripheren Nerven und der Muskeln.

Das periphere Nervensystem beginnt mit den motorischen Vorderhornzellen des Rückenmarks. Vom Vorderhorn des Rückenmarks zweigen die motorischen Wurzeln ab, vom Hinterhorn die sensiblen. Diese beiden Wurzelanteile vereinigen sich nach ihrem Austritt aus dem Rückenmark zu *Spinalnerven,* die als Wurzeln des peripheren Nervensystems zunächst noch innerhalb des Wirbelkanals verlaufen. Jeweils zwischen zwei Wirbeln treten die *Spinalnervenwurzeln* durch die Zwischenwirbellöcher aus dem Wirbelkanal aus. Sie werden nach den ihnen benachbarten Wirbeln bezeichnet, und zwar im Bereich der Halswirbelsäule nach dem darunterliegenden Wirbel. Die Zervikalwurzeln C_1–C_7 treten also oberhalb der Halswirbel 1–7 aus. Eine Ausnahme macht die Wurzel C_8. Sie tritt zwischen dem letzten Hals- und dem ersten Brustwirbel aus. In den tieferen Abschnitten wird die Wurzel nach dem darüberliegenden Wirbel benannt, sowohl im thorakal- als auch im Lumbal- und Sakralbereich. Die Abb. **43** stellt die Verhältnisse schematisch dar.

Anteile dieser Nervenwurzeln verbinden sich nun nach dem Austritt aus der Wirbelsäule mit benachbarten Wurzeln zu einem Nervengeflecht, einem *Plexus,* in dem dann für eine kurze Wegstrecke mehrere periphere Nerven vereint sind. Erst im weiteren Verlauf zweigen die größeren und kleineren *peripheren Nerven* ab und ziehen zu ihrem Versorgungsgebiet, wo sie sich in feinste Endäste aufteilen.

Alle Verletzungen und Erkrankungen, die die genannten Strukturen treffen, haben das Syndrom der peripheren Nervenschädigung zur Folge (s. Tab. **1**, S. 56). Zu den Läsionen des peripheren Nervensystems zählen die umschriebenen Schäden von Nervenwurzeln, Plexus und einzelner peripherer Nerven sowie die Polyneuropathien. Weiter werden in diesem Kapitel die Muskelerkrankungen (Myopathien) abgehandelt.

Umschriebene Schädigungen

Wurzelschädigungen

Wie bei der Querschnittslähmung aus der Grenze der Sensibilitätsstörungen und aus der Verteilung der Lähmungen ziemlich genau der Ort der Rückenmarksschädigung erschlossen werden kann, so gestatten der segmentale Aufbau des Rückenmarks und seine Wurzelabgänge einen Schluß auf die

Schädigungsstelle, wenn Sensibilitätsstörungen und Lähmungen an einer Extremität in ganz bestimmter Verbindung auftreten. Grundsätzlich kann jede einzelne Nervenwurzel – in der Klinik und auch im folgenden kurz „Wurzel" genannt – geschädigt werden. Dieser Schädigung entspricht dann eine Sensibilitätsstörung im zugehörigen Versorgungsbereich (vgl. Abb. **12** und **13**) und eine Lähmung jener Muskeln, die von der betroffenen Wurzel motorisch versorgt werden. Bei Muskeln, deren Versorgung aus mehreren Wurzeln kommt, wird die Lähmung nur gering sein, bei einem Muskel jedoch, der überwiegend von einer Wurzel seine motorischen Impulse erhält, kann es zur hochgradigen Parese kommen.

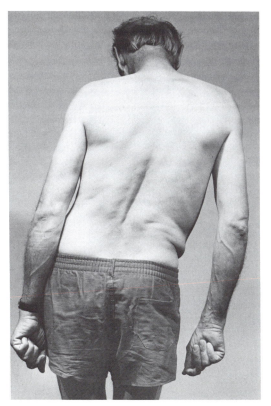

Abb. **50** Lumbago („Hexenschuß"). Typische Schon- und Steifhaltung des Patienten nach der Aufforderung, den Rumpf vorwärts zu beugen

Wurzelschädigung bei Bandscheibenschaden

Häufigste und wichtigste Ursache der Wurzelschädigungen ist der *Bandscheibenvorfall*. Als „Ischias", „Ischiasneuritis" und unter vielen weiteren Namen verbirgt sich jenes Krankheitsbild, das in den verschiedensten Stadien als „Wurzelschädigung bei Bandscheibenschaden" in die neurologischen, neurochirurgischen oder orthopädischen Kliniken vorkommt. Die Benennung der Krankheitssymptome nach dem N. ischiadicus ist sachlich falsch, weil nicht der Nerv, sondern die dazugehörigen Nervenwurzeln betroffen sind.

Bevor die Besonderheiten der einzelnen Wurzelschädigungen genannt werden, erfolgt ein kurzer Blick auf den Begriff des *Bandscheibenschadens:* zwischen je zwei Wirbeln liegt die Zwischenwirbelscheibe (Discus intervertebralis). Diese hat in ihrem Innern den gallertartigen Zwischenwirbelkern (Nucleus pulposus), der mit zunehmendem Alter einen Teil seiner ursprünglichen Elastizität verliert. Auch das diesen Kern ringförmig umgebende Gewebe (Anulus fibrosus) büßt an Elastizität ein, und so kann es geschehen, daß es selbst ohne große körperliche Belastung am Anulus fibrosus der Band-

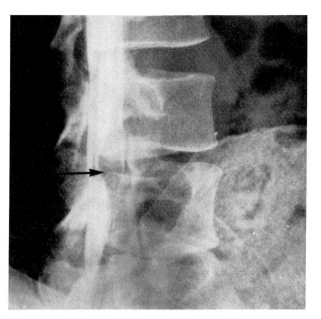

Abb. **51** Lumbaler Bandscheibenvorfall. Das Myelogramm zeigt eine Eindellung des Kontrastmittelbandes zwischen dem 4. und 5. Lendenwirbel

scheibe zu kleinen oder größeren Rissen und Dehnungen kommt, in die sich der Nucleus pulposus vorwölbt.

Symptome

Die Verlagerungen im Inneren der Bandscheibe können zu Schmerzen führen, die Beweglichkeit der Wirbelsäule an dieser Stelle wird eingeschränkt, die benachbarten Muskeln verkrampfen sich und der bekannte „steife Hals" oder die Lumbago („Hexenschuß"; Abb. **50**) sind die Folge.

Kommt es jedoch zu einem teilweisen oder vollständigen Durchtritt des Nucleus pulposus durch den Faserring, dann liegt in Form einer *Protrusion* oder eines *Prolapses* ein manifester Bandscheibenvorfall vor (Abb. **51, 52, 53a–d**). Auch hier ist das führende Symptom der Schmerz, dessen radikuläre, d. h. dem sensiblen Versorgungsbereich der Wurzel entsprechende, Ausbreitung charakteristisch ist. Den Schmerz als einer *Reizerscheinung* des sensiblen Wurzelanteils begleiten (oder sie folgen ihm nach) die *Ausfallserscheinungen*

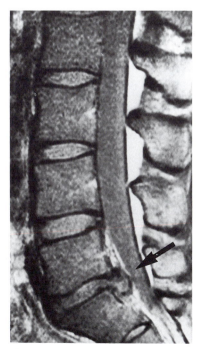

Abb. **52** Bandscheibenvorfall LWK 5/Os sacrum. Das Bandscheibengewebe wölbt sich zwischen den Wirbelkörpern in den Spinalraum vor

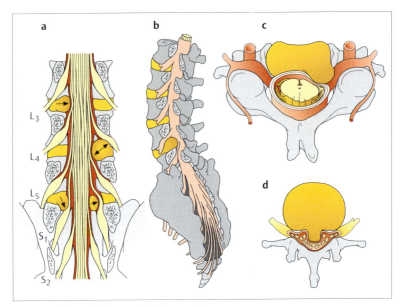

Abb. **53 a–d** Lumbale Bandscheibenvorfälle
a Laterale Bandscheibenvorfälle mit Wurzelkontakt L$_4$, L$_5$ und S$_1$. Es können auch zwei Wurzeln (z. B. L$_5$ und S$_1$) komprimiert werden (Ansicht von hinten)
b Medio-lateraler Bandscheibenvorfall LWK 4/5 (Seitenansicht)
c Lateraler Bandscheibenvorfall HWK 5/6 (Aufsicht)
d Medialer Bandscheibenvorfall mit Kompression der Kauda (Aufsicht) (nach Masuhr/Neumann)

der sensiblen Funktion als Hypästhesie oder Anästhesie. Die Störung der motorischen Anteile führt zu Lähmungen. In den Abb. **54–58** sind die Symptomkombinationen dargestellt, die für die typische Schädigung einer bestimmten Wurzel charakteristisch sind. Genannt ist die geschädigte Wurzel. Eingezeichnet sind jene Muskeln *(Kennmuskeln),* in denen eine Lähmung zu erwarten ist, und schraffiert wurden die Hautgebiete, in denen eine Sensibilitätsstörung auftritt. Die hier dargestellten Wurzeln wurden gewählt, weil sie die weitaus am häufigsten geschädigten und damit für die Klinik wichtigsten sind.

Nicht alle Wurzelschädigungen zeigen das typische vollständige Ausfallmuster. Je nach dem Grad oder dem Stadium der Schädigung können die motorischen und sensiblen Störungen weniger deutlich ausgeprägt sein. Nicht ganz selten kommt es auch einmal zur Schädigung zweier oder mehrerer benach-

Umschriebene Schädigungen 185

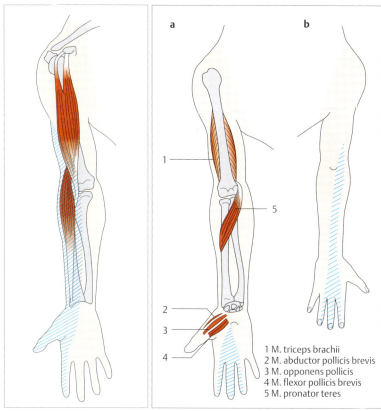

Abb. 54   Abb. 55

Abb. **54**   Schädigung der Wurzel C$_6$. Kennmuskeln: M. biceps brachii und M. brachioradialis. Sensibilitätsstörungen im schraffierten Bereich (nach Mumenthaler u. Schliack)

Abb. **55 a** u. **b**   Schädigung der Wurzel C$_7$. Kennmuskeln: M. triceps brachii, M. pronator teres, Daumenballenmuskeln (3). Sensibilitätsstörungen in den schraffierten Bereichen: **a** Beugeseite, **b** Streckseite (nach Mumenthaler u. Schliack)

barter Wurzeln. Die dargestellten Muskeln und schraffierten Hautgebiete lassen sich dann unschwer aus den Skizzen addieren.

186 Krankheiten der peripheren Nerven und der Muskeln

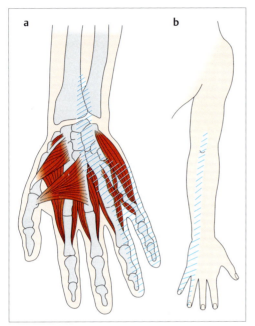

Abb. **56 a** u. **b** Schädigung der Wurzel C$_8$. Kennmuskeln: Kleinfingerballenmuskel und Mm. interossei. Sensibilitätsstörungen in den schraffierten Bereichen (nach Mumenthaler u. Schliack)

Plexusschäden

Die Schädigungen der Nervenplexus sind seltener als die Wurzelschäden oder die Schädigung eines peripheren Nervs. Betroffen werden

- Plexus brachialis oder Armplexus
- Plexus lumbosacralis oder Beinplexus.

Der Plexus brachialis setzt sich aus Anteilen der Wurzeln C$_4$-Th$_1$ (4. Zervikalwurzel bis 1. Thorakalwurzel) zusammen, der Plexus lumbosacralis aus den Wurzeln Th$_{12}$-S$_4$ (12. Thorakalwurzel, Lumbalwurzeln und den Sakralwurzeln 1-4).

Plexusschäden sind meist Folge von heftigen Sturz- oder Zerrungsverletzungen. Wenn die Nervenfasern aus dem Rückenmark ausgerissen werden, ist keine Heilung möglich. Bei unvollständigen Plexuslähmungen kommt es oft

Umschriebene Schädigungen 187

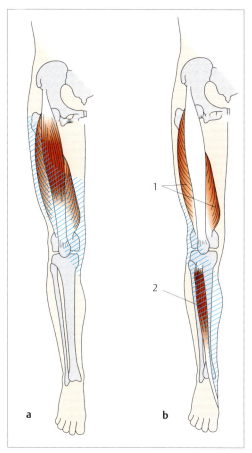

Abb. **57 a** u. **b**
a Schädigung der Wurzel L$_3$. Kennmuskel: M. quadriceps femoris. Sensibilitätsstörungen im schraffierten Bereich. **b** Schädigung der Wurzel L$_4$. Kennmuskeln: Teile des M. quadriceps femoris (1), vor allem M. tibialis anterior (2). Sensibilitätsstörungen im schraffierten Bereich (nach Mumenthaler u. Schliack)

zu einer Erholung. Besonders wichtig ist die krankengymnastische Behandlung.

Plexus brachialis. Hier treten außer der Schädigung des ganzen Armplexus (Abb. **59 a** u. **b**) eine obere oder eine untere Plexusschädigung auf. Die *obere*

188 Krankheiten der peripheren Nerven und der Muskeln

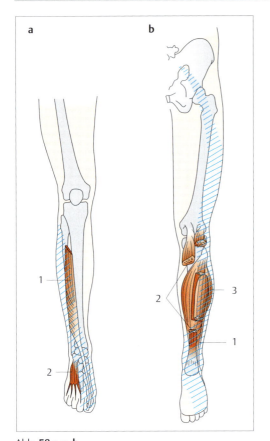

Abb. **58a** u. **b**
a Schädigung der Wurzel L_5. Kennmuskeln: vornehmlich M. extensor hallucis longus (1), auch M. extensor digitorum brevis (2). Sensibilitätsstörungen im schraffierten Bereich. **b** Schädigung der Wurzel S_1. Kennmuskeln: M. peronaeus brevis (1), M. triceps surae (2), M. peronaeus longus (3). Sensibilitätsstörungen im schraffierten Bereich (nach Mumenthaler u. Schliack)

Plexusschädigung (Erb-Lähmung) betrifft die Wurzeln C_5 und C_6. Paretisch sind dann hauptsächlich die Abduktoren und Außenrotatoren des Oberarms, Beuger und Innenrotatoren des Unterarms und gelegentlich ein Teil der Handstrecker. Wenn die Sensibilität mitbetroffen ist, besteht eine Hypästhesie über dem Deltamuskel sowie an der Radialseite des Unterarms. Von der

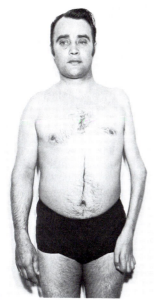 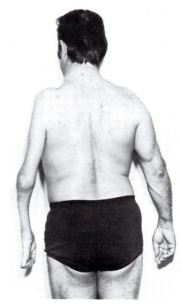

Abb. **59 a** u. **b** Traumatische Armplexusschädigung links. Atrophische Lähmung des ganzen Arms

unteren Plexuslähmung (Klumpke-Lähmung) werden die Wurzeln C_7–Th_1 betroffen. Gelähmt sind vornehmlich die kleinen Handmuskeln, die Hand- und Fingerbeuger und zuweilen auch die Unterarmstrecker. Eine Hypästhesie kann an der Ulnarseite von Unterarm und Hand bestehen. – Je nach dem Ausmaß und dem Ort der Plexusläsion kommen vielfältige Abweichungen vom typischen Bild vor. Bei der *vollständigen Armplexuslähmung* ist der ganze Arm mit Hand und Fingern gelähmt und hyp- oder anästhetisch.

Plexus lumbosacralis. Typische Untergruppen der Beinplexuslähmung gibt es nicht. Zwar können auch innerhalb des Plexus lumbosacralis verschiedene Anteile geschädigt sein, so daß einzelne Muskelgruppen und Hautareale ausschließlich oder bevorzugt betroffen sind, aber die insgesamt viel selteneren Plexusteilschädigungen am Bein sind vielfältiger und unsystematischer. Bei der vollständigen Beinplexuslähmung sind Hüft- und Beinmuskulatur paretisch, und die Sensibilität ist am ganzen Bein gestört.

Umschriebene periphere Nervenschäden

Grundsätzlich können Schädigungen an allen peripheren Nerven auftreten und damit zu Ausfallerscheinungen im zugehörigen Versorgungsgebiet führen. Hier sollen jedoch nur die häufigsten mit ihren wichtigsten Symptomen genannt werden. Dabei ist wiederum zu berücksichtigen, daß abhängig von Ort, Ausmaß und Stadium des Schadens das Ausfallmuster vom hier dargestellten typischen Bild abweichen kann.

Ursachen

Die Ursachen peripherer Nervenschäden sind sehr vielfältiger Natur. Verletzungen durch Schnitt, Stich oder Schuß können den peripheren Nerv ganz oder teilweise durchtrennen. An den Kanten eines gebrochenen Knochens kann der Nerv zerrissen oder bei Verletzungen an den Extremitäten gedehnt und gezerrt werden.

Ein nicht unwesentlicher Teil peripherer Nervenschäden kommt jedoch im Zusammenhang mit therapeutischen Maßnahmen vor und bedarf daher besonderer Erwähnung. Sicher können manche peripheren Lähmungen vermieden werden, wenn die Art ihrer Entstehung bekannt ist und die ersten Hinweise auf den Schaden beachtet werden. Hier ist vor allem an die *Drucklähmungen* zu denken. Bewußtlose oder weitgehend gelähmte Kranke sind besonders gefährdet. Durch unveränderte Lage können vor allem der N. ulnaris am Ellenbogen und der N. peronaeus am Wadenbeinköpfchen unterhalb des Kniegelenkes solche Druckschäden erleiden. Schnürende Bandagen oder Gipsverbände drücken oftmals den Nerv gegen benachbarte Knochen. Bei bewußtlosen und bewegungsunfähigen Kranken ist häufiger Lagewechsel notwendig.

> **Beachte:** Klagen über Taubheitsgefühl oder Kribbeln – jedermann bekannt als Gefühl des „eingeschlafenen Beines" bei übereinandergeschlagenen Knien – sollten Anlaß sein, Lagerung oder Verbände zu überprüfen.

Auch durch Bettkanten oder eine Schiene dürfen die Gliedmaßen Bewußtloser oder Gelähmter nicht gedrückt werden. – Bekannt als „Parklähmung" oder „Schlaflähmung" ist die Druckschädigung des N. radialis am Oberarm bei Schlafenden oder Betrunkenen, wenn der Oberarm einer harten Kante aufliegt.

Nicht ganz selten sind auch die als *„Spritzenschäden"* bekannten Paresen peripherer Nerven infolge einer Injektion. Bei keiner intramuskulären Injektion sollten die gültigen Regeln vernachlässigt werden. Besonders gefährdete Ge-

Umschriebene Schädigungen **191**

biete (in denen große periphere Nerven verlaufen) dürfen niemals als Ort für eine intramuskuläre Spritze gewählt werden. Eigentlich mehr zum Gebiet der speziellen Pflege als in das Fachgebiet der Neurologie gehört der Hinweis, daß bei ventroglutealer Technik oder bei Einstich in den Oberschenkel an typischer Stelle und senkrechter Stichrichtung zum Knochen Nervenschäden in der Regel vermieden werden. Aber auch bei sachgerechter Einführung der Injektionskanüle kann einmal ein peripherer Nerv geschädigt werden, weil er an atypischer Stelle verläuft. Solche Zwischenfälle lassen sich niemals ganz vermeiden. Um so wichtiger scheint die Regel, Mißempfindungen, Taubheitsgefühl, Schmerzen oder Lähmungen in unmittelbarem Zusammenhang mit einer Spritze sofort dem Arzt mitzuteilen, um alsbaldige Behandlung zu ermöglichen.

Schädigung von Extremitätennerven

N. axillaris. Gelähmt sind M. deltoideus und M. teres minor, behindert dadurch die Hebung des Oberarmes nach vorn und zur Seite und die Außenrotation. Die Sensibilitätsstörung betrifft die Außenseite des Oberarmes über dem Deltamuskel. Der Nerv wird besonders bei Sturz auf die Schulter und bei Schulterluxationen geschädigt.

N. radialis. Gelähmt sind der M. triceps brachii sowie die Hand- und Fingerextensoren. Dadurch wird die Streckung des Unterarms, der Hand und der Finger unmöglich oder geschwächt. Außerdem sind die Supination der Hand und die Abduktion des Daumens teilweise behindert. Am radialen Hand- und am Daumenrücken ist die Sensibilität gestört.

N. medianus. Gelähmt sind der radiale Handbeuger und der M. palmaris longus, die Pronatoren, die Daumenbeuger, die oberflächlichen Fingerbeuger, die tiefen Beuger des 2. und 3. Fingers sowie die Mm. abductor pollicis brevis und opponens pollicis und schließlich die Mm. lumbricales 1 und 2. Die Sensibilität ist gestört auf der daumenwärts gelegenen Hälfte der Handinnenfläche und der Beugeseite der Finger 1–3 sowie der daumenwärts gelegenen Hälfte der Beugeseite am Ringfinger. Der Nerv ist bei Verletzungen im Bereich des Ober- und Unterarms gefährdet. Ein besonderes Schädigungsmuster stellt die chronische Druckschädigung des Nerven unter dem Lig. carpi transversum am Handgelenk dar. Die Störung führt besonders zu nächtlichen Beschwerden in der Hand und wird als Karpaltunnelsyndrom (CTS) bezeichnet.

N. ulnaris. Gelähmt sind der ulnare Handbeuger, die teifen Fingerbeuger 4 und 5 und der M. palmaris brevis, die Kleinfingermuskeln, die Mm. interossei sowie am Daumenballen der M. adductor pollicis und ein kleiner Anteil der Daumenbeuger. Die Sensibilitätsstörung umfaßt etwa die Hälfte der kleinfingerwärts gelegenen Handinnenfläche sowie die Beugeseite des Kleinfingers und die ihm zugewandte Hälfte der Beugeseite am 4. Finger (Abb. **60a** u. **b**). Der Nerv ist besonders bei Ellenbogenverletzungen gefährdet. Die chronische Druckschädigung des Nerven im Knochenkanal am Ellenbogen führt zum sog. sulcus-ulnaris Syndrom.

Die Abb. **61** zeigt die typischen Ausfallsmuster bei Läsion der drei Hauptnerven des Armes (N. radialis, N. medianus, N. ulnaris).

N. femoralis. Die wichtigste Funktionsstörung ist die Lähmung des M. quadriceps femoris. Die Sensibilitätsstörung betrifft die Vorderseite des Ober- und die Innenseite des Unterschenkels.

N. ischiadicus. Seine Schädigung führt zur Lähmung der Beuger am Oberschenkel und der gesamten Unterschenkelmuskulatur sowie zur Sensibilitätsstörung an der Außen- und Rückseite des Unterschenkels und am Fuß. – Die beiden Hauptäste des N. ischiadicus sind der N. tibialis und der N. peronaeus.

N. tibialis. Sein Ausfall bewirkt in erster Linie die Lähmung der Fuß- und Zehenbeuger und eine Sensibilitätsstörung an der Rückseite des Unterschenkels und an der Fußsohle.

N. peronaeus. Der typische Peronäusausfall zeigt eine Lähmung der Fuß- und Zehenheber und eine Störung der Sensibilität an der Außenseite des Unterschenkels und auf dem Fußrücken. Das aus der Lähmung entstehende Gangbild mit abnorm hohem Anheben des Fußes wird als Steppergang bezeichnet.

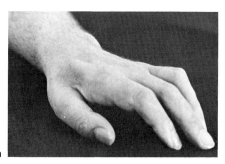
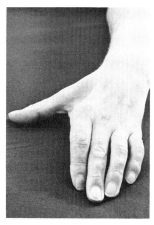

Abb. **60a** u. **b** Ulnarislähmung links. Deutliche Atrophie der Mm. interossei und des M. adductor pollicis

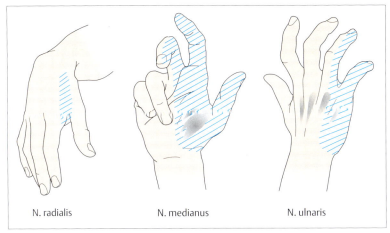

Abb. **61** Armnervenparesen (nach Masuhr/Neumann)

Schädigung von Hirnnerven

Ein peripherer Nervenschaden kann auch an den Hirnnerven auftreten. Hier sind die wichtigsten Krankheitsbilder die Fazialislähmung und die Trigeminusneuralgie.

Fazialislähmung. Oft ohne erkennbare Ursache entwickelt sich innerhalb von Stunden oder 1–2 Tagen eine Parese der vom N. facialis versorgten, also der gesamten mimischen Muskulatur einer Gesichtsseite (idiopathische Fazialislähmung, Bell-Lähmung). Im Gegensatz dazu führt eine zentrale Fazialislähmung nicht zu einer Lähmung im Bereich der Stirnmuskeln. Eine solche Lähmung kann auch Folge einer traumatischen Fazialisschädigung sein, etwa in Form einer Nervenzerreißung oder Dehnung bei einem Schädelbruch oder durch den Druck einer Geschwulst. Eine Borrelien- oder Herpes-simplex-Infektion kann zu einer peripheren Fazialislähmung führen, daher sollte hier immer eine Liquoruntersuchung vorgenommen werden. Willkürliche Bewegungen der Gesichtsmuskeln sind nicht mehr möglich, die Stirnfalten sind auf der gelähmten Seite verstrichen, das Auge kann nicht mehr geschlossen werden, und der Mundwinkel hängt herab (Abb. **62a** u. **b**). Es entstehen Schwierigkeiten beim Sprechen und vor allem beim Trinken. Auf den vorderen zwei Dritteln der Zunge kommt es zu einer Geschmacksstörung.

Eine zuverlässige Behandlungsmethode der auch als „rheumatisch" oder „idiopathisch" bezeichneten Fazialisparese ist nicht bekannt. Ihre Prognose ist meist gut. Bei Tumordruck oder Dehnung an einer Knochenstufe wird

194 Krankheiten der peripheren Nerven und der Muskeln

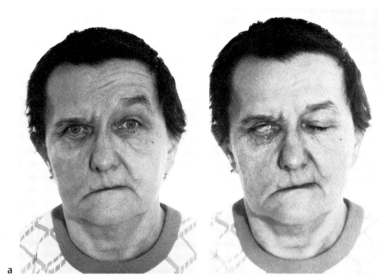

Abb. **62 a** u. **b**   Periphere Fazialislähmung rechts

man die Beseitigung der Ursachen versuchen. In leichten Fällen mit Restbeweglichkeit oder bei noch nachweisbarer elektrophysiologischer Aktivität in der betroffenen Muskulatur reicht die Gabe von abschwellenden antirheumatischen Medikamenten aus. In schweren Fällen kann eine Kortisonbehandlung sinnvoll sein.

Sofern eine Ursache für die Lähmung nicht faßbar und angehbar ist, sollte der Kranke vor dem Spiegel die mimische Muskulatur bewegen („Fratzen schneiden"). Die Bewegungen werden von der betroffenen Seite gedanklich mitvollzogen, bis Bewegungseffekte erkennbar sind und weiter geübt werden können. Bei fehlendem Augenschluß sollte der Augapfel tagsüber durch eine Salbe und nachts durch einen Schutzverband vor Verletzung und Austrocknung bewahrt werden.

Trigeminusneuralgie. Auch für die Trigeminusneuralgie kann man in den meisten Fällen keine Ursache angeben (idiopathische Trigeminusneuralgie). Manchmal wird sie durch Tumordruck oder durch die Folgen eines Schädelbasisbruches ausgelöst. In anderen Fällen drücken Arterien oder Venenschlingen nahe dem Hirnstamm auf den N. trigeminus.

Ganz unvermittelt kommt es zu heftigen Schmerzen im Versorgungsbereich eines, zweier oder aller drei Hautgebiete, wie sie den einzelnen Trigeminusästen entsprechen. Der typische Schmerz tritt in sekundenlang andauernden qualvollen Attacken auf, die häufig rasch aufeinander folgen. Oft werden sie schon von leichten Bewegungen beim Sprechen oder beim Kauen ausgelöst, manchmal genügt eine leise Berührung oder ein kühler Lufthauch. Die Schmerzattacken können sich über Monate oder Jahre wiederholen. Die Kranken vermeiden das Sprechen, essen nur unzureichend, gelegentlich treibt die Verzweiflung über das Leiden einen Patienten zum Selbstmord.

Therapeutisch sehr bewährt hat sich das Antiepileptikum Carbamazepin (Tegretal). In manchen Fällen kann eine Operation den Druck einer Gefäßschlinge auf den Nervenstamm beseitigen. Oft tritt eine überzeugende Besserung ein.

Dem Schmerztyp der Trigeminusneuralgie ähnlich sind die Glossopharyngeusneuralgie, die Sluder-Neuralgie und die Nasoziliarisneuralgie. Eine andere – migräneähnliche – Schmerzform mit Dauerschmerz bei gleichzeitiger Gesichtsrötung, Tränenfluß und Verstopfung der Nase zeigt das Horton-Syndrom (Erythroprosopalgie, Histaminkopfschmerz). Eine Störung der Kiefergelenkfunktion ist für die Schmerzen des Costen-Syndroms verantwortlich. Die nicht näher klassifizierbaren Gesichtsschmerzen werden als *Prosopalgie* bezeichnet.

Vorbeugung und Behandlung der wichtigsten umschriebenen Schädigungen von Nervenwurzeln und peripheren Nerven

Prophylaxe. Beste Vorbeugung für Menschen, die bereits einmal eine *Wurzelschädigung bei Bandscheibenschaden* gehabt haben, ist ein regelmäßiges Körpertraining (z. B. Schwimmen), das durch die Kräftigung der Rumpfmuskulatur den Halteapparat der Wirbelsäule stabilisiert.

Konservative Therapie. Schmerzstillung, Ruhigstellung und Wärmeanwendung sind die Behandlungsmaßnahmen bei Veränderungen innerhalb der Bandscheibe, die zu „Hexenschuß", „Lumbago" oder zum „steifen Hals" geführt haben. Liegt eine Wurzelschädigung infolge eines Bandscheibenschadens vor, bestehen also Sensibilitätsstörungen und Paresen, so richtet sich das weitere Vorgehen nach dem Ausmaß und der Dauer der Ausfälle. Die elektromyographische Untersuchung gestattet eine Aussage über das Ausmaß der Schädigung des betroffenen Muskels.

Beim *frischen Bandscheibenschaden* wird eine Lagerung angestrebt, die zur Schmerzfreiheit oder Schmerzlinderung führt. Dies kann eine vollständige Streckung oder auch eine leichte Beugung der Wirbelsäule sein. Ein Brett unter der Matratze des Bettes gewährleistet die Flachlagerung. Mit einer Rolle im Nacken wird der Kopf – und damit die Halswirbelsäule – leicht nach hinten gebeugt; ein zusätzliches Polster unter dem Hinterkopf führt zur leichten

196 Krankheiten der peripheren Nerven und der Muskeln

Beugung nach vorn. Die Beugung der Lendenwirbelsäule gelingt ohne Schwierigkeiten, wenn man ausreichend dicke Polster unter die Unterschenkel des liegenden Kranken legt, so daß Hüft- und Kniegelenke nahezu rechtwinklig gebeugt sind.

In der Vorstellung, daß ein sich vorwölbender und auf die Nervenwurzel drückender Nucleus pulposus noch in seine normale Lage zurückgleiten kann, darf ein leichter Zug auf die Wirbelsäule ausgeübt werden. Im Schlittenextensionsbett wird bei zervikalen Bandscheibenschäden der Kopf, bei lumbalen Schäden das Becken fixiert, und bei Hochstellung des Kopf- oder Fußendes zieht das Eigengewicht des Körpers an der Wirbelsäule und dehnt dabei die Zwischenwirbelräume. Hand in Hand mit den genannten Methoden geht die Verordnung von ausreichenden Dosen beruhigender und schmerzlindernder Mittel, damit eine Beseitigung des Schmerzes erzielt wird. Wichtig ist vor allem die konsequente Durchführung dieser Behandlung. Schon kleine Wege zur Toilette und zum Waschtisch oder das Aufstehen zum Essen können das Behandlungsziel gefährden. Außerdem muß sehr genau darauf geachtet werden, daß bei der langdauernden Lagerung nicht Druckstellen entstehen, die neben Druckgeschwüren auch Druckschäden am peripheren Nerv hervorrufen können. Schon während der Ruhigstellung hilft eine fachkundige leichte Massage durch die Krankengymnastin bei der Lockerung der verspannten Muskeln. Nach Abklingen der Schmerzen kommen im Rahmen des krankengymnastischen Trainings zu den Massagen zunächst Lockerungsübungen und später die Aktivierung der gelähmten Muskulatur.

Operative Therapie. Bleibt aber unter der konservativen Behandlung nach einer begrenzten Zeit der Erfolg aus, nehmen die Ausfallerscheinungen zu oder stellen sich alarmierende Symptome wie eine Blasenstörung ein, so sind die Voraussetzungen für eine operative Therapie des Bandscheibenschadens gegeben. Hierbei wird ein Wirbelbogen ganz oder zur Hälfte entfernt und der vorgefallene Teil des Bandscheibenkerns herausgelöst. Anstelle dieses operativen Verfahrens wird seit Anfang der achtziger Jahre auch in der Bundesrepublik unter bestimmten Voraussetzungen in einzelnen Fällen die „Chemonukleolyse" ausgeführt. Wenn der Faserring der Bandscheibe intakt ist und kein Bandscheibenvorfall besteht, kann das Enzym Chymopapain in den Bandscheibenkern nach vorheriger Diskographie injiziert werden. Die Indikation ist bei frischen Bandscheibenprotrusionen nicht gegeben. Ein Soforteffekt ist nicht zu erwarten, da das Enzym die Polysaccharide langsam auflöst. Das Endresultat ist nach etwa 3 Monaten zu erwarten. Zunahme der Paresen oder Erfolglosigkeit der Maßnahme verlangen die Operation.

Für die Behandlung der Wurzelschädigung bei Osteochondrose der Wirbelsäule gelten weitgehend ähnliche Richtlinien. Eine Operation wird hier allerdings kaum Heilung bringen können.

Tumoren des Wirbels oder im Wirbelkanal verlangen die Operation oder Strahlenbehandlung. Bei den Verletzungsfolgen richten sich die Behandlungsmaßnahmen nach dem Einzelfall. Eine durchtrennte Wurzel ist nicht mehr reparabel, die Funktion der zugehörigen Muskelanteile kehrt nicht zurück, und die Sensibilität im entsprechenden Versorgungsgebiet bleibt gestört.

Lagerung. Vor der Erörterung aller weiteren Behandlungsmaßnahmen ist sogleich bei Feststellung einer peripheren Nervenschädigung darauf zu achten, daß die gelähmten Gliedmaße oder ihr betroffener Teil so gelagert wird, daß nicht durch Zug oder Druck weitere Nervenschädigungen verursacht werden. Jede Dehnung ist zu vermeiden! Außerdem muß die Lagerung unter den Gesichtspunkten einer möglichst günstigen Durchblutung erfolgen, damit die für den Nerv bestehenden Erholungsmöglichkeiten nicht durch unzureichende Blutversorgung – etwa Stauung am ständig herabhängenden Arm – eingeschränkt werden. Da die nicht bewegten Gelenke oft sehr rasch versteifen, ist die frühzeitige regelmäßige und mehrfach tägliche Bewegung wichtig.

Spezielle Behandlungsmaßnahmen. Sie hängen von Art und Ausmaß der Schädigung ab. Knochensplitter, Tumoren oder Einschnürungen werden operativ entfernt. Der vollständig durchtrennte Nerv sollte mit mikrochirurgischen Methoden genäht und rekonstruiert werden, die Ergebnisse sind oft, aber keineswegs immer günstig.

Physiotherapie. Wichtigster Teil der Behandlung aller peripheren Nervenschädigungen ist die krankengymnastische Therapie. Sie richtet sich schrittweise nach dem Ausmaß der Störung. Vollständig gelähmte Muskeln sollten passiv bewegt werden, um Gelenkversteifungen zu vermeiden. Sobald eine willkürliche Bewegung wieder möglich ist, wird eine aktive Bewegung geübt. Diese gelingt anfangs im Wasser sehr viel leichter. Mit zunehmender Kraft kann das Training verstärkt und die Übung der Geschicklichkeit ausgebaut werden. Regelmäßige elektrodiagnostische Kontrolluntersuchungen können die Vorgänge der Besserung dokumentieren. Tritt auch nach vielmonatiger krankengymnastischer Behandlung eine Willkürbewegung nicht ein, so ist ein Behandlungserfolg nicht mehr zu erwarten, man muß die Benutzung orthopädischer Hilfsmittel empfehlen und gegebenenfalls eine berufliche Umschulung einleiten.

Polyneuropathien

■ Mit dem Begriff Polyneuropathie sollen jene Erkrankungen erfaßt werden, bei denen – oft aus ganz verschiedenen Ursachen – mehrere periphere Nerven erkranken und zu mehr oder minder typischen Ausfallserscheinungen führen. Mit der Bezeichnung Polyneuritis wird die besondere entzündliche Form des Polyneuropathie-Syndroms benannt. ■

„Die" Polyneuropathie gibt es nicht, sondern der Oberbegriff umschließt vielfältige Bilder mit verschiedenen Ursachen, unterschiedlicher Ausprägung und Verteilung der Ausfälle und mancherlei Verlaufstypen. Die gleichfalls als Familienähnlichkeit anzusehende Verwandtschaft der Symptome gestattet es aber trotzdem, vom Krankheitsbild der Polyneuropathie zu sprechen. Wichtigste Symptome sind Störungen der Motilität, der Sensibilität und des Reflexverhaltens.

Symptome

Bei der Polyneuropathie kommt es zu *schlaffen Lähmungen,* die nach längerem Bestehen auch zur Atrophie in den betroffenen Muskelgruppen führen. Diese atrophischen Paresen sind vorwiegend symmetrisch angeordnet und meist distal betont (distal symmetrischer Typ). Bei anderen Fällen sind die proximalen, rumpfnahen Muskeln bevorzugt befallen. Alle quergestreiften Muskeln können beteiligt sein, also auch die von den Hirnnerven versorgte Muskulatur, Rumpf- und Atemmuskeln. Seltenere Polyneuropathien, bei denen wahllos und unsymmetrisch einzelne Muskeln gelähmt sind, werden als Multiplextyp der Polyneuropathie bezeichnet. Besonders bei Diabetes mellitus und M. Bannwarth kommt es zu einer proximal betonten asymmetrischen Polyneuropathie (proximale Amyotrophie oder Multiplex-Typ der Polyneuropathie) (Abb. **63 a–c**).

Die *Eigenreflexe* sind je nach dem Grad der Paresen abgeschwächt oder erloschen, Reflexsteigerungen oder spastische Reflexe gehören nicht zum Krankheitsbild der Polyneuropathie.

Die *Sensibilität* kann auf verschiedene Weise von der Krankheit gestört werden. Häufig treten Mißempfindungen, meist in Form von Kribbeln oder andersartigen Parästhesien auf. Aber auch heftige Schmerzen, Schnür- oder Bandagegefühl werden angegeben. Oft können die Kranken sehr plastisch und eindrucksvoll die veränderte Empfindung beschreiben („wie in Eis", oder „wie in Watte gepackt"; „Hände und Füße, als seien sie aus Holz" oder „aus Blei", „Gehen wie auf Sand" oder „wie auf Nadeln"). Neben diesen Reiz-

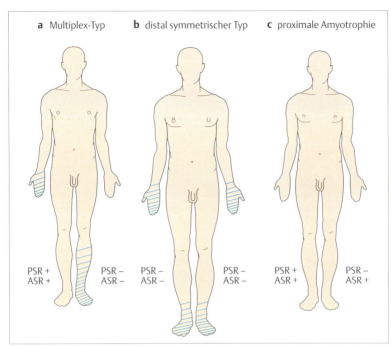

Abb. **63 a–c** Verteilungsmuster sensomotorischer Ausfälle bei Polyneuropathien. Die Kenntnis der drei wichtigsten Manifestationstypen gestattet ätiologische Rückschlüsse. **a** Der Multiplex-Typ findet sich bei vaskulär und entzündlich bedingten Polyneuropathien. **b** Am häufigsten ist der distal symmetrische Typ mit handschuh- und strumpfförmigen Sensibilitätsstörungen, vorzugsweise bei toxischen Neuropathien. **c** Bei Diabetes mellitus kommt neben **a** und **b** auch eine einseitige proximale Amyotrophie vor (nach Masuhr/Neumann)

erscheinungen können zusätzlich oder ausschließlich Ausfallserscheinungen die Sensibilitätsstörungen prägen, Hypästhesien und Anästhesien, Hyp- oder Analgesien kommen vor, und in mannigfaltigen Kombinationen werden die einzelnen Sinnesqualitäten vermindert oder gar nicht mehr wahrgenommen.

Störungen der Motilität und der Sensibilität treten bei der Polyneuropathie meist gemeinsam auf; dabei können aber sehr ausgeprägte Lähmungen mit nur geringfügigen Sensibilitätsstörungen vergesellschaftet sein und umgekehrt. Selten kommen auch einmal rein motorische und rein sensible Polyneuropathien vor.

200   Krankheiten der peripheren Nerven und der Muskeln

◼ Die Symptomenverbindung allein läßt nur gelegentlich einen Schluß auf die Ursache der Polyneuropathie zu. Wichtig ist auch ihr Verlauf und der Nachweis von Erkrankungen oder Vergiftungen, die zu einem polyneuropathischen Syndrom führen können. Letztere kann man oft aus zusätzlichen Symptomen beweisen oder ableiten. Ist eine *Periarteriitis nodosa* bekannt oder eine *Porphyrie,* so wird man den Zusammenhang mit der Polyneuropathie unschwer herstellen. Die voraufgegangene Einnahme von *Isoniazid, Nitrofurantoin* oder *Zytostatika* läßt an eine *toxische Polyneuropathie* denken. ◼

Diagnose

Die elektrodiagnostische Untersuchung mit Elektromyographie und Elektroneurographie (Nervenleitgeschwindigkeitsmessung) erbringt Hinweise auf die Art der peripheren Nervenschädigung. Die axonal betonten Polyneuropathien (toxische und metabolische Polyneuropathien) führen vorwiegend zu elektromyographischen Veränderungen, während die markscheidenbetonten Formen (Polyneuritis und hereditäre Polyneuropathien) an deutlichen Nervenleitgeschwindigkeitsveränderungen erkennbar werden. Auch die Muskelbiopsie ist zur genauen Zuordnung der Polyneuropathie erforderlich.

Ursachen

Über die Vorgänge im Körperinnern, die letztlich zum Krankheitsbild der Polyneuropathie führen, also über die Pathogenese, ist bisher nur wenig bekannt. Für die Einteilung der Ursachen hat man eine Reihe von Ordnungsprinzipien gesucht, immer aber verbleiben einige Polyneuropathien, die im jeweiligen Schema nicht ganz zufriedenstellend unterzubringen sind.

Wir folgen einer weitgehend gebräuchlichen Einteilung und gruppieren die Polyneuropathien nach ihrer Ursache (Ätiologie) folgendermaßen:

– hereditäre Polyneuropathien als Folge genetisch bedingter Stoffwechselstörungen der peripheren Nerven:
neurale Muskelatrophien = hereditäre motorisch-sensible Neuropathien (HMSN); hereditäre sensible Neuropathien (HSN).
– Polyneuropathien im Zusammenhang mit Infektionskrankheiten:
Diphterie, Botulismus, Ruhr (seltener Typhus, Fleckfieber, Lues).
– Polyneuropathien bei exogenen Vergiftungen:
Alkohol, Thallium, Arsen, Blei, Schwefelkohlenstoff, Trikresylphosphat; Isoniazid, Nitrofurantoin, Zytostatika, Salvarsan, Resochin; Serumgaben.
– Polyneuropathien bei Stoffwechelstörungen:
Diabetes mellitus, Porphyrie, Urämie (nach Dialysebehandlungen?).
– Polyneuropathien bei Gefäßleiden und Tumoren:
Panarteriitis nodosa, Immunvaskulitiden, Karzinom, Sarkom.
– Idiopathische Polyneuritis (Guillain-Barré-Syndrom [GBS]):
Hierbei handelt es sich um eine Erkrankung, für die bis heute eine Ursache noch nicht bekannt ist, die jedoch eine recht große Gruppe in der Gesamt-

zahl der Polyneuropathien darstellt und deren gemeinsame Benennung durch sehr ähnliche Symptomatik und gleichen Verlauf gerechtfertigt wird. Eine rasche – über Tage – entstehende Symptomatik mit motorischen Lähmungen, Sensibilitätsstörungen in strumpf- und handschuhförmiger Verteilung an unteren und oberen Extremitäten, häufig auch mit Hirnnervenausfällen und Atemlähmungen kennzeichnen das Syndrom. Eine Eiweißvermehrung im Liquor ohne Erhöhung der Zellzahl und die günstige Prognose charakterisieren das Krankheitsbild, das auch als Polyneuritis vom Typ Guillain-Barré, Guillain-Barré-Syndrom (GBS) oder als Polyradikulitis bekannt ist.

Die Forschung der letzten Jahre hat gezeigt, daß die unter dem Begriff der idiopathischen Polyneuritis zusammengefaßten Krankheitsbilder im Hinblick auf ihre Entstehungsursachen (Autoantikörper, Immunkomplexe, Viren etc.) keineswegs einheitlich sind, obwohl die jeweiligen klinischen Verläufe ähnlich sind.

Behandlung der Polyneuropathie und ihrer Folgen

Für eine Polyneuropathie sind aus der Kenntnis ihrer Ursache schon die wesentlichsten Behandlungsrichtlinien abzuleiten. Die weitere Zufuhr der exogenen Gifte (Alkohol!) muß unterbunden werden. Infektionskrankheiten und Stoffwechselstörungen sind zu behandeln. Schon dadurch allein klingt manchmal die Polyneuropathie wieder folgenlos ab, wie etwa bei leichteren Formen exogen-toxischer Polyneuropathien. Häufig aber bleiben die polyneuropathischen Symptome etwa trotz konsequenter Alkoholentziehung oder auch bei einem befriedigenden Ausgleich der diabetischen Stoffwechsellage sehr hartnäckig bestehen, und Krankheitsverläufe über viele Monate und auch Jahre sind durchaus keine Seltenheit; selbst Dauerschäden kommen vor. Gegen die unangenehmen Mißempfindungen (Parästhesien) wird Thioctacid erfolgreich eingesetzt.

Die akuten Polyneuritiden vom Typ Guillain-Barré werden mit Plasmaaustauschbehandlung oder Immunglobulinen behandelt, die chronischen Formen sprechen außerdem manchmal auf Kortison oder Immunsuppressiva an. Bei schweren Fällen kann eine Intensivbehandlung mit künstlicher Beatmung erforderlich werden.

Physiotherapie. Hand in Hand mit den erforderlichen Hilfen für den Kranken geht die Übungsbehandlung unter Anleitung einer Krankengymnastin. Je nach dem Grad der Lähmung erfolgt, wie bei den Folgen der umschriebenen peripheren Nervenschäden, die Massage und schließlich das Training einzelner Muskeln bis hin zur Übung zusammengesetzter Bewegungen, wie sie für das Hantieren, Gehen und Stehen notwendig sind, wichtig ist die Regelmäßigkeit der physikalischen Maßnahmen.

202 Krankheiten der peripheren Nerven und der Muskeln

Pflege. Der Kranke mit ausgedehnten Lähmungen liegt ausschließlich oder überwiegend im Bett, wichtig ist eine korrekte Lagerung. Regelmäßiger Lagewechsel ist vor allem dann wichtig, wenn neben den Paresen auch Sensibilitätsstörungen bestehen und der Patient den Druck einer Kante, einer Falte im Bettuch oder Schlafanzug nicht spürt und dadurch der Gefahr eines Dekubitalgeschwürs ausgesetzt ist. Das Umlagern muß vorsichtig geschehen, weil die längere Zeit nicht belasteten Knochen an Stabilität verlieren und leichter brechen. Besonders gefährdete Stellen bedürfen eines zusätzlichen Polsters, um die Haut zu schonen, aber auch, um periphere Nerven vor zusätzlichen Druckschäden zu bewahren. Zur richtigen Lagerung gehören außerdem eine Stellung der Gelenke, die Versteifungen (Spitzfuß!) und eine Überdehnung des schlaff gelähmten Muskels verhindern. Lagerung, Polsterung und Lagewechsel können durch ein Luftkissenbett erleichtert werden.

Zudem sollte die richtige Lagerung eine bestmögliche Blutzirkulation ermöglichen. Vollständige Lähmungen an den Extremitäten bringen die Gefahr der Blutstauung und damit der Thrombose mit sich. Die Kranken sollten Antithrombosestrümpfe tragen. Sie sind in verschiedenen Längen und für unterschiedlichen Wadenumfang erhältlich. Die medikamentöse Thrombosevorbeugung mit Antikoagulantien (Heparin oder Marcumar) bewahrt den Kranken vor der früher häufigen Komplikation einer Lungenembolie, die sich aus einer Thrombose entwickelte.

Selten erwähnt, aber keineswegs von minderer Bedeutung, ist die Ernährung des Polyneuropathiekranken, der Körper benötigt zum Wiederaufbau der atrophischen Muskulatur ausreichend Nährstoffe. Durch lange Bettruhe und geringe Bewegung geförderte Gewichtszunahme jedoch kann dazu führen, daß die sich gerade wieder entwickelnde Muskelkraft vor unnötig schwere Aufgaben gestellt wird.

Behandlung der Parästhesien. Zum außergewöhnlich schwierigen Problem kann die Behandlung sensibler Reizerscheinungen werden. Das Medikament Thioctacid kann oft die quälenden Kribbelmißempfindungen mildern. Der bewegungslos im Bett liegende Kranke empfindet das Kribbeln, Stechen, Brennen und die Schmerzen intensiver, als wenn er sich in Bewegung und Tätigkeit Ablenkung verschaffen könnte. Hier ist die Verordnung von beruhigenden und schmerzstillenden Mitteln besonders wichtig. Über allem steht das Ziel, die Beschwerden auf ein erträgliches Maß zu beschränken. Dabei dürfen aber die Gefahren nicht übersehen werden, die sich ergeben können aus der Gewöhnung an ein Mittel bis zur Sucht und aus der Sedierung des Patienten bis zu einem Ausmaß, in dem ihm die für sein Training notwendige Aktivität verlorengeht. Außerdem können manche Beruhigungsmittel selbst Polyneuropathien erzeugen.

Myopathien und verwandte Prozesse

Die in diesem Kapitel zusammengefaßten Erkrankungen sind in der nervenärztlichen Praxis nicht sehr häufig. „Seltenere Muskelerkrankungen" sind hier deshalb aufgeführt, weil ihre Symptomatik dem Syndrom der peripheren Nervenschädigung sehr ähnlich ist.

Muskeldystrophien

Die progressiven Muskeldystrophien (Dystrophia musculorum progressiva) sind die wichtigste Gruppe in der inzwischen recht großen Reihe der Muskeldystrophien. Die Erkrankung ist erblich, der Erbgang bei den einzelnen Formen unterschiedlich. Der häufigste Typ ist die Duchenne-Dystrophie, die nur Jungen befällt. Als besondere Typen werden Gruppen innerhalb der progressiven Muskeldystrophie unterschieden, die sich durch die Verteilung der Krankheitserscheinungen gegeneinander abgrenzen lassen. Beim *„Schultergürteltyp"* ergreifen Muskelschwund und Lähmungen vornehmlich die Muskulatur der Schultern und Oberarme, erst sehr viel später Unterarme, Rumpf und Becken (Abb. **64 a–c**). Demgegenüber steht der *„Beckengürteltyp"*, bei dem die Hüft- und Oberschenkelmuskulatur zuerst betroffen wird, erst im weiteren Verlauf auch die anderen Muskeln. Die Erkrankung schreitet unaufhaltsam fort, bei den rasch verlaufenden Formen kommt es um das 20. Lebensjahr zu Bettlägerigkeit und Tod durch Atemlähmung.

Teils nach ihrer Verlaufsform, teils nach genetischen, mikroskopischen und biochemischen Befunden wurden weitere Muskeldystrophien bekannt, die aber wegen ihrer Seltenheit hier nicht im einzelnen aufgeführt werden sollen. Die Diagnose wird durch Elektromyographie und Muskelbiopsiebefund erhärtet.

Dystrophia myotonica

Besondere Erwähnung aber verdient wegen ihrer nicht ganz so großen Seltenheit und einiger hervorstechender Merkmale innerhalb der Gruppe der Muskeldystrophien die Dystrophia myotonica (Morbus Steinert). Diese vorwiegend das männliche Geschlecht befallende genetisch bedingte Krankheit kann in jedem Lebensalter beginnen und führt zu langsam fortschreitenden Lähmungen und Atrophien. Die mimische Muskulatur und die Muskeln am Hals und Nacken sind oft besonders stark befallen. Zu der *Dystrophie* der Muskulatur kommt die *myotone* Reaktion hinzu. Nach willkürlicher Anspannung, elektrischer Reizung oder Beklopfen eines Muskels klingt die Muskelspannung nur sehr verzögert wieder ab. Dadurch können die Kranken etwa einen einmal ergriffenen Gegenstand nur mühsam und langsam wieder los-

204 Krankheiten der peripheren Nerven und der Muskeln

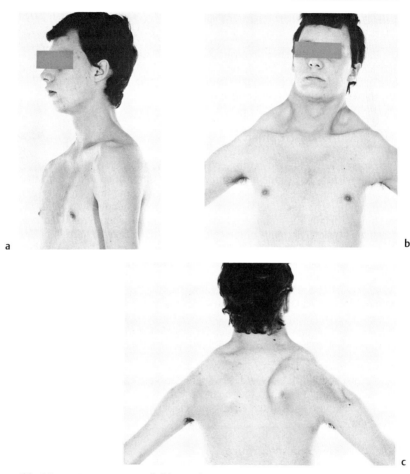

Abb. **64 a–c** Progressive Muskeldystrophie vom „Schultergürteltyp". Patient in verschiedenen Positionen

lassen. Der plötzliche Beginn einer Bewegung gelingt ihnen schwer und wird erst nach mehrfacher Wiederholung leichter. Kälteeinfluß kann die myotone Reaktion verstärken. Diagnostisch wegweisend sind die charakteristischen elektromyographischen und muskelbioptischen Befunde. Da schließlich die gesamte Muskulatur vom dystrophischen Prozeß ergriffen ist, wirken die Kranken kraftlos und bewegen sich nur schwerfällig. Eine *Linsentrübung* und hormonelle Veränderungen mit *Hodenatrophie* oder *Menstruationsstörungen* gehören zum Bild der myotonen Dystrophie. Außerdem entwickelt sich sehr früh eine ausgeprägte *Stirnglatze,* die zusammen mit den erschlafften Gesichtszügen in einem typischen Bild (Facies myopathica) den Kranken fast so etwas wie eine Familienähnlichkeit gibt.

Seltene Muskelerkrankungen

Myotonia congenita (Thomsen). Der myotonen Dystrophie des voraufgegangenen Kapitels verwandt ist die Myotonia congenita (Thomsen). Das Leiden ist gleichfalls genetisch bedingt und wird geprägt durch die myotone Reaktion des Muskels. Alle Bewegungen gelingen erst nach längeren Bemühungen; die Kranken gewöhnen sich daran, vor rasch notwendigen Bewegungen ihre Muskulatur sozusagen „in Gang" zu bringen. Nach einem kräftigen Händedruck oder dem Umgreifen eines Gegenstandes lösen sich die Finger erst allmählich wieder.

Paramyotonia congenita. Ähnliche Bewegungsbehinderungen, die auf einen Kältereiz zurückzuführen sind und über Stunden anhalten können, bilden das Krankheitsbild der Paramyotonia congenita.

Myotonia congenita (Oppenheim). Sie tritt in der frühesten Kindheit auf. Durch herabgesetzten Muskeltonus ist die Kraft verringert, die Bewegung gemindert. Kraftlos wie „Hampelmannglieder" hängen Arme und Beine herab. Im Verlauf der weiteren Entwicklung können sich die Bewegungsstörungen zurückbilden. Wahrscheinlich ist die Myotonia congenita die für das frühe Kindesalter charakteristische einheitliche Symptomkombination verschiedener Erkrankungen.

Paroxysmale Lähmung. Gleichfalls erblich ist das Krankheitsbild der paroxysmalen Lähmung. Häufig mit einer Herabsetzung des Blutkaliumgehalts einhergehend entwickeln sich anfallsweise während einiger Stunden schlaffe Lähmungen der Extremitäten- und Rumpfmuskulatur, die zu völliger Bewegungsunfähigkeit mit Sprach-, Schluck- und Atemlähmungen führen können. Die Eigenreflexe erlöschen. Zu Sensibilitätsstörungen kommt es nicht. Nach Stunden oder einigen Tagen gehen die Lähmungen restlos zurück; bis zum nächsten Anfall können Wochen, Monate oder auch Jahre vergehen. Gelegentlich führen die Anfälle nur zu leichter Schwäche, so daß die mit den Erscheinungen vertrauten Kranken gar nicht erst den Arzt aufsuchen, sondern das Abklingen der Störungen mit häuslicher Bettruhe oder weitgehender Schonung abwarten. Kaliumzufuhr in Tablettenform oder als Infusion kann die Besserung bei den mit Kaliummangel einhergehenden Formen der Krankheit beschleunigen.

Myasthenie

Die *Myasthenia gravis pseudoparalytica* ist eine Erkrankung mit Störung der Übertragung von Nervenimpulsen auf die Muskulatur. Es handelt sich um eine Autoimmunerkrankung, bei der Autoantikörper gegen die Acetylcholinrezeptoren der Muskeln gebildet werden. Die Symptome können sich sehr rasch entwickeln und wieder verschwinden, daß es selbst dem Kranken nicht ganz leicht fällt, die Ausfallserscheinungen zutreffend zu beschreiben.

Symptome

Das hervorstechende Symptom der Myasthenie ist eine *krankhafte Ermüdbarkeit der Muskulatur.* Häufig schon nach kurzdauernder Belastung werden kleinere oder größere Muskelgebiete schwächer und stellen ihre Funktion schließlich ganz ein. Nach einigen Minuten oder Stunden der Erholung kehrt die Kraft zurück. Oft berichten die Kranken über eine ungestörte Muskelleistungsfähigkeit am Morgen, die dann mit zunehmender Tätigkeit nachläßt, sich nach einem Mittagsschlaf oder in der Nacht jedoch vollständig wiederherstellt. Die Verteilung der Lähmungen ist manchmal, aber keineswegs immer, symmetrisch. Vor allem im Beginn werden häufig die Augenmuskeln oder die von den übrigen Hirnnerven versorgten Muskeln betroffen. Die Augenlider können nicht oder nur mühsam gehoben werden, die Beweglichkeit der Bulbi ist beeinträchtigt. Es kann zu ausgeprägten Kau-, Schluck- und Sprachstörungen kommen. Beim Befall der Extremitäten werden meist die rumpfnahen Muskeln stärker ergriffen, die Arme können nicht gehoben, Treppen nicht mehr erstiegen werden. Die gleichfalls mögliche Lähmung der Atemmuskulatur führt nicht selten zu bedrohlichen Situationen.

Diagnose

Bei Extremitätenparesen können die Reflexe schwinden; spastische Zeichen treten nicht auf. Sensibilitätsstörungen gehören nicht zum Bild der Myasthenie. Charakteristische Veränderungen zeigt das Elektromyogramm mit dem Nachweis einer typischen Amplitudenverminderung des Reizantwortpotentials bei wiederholter (repetitiver) Reizung eines Nervs. Hohe diagnostische Sicherheit erbringt der Nachweis von Azetylcholinrezeptorenantikörpern (Ach-AK) im Blut von Myastheniekranken.

Verlauf

Die Erkrankung kann einen sehr wechselhaften Verlauf nehmen. Bei manchen Patienten treten die Erscheinungen nur periodenweise auf, bei anderen folgt einem monate- oder jahrelangen Stillstand eine schubförmige Verschlechterung, und bei einer weiteren Gruppe ergreift die Krankheit zwar sehr langsam, aber stetig, immer weitere Muskelgruppen. Wegen dieser unberechenbaren Verlaufsmöglichkeiten verlangen Kranke mit einer Myasthenie ganz besonders aufmerksame Beobachtung.

Therapie

Aus der Kennntnis, daß an den motorischen Endplatten, den Übergängen vom Nerv zum Muskel, das für die Muskelaktivierung notwendige Azetylcholin blockiert wird, leitet sich das therapeutische Vorgehen ab. Da das Azetylcholin durch das Enzym Cholinesterase zerstört wird, gibt man dem Patienten Cholinesterasehemmer (Mestinon, Prostignin) in Form von Tabletten oder Spritzen und stellt dadurch die Funktion wieder her. Dabei ist zu beachten, daß bei intravenöser Zufuhr von Mestinon die Dosierung auf etwa $1/60$ der oralen Dosis gesenkt werden muß. Darüber hinaus ist es wichtig, daß die verordneten Medikamente (Mestinon, Prostigmin) in der richtigen Dosierung und ganz regelmäßig zugeführt werden. Zu geringe Dosierung führt nicht zum gewünschten Erfolg; Überdosierungen können zu verstärktem Schwitzen, zu Stuhldrang, Erbrechen, Unruhe, Angst und Muskelzuckungen führen. Dies ist ein weiterer Grund für die Forderung nach besonderer Aufmerksamkeit bei einer Myasthenie. Zusammenhänge zwischen Thymusveränderungen und Myasthenie sind erwiesen. Die operative Entfernung des Thymus in der Myastheniebehandlung wurde schon lange praktiziert. Vor allem bei frischen Erkrankungen junger Menschen sollte früh operiert werden. Bösartige und auch gutartige Vergrößerung des Thymus fordern stets die Thymektomie. Vor allem bei schweren Formen der Myasthenie bringt die Behandlung mit Kortikoiden und/oder Azathioprin (Imurek) sowie die Plasmaaustauschbehandlung nach den Erfahrungen der letzten Jahre sehr gute Erfolge. Regelmäßige Kontrolluntersuchungen der Kranken sind nicht zuletzt im Hinblick auf mögliche Nebenwirkungen der für den Organismus eingreifenden immunsuppressiven Therapie unverzichtbar.

Polymyositis

Die Polymyositis ist eine entzündliche Erkrankung der Muskulatur, die als Autoimmunerkrankung aufzufassen ist. In manchen Fällen treten Hautveränderungen hinzu, dann spricht man von einer Dermatomyositis.

Symptome

Akute Erkrankungen beginnen oft mit Fieber, starken Muskelschmerzen und manchmal mit Veränderungen der Haut. Der häufigere chronische Verlaufstyp zeigt vornehmlich Lähmungen, die rumpfnah (proximal) betont sind, seltener Hauterscheinungen und nur hin und wieder Sensibilitätsstörungen. Die Eigenreflexe bleiben auffallend lange erhalten.

Therapie und Pflege

Die pflegerische Betreuung entspricht weitgehend der bei einer Polyneuropathie. Gegen den entzündlichen Prozeß werden Kortikoide, Immunsuppressiva, Immunglobuline und Plasmaaustauschbehandlungen erfolgreich eingesetzt. In schweren Fällen ist die zunehmende Muskelschwäche nicht aufzuhalten.

Epilepsien und epileptische Anfälle

Die **Epilepsien** stellen eine große Gruppe von Erkrankungen dar, die aus unterschiedlicher Ursache zu wiederholtem Auftreten von epileptischen Anfällen führen. Epileptische Anfälle sind Folge unkontrollierter neuronaler Entladungen des Gehirns. Man unterscheidet zwischen **generalisierten** und **fokalen** Epilepsien. Manche Epilepsien treten altersgebunden auf.

Als **Ursachen** kommen frühkindliche und später erworbene Hirnschäden in Betracht, die Folge von Reifungsstörungen, Entzündungen, Hirntumoren, toxischen oder metabolischen Störungen oder Hirnverletzungen sein können. Die genaue Anamneseerhebung, EEG-Untersuchungen und Diagnostik mit Hilfe von bildgebenden Verfahren (CT, MRT, SPECT, PET) dienen der Klärung der Ursache einer Epilepsie.

Die antikonvulsive medikamentöse **Therapie** muß sich nach der jeweiligen Form der Epilepsie richten. In bestimmten Fällen können neurochirurgische Eingriffe die Ursache der Epilepsie beheben.

Eine Anzahl von **nicht-epileptischen Anfallssyndromen** muß durch Anamnese und entsprechende Zusatzuntersuchungen von epileptischen Zuständen abgegrenzt und entsprechend behandelt werden.

Allgemeines

> **Beachte:** Es gibt wenige Krankheiten, die seit so langer Zeit bekannt sind wie die Epilepsien. Es gibt aber auch wenige Krankheiten, denen man im Laufe der Geschichte mehr Vorurteile entgegenbrachte als der Epilepsie.

Schon von jeher hat man im Anfallsleiden etwas Geheimnisvolles, Rätselhaftes und Unheimliches gesehen. Dies ist nicht verwunderlich; das plötzliche Hinstürzen, das die Patienten oft aus heiterem Himmel trifft, die Bewußtlosigkeit, die rhythmischen Zuckungen und Verkrampfungen, die den ganzen Körper durchlaufen, stellen ein dramatisches und beängstigendes Krankheitsgeschehen dar. Es hat sehr lange gedauert, bis man in der Epilepsie eine Krankheit sah, die eine natürliche Ursache wie alle anderen Krankheiten hat. Zu stark hatte sich die Vorstellung von der *„heiligen Krankheit"* oder auch von der *„dämonischen Krankheit"* festgesetzt.

Heute sehen wir in der Epilepsie eine Reaktionsweise des Gehirns. Ganz verschiedene Ursachen können im Zentralnervensystem Veränderungen hervorrufen, die zum gleichen Symptom, zum Anfall führen. Dabei ist wichtig zu wissen, daß *jedes Gehirn* auf bestimmte extreme Bedingungen, die manchmal auch aus therapeutischen Gründen künstlich erzeugt werden, mit einem Anfall antworten kann (Elektroschock, Insulinschock, Hirnverletzungen, Tumoren, Stoffwechselstörungen usw.). Jeder Anfall geht mit abnormen elektrischen Entladungen im Gehirn einher, die man mit dem EEG feststellen kann.

Ein *einziger* Anfall macht noch keine Epilepsie aus. Von Epilepsie als Krankheit können wir dann sprechen, wenn sich die Anfälle wiederholen. Bestimmte äußere Bedingungen, z. B. Übermüdung, Alkoholgenuß, Schlafentzug können die Anfallsbereitschaft erhöhen und zu einem einzelnen epileptischen Anfall führen, der als Gelegenheitsanfall bezeichnet wird.

Häufigkeit

Die Krankheit kommt bei allen Völkern und Rassen etwa gleich häufig vor. Von 1000 Menschen erkranken etwa 5–10 an Epilepsie. Die Epilepsie ist also genauso häufig wie die Zuckerkrankheit.

Anfallsarten (Einteilung der Anfälle)

Es gibt verschiedene Anfallsleiden. Ihre Kenntnis ist so wichtig, weil verschiedene Anfallstypen auch verschieden behandelt werden, in verschiedenen Altersstufen auftreten, und weil der Krankheitsverlauf unterschiedlich ist. Die einzelnen Anfälle zeigen häufig auch charakteristische EEG-Befunde (Abb. **65**). In der Tab. **7** ist eine vereinfachte Fassung der Einteilung der Epilepsien nach den Vorschlägen der Internationalen Liga gegen die Epilepsie wiedergegeben.

Manche Epilepsien treten gehäuft in bestimmten Lebensaltern auf, man spricht von altersgebundenen Epilepsien. So treten BNS-Krämpfe meist zwischen dem 1. und 5. Lebensjahr auf, Absencen gehäuft zwischen dem 6. und 8. Lebensjahr und das Impulsiv-Petit-mal besonders zwischen dem 14. und 18. Lebensjahr.

Tabelle 7   Internationale Einteilung epileptischer Anfälle

I. Fokale (partielle) Anfälle (lokal beginnende Anfälle)
A. einfache fokale Anfälle ohne Bewußtseinsstörung
  1. mit motorischen Symptomen (inkl. Jackson-Anfälle)
  2. mit somatosensorischen oder spezifisch-sensorischen Symptomen (einfache Halluzinationen wie Kribbeln, Lichtblitze, Klingeln)
  3. mit autonomen Symptomen (Erbrechen, Inkontinenz, Blässe, Schwitzen)
  4. mit psychischen Symptomen (dysphasische, dysmnestische, kognitive und affektiven Symptomen aber ohne Bewußtseinsstörungen)
B. Komplexe fokale Anfälle (psychomotorische Anfälle; mit Störungen des Bewußtseins, manchmal Beginn als einfacher fokaler Anfall)
  1. einfacher fokaler Anfall, gefolgt von Bewußtseinsstörung
  2. mit Bewußtseinsstörung zu Beginn
C. Fokale Anfälle, die sich zu generalisierten z. B. tonisch-klonisch Anfällen (Grand mal) entwickeln (sekundär generalisierte Anfälle)

II. Generalisierte Anfälle (konvulsiv oder nicht-konvulsiv)
A. 1. Absencen
    2. atypische Absencen
B. Myokonische Anfälle (Impulsiv-Petit-mal)
C. Klonische Anfälle
D. Tonische Anfälle
E. Tonisch-klonische Anfälle (Grand mal)
F. Atonische Anfälle (auch Kombinationen von B und F als myoklonisch-astatische Anfälle

III. Unklassifizierbare epileptische Anfälle

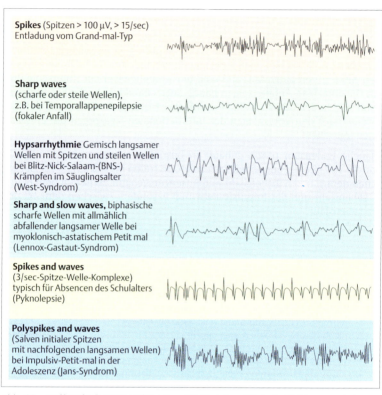

Abb. **65 Epileptische Potentiale.** (aus W. Christian: Klinische Elektroenzephalographie. 3. Aufl., Thieme, Stuttgart, 1982)

Epilepsien können mit verschiedenen Symptomen in Erscheinung treten und sind nicht als einzelne Krankheit, sondern als Krankheitsgruppe aufzufassen. Daher sollte man nicht von der Epilepsie, sondern von den Epilepsien sprechen. Das Spektrum der Epilepsien reicht hinsichtlich ihrer Auswirkung für den Patienten von schweren, kaum zu beeinflussenden Säuglingsepilepsien bei schwerer Hirnschädigung bis hin zu sehr seltenen Anfällen (Oligoepilepsie), die für die Betroffenen kaum eine Behinderung darstellen und die recht gut mit Medikamenten zu beherrschen sind. Die einzelnen Anfallstypen lassen oft einen Rückschluß auf die zugrundeliegende Ursache zu, deshalb ist die exakte Erfassung der Anfallsarten von großer Bedeutung. Im folgenden werden die Anfallsarten nach ihren klinischen Kennzeichen beschrieben. Nach der Beschreibung der Anfälle sind Hinweise zu den Ursachen und der speziellen Behandlung aufgeführt.

NEUROLOGIE

Beschreibung der einzelnen Epilepsien

Lokalisationsbezogene (fokale) Epilepsien

Die lokalisationsbezogenen Epilepsien (fokale oder partielle Epilepsien) zeigen eine Beziehung zu bestimmten Hirnregionen. Aus der Art der Anfälle ist meist auf den Ort der Entstehung der Epilepsie (epileptischer Fokus) zu schließen.

> Als Fokus bezeichnet man einen im EEG oder in bildgebenden Verfahren (Kernspintomographie) nachweisbaren organischen Krankheitsherd im Gehirn, der zum Ausgangspunkt eines epileptischen Anfalls werden kann.

Einfache fokale Anfälle

Jackson-Anfälle. Je nach Sitz des Herdes treten motorische oder sensible Symptome auf. Die Patienten verspüren etwa ein Kribbeln oder Taubheitsgefühl im Arm oder Bein, oder ein Arm oder Bein beginnt zu zucken. Das Bewußtsein bleibt bei diesen einfach-fokalen Anfällen erhalten. Jackson-Anfälle können sich auch sekundär ausbreiten und zu einem generalisierten Anfall ausweiten, der dann mit einer Bewußtseinsstörung und generalisieten tonisch-klonischen Krampfabläufen führt. Ausgedehntere Hirnsubstanzschäden können auch zu halbseitigen fokalen Anfällen führen, die eine ganze Körperhälfte betreffen. Stammhirnanfälle äußern sich in tonischen Bewegungen mit Verdrehen des Kopfes oder der Augen. Es können auch vegetative Erscheinungen wie Schweißausbruch, Pulsbeschleunigung oder Blässe auftreten. Als Ursache liegen meist frühkindliche oder später eingetretene Hirnschäden zugrunde.

Komplexe fokale Anfälle

Komplexe fokale Anfälle treten meist als psychomotorische Anfälle auf. Sie sind Folge einer umschriebenen (fokalen) Veränderung im Temporallappen des Gehirns und können in jedem Alter auftreten.

Symptome

Die Anfälle können sehr verschiedenartig in Erscheinung treten. Meist läßt sich eine *Aura* vom eigentlichen Anfallsgeschehen abgrenzen. Die Patienten verspüren oft ein Kribbeln oder Drücken im Oberbauch (sog. epigastrische Aura), es können auch abnorme Geruchs- oder Geschmackswahrnehmungen

214 Epilepsien und epileptische Anfälle

vorkommen. Halluzinationen als abnorme Wahrnehmungen von Seh- und Hörempfindungen treten ebenfalls auf. Als psychische Aura bezeichnet man die bei dieser Anfallsart häufig vorkommenden traumatischen Zustände (dreamy state) und die Zustände, bei denen der Patient den Eindruck hat, einen Gegenstand oder eine Sinneswahrnehmung schon früher einmal wahrgenommen zu haben (déjà-vu-Erlebnisse).

Der Anfall selbst äußert sich in einer Bewußtseinstrübung, in der scheinbar sinnvolle, aber in Wirklichkeit automatisch ablaufende Bewegungen erfolgen. Die Automatismen betreffen nicht selten die Gesichtsmuskulatur, so daß Bewegungen wie Kauen, Schmatzen und Schlucken auftreten können. In diesen Fällen spricht man von einem oralen Typ des psychomotorischen Anfalls.

Nach dem Anfall findet man oft Zustände, in denen das Bewußtsein der Patienten getrübt ist (Dämmerattacken), wobei ebenfalls stereotype Bewegungen wie Wischen, Nesteln und Zupfen auftreten. Auch komplexe Handlungen wie Auskleiden oder Umräumen eines Zimmers kommen vor.

Die komplex-fokalen Anfälle machen etwa ein Viertel der epileptischen Anfälle aus. Ein Großteil der psychomotorischen Anfälle sind mit generalisierten Anfällen vergesellschaftet. Nach längerem Bestehen der Anfälle kommt es zu charakteristischen psychischen Veränderungen, die man als epileptische Wesensänderungen bezeichnet.

Ursachen

Die psychomotorischen Anfälle sind durch Hirnsubstanzschäden bedingt. Als Ursachen kommen frühkindliche Hirnschäden und später eintretende Hirnverletzungen in Betracht, daneben können Hirnfehlbildungen und Reifungsstörungen des Gehirns verantwortlich sein.

Therapie

Die medikamentöse Therapie wird meist mit Carbamazepin oder auch mit Phenytoin durchgeführt. Bei Nachweis einer umschriebenen Hirnschädigung kann auch eine neurochirurgische Resektion des betroffenen Hirnareals erfolgreich sein. Diese epilepsiechirurgischen Eingriffe erfordern eine sehr eingehende präoperative Diagnostik mit besonderen EEG-Ableitungen, Kernspintomographie und eventuell PET-Untersuchungen des regionalen Hirnstoffwechsels.

Generalisierte Epilepsien

NEUROLOGIE

■ Der generalisierte hirnorganische Krampfanfall (Grand mal) ist gekennzeichnet durch die Beteiligung der ganzen quergestreiften Muskulatur an den Krämpfen und durch die gleichzeitige Bewußtlosigkeit. ■

Anfallsstadien

Im Ablauf eines großen Anfalls kann man folgende Stadien unterscheiden:

– **Vorboten:** Gesteigerte Reizbarkeit, Kopfdruck, Schwindel, Herzklopfen usw. Diese Erscheinungen können schon einige Tage oder Stunden vor dem Anfall auftreten.
– **Aura:** Die Aura tritt unmittelbar vor dem Anfall auf und dauert meist nur wenige Sekunden. Sie ist gekennzeichnet durch eigenartige Erlebnisse, die sich im Bereich sämtlicher Sinnesqualitäten abspielen können. Manche Patienten sehen Farben oder Funken (optische Aura), andere hören irgendwelche Töne oder Melodien (akustische Aura), wieder andere verspüren Schmerzen oder ein Kribbeln in den Extremitäten (sensible Aura). Bei manchen Kranken beginnt der Anfall auch mit einem Angst-, Zorn- oder Glücksgefühl (psychische Aura).
– **Tonisches Stadium:** In einem Zustand mit Steifigkeit der gesamten Muskulatur stürzen die Kranken plötzlich nieder, wobei es zu ernsthaften Verletzungen kommen kann. Das Gesicht ist verzerrt, die Pupillen sind weit und lichtstarr, die Haut blaß, Kopf und Augen sind häufig nach der Seite gedreht. Die tonische Verkrampfung der Atemmuskulatur führt über einen Sauerstoffmangel zu allmählicher Zyanose. Dieses Stadium dauert nur einige Sekunden und geht dann ins klonische Stadium über.
– **Klonisches Stadium:** Es ist gekennzeichnet durch rhythmische Zuckungen, die über den ganzen Körper ablaufen. Betroffen ist vor allem die Muskulatur der Extremitäten, was sich in zuckenden Bewegungen der Arme und Beine äußert. Häufig wird auch der Rumpf auf und ab bewegt, wodurch der Hinterkopf mit Wucht gegen den Boden schlagen kann. Durch die Bewegungen der Zunge werden Blut (Zungenbiß) und Speichel durcheinandergewirbelt und zu Schaum „geschlagen", der aus dem Mund austreten kann. Wenn die Kaumuskulatur und die Zungenmuskeln mitgriffen sind, kommt es zum erwähnten Zungenbiß; auch Stuhl- und Harnabgang können auftreten. Schließlich lassen die Zuckungen nach, und es setzt eine schnelle und keuchende Atmung ein. Die Dauer des klonischen Stadiums beträgt wenige Minuten.
– **Erschöpfungsstadium:** Nachdem der Krampfanfall abgelaufen ist, verfallen die Patienten in einen Tiefschlaf, der einige Stunden dauern kann und

216   Epilepsien und epileptische Anfälle

aus dem sie häufig müde, mißmutig und mit Kopfschmerzen aufwachen. An den Anfall selbst können sich die Kranken nicht erinnern. Die Erlebnisse während der Aura wissen die Patienten aber oft noch recht genau.

Im generalisierten Anfall zeigt der EEG-Befund generalisierte Krampfpotentiale über der ganzen Hirnrinde.

Status epilepticus (Daueranfall)

Dieser liegt vor, wenn fortlaufend große Anfälle sich kurz nacheinander ereignen und der Patient zwischen den Anfällen nicht das Bewußtsein erlangt. Die Aufeinanderfolge kann so rasch sein, daß man die einzelnen Anfälle gar nicht mehr voneinander trennen kann. Jeder Status epilepticus ist ein lebensbedrohliches Ereignis, das sofortiges Eingreifen erfordert. Auf die Behandlung kommen wir noch zu sprechen.

Auslöser des Status epilepticus können z. B. plötzliches Absetzen der Medikation, Schlafentzug oder Alkoholgenuß sein.

Verläufe generalisierter Epilepsien

Die Anfälle können vorwiegend am Tag, in der Nacht (Schlafepilepsie), beim Aufwachen (Aufwachepilepsie) oder ohne Beziehung zum Wach-Schlaf-Rhythmus auftreten. Die feste Bindung der Anfälle an den Wach-Schlaf-Rhythmus darf man allerdings nur als grobe Regel auffassen, die auch ihre Ausnahme hat. Der *Wach-Anfall* tritt, wie der Name sagt, im Wachzustand auf, und zwar vorwiegend in der Zeit *nach* dem Aufwachen (Aufwach-Epilepsie) oder *vor* dem Einschlafen (Feierabend-Grand-mal). Diese Anfallsart kommt etwa zwischen dem 10. und 25. Lebensjahr erstmalig vor.

Ursachen

Als Ursache läßt sich meist keine organische Veränderung finden, weshalb man diese Anfallsform auch zur *genuinen* (idiopathischen) *Epilepsie* rechnet. Äußere Faktoren wie Alkoholgenuß, Schlafentzug, Aufregungen usw. können leicht anfallsauslösend wirken. Beim Schlaf-Anfall finden wir eine Anfallshäufung in der Zeit *nach* dem Einschlafen oder *vor* dem Aufwachen. Daraus ist abzuleiten, daß „Umschaltvorgänge" zwischen Wach- und Schlafzustand bei der Auslösung eine Rolle spielen.

Das erstmalige Auftreten ist regellos und kann in jeder Altersstufe vorkommen. Charakteristisch ist eine Kombination von Schlaf-Anfällen und psychomotorischen Anfällen. Eine gewisse Bindung an biologische Vorgänge wie Menstruation, Pubertät, Gravidität ist auffällig. Auch hier muß die Ursache meist als genuin bezeichnet werden.

Bei der diffusen Epilepsie liegt keinerlei Bindung an den Wach-Schlaf-Rhythmus vor, seine Erstmanifestation kann jede Altersstufe betreffen, seine Ursache ist vorwiegend symptomatisch. Es zeigt eine ausgesprochene Abhängigkeit von äußeren Faktoren wie Alkohol, Überanstrengung, Aufregung usw.

Therapie

Bewährt haben sich vor allem Carbamazepin und Hydantoine. Einzelheiten der Therapie werden noch genauer besprochen.

Epileptische Gelegenheitsanfälle

Epileptische Gelegenheitsanfälle können bei verschiedenen Krankheitszuständen bei jedem Menschen auftreten. Es handelt sich meist um generalisierte tonisch-klonische Anfälle vom Grand-mal-Typ. Die Anfälle können bei verschiedenen Belastungssituationen wie Schlafentzug, Alkoholkonsum, Fieber (Fieberkrämpfe bei Kindern), Streß, Flüssigkeitsbelastung, Photostimulation (Diskotheken mit Stroboskopbeleuchtung!) und bei Erkrankungen wie Sepsis, Meningitis, Hypoglykämie, Hyperglykämie, Urämie und Medikamentenintoxikationen auftreten.

Bei generalisierten Gefäßerkrankungen (Vaskulitis) und Kollagenosen können epileptische Anfälle auftreten, sie werden auch bei Störungen des Wasser- und Elektrolythaushaltes wie Hypo- und Hypernatriämien, Hypomagnesiämien und Hyperphosphatämien beobachtet. Bei Störungen des Blutzuckerspiegels (Hyper- und Hypoglykämien im Rahmen eines Diabetes mellitus) können ebenfalls Anfälle auftreten. Daher ist bei Patienten nach einem Anfall immer der Blutzuckerspiegel zu untersuchen, bei erniedrigtem Blutzucker ist sofort eine Gabe von Glukose notwendig. Auch bei Lebererkrankungen wie hepatische Porphyrie und Coma hepaticum sind epileptische Anfälle häufig zu beobachten. Bei der Urämie im Rahmen eines Nierenversagens kommen Anfälle vor. Eine Anzahl von Medikamenten kann epileptische Anfälle auslösen, hierzu zählen Penicilline, Theophyllin. Lidocain und manche Antidepressiva. Auch das abrupte Absetzen von verschiedenen Medikamenten kann epileptische Anfälle auslösen. Solche Entzugsanfälle werden beobachtet nach Absetzen von Barbituraten und Benzodiazepinen und besonders auch von Alkohol bei Alkoholabhängigen. Eine dauerhafte antiepileptische Behandlung ist bei solchen Gelegenheitsanfällen nicht erforderlich. Der Wegfall der anfallerzeugenden Bedingungen führt zur Anfallsfreiheit.

Altersgebundene Epilepsien

Die drei nachfolgend aufgeführten Anfallstypen können als altersgebundene Epilepsien bezeichnet werden. Sie sind offenbar an bestimmte Entwick-

218   Epilepsien und epileptische Anfälle

lungsstadien (Säuglingsalter, Schulalter, Pubertät) gebunden, ohne daß über diese Zusammenhänge Näheres bekannt ist.

BNS-Krämpfe

Die BNS-Krämpfe sind kennzeichnend für das Säuglingsalter (meist 3.–18. Lebensmonat).

– *Blitzkrämpfe:* Es kommt zu einem plötzlichen Zusammenzucken des ganzen Körpers oder einiger Körperabschnitte mit einer angedeuteten Bewegung des Kopfes nach vorne. Der Krampf dauert nur etwa eine Sekunde.
– *Nickkrämpfe:* Bei dieser Anfallsart sind die Nickbewegungen des Kopfes das Hauptsymptom. Die Nickkrämpfe können einige Sekunden dauern.
– *Salaamkrämpfe*. Sie sind den Nickkrämpfen sehr ähnlich, nur kommt es über die Nickbewegungen hinaus zu einer länger dauernden Vorwärtsbewegung des Oberkörpers und zu Bewegungen der Arme, die zur Seite geführt oder an der Brust zusammengeschlagen werden. Salaamkrämpfe treten oft in Serien auf, ihre Dauer beträgt mehrere Sekunden bis Minuten.

Insgesamt zeigen alle drei Anfallsformen eine Tendenz zur Vorwärtsbewegung bzw. zur Aufrichtung des Körpers, daher der Name *Propulsiv-Anfälle.*

Die BNS-Krämpfe sind deshalb so wichtig, weil sie infolge ihrer kurzen Dauer und ihrer unaufdringlichen Symptomatik oft verkannt werden. Häufig werden sie als „dumme Angewohnheiten", „harmlose Zuckung" oder „Zusammenschrecken" abgetan. Dies ist für die kleinen Patienten sehr verhängnisvoll, denn unbehandelt führt die Erkrankung oft zu schweren Gehirnschäden. Etwa 12–15% aller Anfälle im Säuglings- und Kindesalter sind BNS-Krämpfe. Knaben erkranken häufiger als Mädchen.

Verlauf

Nach dem Auftreten der Krankheit kommt es bei den meisten Kindern zu einem Stillstand der Entwicklung und zu einem Verlust der statischen Funktionen. Bereits beherrschte Bewegungen (z. B. Kopfheben, Stehen, Gehen) können nicht mehr ausgeführt werden, und auch das Sprechvermögen kann wieder verlorengehen. Schließlich kommt es zum Nachlassen des Muskeltonus, zur Ataxie, zu athetotischen Bewegungen und zu einem Stillstand der psychischen Entwicklung.

Die Krankheit wird kompliziert durch das Hinzutreten von diffusen generalisierten Anfällen und geht nicht selten in ein Anfallsleiden vom generalisierten Typ über. Die *Ursache* der BNS-Krämpfe ist vorwiegend eine Schädigung vor oder während der Geburt.

* Bezeichnung in Anlehnung an den arabischen Gruß.

Medikamentöse Therapie

Clonazepam, ACTH-Präparate.

■ ### Retropulsiv-Petit-mal
(Absencen, Pyknolepsie)

Absencen sind kurze Bewußtseinslücken. Sie treten besonders im Schulalter auf und können von automatischen Bewegungen mit der Tendenz nach rückwärts begleitet sein. Treten die Absencen gehäuft auf (oft 50 und mehr pro Tag), so sprechen wir von *Pyknolepsie.* Eine Absence können wir daran erkennen, daß der Patient eine Tätigkeit oder ein Gespräch plötzlich unterbricht, starr ins Leere blickt und dann ebenso schlagartig mit der begonnenen Tätigkeit fortfährt. Es handelt sich dabei nur um eine kurze Pause im Bewußtseinsstrom, die nicht mit Hinstürzen oder Zusammensinken verbunden ist. Retropulsiv-Petit-mal-Anfälle sind Absencen, bei denen ruckartige, nach rückwärts gerichtete Bewegungen des Kopfes und des Oberkörpers im Vordergrund stehen. Für die Dauer einer Absence besteht eine Amnesie (Erinnerungsverlust).

EEG-Befund bei Retropulsiv-Anfällen: 3/s Spikes and waves (Spitzen und Wellen).

Häufigkeit

Etwa 10% der kindlichen Anfallsleiden und Pyknolepsien. Am häufigsten treten die Anfälle zwischen dem 6. und 8. Lebensjahr auf, wobei mehr Mädchen als Knaben erkranken. Das Verhältnis beträgt etwa 3 zu 2. Für diese Mädchenwendigkeit, die im Gegensatz zur Knabenwendigkeit der BNS-Krämpfe steht, hat man noch keine befriedigende Erklärung.

Verlauf

Pyknoleptische Anfälle sind häufig vergesellschaftet mit generalisierten Anfällen vom Typ des Aufwach-Anfalls, neigen zu periodischem Auftreten und zeigen eine deutliche Abhängigkeit von äußeren anfallsauslösenden Faktoren (Schlafentzug, Alkohol, Anstrengung, Lichtreize usw.). In etwa 70% der Fälle treten nach längerer Krankheitsdauer (etwa 4–8 Jahren) generalisierte Anfälle hinzu, wodurch sich ihre Prognose verschlechtert.

Ursache

Vorwiegend idiopathisch wie bei den Aufwach-Grand-mal-Anfällen. Neuere EEG-Untersuchungen haben die Rolle der Vererbung bei der Genese der Pyknolepsien bestätigt.

Medikamentöse Therapie

Valproinat (Ergenyl. Orfiril), Succinimide (Suxinutin, Petinutin).

Impulsiv-Anfälle

Diese Anfallsart tritt vorwiegend in der Pubertät auf und ist gekennzeichnet durch plötzliche, stoßartige, meist symmetrische Bewegungen der Arme, die mit großer Wucht ablaufen. Manchmal kann es auch zu einem plötzlichen Einknicken in den Kniegelenken kommen, so daß die Patienten wie ein Taschenmesser zusammenklappen. Bei dieser Anfallsart ist das Bewußtsein erhalten, die Anfälle treten meist morgens auf.

EEG-Befund bei Impulsiv-Anfällen: Gehäufte Spitzengruppen (polyspikes and waves).

Häufigkeit

2–3% aller Epilepsien. Die Geschlechtsverteilung ist ungefähr gleich.

Verlauf

Die Krankheit kann sich zunächst in isolierten Impulsiv-Petit-mal-Anfällen zeigen, nach einigen Jahren treten meist Aufwach-Grand-mal-Anfälle hinzu. Nach längerer Krankheitsdauer liegen in 75% der Fälle zusätzliche Grand-mal-Anfälle vor.

Ursache

Auch die Impusiv-Petit-mal-Anfälle müssen wir zu den idiopathischen Formen der Epilepsie rechnen.

Medikamentöse Therapie

Valproinat (Ergenyl, Orfiril), oft in Kombination mit Primidon (Liskantin, Mylepsinum)

Seltene Anfallsformen

Es gibt noch eine Reihe von anfallsartigen Erscheinungen, die wir zur Epilepsie rechnen.

Reflexepilepsie. Bei ihr wird durch einen sensiblen (optischen oder akustischen) Reiz ein Anfall ausgelöst. Es handelt sich meist um psychomotorische Anfälle, Grand-mal-Anfälle oder pyknoleptische Petit-mal-Anfälle.

Photogene Epilepsie. Hier kommt es durch den Wechsel von Licht und Schatten zur Anfallsauslösung. So kann der flimmernde Fernsehschirm oder ein von der Sonne beschienener Lattenzaun, an dem der Patient vorüberfährt, einen Anfall hervorrufen. Für manche Patienten sind die Anfälle lustbetont, so daß sie diese, z. B. durch rhythmische Bewegungen der gespreizten Hand vor dem der Sonne ausgesetzten Gesicht, künstlich herbeizuführen versuchen. Aus diagnostischen Gründen versucht man während der EEG-Ableitung durch die sogenannte Flickerlichtprovokation anfallstypische Wellenmuster hervorzurufen.

Audiogene Epilepsie. Hier werden die Anfälle durch akustische Reize wie Musik oder Geräusche ausgelöst.

Ursachen der Epilepsie

Man hat lange Zeit streng zwischen *symptomatischer* (durch äußere Ereignisse ausgelöster) Epilepsie und *genuiner* (angeborener) Epilepsie unterschieden. Die Grenze zwischen diesen beiden Arten verschwimmt immer mehr. Das liegt daran, daß mit den neuen, verfeinerten neurologischen Untersuchungsmethoden viele früher als genuin betrachtete Anfallsleiden sich als symptomatisch (exogen verursacht) erwiesen haben. Es genügt ja schon ein länger anhaltender Sauerstoffmangel während der Geburt, um ein Anfallsleiden zu begründen.

Festzuhalten ist aber, daß bei einem Teil der Anfallskranken die *Bereitschaft* zu einem Anfallsleiden vererbt wird; nur ist der Prozentsatz der erblichen Anfallsleiden viel geringer, als man früher meinte. Solche Untersuchungen über die Erblichkeit der Epilepsie werden in neuerer Zeit mit Hilfe des EEG durchgeführt. Man untersucht die ganze Familie von Anfallskranken, welche ein bestimmtes EEG-Muster haben, und kann auf diese Weise oft Rückschlüsse auf den Erbgang eines solchen Merkmals ziehen.

Der Übersichtlichkeit halber bleiben wir aber bei der alten Einteilung und unterscheiden weiterhin zwischen symptomatischer und genuiner Epilepsie.

Vorwiegend genuine (idiopathische) Anfallsformen sind:

– Aufwach-Epilepsie,
– Schlaf-Epilepsie,
– pyknoleptische Anfälle,
– Impulsiv-Anfälle.

Vorwiegend symptomatische Anfallsarten sind:

– primär generalisierte Epilepsien,
– BNS-Anfälle,
– psychomotorische Anfälle (Temorallappen-Epilepsie),
– fokale Epilepsien

Ursachen der symptomatischen Epilepsie:

– traumatische Hirnschädigungen (Verletzungen, Geburtsschädigungen),
– raumfordernde intrakranielle Prozesse (Tumoren, Abszesse, Gefäßmißbildungen). 25% aller Hirntumoren beginnen mit Anfällen.

222   Epilepsien und epileptische Anfälle

– Stoffwechselstörungen und Mißbildungen des Nervensystems (z. B. Phenylketonurie, Wilson-Erkrankung, tuberöse Sklerose).

Psychische Veränderungen im Rahmen der Epilepsie

Wir müssen unterscheiden zwischen dem epileptischen Dämmerzustand, der Wesensänderung und der Demenz. Der epileptische Dämmerzustand ist eine *episodische* (vorübergehende) psychische Störung, die Wesensänderung und die Demenz sind chronische (dauerhafte) psychische Störungen.

Epileptischer Dämmerzustand

Als epileptischen Dämmerzustand bezeichnen wir einen plötzlich einsetzenden, Stunden bis Tage oder sogar Wochen anhaltenden Zustand der Bewußtseinstrübung mit Wahrnehmungsstörungen, Einengung des Denkens und Handelns, Wahngedanken und emotionaler wie motorischer Unruhe.

Die Patienten wirken dabei oft wie Berauschte oder Schlafwandler, manchmal erscheinen sie auch nach außen geordnet und unauffällig, obwohl sie vollkommen desorientiert sind. In solchen Zuständen sind die Kranken extrem reizbar und können auch kriminelle Handlungen ausführen. Ein Großteil der von Epileptikern verübten Gewalttaten erfolgt im Dämmerzustand; für seine Dauer besteht eine Amnesie. Dämmerzustände kommen am häufigsten bei der psychomotorischen Epilepsie vor.

Epileptische (organische) Wesensänderung

Bei vielen Anfallskranken kommt es nach längerer Krankheitsdauer zu einer Veränderung der Gesamtpersönlichkeit. Diese äußert sich in einer *Verlangsamung* des Gedankenablaufes und der Bewegungen, in einer Abneigung gegen alles Neue und einem starren Festhalten an alten Gewohnheiten. Die Patienten wirken oft verbohrt und eigensinnig, an einmal gefaßten Meinungen halten sie zäh und verbissen fest. In ihrem ganzen Verhalten und bei der Arbeit sind sie *umständlich* und *schwerfällig.*

Auch in ihrem *affektiven Verhalten* neigen sie zu dieser „zähflüssigen" Art. Wenn sie einmal in Erregung sind, so dauert es lange, bis sie sich wieder beruhigen. Manche Patienten sind unbererechenbar, und wenn sie explodieren

Psychische Veränderungen im Rahmen der Epilepsie   223

auch gefährlich. Kennzeichnend ist auch der ausgeprägte *Egoismus,* die *Pedanterie* und der Hang zu salbungsvoller Frömmelei.

Bei anfallskranken Kindern kann man ein *erethisch-hyperkinetisches* von einem *enechetischen Syndrom* unterscheiden. Ersteres ist gekennzeichnet durch eine dranghafte motorische Unruhe, mangelnde Ermüdbarkeit, Distanzlosigkeit, Konzentrationsstörungen, durch eine mißmutige, reizbare Stimmungslage und die Neigung zu Affektausbrüchen. Bei letzteren findet man Antriebsarmut, Pedanterie, Umständlichkeit und eine starke Neigung zur Perseveration (Beharren auf gleichen Reaktionen und Gedankengängen). Enechetisch veränderte Kinder sind darüber hinaus gekennzeichnet durch eine Verlangsamung vieler psychischer Vorgänge (z. B. der Auffassungsgabe, des Denkens) und durch bestimmte Charakterzüge (Zudringlichkeit, plumpe Vertraulichkeit).

Beachte: Die hier beschriebenen psychischen Veränderungen kommen bei weitem nicht bei allen Anfallskranken vor, sondern höchstens in 50% der Fälle.

Früher sah man die epileptische Wesensänderung als typische Erscheinung der genuinen Epilepsie an. Man ging sogar so weit, daß man sie als diagnostisches Kriterium für die Unterscheidung von genuiner und symptomatischer Epilepsie heranzog. Neuere Untersuchungen haben jedoch ergeben, daß die Persönlichkeitsänderung auch bei symptomatischen Formen der Epilepsie auftritt, besonders bei psychomotorischen Anfällen und auch bei Hirnschädigungen, die nicht mit Anfällen einhergehen. Daraus kann man ableiten, daß es sich nicht um eine spezifisch epileptische, sondern um eine allgemeine organische Wesensänderung (organisches Psychosyndrom) handelt.

Ursachen

Als Ursachen werden konstitutionelle Veranlagung, Hirnschädigungen durch häufige Anfälle oder toxische Wirkung von Medikamenten, Umwelteinflüsse und deren Verarbeitung durch den Patienten sowie ein Zusammenspiel aller dieser Faktoren diskutiert. Es ist denkbar, daß das Bild der Persönlichkeitsänderung im Einzelfall durch die Wirkung von Medikamenten in eine bestimmte Richtung gelenkt wird (von Mylepsinum z. B. sind psychische Nebenwirkungen bekannt).

Demenz

Die Demenz ist als eindeutige Anfallsfolge aufzufassen. Ihre Ursache sind häufige Anfälle, die über Kreislaufstörungen zu einem Sauerstoffmangel der Gehirnzellen führen. Da diese gegen Sauerstoffmangel sehr empfindlich

224 Epilepsien und epileptische Anfälle

sind, geht nach jedem Anfall eine gewisse Anzahl von Nervenzellen zugrunde. Als Folgeerscheinung kommt es dann zu einem fortschreitenden intellektuellen Abbau, der mit der Verlangsamung aller psychischen Funktionen beginnt und in einem schweren Intelligenzdefekt mit Orientierungsstörungen sowie einer hochgradigen Merk- und Erinnerungsschwäche endet.

Therapie und psychische Führung

Wir müssen unterscheiden zwischen der *Behandlung des Anfalls* selbst und
der *Therapie im anfallsfreien Intervall* (Dauerbehandlung).

Verhalten beim einzelnen Anfall

Ein einzelner Anfall (gemeint ist hier ein generalisierter Krampfanfall), der
zwar sehr bedrohlich aussieht, aber nicht lebensgefährlich ist, erfordert
keine sofortigen Behandlungsmaßnahmen. Man muß dafür sorgen, daß sich
der Patient nicht verletzt, man versucht, ihn entsprechend zu lagern und mit
Kissen und Decken seitlich abzupolstern.

Auf keinen Fall soll versucht werden, durch Festhalten von Armen und Beinen den Anfall „zum Stillstand" zu bringen. Dies ist nicht möglich und kann
dem Patienten höchstens Verletzungen zufügen. Auch die altbekannte Maßnahme, runde Gegenstände (selbst wenn sie gepolstert sind) in den Mund
des Krampfenden zu stecken, ist nicht zweckmäßig und sollte besser unter-
lassen werden, weil die dadurch verursachten Verletzungen (meist Ausbre-
chen von Zähnen) schwerwiegender sind als der Zungenbiß, den man damit
vermeiden möchte. Eher kann ein zwischen die Zähne geschobenes Taschen-
tuch oder anderes Textil vor dem Zungenbiß bewahren.

Sobald die Krampfbewegungen aufgehört haben und die tiefe, keuchende Atmung einsetzt, lagert man den Kopf des Patienten seitlich, um das Aspirieren
von Blut oder Erbrochenem zu verhindern. Im übrigen gelten hier die gleichen Maßnahmen wie für andere bewußtlose Patienten. Die Patienten sollten, bis sie aufwachen, nicht aus dem Auge gelassen werden.

Wichtig ist auch eine genaue Beobachtung der Art des Anfalls, weil davon die
Therapie abhängt. Hier fällt dem Pflegepersonal eine bedeutsame Aufgabe
zu. Da das Pflegepersonal längere Zeit auf der Station ist als der Arzt, besteht
öfter die Gelegenheit, einen Anfall zu beobachten. Eine genaue Schilderung
von Anfallsabläufen kann dem Arzt die diagnostische Zuordnung erleichtern.

Häufung von Anfällen (Status epilepticus)

Bei gehäuften Anfällen oder einem Status epilepticus sollte der Kranke sofort in eine neurologische Klinik eingewiesen werden, oft ist die Behandlung auf einer Intensivstation erforderlich.

Fie die Akutbehandlung eines Status epilepticus ist die Injektion von Diazepam oder Clonazepam sinnvoll. Unter stationären Bedingungen wird die weitere Behandlung meist mit Schnellaufsättigung mit Hydantoinen oder anderen Antiepileptika vorgenommen. Diese Behandlungsmaßnahmen erfordern eine sorgfältige Überwachung durch erfahrenes Krankenpflegepersonal auf einer Intensivstation.

Dauerbehandlung

Medikamentöse Behandlung

Sie hat zu einer Revolution der Epilepsietherapie geführt. Man führt sie mit Hilfe der „Antieleptika" durch, die die Krampfbereitschaft des Gehirns herabsetzen und so dem Auftreten der Anfälle gezielt entgegenwirken.

Die wichtigsten Vertreter sind: Carbamazepin (Tegretal, Sirtal) zur Behandlung von fokalen Epilepsien und nicht klassifizierbaren Epilepsien, Phenytoin (Phenhydan, Zentropil) zur Behandlung von fokalen Epilepsien Valproinsäure (Ergenyl, Convulex, Orfiril) zur Behandlung von generalisierten Epilepsien sowie anderer Präparate, die bei Versagen der Mittel der ersten Wahl eingesetzt werden. Hierzu zählen u. a. Phenobarbital (Luminal, Phaenemal) bei fokalen und generalisierten Epilepsien, Ethnosuxincid (Petnidan), Benzodiazepine sowie als Zusatzmedikament Vigabatrin (Sabril) bei Versagen der Therapie mit einem einzelnen Antiepileptikum.

Für die medikamentöse Therapie gelten folgende Richtlinien:

– Man sollte immer zunächst versuchen, mit einem einzigen Antiepileptikum auszukommen *(Monotherapie)*.
– Antiepileptische Medikamente müssen *regelmäßig* eingenommen werden, sie dürfen nie plötzlich, sondern nur „ausschleichend" abgesetzt oder umgestellt werden.
– Die Präparate können verschiedene *Nebenwirkungen* verursachen wie Übelkeit, Erbrechen, Hautausschläge, Gleichgewichtsstörungen, Zahnfleischwucherungen, Benommenheit, Schläfrigkeit, Augenzittern, Doppeltsehen, Lichtscheu u. a. Solchen Nebenwirkungen kann man durch Dosisänderung oder Umstellen auf andere Präparate begegnen.
– Welches Präparat man verwendet, hängt vom *Anfallstyp* und vom *EEG-Befund* ab.

226   Epilepsien und epileptische Anfälle

Durch regelmäßige Blutspiegelbestimmungen kann die Dosierung überprüft und gleichzeitig auch die Mitarbeit des Patienten beurteilt werden.

Ziel der medikamentösen Therapie ist die Anfallsfreiheit. Bei gezielter und konsequenter Behandlung kann sie bei 60–80% aller Patienten erreicht werden. Manchmal nehmen die psychischen Störungen bei völliger Anfallsunterdrückung zu. Die Patienten werden reizbar, aggressiv und für ihre Umgebung kaum mehr tragbar. Diese Kranken, es sind nur wenige, „brauchen" ihren Anfall. Hier ist es nicht zweckmäßig, durch sehr hohe Dosierungen die Anfälle völlig zu unterdrücken.

■ Behandlung in einer Klinik

Rund 10–15% aller Anfallskranken müssen vorübergehend oder dauernd in einer Facheinrichtung untergebracht werden. In vielen Ländern existieren seit längerer Zeit Einrichtungen, die sich vorwiegend oder ausschließlich der Behandlung, Pflege und Rehabilitation von Anfallskranken widmen und über moderne diagnostische, heilpädagogische, schulische und Rehabilitationseinrichtungen verfügen. Dennoch ist es für die Familie eines Anfallskranken ein schwerer Entschluß, ihn für einige Zeit oder auf Dauer in einer Klinik unterzubringen. Das Ziel moderner therapeutischer Bemühungen ist es, dies so wenig wie möglich zu tun. Manchmal läßt sich jedoch die Einweisung in eine Spezialklinik nicht umgehen. Sie ist nach Matthes (1980) in folgenden Fällen notwendig oder zu empfehlen:

- bei Kindern und Jugendlichen mit Epilepsie, die geistig bildungsfähig sind, aber infolge häufiger Anfälle eine Grundschule oder Sonderschule nicht besuchen können:
- bei Kindern und Jugendlichen mit Epilepsie, die zwar bildungsfähig sind, aber wegen psychischer Auffälligkeiten und massiver Verhaltensstörungen in einer normalen Grundschule oder Sonderschule nicht tragbar sind. Sie bedürfen einer Schulung in kleinen Klassen durch besonders ausgebildete Lehrer;
- bei geistig stark behinderten, anfallskranken Kindern und Jugendlichen, deren geistiges Potential für den Besuch einer Grundschule oder Sonderschule nicht ausreicht, die aber in gezielten Einrichtungen vor allem im praktischen Bereich noch gut gefördert werden können (Sonderschule für praktisch Bildbare);
- bei einer geringen Anzahl von Anfallskranken, die intellektuell abgebaut und stark wesensverändert sind, zu Gewalttätigkeiten neigen und deshalb eine Gefahr für die Umwelt darstellen;
- bei Anfallskranken aller Altersstufen, die körperlich und geistig so schwer behindert sind, daß eine Familie ihrer Pflege nicht gewachsen ist.

In Spezialkliniken für Anfallskranke geht heute die Tendenz dahin, möglichst

Therapie und psychische Führung 227

NEUROLOGIE

viele Patienten nach einer intensiven Behandlungs- und Förderungszeit wieder zu rehabilitieren. Diesem Ziel dient auch die zunehmende Öffnung der Einrichtungen nach außen und die Aufnahme von Kontakten zu Beschützenden Werkstätten, die in der Umgebung liegen. Durch die Einrichtung der *nachgehenden Fürsorge* versucht man auch, mit entlassenen Patienten in Verbindung zu bleiben, um ihnen auch weiterhin mit Rat und Hilfe zur Seite zu stehen.

Psychische Führung und Betreuung von Patienten mit Epilepsien

Folgende Gesichtspunkte sind dabei wichtig:

– *Aufklärung der Patienten, Beeinflussung der Fehleinstellung bei Eltern von epileptischen Kindern.* Hierbei sollte man eindringlich darauf hinweisen, daß epileptische Anfälle nichts mit „Geisteskrankheiten" (gemeint sind endogene Psychosen) zu tun haben, daß Anfälle, wenn sie rechtzeitig behandelt werden, nicht zu Intelligenzabbau und Schwachsinn führen müssen und daß epileptischen Kindern und Jugendlichen eine große Anzahl von beruflichen Möglichkeiten offensteht. Leider existieren immer noch viele Vorurteile gegenüber Anfallskranken. Die Bekämpfung dieser irrigen Vorstellungen, die solche Patienten zu minderwertigen Menschen abstempeln, sollte das Ziel jeder Schwester und jedes Arztes sein.
– *Regelmäßige geordnete Lebensweise.* Die Patienten sollen ausreichend schlafen und jeden Alkoholgenuß vermeiden. Die Ernährung sollte flüssigkeitsarm, kochsalzarm und vitaminreich sein. Wichtig ist auch die reizarme Erziehung epileptischer Kinder.

Chirurgische Therapie

Sind die Anfälle durch Tumoren oder Abszesse des Gehirns bedingt, so versucht man, diese operativ zu entfernen. Bei Nachweis von herdförmigen Veränderungen des Gehirns (Narben, Mißbildungen) mit entsprechenden herdförmigen EEG-Veränderungen und Befunden bildgebender Verfahren (Kernspintomographie) kann unter Umständen der epileptogene (anfallsauslösende) Herd neurochirurgisch entfernt werden. Durch die Fortschritte der Neurochirurgie hat die operative Behandlung der Epilepsien in den letzten Jahren einen Auftrieb erhalten.

Soziale Probleme

Die Epilepsie bringt eine Fülle sozialer Probleme mit sich, die in der Sprechstunde des Psychiaters fast täglich auftauchen. Wir können hier nur einige andeuten.

228 Epilepsien und epileptische Anfälle

Viele Patienten bewegt die Frage, ob sie *heiraten* können oder nicht. Diese Frage muß in jedem einzelnen Fall neu durchdacht werden, wobei ihre Beantwortung weitgehend von der Art der Anfälle bestimmt wird. Insgesamt schätzt man das Risiko, Anfälle zu bekommen, bei Kindern von Kranken mit einer genuinen Epilepsie sechsmal höher ein als bei Kindern gesunder Eltern. Von einer Heirat zwischen Patienten mit Epilepsien untereinander sollte auf jeden Fall abgeraten werden, sofern es sich nicht um ein symptomatisches Anfallsleiden handelt.

Das *Führen eines Kraftfahrzeuges* ist nur dann zu gestatten, wenn mehrere Jahre hindurch völlige Anfallsfreiheit bestand und der EEG-Befund sich normalisiert hat. Ein Führerschein sollte auch in diesen Fällen nur befristet genehmigt werden, wobei die Verlängerung von dem Ergebnis einer in halbjährlichen Abständen durchgeführten ärztlichen Untersuchung (einschließlich EEG-Ableitung) abhängig gemacht werden sollte.

Sportliche Betätigung ist jederzeit möglich, jedoch sollten Sportarten vermieden werden, bei denen ein Anfall gefährlich wird (Reiten, Klettern, Schwimmen).

Die *Berufswahl* jugendlicher Anfallskranker muß auf Berufe ausgerichtet sein, in denen ein Anfall nicht eine besondere Gefährdung mit sich bringt. Es empfiehlt sich, in Zusammenarbeit mit dem Arbeitsamt oder mit einem Psychologen, der mit den Problemen Anfallskranker vertraut ist, vor der Berufswahl eine differenzierte Berufsberatung durchzuführen. Dadurch läßt sich die Wahl eines Berufes, dem der Patient nicht gewachsen ist oder der sich mit seiner Krankheit nicht vereinbaren läßt, vermeiden. Für die Berufswahl sind drei Gesichtspunkte maßgebend: das intellektuelle Leistungsniveau des Patienten, die Persönlichkeitsstruktur (hierbei ist besonders auf das Vorliegen von psychischen Veränderungen zu achten) und der Einfluß der Krankheit (Anfallsfreiheit, Häufigkeit der Anfälle). Aus der Kombination dieser drei Faktoren unter Mitberücksichtigung der sozialen Situation ergibt sich im Einzelfall die Richtung, in der eine Berufsberatung angemessene Vorschläge machen kann.

Zahlreiche soziale Probleme ergeben sich in Familien mit einem anfallskranken Kind. Das Verhalten der Eltern solcher Kinder ist nicht selten durch Angst und Schuldgefühle gekennzeichnet, denen sie verschiedene Abwehrhaltungen entgegensetzen. Die häufigsten dieser Reaktionsweisen von Eltern in der Auseinandersetzung mit der Krankheit des Kindes sind nach Matthes (1984) die *Verleugnung* der Krankheit, die *Ritualisierung* und Überbewertung medizinischer und heilpädagogischer Maßnahmen, die *Aggressionshaltung* gegenüber dem kranken Kind, die sich bis zum Todeswunsch steigern kann, und die *Überprotektion,* bei der durch eine unechte und übertriebene Zuwendung und Fürsorge das Kind zum Zentrum des Familienlebens wird, wobei durch diese Haltung häufig die Schuldgefühle der Eltern kompensiert werden. Derlei Verhaltensweisen der Eltern führen nicht selten zu einer zusätzlichen Neurotisierung des Kindes, die mit der Epilepsie unmittelbar nichts zu tun hat. Auch hier ist es die Aufgabe von Ärzten, Schwestern, Pflegern und Sozialarbeitern, durch eine sachliche Aufklärung Verständnis für die Krankheit bei den Eltern zu erreichen. Darüber hinaus bereiten die Verhaltensstörungen mancher epileptischer Kinder innerhalb einer Familie nicht geringe Schwierigkeiten. Diese bestehen vor allem in Konflikten, die sich z. B. zwischen einem erethisch-hyperkinetisch veränderten epileptischen Kind und seinen gesunden Geschwistern ergeben. Ermahnungen und Zurechtweisungen führen hier meist nicht zum Ziel, da dem Kind in vielen Fällen die Einsicht in sein gestörtes Verhalten fehlt. Eine Integration solcher Kinder kann man nur durch eine sehr geduldige Pädagogik, die vielfach nicht ohne medizinische Unterstützung auskommt, erreichen.

Nichtepileptische Anfallssyndrome

Akute Bewußtseinsstörungen, die aus nicht epileptischer Ursache entstehen, sind recht häufig und können durch verschiedenartige Funktionsstörungen ausgelöst werden. Die genaue Erhebung der Anamnese ist für die Zuordnung dieser Bewußtlosigkeitszustände sehr wichtig.

Synkopen

Eine akute Bewußtlosigkeit mit Verlust der Körperkontrolle und nachfolgendem Hinstürzen wird als Synkope bezeichnet. Die gemeinsame Ursache liegt in der akuten Verminderung der Hirndurchblutung mit Hypoxie und Bewußtseinsverlust. Synkopen kündigen sich oft durch Warnsymptome an wie Benommenheit, Gefühl der Leere im Kopf, Schwindel, Übelkeit, Weichwerden der Knie, Blässe, Schwitzen, Verschwommensehen und Schwarzsehen. Als auslösender Faktor kann ein reflektorisch ausgelöster Vagotonus vorliegen, wie er bei der Ohnmacht auftritt (Schreckreaktion, orthostatischer Kreislaufkollaps bei raschem Aufstehen u. a.). Daneben führen akute Kreislaufstörungen zu Synkopen (Herzrhythmusstörungen, Blutverlust, Anstieg des intraabdominellen Drucks bei Husten, Lachen und Defäkation mit Behinderung des venösen Rückflusses zum Herzen). Mit Wiederherstellung der Durchblutung nach Hinstürzen ist die Synkope meist sofort wieder beseitigt, und der Betroffene erlangt das Bewußtsein wieder innerhalb kurzer Zeit. Eine sorgfältige Untersuchung der Herz-Kreislauffunktion (EKG, Langzeit-EKG) ist zur Aufdeckung von Störungen der Herzfunktion (Arrhythmien, Tachykardien, Herzklappenfehler) ist wichtig.

Tetanie

Tetanische Anfälle treten vor allem bei Hyperventilation auf, es kommen auch Störungen des Kalziumhaushaltes vor. Die Patienten verspüren im beginnenden Anfall ein Kribbeln in den Extremitäten und eine Steifheit der Muskulatur. Durch Beklopfen des N. facialis vor dem Ohr kann eine Übererregbarkeit der Gesichtsmuskulatur nachgewiesen werden (Chvostek-Zeichen). Es kommt zu einer Verkrampfung der Hände (Pfötchenstellung) und Herzrasen. Bei der Auslösung der Hyperventilation spielen Angstzustände oft eine wesentliche Rolle. Die durch Hyperventilation bedingte Hypokapnie (Verminderung des CO_2-Gehaltes im Blut) kann rasch durch Rückatmen in eine Tüte beseitigt werden. Die intravenöse Gabe von Kalzium unterbricht tetanische Anfälle.

Panikattacken

Diese primär psychogene Störung (siehe auch im psychiatrischen Teil) wird durch akute Angstzustände ausgelöst (enge Räume, Menschenansammlungen, bei akuten Überforderungszuständen) und ist mit Zittern, Herzrasen, Luftnot, Hyperventilation und Benommenheit verbunden. Es kann dann zu synkopalen Bewußtlosigkeitszuständen kommen. Die Therapie kann mit psychotherapeutischen Maßnahmen und β-Rezeptorenblockern erfolgen.

Narkolepsie

Die Narkolepsie ist eine Erkrankung unbekannter Ursache mit Störung des Schlafverhaltens, das sich durch abnorme Tagesmüdigkeit mit Schlafanfällen am Tag, anfallsweise auftretendem Tonusverlust (kataplektische Anfälle) nach plötzlichen Gemütsreizen (Ärger, Überraschung) und meist optischen Halluzinationen in den schlafähnlichen Anfällen auszeichnet. Außerdem treten Schlaflähmungen auf, die durch eine plötzliche Bewegungsunfähigkeit bei erhaltenem Bewußtsein gekennzeichnet sind. Die genaue Untersuchung der Schlafstörung in einem Schlaflabor und die Klärung von Störungen des Hormonhaushaltes (Hypothyreose, M. Addison) ist wichtig. Neben der Beseitigung der Schlafstörung ist eine Therapie mit zentral stimulierenden Mitteln möglich.

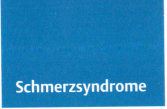

Schmerzsyndrome

Das Phänomen **Schmerz** betrifft alle Fachgebiete der Medizin. Es gibt verschiedene Entstehungsarten von Schmerzen. Die Analyse der Schmerzentstehung läßt Rückschlüsse auf die **Ursachen** von Schmerzen zu. Im Nervensystem können neurogene Schmerzen (Neuralgien) zu peripheren Nerven durch Druck und Entzündung entstehen; Kopfschmerzen können durch körperliche und psychische Verspannung entstehen aber auch durch Veränderungen der Hirngefäße (Migräne). Der häufigste Gesichtsschmerz ist die Trigeminusneuralgie. Die **Therapie** von Schmerzen ist vor allem durch Medikamente möglich, daneben kommen je nach Ursache auch Stimulationsverfahren oder operative Eingriffe in Betracht.

Das Phänomen „Schmerz" hat seit alters her die gesamte Heilkunde beschäftigt, da der Kranke in erster Linie vom Arzt die Beseitigung seiner Schmerzen erwartet. Schmerzhafte Erkrankungen führen Patienten meist früher zum Arzt als nicht schmerzhafte Krankheitszustände. Die Erforschung und Behandlung von Schmerzen ist ein Anliegen der gesamten Medizin und betrifft nicht nur die Neurologie. An vielen Kliniken bestehen eigene Abteilungen für Schmerzbehandlungen (Schmerzambulanzen), die sich mit unterschiedlichen Schmerzzuständen befassen.

Schmerzarten

Man kann zwischen verschiedenen Schmerzarten unterscheiden. Eine mögliche Einteilung besteht in der Differenzierung von Schmerzen, bei dem der Schmerz im Bereich der schmerzaufnehmenden Rezeptoren entsteht *(nozizeptiver Schmerz)* und solchen, die auf einer Irritation oder Läsion der schmerzleitenden Bahnen beruhen *(neurogener Schmerz)*. Der nozizeptive Schmerz ist an der Körperoberfläche genau lokalisierbar, während neurogene Schmerzen tief im Körper in den inneren Organen oder im Bewegungsapparat entstehen und daher weniger gut lokalisierbar sind. Entstehen die Schmerzen im Nervensystem, so wird der Schmerz in das entsprechende Innervationsgebiet dieser Systeme projiziert. Umschriebene Neuralgien oder radikuläre Schmerzen bei Irritation von Nervenwurzeln sind typische Beispiele für diesen Schmerztyp. Da die von den inneren Organen und der Körperoberfläche stammenden Nervenfasern in den gleichen Leitungsbahnen zum Gehirn geleitet und verarbeitet werden, wird der Schmerz aus den inneren Organen (viszeraler Schmerz) in den zugehörigen Hautarealen wahrgenommen (übertragener Schmerz, Referred pain).

Der *akute Schmerz* (Gallenkolik, radikulärer Schmerz bei Bandscheibenvorfall) stellt eine reine Funktionsstörung ohne Strukturveränderung im Nervensystem dar, dagegen kommt es beim *chronischen Schmerz* (chronische Gelenkschmerzen, Schmerzen bei degenerativen Veränderungen der Wirbelsäule) zu Umbauvorgängen im somatosensiblen System, es entsteht so eine „Schmerzkrankheit". Bei der Schmerzanalyse spielt nicht nur die organische Grundlage der Schmerzen eine wesentliche Rolle, es muß vielmehr auch auf die psychische Situation des Kranken in der Auseinandersetzung mit dem chronischen Schmerzsyndrom geachtet werden.

Schmerzreize werden von bestimmten Rezeptoren (Nozirezeptoren) der Nerven aufgenommen, die unter bestimmten Bedingungen sensibilisiert werden und den Schmerz länger überdauern lassen. Dabei spielen auch Fasern des vegetativen Nervensystems eine Rolle. Bei Funktionsstörungen der inneren Organe (Herzmuskel, Magen-Darm-Trakt, Gallenblase u. a.) entsteht der Schmerz durch Aktivierung von Rezeptoren, die auf verschiedenartige Reize ansprechen. Arthrogene (Gelenks-)Schmerzen sind Folge von Fehlbelastungen der Gelenke und Reizung der dort befindlichen Nervenendigungen, Kopfschmerzen entstehen in Rezeptoren der Meningen und der großen Blutgefäße.

Im Nervensystem können Schmerzen an verschiedenen Stellen entstehen:

- Durch Schädigung von peripheren Nerven kann ein Nervenschmerz (Neuralgie) entstehen. Die Zosterneuralgie nach Zosterinfektion von sensiblen Ganglien des Rückenmarks führt zu einem umschriebenen Schmerz im betroffenen Dermatom.
- Die sympathische Reflexdystrophie (Sudeck-Syndrom) ist Folge einer partiellen peripheren Nervenläsion, bei dem besonders die Fasern des vegetativen Nervensystems betroffen sind. Es kommt zu einem dauerhaften brennenden Schmerz (Kausalgie) mit nachfolgenden schweren Veränderungen der vegetativen Nervenfunktion, die sich in einer Zyanose und Schwellung der betroffenen Extremität und Versteifung der Gelenke äußern.
- Nach Amputation von Gliedmaßen kommt es zu Stumpfschmerzen, die Folge der Verletzung der peripheren Nerven an der Amputationsstelle

sind. Außerdem stellen sich *Phantomschmerzen* ein, die in den distalen Regionen des Phantomgliedes empfunden werden und wahrscheinlich Folge von degenerativen Veränderungen der geschädigten Nerven sind.
– Nach Läsionen des Gehirns in Regionen, die an der Schmerzverarbeitung beteiligt sind (Thalamus) kommt es oft zu schweren Schmerzempfindungen in der von dieser Region versorgten Körperhälfte (Thalamusschmerz).

Bei medikamentös unzureichend zu beherrschenden Schmerzen kommen auch elektrische Stimulationsverfahren wie TENS (transkutane elektrische Nervenstimulation) in Betracht. In ausgewählten Fällen können neurochirurgische Eingriffe zur Schmerzausschaltung eingesetzt werden.

Kopfschmerzen

Kopfschmerzen sind eine häufige Schmerzform in der Neurologie. Durch Reizung der schmerzempfindlichen Strukturen der Nn. trigeminus, glossopharyngeus und vagus werden Reize aufgenommen und meist in die Nacken- oder Stirnregion projiziert. Auch die Schmerzrezeptoren der Blutgefäße sind an der Entstehung der Schmerzen bei Blutdruckschwankungen beteiligt.

Spannungskopfschmerz

Die häufigste Kopfschmerzform ist der Spannungskopfschmerz oder vasomotorischer Kopfschmerz. Der Schmerz beginnt meist im Nacken und wird oft von einer Verspannung der Nackenmuskulatur begleitet. Auslösend wirken Streß oder langdauernde Bürotätigkeit mit verspannter Haltung des Nackens. Der Schmerz dehnt sich vom Nacken beiderseits auf den ganzen Kopf aus und zieht bis zur Stirnregion. Die Patienten geben ein Gefühl an, wie wenn ein „Helm auf den Kopf drückt" oder ein „Band um den Kopf enger geschnürt" wird. Der Kopfschmerz kann auch von vegetativen Beschwerden wie Übelkeit oder Schwitzen begleitet sein.

Differentialdiagnostisch bedeutsam sind medikamentenbedingte Kopfschmerzen (chronischer Schmerzmittelgebrauch, Ergotamineinnahme und viele andere) und Kopfschmerzen bei arterieller Hypertonie. Auch Nieren- und Herzerkrankungen können zu Kopfschmerzen führen. Daher ist bei der Behandlung von Patienten mit vasomotorischen Kopfschmerzen immer eine ausführliche Anamnese in Hinblick auf bevorstehende Krankheiten und besonders in Hinblick auf eine etwaige Medikamenteneinnahme dringend erforderlich.

Zur Therapie des akuten Schmerzes sind meist Analgetika wie Aspirin oder Paracetamol ausreichend, dauerhafte Erleichterung bringen aber Verfahren zur Beseitigung der Muskelverspannung wie autogenes Training und andere Entspannungsverfahren.

Migräne

Eine weitere Kopfschmerzform stellt die Migräne dar. Diese seltenere Form ist wahrscheinlich teilweise durch eine anfallsweise auftretende pathologische Erweiterung von Blutgefäßen des Gehirns bedingt, eine familiäre Häufung ist zu beobachten. Als auslösende Momente können u. a. Alkoholgenuß, aber auch Speisen wie bestimmte Käsesorten oder Eiskrem eine Rolle spielen. Daneben kommen psychischer Streß, Menstruation und Klimaveränderungen in Betracht.

Der anfallsartige, meist einseitige Kopfschmerz kann mit einer Aura, meist mit einseitigen Sehstörungen in Form von Flimmern beginnen. Man spricht dann von einer klassischen Migräne. Tritt der Kopfschmerz ohne Aura auf, wird er als gewöhnliche Migräne bezeichnet. Die Schmerzphase ist gekennzeichnet von einem heftigen, vorwiegend einseitigen Kopfschmerz mit ausgeprägter Lichtscheu und Übelkeit, der einige Stunden bis maximal einige Tage anhalten kann. In seltenen Fällen kann es zu flüchtigen neurologischen Ausfällen in Form von Halbseitensyndromen oder Sehstörungen kommen (Migraine accompagnée).

Die Therapie des akuten Anfalls besteht in der Gabe von Ergotaminpräparaten, die möglichst schon in der Frühphase des Anfalls eingenommen werden sollen. Oft sind auch Antiemetika zur Behandlung der Übelkeit erforderlich. Bei häufigeren Migräneanfällen sollte über einige Monate, aber nicht dauerhaft, eine vorbeugende Behandlung mit Deseril oder Betablockern erfolgen (Intervallbehandlung). Wichtig ist auch die Vermeidung von anfallsauslösenden Faktoren und die Anwendung von Entspannungsverfahren.

Cluster-Kopfschmerz

Eine seltenere Kopfschmerzart ist der Cluster-Kopfschmerz (Bing-Horten-Syndrom, Erythroprosopalgie). Hier kommt es in unregelmäßigen Abständen zu gehäuften Attacken von Kopfschmerzen, die meist mit einer Rötung eines Auges oder Nasenlaufen einhergehen. Die Schmerzattacken können mit Sauerstoffgaben oft unterbrochen werden, wirksam sind auch die o. g. Migränemittel. Bei häufigen Attacken kommt auch eine Intervallbehandlung mit Deseril oder mit Cortison ähnlich wie bei der Migräne in Betracht.

Kopfschmerzen sind ein häufiges und vieldeutiges Krankheitszeichen. Daher ist bei der Untersuchung von Kopfschmerzpatienten auch an die Möglichkeit der Verursachung durch andere Faktoren zu denken. Internistische Erkrankungen müssen ausgeschlossen werden. Man muß immer den Blutdruck messen, um eine arterielle Hypertonie zu erfassen. Eine Computertomographie zum Ausschluß eines Hirntumors, eines subduralen Hämatoms oder einer Schädelinnendrucksteigerung durch Liquorzirkulationsstörung ist erforderlich, und es müssen psychische Erkrankungen wie Depressionen oder psychosomatische Störungen ausgeschlossen werden.

Gesichtsschmerzen

Der häufigste Gesichtsschmerz ist die idiopathische Trigeminusneuralgie. Hier kommt es zu blitzartig einschießenden Schmerzen im Versorgungsgebiet eines der Äste des N. trigeminus, die durch Essen, Sprechen oder Temperaturreize ausgelöst werden können. Als Ursache werden oft Druckeinwirkungen auf den Trigeminusnerven im Bereich des Hirnstammes vermutet. Die Behandlung erfolgt meist mit Tegretal, in manchen Fällen ist die Beseitigung einer Kompression des Nerven durch abnorme Gefäßschlingen im Bereich des Hirnstammes erfolgreich, in therapieresistenten Fällen kann eine perkutane Thermokoagulation des Ganglion Gasseri an der Hirnbasis die Beschwerden beseitigen. Symptomatische Formen der Trigeminusneuralgie kommen bei der multiplen Sklerose und anderen Entmarkungskrankheiten vor.

Selten treten auch Neuralgien anderer Hirnnerven auf (Glossopharyngeusneuralgie, Nasoziliarisneuralgie, Okzipitalisneuralgie). Bei allen Formen von Gesichtsschmerzen müssen symptomatische Formen, etwa durch Zahnerkrankungen und Nasenhöhlenprozesse, sorgfältig ausgeschlossen werden.

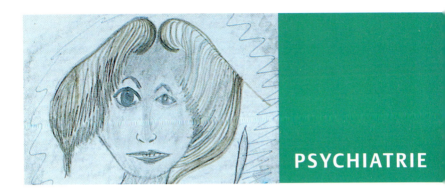

PSYCHIATRIE

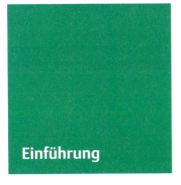

Einführung

Die **Psychiatrie** beschäftigt sich mit den psychischen Störungen und ihrer Behandlung. Die **Psychopathologie** konzentriert sich auf die Beschreibung, Klassifikation und Einordnung psychischer Erkrankungen und Auffälligkeiten. Der **Begriff des Psychischen** (Seelischen) umfaßt in der Psychiatrie und Psychopathologie die Gesamtheit aller psychischen Vorgänge und Reaktionen (z. B. Denken, Wahrnehmen, Gedächtnis, Fühlen, Wollen), deren **Abweichungen** sich in Form von Erkrankungen und Verhaltensauffälligkeiten äußern. Sowohl **psychische** als auch **körperliche Ursachen** können zu seelischen Erkrankungen und Störungen führen, weshalb die Wechselwirkungen zwischen Körper und Psyche in der Psychiatrie eine besondere Rolle spielen. Auch die Frage der **Normalität** (was ist noch normal, was ist schon krank?) ist in der Psychiatrie von zentraler Bedeutung.

Einleitung

■ Psychiatrie ist die Lehre von den psychischen Krankheiten und ihrer Behandlung.

Die in der Psychiatrie vorkommenden Krankheiten äußern sich in vorwiegend psychischen Symptomen, wobei selbstverständlich auch körperliche Krankheitserscheinungen vorkommen können. Letztere stehen jedoch nicht im Vordergrund, obwohl gerade körperliche Veränderungen oft die Ursache für das Auftreten psychischer Symptome sind.

Mit der Beschreibung, Klassifizierung und Ordnung psychischer Symptome, Krankheiten und Abnormitäten befaßt sich eine Teildisziplin der Psychiatrie, die *Psychopathologie*, auf die wir später eingehen werden.

240   Einführung

Bevor wir den Untersuchungsgang in der Psychiatrie und einzelne Krankheitsbilder besprechen, soll auf einige Grundprobleme eingegangen werden, die für das Verständnis seelischer Krankheiten und Abnormitäten von ausschlaggebender Bedeutung sind. Über das Gebiet der Psychologie unterrichtet H. Remschmidt: Psychologie für Krankenpflegeberufe, 6. Aufl. Thieme, Stuttgart 1994.

Leib-Seele-Problem

Der Begriff Seele hat in der Psychiatrie nichts mit dem religiösen Seelenbegriff zu tun. Aussagen über Unsterblichkeit oder Weiterleben der Seele nach dem Tode liegen jenseits der Reichweite einer empirischen Wissenschaft (Erfahrungswissenschaft). In der Psychiatrie umfaßt Seele oder Psyche die Gesamtheit der psychischen Abläufe und Reaktionen (Denken, Wahrnehmen, Fühlen, Wollen). Auch die beiden Ausdrücke seelisch und psychisch sind synonym (gleichwertig). Über die Beziehung zwischen Leib und Seele hat man sich zu allen Zeiten Gedanken gemacht, was zu einer Reihe von Theorien führte, deren wichtigste kurz angedeutet werden sollen:

Psychophysischer Parallelismus

Nach dieser Ansicht laufen körperliche und seelische Vorgänge nebeneinander ab, ohne sich gegenseitig zu beeinflussen. Diese Theorie widerspricht der alltäglichen Erfahrung.

Identitätslehre

Sie sieht Körper und Psyche nur als zwei Seiten ein und derselben Wirklichkeit an. Man hat eine Reihe von Modellen zur Veranschaulichung dieser Lehre angeboten, wie z. B. einen Kreisbogen, der auf der einen Seite konvex, auf der anderen konkav ist. Die Identitätslehre ist sehr abstrakt und fordert noch eine Zusatzannahme über die Natur der oben genannten „Wirklichkeit", die meist als Materie aufgefaßt wird.

Empirischer Dualismus

Unsere Erfahrung lehrt, daß wir Körperliches und Seelisches trennen können. Einen Gedanken z. B. oder eine Erinnerung betrachten wir als einen rein psychischen, die Herztätigkeit oder die Funktion der Niere als rein körperlichen Vorgang. Gleichzeitig aber wissen wir ebenfalls aus unserer Erfahrung, daß psychische Phänomene, etwa Gefühle (z. B. Angst, Schreck, Trauer, Wut), mit deutlichen körperlichen Erscheinungen einhergehen und umgekehrt körperliche Vorgänge und Veränderungen (z. B. Vergiftungen oder Entzündungen des Gehirns) von psychischen Symptomen begleitet werden.

Der empirische Dualismus läßt also einerseits eine getrennte Betrachtung von körperlichen und seelischen Vorgängen zu und bezieht andererseits auch ihre gegenseitige Wechselwirkung ein. Dadurch kommt er der Realität am nächsten. Wir legen ihn deshalb unserer Darstellung zugrunde.

Anlage-Umwelt-Problem

Bei vielen psychischen Erkrankungen müssen wir uns die Frage vorlegen, ob sie anlagebedingt oder umweltbedingt sind oder durch eine Wechselwirkung zwischen Anlage- und Umweltfaktoren hervorgerufen werden. Innerhalb der Anlagefaktoren läßt sich zumeist eine erbliche Komponente abgrenzen.

Als *Umwelt* bezeichnen wir den uns umgebenden Raum mit all seinen Einflüssen, wobei wir nach Jaspers die *physische Umwelt,* die primär auf den Leib wirkt (z. B. Verletzungen, Entzündungen), von der *bedeutungstragenden Umwelt* (Erlebnisse), die primär auf die Psyche wirkt, unterscheiden können.

■ Bei den meisten Erkrankungen spielen Anlage und Umwelt zusammen, wobei jeweils der Anteil eines der beiden Faktoren überwiegt. ■

Die Bedeutung des *Erbeinflusses* kann man am besten an *eineiigen Zwillingen,* die das gleiche Erbgut besitzen, feststellen. In Tab. 8 ist die Erkrankungswahrscheinlichkeit für zwei der wichtigsten psychiatrischen Erkrankungen, für die Schizophrenie und die Zyklothymie, wiedergegeben.

Aus Tab. 8 geht hervor, daß bei beiden Erkrankungen die vererbte Anlage eine bedeutsame Rolle spielt. Eineiige Zwillinge zeigen eine hohe Überein-

Tabelle 8 Erkrankungswahrscheinlichkeit für Schizophrenie und Zyklothymie		
Personen	Erkrankungswahrscheinlichkeit in %	
	Schizophrenie	Zyklothymie
Durchschnittsbevölkerung	0,9	0,4
Verwandte von Patienten		
Eltern	5–10	5–13
Geschwister	8–14	6–13
Zwillinge (ZZ)	5–16	16–28
Zwillinge (EZ)	20–75	50–80

242 Einführung

stimmung (Konkordanz). Andere psychische Krankheiten und Abnormitäten, wie die körperlich begründbaren Psychosen (S. 367) oder neurotische Störungen (S. 333), sind in hohem Maße umweltbedingt.

Die Unterscheidung zwischen vorwiegend anlagebedingten und vorwiegend umweltbedingten Krankheiten hat auch wichtige Konsequenzen für die Behandlung, denn Umwelteinflüsse (z. B. Bakterien oder auch traumatische Erlebnisse) lassen sich bekämpfen, während an den Anlagen vorerst nichts zu ändern ist. Das bedeutet jedoch nicht, daß man den vorwiegend anlagebedingten Krankheiten machtlos gegenübersteht. Darauf werden wir noch zu sprechen kommen.

Problem der Normalität

Die Psychiatrie befaßt sich nicht nur mit Krankheiten, sondern auch mit den Varianten (Spielarten) seelischen Wesens. Diese Varianten sind Abweichungen von einer uns vorschwebenden Durchschnittsbreite, wobei sich die Abweichungen auf bestimmte psychische Funktionsbereiche wie Intelligenz, Persönlichkeit oder Erlebnisweise beziehen.

Meßbare Eigenschaften

Am besten läßt sich die Bedeutung des Normalitätsbegriffs an psychischen Funktionen verdeutlichen, die, wie die Intelligenz, einer Messung zugänglich sind. Untersucht man bei sehr vielen Menschen mit Hilfe eines Tests die Intelligenz und zeichnet die Häufigkeit der verschiedenen Intelligenzquoten (Abb. **66**) in einem Diagramm auf, so erhält man die bekannte Kurve der Gauss-Normalverteilung.

Die Kurve zeigt, daß die überwiegende Mehrzahl der untersuchten Personen sich hinsichtlich ihres Intelligenzquotienten in dem Abschnitt zwischen 80 und 120 bewegt, wobei der durchschnittliche Intelligenzquotient (IQ) 100 beträgt. Den Abschnitt zwischen 80 und 100 sowie zwischen 100 und 120 bezeichnen wir als Streuung. Als Spielbreite der Intelligenz sehen wir nun den Bereich der Intelligenzquotienten von 100 ± 20 an; er umfaßt gleichzeitig die meisten untersuchten Personen.

Wir können also sagen, unser Normalitätsbegriff ist an der statistischen Häufigkeit orientiert.

Als *Minusvarianten* (der Ausdruck wird völlig wertfrei verwendet) bezeichnen wir diejenigen Personen, deren IQ niedriger als 80 ist. Sie gehören in den

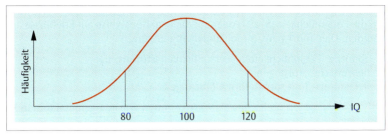

Abb. **66** Verteilung der Intelligenzquotienten eines großen Kollektivs (Normalverteilung)

Variationsbereich der Intelligenz, den wir Intelligenzminderung (Schwachsinn) nennen, wobei innerhalb dieses Bereichs noch 3 weitere Abstufungen geläufig sind (S. 284).

Zu den *Plusvarianten* rechnen wir alle Individuen, deren IQ 120 oder höher ist. Diesen oberen Variationsbereich der Intelligenz bezeichnen wir als Hochbegabung. Die Psychiatrie beschäftigt sich in erster Linie mit den Minusvarianten, während die Plusvarianten von der Psychologie untersucht werden.

Beide, Plusvarianten und Minusvarianten, sind in diesem statistischen Sinne nicht normal, sondern abnorm, wobei die Minusvarianten im täglichen Leben eher auffallen und deshalb die Hilfe der Psychiatrie brauchen.

Schwer meßbare Eigenschaften

Bei psychischen Eigenschaften und Funktionen, die einer Messung nur sehr schwer zugänglich sind (z. B. Gefühl, Persönlichkeit, Reaktionsweise auf Erlebnisse), legen wir nun den *gleichen* Normalitätsbegriff zugrunde. Allerdings sind wir hier mehr auf Schätzungen angewiesen.

Wenn wir uns aber vorstellen, wir könnten die Gefühlsansprechbarkeit ebenso messen wie die Intelligenz und würden die Ergebnisse wiederum als Diagramm aufzeichnen, so erhielten wir die gleiche Normalverteilung wie bei der Intelligenz. Wir könnten also neben Menschen mit einer normalen Gefühlsansprechbarkeit solche unterscheiden, die wir als gefühlsarm oder weniger gefühlsbetont bezeichnen könnten (Minusvarianten), und andere, die wir übermäßig gefühlsbetont (Plusvarianten) nennen müßten. Obwohl wir nun die Gefühlsansprechbarkeit nicht genau messen können, weiß doch jeder aus der alltäglichen Erfahrung, daß es Menschen mit stärkerer oder geringerer Gefühlsansprechbarkeit gibt. Abweichungen von einer uns vorschwebenden Durchschnittsbreite nennen wir auch hier *abnorme Varianten*.

Den geschilderten Normalitätsbegriff kann man nun in gleicher Weise auch auf die Persönlichkeit (S. 297) oder auf die Reaktionsweise auf Erlebnisse anwenden. Dies führt dann zu folgender Abgrenzung:

- abnorme Persönlichkeiten (Persönlichkeitsstörungen)
- neurotische Störungen
- Belastungs- und somatoforme Störungen

Auf diese Varianten seelischen Daseins kommen wir in eigenen Kapiteln zu sprechen.

> **Beachte:** Der hier zugrunde gelegte *statistische Normbegriff* vermag keineswegs alle „Normprobleme" zu lösen.

Wenn man z. B. versucht, psychische Gesundheit zu definieren, so gelingt dies nicht ohne Rückgriff auf eine *ideale Norm*. Derartige Probleme und die Schwierigkeit, in gewissen Bereichen zu einigermaßen haltbaren Normen zu kommen, dürfen jedoch nicht dazu führen, auf dem Begriff der Norm aufbauende diagnostische Kategorien gänzlich über Bord zu werfen.

Ursachen psychischer Störungen und Erkrankungen

Die Ursachen psychischer Störungen und Krankheiten lassen sich um die Polaritäten somatogen–psychogen und endogen–exogen gruppieren; Abb. **67** soll ihre polaren Gegensätze verdeutlichen.

Somatogene Störungen

Somatogene Störungen haben eine eindeutige körperliche Ursache (z. B. progressive Paralyse, körperlich begründbare Psychosen, Hirnverletzungen).

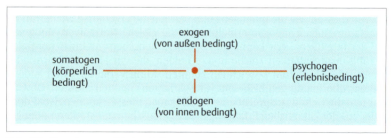

Abb. **67** Ursachen psychischer Störungen und Erkrankungen

Ursachen psychischer Störungen und Erkrankungen **245**

■ Psychogene Störungen

Psychogene Störungen, auch als Varianten seelischen Daseins bezeichnet, haben eine psychische Ursache. Die häufigsten psychischen Ursachen sind Erlebnisse, mit denen die Betreffenden nicht fertig werden, sogenannte traumatische Erlebnisse und Konflikte. Aber auch die soziale Schichtzugehörigkeit hat einen Einfluß auf die Entstehung mancher psychogener Erkrankungen. So weiß man, daß neurotische Störungen häufiger in den oberen sozialen Schichten vorkommen, während die Schizophrenie (die allerdings nicht zu den psychogenen Erkrankungen gehört) in den unteren Sozialschichten dominiert.

■ Exogen verursachte Erkrankungen

Exogen verursacht sind Krankheiten, bei denen entweder eine von außerhalb des Körpers kommende Schädigung (z. B. Bakterien, äußere Gewalt) oder eine innerhalb des Körpers, jedoch außerhalb des Gehirns entstehende Schädigung (z. B. Urämie, Leberkoma, Basedow-Krankheit) zur Krankheitsursache wird. Die Bezeichnung ist nicht sehr glücklich, weil sie von der Vorstellung ausgeht, daß das Gehirn und die Psyche gegenüber dem restlichen Körper eine Art Außenbezirk darstellen. Man kann die Bezeichnung eigentlich nur als polaren Gegensatz zu dem Ausdruck endogen verstehen.

■ Endogen verursachte Erkrankungen

Endogene Krankheiten sind solche, die anlagebedingt sind. Sie haben also ebenfalls körperliche Ursachen, die zum Teil in den Erbfaktoren begründet liegen (z. B. Schizophrenie, Zyklothymie). Erst nach Kenntnis dieser Definition können wir exogene Krankheiten als körperliche, nicht anlagebedingte Krankheiten bezeichnen.

> **Beachte:** Bei den meisten psychiatrischen Krankheiten spielen *mehrere* der genannten Faktoren zusammmen. Man spricht etwa von *endogenen* Komponenten und *psychogenem* Überbau.

■ Symptome psychischer Störungen und Erkrankungen

Wir unterscheiden *körperliche Symptome* (neurologische Ausfälle, Verletzungen, Fieber usw.) und *psychische Symptome* (Angst, Erregung, Gedächtnisausfälle, Halluzinationen, Wahn).

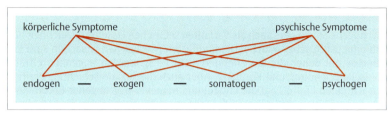

Abb. **68** Symptome und ihre Verursachung

Beide Arten von Symptomen können jeweils durch die verschiedenen, im vorigen Abschnitt besprochenen Ursachen bedingt sein (Abb. **68**).

Weitere Arten von Symptomen sind:

- *Obligate Symptome* (bei einer bestimmten Erkrankung *immer* vorkommende Symptome).
  Beispiel: Bewußtseinsveränderungen bei den körperlich begründbaren Psychosen.

- *Fakultative Symptome* (bei einer bestimmten Erkrankung möglicherweise vorkommende Symptome).
  Beispiel: Halluzinationen bei körperlich begründbaren Psychosen.

- *Leit-, Achsen- oder Kernsymptome* (für eine bestimmte Krankheit sehr typische Symptome).
  Beispiel: Symptome ersten Ranges bei der Schizophrenie (s. dort), Gedächtnisstörung und Desorientierung beim Korsakow-Syndrom.

- *Syndrome* = Symptomkomplexe (Vereinigung einzelner Symptome zu einem charakteristischen Bild).
  Beispiel: delirantes Syndrom, das durch die Symptome Desorientierung (Verwirrtheit) und Halluzinationen und vegetative Störungen gekennzeichnet ist.

Nach dieser Einleitung können wir uns nun der psychiatrischen Untersuchung zuwenden.

Untersuchungsmethoden und ihre Bewertung

Die **Untersuchungsmethoden** der Psychiatrie müssen dem dualen Hintergrund psychischer Erkrankungen (körperliche und seelische Ursachen sind zu bedenken) Rechnung tragen. Sie erstrecken sich demgemäß auf alle relevanten **körperlichen Untersuchungstechniken** (insbesondere die neurologische Untersuchung, einschließlich bildgebender Verfahren) und ebenso auf die **psychiatrisch-psychopathologischen Untersuchungsmethoden** (Anamnese, Exploration, psychopathologische Befunderhebung). Ergänzt werden sie durch elektrophysiologische Untersuchungen (z. B. EEG, Laboruntersuchungen und testpsychologische Untersuchungen). Letztere geben z. B. Aufschluß über Intelligenz, Aufmerksamkeit, Gedächtnis oder Persönlichkeit eines Patienten.

Der **Weg zur psychiatrischen Diagnose** führt über zwei Schritte:
1. Symptomerhebung aufgrund aller verfügbaren Untersuchungsmethoden
2. Symptomzuordnung zu definierten psychiatrischen Krankheiten, wie sie in den Klassifikationssystemen beschrieben sind.

Allgemeinzustand und Konstitution

Trotz mancher Unterschiede zwischen der psychiatrischen Untersuchungstechnik und der Untersuchungstechnik in anderen medizinischen Fachgebieten ist eine gründliche körperliche Untersuchung auch in der Psychiatrie von größter Bedeutung.

Denn schon Allgemeinzustand, Ernährungszustand und Körperbau des Patienten können wichtige Anhaltspunkte für die Diagnose psychiatrischer Krankheitsbilder liefern. So kann z. B. ein extrem schlechter Ernährungszustand psychische Ursachen haben (psychogene Magersucht, Depression). Andererseits kann der körperliche Verfall, und dies ist viel naheliegender, auch durch eine konsumierende körperliche Erkrankung, etwa einen bösartigen Tumor, hervorgerufen sein.

Aus diesem Beispiel wird klar, daß körperliche Symptome mehrdeutig sein können, ebenso ist es mit den psychischen, wie wir noch sehen werden. Es wäre nun sehr verhängnisvoll, eine körperlich fundierte Krankheit als psychogen zu verkennen. Im Falle eines bösartigen Tumors hätte eine solche Fehldiagnose sicher den Tod zur Folge. Unser Beispiel ist bewußt extrem gewählt, es soll aber verdeutlichen, daß psychische Ursachen für eine Erkrankung erst dann angenommen werden dürfen, wenn eine körperliche Verursachung durch eine gründliche Untersuchung ausgeschlossen ist.

Auch psychische Symptome können mehrdeutig sein. Eine Halluzination (Trugwahrnehmung) kann beispielsweise durch eine Infektionskrankheit oder eine Vergiftung hervorgerufen sein. Sie kann andererseits auch Ausdruck eines eigenen psychiatrischen Krankheitsbildes, etwa einer endogenen Psychose, sein. Im ersten Fall liegt eindeutig eine körperliche Ursache vor, im zweiten Fall kann man zwar ebenfalls eine solche vermuten, hat aber bisher keine finden können.

Allgemeinzustand

Zum Allgemeinzustand rechnen wir auch das äußere Erscheinungsbild, das der Kranke bietet, wenn er zur Untersuchung kommt. Schon daraus lassen sich oft Rückschlüsse auf das psychische Geschehen ziehen. Auffällige Kleidung findet man z. B. bei manchen Patienten mit der Diagnose Schizophrenie oder Manie, die sich entweder vernachlässigen oder mit ihrer Kleidung auch etwas über ihre Persönlichkeit zum Ausdruck bringen wollen. Hinter Vernachlässigung der Körperpflege und Kleidung können verschiedene Probleme stehen: Antriebslosigkeit, Ängste, Wunsch nach Distanz, Überforderung.

Ernährungszustand
Er wurde bereits erwähnt.

Körperhaltung und Gesichtsausdruck
Eine bestimmte Körperhaltung kann angeboren sein, sie kann sich aber auch durch Krankheiten in charakteristischer Weise verändern. So zeigen depressive Patienten meist eine schlaffe Haltung und eine starre, maskenhafte Mimik; ihr Händedruck ist matt, ihre Bewegungen sind ohne Kraft. Solche Sym-

ptome weisen auf die seelische Tiefstimmung, auf den Mangel an Initiative dieser Kranken hin. Dieses Beispiel zeigt, daß sich psychische Veränderungen wie Antriebslosigkeit, traurige Grundstimmung oder seelische Spannung in der Körperhaltung und im Gesichtsausdruck manifestieren können.

Besonders auffällige körperliche Merkmale

Auffällige körperliche Merkmale sind Mißbildungen, abnormer Behaarungstyp, Verletzungen, Narben, Tätowierungen. Mißbildungen, besonders solche der Haut, können ein Hinweis auf das gleichzeitige Vorhandensein von Hirnmißbildungen sein. Der Zusammenhang zwischen Gehirn und Haut rührt daher, daß sich beide aus dem äußeren Keimblatt, dem Ektoderm, entwickeln. Ein abnormer Behaarungstyp legt den Verdacht auf endokrine Störungen nahe, die häufig auch mit abnormem psychischem Verhalten einhergehen. Verletzungen und Narben können ein Anfallsleiden vermuten lassen, auf einen Selbstmordversuch hinweisen oder die Neigung zur Selbstverstümmelung anzeigen, die bei psychopathischen Persönlichkeiten nicht selten ist.

Konstitution

Unter Konstitution verstehen wir die Gesamtheit aller körperlichen und seelischen Anlagen. Konstitution umfaßt also mehr als nur den Körperbau, denn man weiß ja nie, ob im jeweiligen Körperbau bereits alle Anlagen zur Entwicklung gekommen sind. Der Begriff Konstitution enthält vielmehr auch die Reaktions*bereit*schaften, wozu wir auch die Neigung zu gewissen Krankheiten und zu bestimmten Verhaltensweisen zählen müssen.

Diese Beziehungen hat Ernst Kretschmer genauer untersucht. Als Ergebnis seiner Untersuchungen fand er bestimmte, voneinander abgrenzbare Körperbautypen, die jeweils durch charakteristische psychische Verhaltensweisen und eine Disposition (Neigung) zu bestimmten psychiatrischen Krankheiten zeigen können, nämlich den *leptosomen* den *pyknischen,* den *athletischen* und den *dysplastischen Typ.*

Dabei muß man sich immer vor Augen führen, daß die sogenannten Körperbautypen in Wirklichkeit umfassender, d. h. Konstitutionstypen, sind und als reine Prototypen geschildert werden, obwohl die Mischtypen häufiger sind. Für alle Konstitutionstypen sind nach der Lehre Kretschmers drei Merkmalskomplexe kennzeichnend:

– bestimmter Körperbau,
– bestimmte psychische Eigenschaften (Temperamentseigenschaften),
– Neigung zu gewissen Krankheiten (Krankheitsdisposition).

Durch neuere Untersuchungen hat die Konstitutionslehre eine erhebliche Relativierung erfahren.

250   Untersuchungsmethoden und ihre Bewertung

Interner Befund

Da auch innere Erkrankungen wie Infektionskrankheiten (z. B. Enzephalitis, Meningitis), Erkrankungen der endokrinen Drüsen (z. B. Basedow-Krankheit) oder Erkrankungen des Gefäßsystems (z. B. Arteriosklerose) mit psychischen Symptomen einhergehen können, ist auf eine gründliche Untersuchung der inneren Organe großer Wert zu legen. Auf die interne Untersuchungstechnik kann hier nicht näher eingegangen werden. Zu ihr gehören auch die in der inneren Medizin üblichen Laboratoriumuntersuchungen (Urinstatus, Blutbild, chemische Blutuntersuchung, EKG, Leber- und Nierenfunktionsproben).

Neurologischer Befund

Die Bedeutung des neurologischen Befundes ist ohne weiteres einzusehen, wenn man sich klarmacht, daß ein Großteil der psychiatrischen Krankheitsbilder mit organischen Veränderungen des Gehirns einhergeht. Solche organischen Veränderungen sind zwar bei manchen Krankheiten, z. B. bei der Schizophrenie oder Zyklothymie, bisher nicht bekannt. Es spricht aber vieles dafür, daß man auch in diesen Fällen eines Tages organische Substrate oder Funktionsstörungen finden wird.

In dieser These kommt zum Ausdruck, daß der Krankheitsbegriff auch in gewissen Teilbereichen der Psychiatrie am Körperlichen orientiert ist. Als krankhaft in diesem Sinne können wir mit Kurt Schneider diejenigen seelischen Störungen bezeichnen, die durch Organprozesse und ihre funktionalen und lokalen Residuen (Restzustände – Überbleibsel – von organischen Krankheiten) bedingt sind. Die neurologische Untersuchung dient dem Auffinden organisch faßbarer Veränderungen. Ihre Technik ist im ersten Teil des Buches ausführlich beschrieben.

Psychiatrischer Befund

Der psychiatrische Befund unterscheidet sich vom internen und neurologischen dadurch, daß bei ihm nicht *körperliche* Veränderungen erfaßt werden, sondern daß er vielmehr die Ermittlung und Ordnung der *psychischen* Krankheitssymptome zum Ziel hat.

Diesem Ziel dienen die psychiatrische Anamnese, die Exploration und die Anwendung standardisierter psychologischer Untersuchungsverfahren, die wir als Tests bezeichnen.

Ordnung im psychischen Geschehen

Das psychische Geschehen ist stets ein *ganzheitliches Geschehen.* Es umfaßt viele, zum Teil sehr komplizierte Funktionen. Das Ineinandergreifen und die Wechselwirkung der verschiedenen psychischen Abläufe kann beim seelisch Gesunden als geordnet bezeichnet werden. Diese Ordnung besteht darin, daß die jeweilige Funktion im Aufbau der Person einen ganz bestimmten, individuellen Stellenwert einnimmt. Durch viele psychiatrische Krankheiten wird die Ordnung im psychischen Gefüge mehr oder weniger stark aufgelöst. Dadurch wird das Verhalten der Patienten erst auffällig. Die Auffälligkeit zeigt sich meist in der Störung einer oder mehrerer Einzelfunktionen, z. B. in einer Störung des Gedächtnisses, in Wahrnehmungsstörungen oder Denkstörungen.

Die psychiatrische Untersuchung muß nun darauf abzielen, diese Störungen so frühzeitig wie möglich zu erfassen. Sind sie sehr ausgeprägt, so fallen sie schon im Gespräch mit dem Kranken auf; sind sie dagegen nicht so deutlich, so muß man feinere und standardisierte Untersuchungsverfahren (Tests) anwenden. Die Störungen der psychischen Abläufe, die wir bei der psychiatrischen Untersuchung zu erfassen suchen, sind die Kennzeichen der psychiatrischen Erkrankungen; wir nennen sie psychische Symptome.

Anamnese und Exploration

Anamnese und Exploration sind neben den bereits erwähnten Testuntersuchungen die *Methoden,* mit denen wir die psychischen Symptome zu erfassen suchen; sie sind also die eigentlichen psychiatrischen Untersuchungsverfahren.

Anamnese

Unter Anamnese verstehen wir die Vorgeschichte des Kranken. Sie soll in der Psychiatrie neben der Ermittlung von Krankheiten immer auch das *Sozialverhalten* des Patienten erfassen. Wir gliedern sie wie in den anderen Gebieten der Medizin (Abb. **69**).

Die Angaben über Krankheiten in der Familie (Familienanamnese), über Krankheiten, die der Patient selbst durchgemacht hat (Eigenanamnese), über die unmittelbaren Krankheitserscheinungen vor der Klinikeinweisung oder über die Konsultation eines Psychiaters (jetzige Anamnese) können wir vom Patienten selbst erfahren. In diesem Falle sprechen wir von der *subjektiven* Anamnese. Wir können sie aber auch von Angehörigen, von Sozialarbeitern oder aus den Akten entnehmen und bezeichnen sie dann als *objektive* Anamnese. Diese „objektive" Anamnese, zur Ergänzung der Daten, kommt in der Psychiatrie häufiger vor als in anderen medizinischen Fachgebieten. Durch

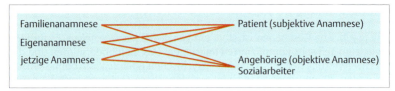

Abb. **69** Die verschiedenen Formen der Anamnese

Symptome wie Bewußtseins-, Gedächtnis-, Wahrnehmungs- und Denkstörungen oder auch mangelnde Krankheitseinsicht des Patienten können weitere Informationen von Dritten hilfreich sein, die die Geschichte des Patienten von anderen Seiten zeigen.

Familienanamnese. In der Familienanamnese ist taktvoll danach zu fragen, ob in der näheren oder ferneren Verwandtschaft schwerwiegende psychische und körperliche Krankheiten, Selbstmordversuche, Selbstmorde, Alkoholismus, Kriminalität vorgekommen sind und bei welchen Krankheiten Krankenhausaufenthalte notwendig waren. Es ist verständlich, daß Patienten und Angehörige nicht gern über diese Belastungen sprechen, da diese Krankheiten im Bewußtsein der Gesellschaft immer noch mit Makel oder Schande behaftet sind. Die Familienanamnese zielt auch darauf ab, die erblichen Belastungen der Familie durch Krankheiten zu erfassen, über die vielleicht eher gesprochen werden kann; sie dient der Eruierung des Familienklimas, der Beziehungen der einzelnen Familienmitglieder untereinander, der Stellung des Patienten innerhalb der Familie und der Objektivierung von intrafamiliären Konflikten.

Die Familienanamnese kann durch eine spezielle *Familiendiagnostik* ergänzt werden, die sich auf Auswertung von Familiengesprächen (mit Einverständnis der Betroffenen eventuell auch auf Video aufgezeichnet) und testpsychologische Methoden stützt.

Eigenanamnese. Die Eigenanamnese beginnt mit dem Geburtsverlauf, über den man meist nur von Angehörigen, am besten von der Mutter, Informationen erhalten kann, und geht unmittelbar in die Befragung über das jetzige Zustandsbild und seine Beobachtung über.

Man wird fragen nach

- *Geburtsschäden* (z. B. stark verlängerter Geburtsverlauf, Zangengeburt, Sturzgeburt, starke Blutung während der Geburt). Sie sind häufig die Ursache für eine sogenannte frühkindliche Hirnschädigung oder ein Anfallsleiden.
- *Erkrankungen des Gehirns* und des *Nervensystems* (Meningitis, Enzephalitis, Lähmungserscheinungen, Kopfverletzungen, Unfälle usw.),

Psychiatrischer Befund 253

PSYCHIATRIE

– *Entwicklungsverzögerungen* (verspätetes Gehenlernen und Sprechenlernen, verspätete Einschulung, verlängertes Bettnässen, Störungen der Sexualentwicklung),
– *Erziehungsschwierigkeiten* und Verhaltensauffälligkeiten (Stehlen, Lügen, häufiges Schulschwänzen, Fortlaufen, Alkoholmißbrauch und Mißbrauch anderer Genußmittel oder Medikamente) und
– bereits durchgemachten *psychiatrischen Krankheiten* (Depressionen, schizophrene Schübe).

Schließlich ist es auch wichtig, über das *Sozialverhalten* des Patienten etwas zu erfahren, etwa über seinen Kontakt zu den Angehörigen oder zur übrigen Umwelt, über seine *Familienverhältnisse,* seinen *Beruf,* seine Interessen und seine Freizeitgestaltung.

Jetzige Anamnese. Sie beginnt mit der Frage, weshalb der Patient die Sprechstunde oder Klinik aufsucht, und soll auf den *Beginn* (z. B. plötzlich, schleichend) und die *Symptome* der aktuellen Krankheit aus der Sicht des Patienten (subjektive Anamnese) oder seiner Angehörigen (objektive Anamnese) abzielen.

Die Symptome können sehr vielgestaltig sein, z. B. Angst, Schlaflosigkeit, depressive Verstimmung, Wahnvorstellungen, auffälliges, nicht situationsgerechtes Verhalten. Diese Angaben können in manchen Fällen, im Verein mit der Beobachtung des Kranken, für die Diagnose ausreichen. Will man sich aber ein genaues Bild über die Art und das Ausmaß der psychischen Störungen machen, so muß man einzelne psychische Funktionen im Rahmen der Exploration oder mit Hilfe von Tests genauer untersuchen. In vielen Fällen kommt man erst dadurch zu einer sicheren Diagnose.

Exploration

Während die Anamnese zur Aufgabe hat, die für die Diagnose wichtige „Vergangenheit" des Patienten zu ermitteln, befaßt sich die Exploration in *gezielter* Weise mit den *derzeitigen* Krankheitserscheinungen. Sie vermittelt dem Untersucher ein Bild von Aufmerksamkeit, Gedächtnis, Denken, Affektivität, also von der Art und Weise der psychischen Abläufe.

■ Die Exploration ist die eigentliche psychiatrische Untersuchungstechnik. ■

Sie verlangt vom Untersucher viel Erfahrung und Taktgefühl, weil sie nicht nach einem starren Schema ablaufen darf, sondern sich der jeweiligen Situation und der Eigenart des Patienten so anpassen muß, daß ein Vertrauensverhältnis zwischen Arzt und Patient entsteht oder gewahrt bleibt.

254   Untersuchungsmethoden und ihre Bewertung

Schon aus der Vorgeschichte und der Beobachtung des Patienten muß sich die Reihenfolge und die Richtung, in die die Exploration geht, ergeben, gleichzeitig aber auch Untersuchungen, die man tunlichst unterläßt. So wäre es unsinnig, einen bewußtseinsklaren, intelligent wirkenden Patienten, der an einer Neurose erkrankt ist, nach seiner räumlichen und zeitlichen Orientierung zu fragen, wohingegen diese Fragen bei einem Patienten, der aufgrund einer Arteriosklerose dement ist, sehr sinnvoll sein können.

> **Beachte:**   Die Exploration soll ein geschickt geführtes Gespräch sein, in das gezielte Fragen nach psychischen Einzelfunktionen mehr oder weniger unauffällig eingeflochten werden.

Wir befassen uns im folgenden mit der Untersuchung dieser psychischen Einzelfunktionen und müssen sie der Übersichtlichkeit halber in eine bestimmte Reihenfolge bringen. Es dürfte aber aus den bisherigen Ausführungen klar geworden sein, daß die Exploration nicht an diese Reihenfolge gebunden ist. Mit der Untersuchung von psychischen Einzelfunktionen und der systematischen Einordnung ihrer Störungen befaßt sich die *allgemeine Psychopathologie.* Die folgende Darstellung ist zugleich eine Einführung in dieses Gebiet.

Untersuchung von Einzelfunktionen (allgemeine Psychopathologie)

Bewußtsein und Bewußtseinsstörungen

Bewußtsein. Eine Definition des Bewußtseins stößt auf große Schwierigkeiten. Wir kommen aber zu einer gewissen Vorstellung, wenn wir uns klarmachen, daß alle unsere Erlebnisse das Bewußtsein bereits voraussetzen, oder wenn wir bedenken, daß wir im Zustand der *Bewußtlosigkeit,* die ja den Gegensatz zum Bewußtsein darstellt, überhaupt keine Erlebnisse haben können (Abb. **70**).

> Bewußtsein ist also ein Zustand, in dem uns Erlebnisse gegenwärtig sind, und Erlebnisse wiederum können wir als Inhalte unseres Bewußtseins betrachten.

Zu den Erlebnissen gelangen wir aber mit Hilfe verschiedener psychischer Einzelfunktionen, die wir im folgenden besprechen werden. Sie setzen also, jedenfalls wenn sie zu Erlebnissen führen sollen, immer Bewußtsein voraus.

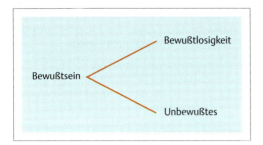

Abb. **70** Das Bewußtsein und seine Gegenpole

Es gibt aber noch einen zweiten Gegenpol zum Bewußtsein, das sogenannte *Unbewußte* (Abb. **70**). Mit dem Unbewußten befassen sich die Tiefenpsychologie und Psychotherapie. Was sich jedoch im Unbewußten abspielt, darüber wissen wir normalerweise nichts; es handelt sich somit auch nicht um Erlebnisse. Durch den psychotherapeutischen Prozeß können aber Inhalte des Unbewußten bewußt gemacht und auf diese Weise zu Erlebnissen werden.

In der Psychiatrie ist man nicht nur am Bewußtsein selbst, sondern mehr an seinen verschiedenen, graduellen quantitativen Abstufungen interessiert. Es ist nämlich nicht so, daß die Zustände des Bewußtseins und der Bewußtlosigkeit schlagartig und ohne Grenze voneinander zu trennen sind, es gibt vielmehr eine ganze Anzahl von Übergängen, die wir als Stufen der *Bewußtseinstrübung* bezeichnen können und deren Bedeutung aus den Bewußtseinsstörungen erst richtig klar wird. Auch zwischen dem Bewußten und dem Unbewußten gibt es Übergänge, auf die wir allerdings hier nicht näher eingehen wollen, da sie ins Gebiet der Tiefenpsychologie gehören.

Bewußtseinsstörungen. Sie äußern sich in einer Verzögerung (Verlangsamung) im Ablauf der seelischen Einzelfunktionen, wobei das Ausmaß der Verzögerung dem Grad der Bewußtseinsstörung weitgehend entspricht. So sind die Wahrnehmung und das Denken verlangsamt und die Orientierung gestört. Kennzeichnend ist ferner, daß sich die Patienten an die Geschehnisse während ihrer Bewußtseinstrübung nicht erinnern können *(Amnesie)*. Vielfach kann man eine Bewußtseinsstörung bereits am Verhalten der Patienten erkennen: Ihre Zuwendung ist mangelhaft, ihre Auffassung und ihr Denken erschwert; man spricht in diesen Fällen von Schwerbesinnlichkeit, bei massiverer Bewußtseinsstörung ist eine Verständigung überhaupt unmöglich.

Wir können unter den Bewußtseinsstörungen quantitative von qualitativen unterscheiden.

Quantitative Bewußtseinsstörungen

Es handelt sich bei ihnen um graduelle *Abstufungen der Bewußtseinshelligkeit,* die man herkömmlicherweise in drei Schweregrade einteilt.

Somnolenz. Die Somnolenz (Bewußtseinstrübung) stellt die leichteste Stufe dar. Es handelt sich bei ihr um einen Zustand der Benommenheit; die Patienten wirken apathisch und schläfrig, sie sind aber durch Anruf weckbar, man kann sich auch, allerdings nur sehr begrenzt, mit ihnen verständigen.

Sopor. Der Sopor ist die nächstschwerere Stufe. Die Patienten befinden sich in einem tiefschlafähnlichen Zustand, aus dem sie selbst durch stärkere Reize (Rütteln, Kneifen) nicht mehr weckbar sind. Eine Verständigung ist demnach ausgeschlossen; auf alle Reize reagieren sie nicht mehr situationsgerecht, sondern mit Abwehrbewegungen oder stereotypen Reaktionen wie Grimassieren, Lallen, Murmeln usw.

Koma. Beim Koma, der schwersten Stufe, handelt es sich um einen Zustand tiefer Bewußtlosigkeit; auch auf stärkste Reize zeigt der Patient keine Reaktion, die Eigen- und Fremdreflexe sind erloschen, die Pupillenreaktion fehlt häufig, und es kommt zu Störungen der zentralen Atem- und Kreislaufregulationen.

Quantitative Bewußtseinsstörungen kommen vor bei:

- inneren Erkrankungen: z. B. Coma diabeticum, Leberkoma, Urämie, Vergiftungen,
- organischen Hirnerkrankungen: Schlaganfälle (Hirninfarkte), Hirnblutungen, Hirntumoren, entzündliche Erkrankungen des Gehirns usw. Nahezu alle organischen Hirnerkrankungen können die Ursachen von körperlich begründbaren Psychosen sein.

Qualitative Bewußtseinsstörungen

Sie beziehen sich auf die Abweichungen in der *Art des Bewußtseinszustandes.* Wir können auch sagen, daß sich die Inhalte des Bewußtseins bei ihnen verändern, also auch abnorme Erlebnisse auftreten. Bei den qualitativen Bewußtseinsstörungen ist eine Einteilung in einzelne Syndrome geläufig, die uns nun beschäftigen soll.

Amentielles Syndrom. Amentia heißt bei wörtlicher Übersetzung soviel wie Verstandeslosigkeit. Die Patienten sind verwirrt, können nicht klar denken und sind nicht in der Lage, die Situation, in der sie sich befinden, abzuschätzen oder ihre Umwelt richtig zu erkennen. Diese wird vielmehr illusionär verkannt. Infolge all dieser Erscheinungen wirken die Kranken ratlos, vermutlich weil sie ihr Unvermögen noch bis zu einem gewissen Grad erfassen.

Delirantes Syndrom. Die Übergänge vom amentiellen zum deliranten Syndrom sind nicht ganz scharf. Dennoch bestehen Unterschiede. Während bei

Psychiatrischer Befund 257

PSYCHIATRIE

ersterem Verwirrtheit und Ratlosigkeit als Hauptmerkmale imponieren, stehen bei letzterem die starke motorische Unruhe (Tobsucht), Halluzinationen und Desorientiertheit im Vordergrund. Natürlich ist auch das Denken verworren, und man kann mit den Patienten kaum in Kontakt treten, weil sie so von ihrem Zustand eingenommen sind, daß sie auf Zuspruch gar nicht reagieren.

Vorkommen: Amentielles und delirantes Syndrom treten vor allem bei den körperlich begründbaren Psychosen (Infektionskrankheiten, endokrine Erkrankungen), bei organischen Hirnerkrankungen (s. 1. Teil) und bei Vergiftungen (Alkoholismus, Rauschgifte) auf.

Dämmerzustände. Unter einem Dämmerzustand verstehen wir einen plötzlich einsetzenden und länger anhaltenden (Stunden und Tage) Zustand der Bewußtseins*einengung* und *-trübung* mit Störungen der Wahrnehmung, des Denkens und des Handelns mit oder ohne motorische Unruhe. Hauptmerkmal ist die Einengung des Bewußtseins, d. h., der Kranke wird von einigen wenigen Gedanken, Gefühlen und Trieben beherrscht; alles andere ist ausgeschaltet, vor allem fehlen häufig die sonst vorhandenen ethischen und moralischen Gegenregulationen, so daß triebhaft-kriminelle Handlungen nicht selten sind. Dabei kann die Orientierung erhalten sein, was die Erkennung eines solchen Zustandes natürlich erschwert. Ein weiteres Kennzeichen ist, daß sich die Patienten an ihren Dämmerzustand und an die während dessen begangenen Handlungen nicht erinnern können (Amnesie).

Vorkommen: Wir unterscheiden

– Dämmerzustände organischer Prägung und
– psychogene Dämmerzustände.

Die Dämmerzustände organischer Prägung kommen vor bei der Epilepsie, nach Hirnschädigungen verschiedenster Art und im pathologischen Rausch (S. 313).

Zu den psychogenen Dämmerzuständen rechnen wir das „Nachtwandeln", die Schlaftrunkenheit und das Ganser-Syndrom, das als eine Art hysterischer Dämmerzustand vorwiegend bei Häftlingen vorkommt. Die psychogenen Dämmerzustände zeigen eine deutliche Wunschbetontheit und dienen der Erreichung irgendeines Zieles.

Absencen. Schließlich wären noch die Absencen zu erwähnen, die wir als kurze Bewußtseinslücken definieren können und die im Rahmen der Epilepsie vorkommen.

Wahrnehmung und Wahrnehmungsstörungen

■ Die Wahrnehmung ist ein bewußter psychischer Vorgang, der der Erfassung der Umwelt dient.

Die Erfassung der Umwelt geschieht mit Hilfe unserer Sinnesorgane. Diese nehmen aber noch keine Wahrnehmungen, sondern lediglich Empfindungen auf.

Die Wahrnehmung ist ein komplizierter Vorgang, der zur Voraussetzung hat, daß ein Gegenstand, ein Geräusch, ein Geruch oder Geschmack usw. aufgrund eines bereits vorhandenen Erinnerungsbildes *erkannt* wird. Dabei wird der Gegenstand der Wahrnehmung nicht als ein Mosaik von Einzelelementen, sondern ganzheitlich, als Gestalt, wahrgenommen. Obwohl uns die Wahrnehmungen durch die Sinnesorgane vermittelt werden, sind sie keine einfachen Abbildungsvorgänge der Umwelt in unserem Bewußtsein, sondern hängen außer von den Erinnerungsbildern noch von einer Reihe anderer Einflüsse, z. B. von der *momentanen Bedürfnislage* oder auch von *sozialen Bedingungen* ab. Dies soll an zwei Beispielen erläutert werden:

Wenn wir sehr hungrig sind, so ist unsere Wahrnehmung vorwiegend darauf abgestellt, etwas Eßbares aufzufinden. Wir werden in einer solchen Situation unter einer Vielzahl von Gegenständen diejenigen, die uns eine Triebbefriedigung liefern können, nämlich die eßbaren, zuerst erkennen. In anderen Situationen können eßbare Gegenstände für uns völlig belanglos sein.

Wir können also sagen, daß unsere momentanen Bedürfnisse unsere Wahrnehmung beeinflussen. In ähnlicher Weise können es die sozialen Verhältnisse tun.

In einem Experiment hat man Kinder aus sehr armen und sehr reichen Familien die Größe von Geldmünzen schätzen lassen. Es stellte sich heraus, daß die „armen Kinder" die Geldmünzen durchschnittlich für größer hielten als die „reichen Kinder".

Mit diesen Beispielen sollte gezeigt werden, daß die Wahrnehmung kein objektiver Abbildungsvorgang ist, sondern von einer ganzen Reihe von Faktoren beeinflußt werden kann.

Man kann eine *innere* Wahrnehmung (Selbstbeobachtung psychischer Vorgänge und Erlebnisse) von einer *äußeren* Wahrnehmung (Wahrnehmung der Außenwelt) unterscheiden. Die äußere Wahrnehmung umfaßt folgende Sinnesgebiete:

– optische Wahrnehmung (Sehen),
– akustische Wahrnehmung (Hören),

- geschmackliche Wahrnehmung (Schmecken),
- osmische (olfaktorische) Wahrnehmung (Riechen),
- haptische Wahrnehmung (Tastwahrnehmung),
- Schmerzwahrnehmung.

Es gibt nun eine ganze Reihe von psychiatrischen Krankheiten, die mit Wahrnehmungsstörungen einhergehen. Diese können natürlich auch durch eine Schädigung der Sinnesorgane oder der Leitungsbahnen verursacht sein; dann gehören sie jedoch zum neurologischen Befund. Im folgenden gehen wir nun auf diejenigen Wahrnehmungsstörungen ein, bei denen Sinnesorgane und Leitungsbahnen intakt sind.

Wir unterscheiden quantitative von qualitativen Wahrnehmungsstörungen.

Quantitative Wahrnehmungsstörungen

Überempfindlichkeit gegen Sinnesreize. Sie kann vorkommen bei nervösen Erschöpfungszuständen, bei Infektionskrankheiten und schweren Schmerzzuständen.

Unterempfindlichkeit gegen Sinnesreize. Wir finden sie vor allem bei starken Erregungszuständen, bei hysterischen Reaktionen, aber auch im Rahmen der Schizophrenie.

Verlangsamung der Wahrnehmungsvorgänge. Bei allen Krankheiten, die mit Bewußtseinstrübung einhergehen, und bei der organischen Demenz sind die Wahrnehmungsvorgänge deutlich verlangsamt. Man kann diese Verlangsamung auch mit einfachen Prüfmethoden genauer erfassen, z. B. dadurch, daß man dem Patienten bestimmte allgemein bekannte Gegenstände, etwa einen Teller, ein Buch usw., zeigt oder noch besser an die Wand projiziert und die Darbietungszeit mißt, die benötigt wird, bis der Gegenstand richtig wahrgenommen wird.

Qualitative Wahrnehmungsstörungen (Sinnestäuschungen)

Wahrnehmungsanomalien. Wirklich vorhandene Gegenstände werden zwar erkannt, erscheinen aber irgendwie, z. B. in der Farbe oder in der Größe, verändert. Solche Störungen treten am häufigsten bei Vergiftungen und Süchten, im Rahmen von Psychosen und mitunter bei der Epilepsie auf. So erscheint bei der Santoninvergiftung die ganze Umgebung gelb gefärbt; bei der LSD-Einnahme und im Meskalinrausch sehen die Betreffenden prächtige Farben, im Rahmen mancher Psychosen sehen die Kranken alle Gegenstände besonders klein (Mikropsie) oder besonders groß (Makropsie).

Illusionäre Verkennungen (Wirklichkeitsverkennungen). Wirklich vorhandene Sinneseindrücke werden verkannt und falsch zugeordnet. Eine solche Illusion liegt z. B. vor, wenn ein Kranker seine Nachttischlampe für den Mond hält oder aus dem Rauschen des Windes Stimmen heraushört, die ihn bedrohen.

260 Untersuchungsmethoden und ihre Bewertung

Illusionen unterscheiden sich von den Halluzinationen dadurch, daß der Patient durchaus etwas Reales wahrnimmt, dieses aber irrig deutet. Illusionen kommen dadurch zustande, daß Affekte, Erwartungen und Einstellungen in den Wahrnehmungsvorgang eingreifen.

Halluzinationen (Trugwahrnehmungen). Bei den Halluzinationen nimmt der Patient nichts wahr, es sind nur *vermeintliche* Wahrnehmungen, von deren Wirklichkeit er jedoch völlig überzeugt ist. Wird die Unwirklichkeit der Trugwahrnehmung erkannt, so handelt es sich nicht um echte, sondern um *Pseudohalluzinationen.* Halluzinationen sind für manche Patienten von ähnlicher Bedeutung wie Wahrnehmungen. Sie leben oft ganz in der Welt ihrer Trugwahrnehmungen. Diese können natürlich im Bereich aller Sinnesgebiete auftreten. Demnach unterscheiden wir:

– *optische* Halluzinationen. Sie kommen meist bei Krankheiten vor, bei denen das Bewußtsein getrübt ist, z. B. bei epileptischen Dämmerzuständen (Blut, Feuer), bei deliranten Psychosen (kleine Tiere, Ungeziefer) oder bei Vergiftungen;
– *akustische* Halluzinationen. Am häufigsten unter ihnen ist das Hören von Stimmen und Geräuschen. Sie kommen meist bei der Schizophrenie, bei körperlich begründbaren Psychosen und bei Alkoholintoxikationen vor.

Daneben gibt es natürlich auch *Geruchs-, Geschmacks-* und *Tast*halluzinationen. Man findet sie vorwiegend bei der Schizophrenie, Geruchshalluzinationen als sogenannte Unzinatusanfälle auch im Rahmen der temporalen Epilepsie.

Beachte: Bei der Untersuchung versuchen manche Patienten ihre Halluzinationen zu verheimlichen, weshalb man auch auf eine genaue Verhaltensbeobachtung (z. B. plötzliches „Weghören" von Patienten, die Stimmen wahrnehmen) und eine entsprechende Fragetechnik großen Wert legen muß.

Orientierung

Mit dem Bewußtsein hängt die Orientierung eng zusammen, denn die Bewußtlosigkeit schließt jede Orientierung aus, die Bewußtseinstrübung erschwert sie.

■ Unter Orientierung verstehen wir das Bewußtsein oder die Kenntnis von Zeit, Ort, Situation und der eigenen Person.

PSYCHIATRIE

Diese Kenntnis ermöglicht, daß wir uns im täglichen Leben zurechtfinden. Wir unterscheiden demnach eine *zeitliche, räumliche* und *situative* Orientierung und eine Orientierung zur *eigenen Person*.

Die zeitliche Orientierung beinhaltet z. B. die Kenntnis der Jahreszeit und der Tageszeit, die räumliche den Ort des derzeitigen Aufenthalts (z. B. Land, Stadt, Zimmer), die situative die Art der derzeitigen Umgebung und Tätigkeit. Die Orientierung zur eigenen Person umfaßt alle persönlichen Daten.

Orientierungsstörungen finden wir bei stärkeren Graden des Hirnabbaus (z. B. Arteriosklerose), bei Schwachsinn mittleren und schweren Grades und bei manchen Psychosen (z. B. häufig bei der Schizophrenie).

Gedächtnis- und Gedächtnisstörungen

Unter Gedächtnis verstehen wir die Fähigkeit unseres Gehirns, Informationen zu speichern, die wir aus diesen Speichern wieder hervorholen können. Dieses Hervorholen von Gedächtnisinhalten nennen wir Erinnern. Es kann vorsätzlich oder unabsichtlich geschehen.

Auf die Theorien zur Funktionsweise des Gedächtnisses wollen wir hier nicht eingehen; wir wollen lediglich zwei Arten von Gedächtnis kennenlernen, die für die psychiatrische Diagnostik von großer Bedeutung sind.

Wir unterscheiden das *Altgedächtnis* (häufig auch nur als Gedächtnis bezeichnet) vom *Neugedächtnis* (Frischgedächtnis, *Merkfähigkeit*). Das Altgedächtnis erstreckt sich auf weiter zurückliegende Gedächtnisinhalte. Auch bei der nun folgenden Besprechung der Gedächtnisstörungen ist diese Einteilung sehr zweckmäßig.

Gedächtnisstörungen. Wir trennen quantitative von qualitativen.

Quantitative Gedächtnisstörungen

Amnesie. Die häufigste quantitative Gedächtnisstörung ist die Amnesie. Es handelt sich dabei um eine begrenzte Erinnerungslücke. Wir finden sie nach Hirntraumen und bei Bewußtseinsstörungen.

– *retrograde Amnesie,* die besonders nach Hirnverletzungen auftritt und sich auf die Zeit *vor* dem Unfall und den Unfallhergang erstreckt. Die Patienten können keine Angaben mehr machen über ihre Erlebnisse und ihr Verhalten vor Eintritt der Bewußtlosigkeit;
– *anterograde Amnesie,* bei der die Patienten nur für den Zeitraum der Bewußtseinstrübung und Bewußtlosigkeit eine Erinnerungslücke haben;
– *psychogene Amnesie,* die im Rahmen von abnormen Erlebnisreaktionen

auftreten kann und meist den Charakter der „Verdrängung" von Gedächtnisinhalten hat. Bei ihr finden wir natürlich keinerlei organische Grundlagen.

Schließlich ist noch zu erwähnen, daß eine Amnesie auch simuliert werden kann.

Allmähliches Nachlassen der Gedächtnistätigkeit. Hierzu kommt es bei vielen degenerativen Hirnerkrankungen, wobei die Erinnerungen der letzten Zeit zuerst verblassen, während sehr weit zurückliegende Gedächtnisinhalte noch sehr gut reproduziert werden. Am längsten bleiben eingeschliffene Verhaltensweisen und Redensarten erhalten. Ein allmählicher, schleichender Gedächtnisschwund kommt vor allem bei der senilen Demenz und der Arteriosklerose vor.

Qualitative Gedächtnisstörungen

Bei diesen Störungen läßt das Gedächtnis nicht nach, setzt auch nicht aus, sondern seine Inhalte werden *umgestaltet:*

Wir kennen:

– wahnhafte Erinnerungsentstellungen,
– Pseudologia phantastica,
– Déjà-vu-Erlebnis,
– Merkfähigkeitsstörungen.

Wahnhafte Erinnerungsentstellungen. Bei ihnen werden Erinnerungen so umgestaltet, daß sie sich z. B. in das augenblickliche Wahnsystem eines Schizophrenen einordnen lassen.

Pseudologia phantastica. Hierbei werden Erinnerungen in der Weise entstellt, daß der Patient allerhand hinzudichtet und vieles frei erfindet. Die Grenze zwischen wirklich Geschehenem und Erfundenem läßt sich nicht mehr ziehen. Die Patienten sind meist sehr suggestibel und denken sich in bestimmte Phantasien so stark hinein, daß sie diese für die Wirklichkeit halten. Die Pseudologia phantastica kommt vor bei Patienten mit Persönlichkeitsstörungen.

Déjà-vu-Erlebnis. Beim sogenannten Déjà-vu-Erlebnis glaubt der Kranke, momentane Erlebnisse bereits früher gehabt zu haben, obwohl dies nicht zutrifft. Diese Erlebnisse kommen vor bei der temporalen Epilepsie und bei der Schizophrenie, aber zuweilen auch beim Gesunden, vornehmlich im Zustand der Ermüdung.

Merkfähigkeitsstörungen (Vergeßlichkeit). Wir verstehen darunter ein Unvermögen, neuen Gedächtnisstoff zu behalten, wobei das Altgedächtnis gut funktionieren kann. Dabei ist die Wahrnehmung bei solchen Patienten überhaupt nicht gestört. Ein Großteil der Kranken bemerkt seine „Vergeß-

Psychiatrischer Befund 263

lichkeit" und versucht, die Erinnerungslücken mehr oder weniger geschickt durch Erfindungen zu kaschieren. Solche Erfindungen nennen wir Konfabulationen. Merkfähigkeitsstörungen kommen vor bei Patienten mit schweren organischen Hirnschädigungen (senile Demenz, Arteriosklerose, Paralyse) und Intoxikationen (Alkohol, Kohlenoxidvergiftung).

Prüfung von Gedächtnis und Merkfähigkeit

Altgedächtnis. Das Altgedächtnis kann man prüfen, indem man Fragen nach der weiter zurückliegenden Vergangenheit stellt, wobei man natürlich, um die Angaben kontrollieren zu können, von Angehörigen oder aus den Akten über diese Vergangenheit informiert sein muß. Beliebt sind die Fragen nach Geburtsort, Ort des Schulbesuches, Namen von Lehrern und Pfarrern, Berufsausbildung und Lehre oder nach historischen Ereignissen, die die Patienten miterlebt haben.

Neugedächtnis. Das Neugedächtnis (Merkfähigkeit) prüft man durch Fragen, die sich auf die unmittelbare Vergangenheit beziehen. Man fragt z. B., was der Kranke heute zu Mittag gegessen habe, wie sein Zimmerkollege oder der Abteilungsarzt heiße, wie lange er sich schon in der Klinik befinde usw. Man kann dem Patienten auch eine kleine Rechenaufgabe stellen, deren Ergebnis er sich merken soll, und nach einer Weile nach dem Ergebnis fragen; oder man läßt ihn einfach eine mehrstellige Zahl merken und fragt ihn nach einigen Gesprächsminuten wieder nach der Zahl. Schon durch diese einfachen Prüfmethoden kann man einen Großteil der Gedächtnis- und Merkfähigkeitsschwächen erfassen. Feinere Störungen lassen sich natürlich durch diese groben Methoden nicht objektivieren, man wird vielmehr in solchen Fällen auf spezielle Gedächtnistests zurückgreifen.

▨ Antrieb und Aktivität

■ Als Antrieb bezeichnen wir die allen psychischen und auch motorischen Vorgängen zugrunde liegende Kraft. ■

Sie ist das eigentliche „treibende" Element in all unseren Handlungen, die Energie, die hinter unserem Denken und Handeln steht, und kommt dem ziemlich nahe, was man im Volksmund Vitalität und Initiative nennt.

Jeder Mensch hat ein bestimmtes Maß und eine bestimmte Art dieser Energie in sich, wir nennen dies seine *Antriebsstruktur.* Wir wissen alle, daß das Ausmaß unseres Antriebs nicht immer gleich ist. Manchmal sind wir sehr aktiv und stecken voller Pläne, ein andermal können wir uns nur schwer zu irgendeiner Handlung aufraffen, unser Antrieb ist dann vermindert. Ein gewisses Ausmaß solcher Schwankungen ist normal, vor allem, wenn sich berech-

264   Untersuchungsmethoden und ihre Bewertung

tigte äußere Gründe dafür finden lassen. Treten diese Schwankungen nach der einen oder anderen Seite hin im Extrem und ohne erkennbaren Grund auf, dann müssen wir sie als krankhaft bezeichnen. Wie bisher unterscheiden wir wiederum zwischen quantitativen und qualitativen Störungen.

Quantitative Störungen des Antriebs

Antriebsvermehrung. Eine Antriebsvermehrung finden wir beim manischen Syndrom, bei unruhigen, sogenannten erethischen Schwachsinnigen, in Erregungszuständen und bei manchen abnormen Persönlichkeiten.

Die Patienten werden von ihrer Energie richtiggehend getrieben, sie befinden sich in einem Zustand ständiger Unruhe, und man hat den Eindruck, daß sie nie ermüden. Natürlich ist das Bild der Antriebsvermehrung je nach Ursache verschieden. Manische Patienten z. B. stecken voller Pläne, wollen Ungewöhnliches leisten und überschätzen ihre Möglichkeiten häufig in grotesker Weise, während sich der Antriebsüberschuß der Schwachsinnigen beispielsweise vorwiegend in motorischer Unruhe (Schaukelbewegungen) zeigt.

Antriebsminderung. Sie kommt vor bei Depressionen, bei der Schizophrenie – vor allem bei der katatonen Form –, nach organischen Hirnschädigungen und bei bestimmten abnormen Persönlichkeiten. Die Kranken sind ohne Initiative, entschlußlos, ihr Gesichtsausdruck ist maskenartig, sie sind häufig nicht mehr in der Lage, Gefühlsregungen zu zeigen.

Qualitative Störungen des Antriebs

Bei ihnen liegen nicht Abweichungen im Ausmaß des Antriebs, sondern solcher der *Art* und der *Richtung* vor.

Wir unterscheiden:

– Zwangsantriebe,
– Drang- oder Impulshandlungen und
– sexuelle Verhaltensabweichungen.

Zwangsantrieb. Hierbei handelt es sich um „nicht abstellbare" Antriebe, die sich dem Patienten ständig und ohne seinen Willen aufdrängen, die aber meist nicht in Handlungen münden; vielmehr können diese noch unterdrückt werden. Ein Zwangsantrieb wäre z. B. der immer wiederkehrende Impuls, sich die Hände zu waschen, zu zählen oder zu lachen.

Vorkommen: bei neurotischer Entwicklung, bei der Schizophrenie, nach einer Enzephalitis.

Drang- und Impulshandlungen. Dies sind Handlungen, denen der Patient, ohne sich zur Wehr setzen zu können, ausgeliefert ist, wobei er nie begründen kann, *warum* er sie ausgeführt hat. Beispiele für Dranghandlungen sind Kleptomanie (triebhaftes Stehlen), die Pyromanie (triebhaftes Brandstiften) und gewisse triebhaft-sexuelle Reaktionsweisen.

Vorkommen: in Dämmerzuständen, nach organischen Hirnschädigungen, bei der Schizophrenie, bei Schwachsinnigen.

Sexuelle Verhaltensabweichungen. Hier handelt es sich um Abweichungen vom normalen Geschlechtsakt (S. 329).

Affektivität (Emotionalität)

■ Unter Affektivität verstehen wir die Gesamtheit des Gefühls-, Gemüts- und Stimmungslebens. ■

Es ist klar, daß der Bereich des Emotionalen mit dem Antrieb eng zusammenhängt. Selbstverständlich wirkt dieser Gefühlsbereich auch auf alle anderen Funktionen, z. B. auf das Denken, Gedächtnis usw., ein.

Bei den Affektivitätsstörungen kennen wir

- quantitative Störungen,
- qualitative Störungen und
- Regulationsstörungen.

Quantitative Störungen der Affektivität

Überempfindlichkeit (Sensibilität). Bei ihr liegt ein Zuviel an Gefühl vor, bzw. die Patienten reagieren auf alles affektiv überschießend. Bei einer solchen Störung kann es sich um einen dauerhaften (z. B. bei abnormen Persönlichkeiten) oder um einen vorübergehenden Zustand handeln (z. B. bei Infektionskrankheiten, in der Pubertät, im Klimakterium).

Affektive Verarmung. Sie äußert sich in einem Zuwenig an Gefühl und Gefühlsansprechbarkeit. Es fehlt, so möchte man sagen, die affektive Substanz. Auch hier kann es sich um einen vorübergehenden oder einen dauerhaften Zustand handeln. Affektive Verarmung kommt vor bei schwerer geistiger Behinderung, Schizophrenie und Demenz.

Qualitative Störungen der Affektivität

Bei ihnen handelt es sich um Störungen in der *Art* der Gefühlslage, um Zustände abnormer Lust oder Unlust, um dauernde oder vorübergehende Stimmungslagen.

Manisch-euphorisches Syndrom. Es ist gekennzeichnet durch eine krankhaft gehobene Stimmungslage, die sich in unbegründeter Sorglosigkeit zeigt. Diese krankhaft gehobene Stimmung kann sich bis zu den sogenannten pathologischen Glückszuständen (z. B. wahnhafte Vorstellungen wie Erleuchtung, Begnadung usw.) steigern.

266 Untersuchungsmethoden und ihre Bewertung

Vorkommen: bei Patienten mit Manie, Schizophrenie, Paralyse und seniler Demenz.

Depressives Syndrom. Seine Merkmale sind die traurige Grundstimmung, die meist mit Angst vergesellschaftet ist, die Denkhemmung und ein Darniederliegen des Antriebs.

Vorkommen: bei Patienten mit endogener und reaktiver Depression und organischen Hirnerkrankungen.

Regulationsstörungen

Bei ihnen handelt es sich um Störungen in der Abstimmung der einzelnen Affektlagen.

Stimmungslabilität. Unausgeglichene, stark schwankende und rasch wechselnde Affektivität; die Patienten können in ihrer Affektlage gewissermaßen umkippen, z. B. vom Lachen zum Weinen, von der Freude zur Trauer.

Vorkommen: bei Patienten mit Arteriosklerose und multipler Sklerose.

Affektinkontinenz. Darunter verstehen wir ein „Nichthaltenkönnen" einer einheitlichen Stimmungslage. Es kommt aus geringem Anlaß zu übermäßig starken affektiven Entladungen, z. B. zu unbeherrschtem, übertriebenem Lachen oder Weinen.

Vorkommen: im Zustande körperlicher oder seelischer Erschöpfung und bei Patienten mit organischen Hirnkrankheiten (Zwangsaffekte bei Hirnstammschäden).

▨ Denken und Denkstörungen

▨ Das Denken können wir definieren als eine geistige Tätigkeit, die darauf ausgerichtet ist, Bedeutung zu erkennen und Beziehungen herzustellen. ▨

Diese Aufgabe schreiben wir unserem Verstand zu, man könnte also auch sagen, Denken ist die Tätigkeit unseres Verstandes. Unser Denken läuft nach ganz bestimmten Gesetzmäßigkeiten ab (Gesetze der Logik) und ist auf Begriffe, Urteile und Schlüsse angewiesen. Die Art des Denkens kann verschieden sein. Es sei nur auf den Unterschied zwischen *konkretem* (bildhaftem, gegenstandsgebundenem) und *abstraktem* (gegenstandsfreiem) Denken hingewiesen. Bei den Denkstörungen kann der formale (gesetzmäßige) Ablauf oder auch der Inhalt des Denkens pathologisch sein. Deshalb stellen wir die *formalen* Denkstörungen den *inhaltlichen* Denkstörungen gegenüber.

Formale Denkstörungen

Denksperre. Wir verstehen darunter eine plötzliche Unterbrechung des Gedankenganges, ein Abreißen der Gedanken. Die Patienten bemerken dies oft noch und deuten es dann um zum Gedankenentzug.

Vorkommen: bei Patienten mit Schizophrenie.

Denkhemmung. Hier ist das Denken verlangsamt, es fehlen die Antriebe und Einfälle.

Vorkommen: bei Patienten mit depressivem Syndrom.

Ideenflucht. Sie ist das Gegenteil der Denkhemmung. Der Gedankenablauf ist stark beschleunigt, ein Gedanke jagt den anderen. Dadurch wird das Denken oberflächlich und wechselt ständig sein Ziel.

Vorkommen: bei Patienten mit Manie.

Perseveration (Haften). Klebenbleiben an immer den gleichen Gedankengängen; die Patienten können sich nicht auf neue Gedanken umstellen. Man hat den Eindruck, daß ihr Denken sehr zäh und unbeweglich abläuft.

Vorkommen: bei Patienten mit Epilepsie, organischer Hirnschädigung, Schizophrenie.

Zerfahrenheit. Darunter verstehen wir ein sprunghaftes Denken, dessen Gedanken häufig keinerlei Verbindung mehr miteinander haben. Es kann zu einem regelrechten Wortsalat und zu Wortneubildungen (Neologismen) kommen.

Vorkommen: bei Patienten mit Schizophrenie.

Inhaltliche Denkstörungen

Zwangsideen (Zwangsgedanken). Zwanghaftes Auftreten von Gedanken, die vom Patienten zwar als unsinnig und quälend erkannt werden, die er aber nicht unterdrücken kann.

Beispiel: Ein Patient muß ständig an Sünde, an Blut, an Wasser oder an unanständige Worte denken.

Überwertige Ideen. Durch eine starke Gefühlsbetonung gewinnt ein Gedanke das Übergewicht und beherrscht das ganze Denken. Ein solcher Gedanke muß nicht unbedingt krankhaft sein, krankhaft ist lediglich, daß sich das ganze Denken nur um ihn dreht.

Beispiel: religiöse Fanatiker.

Wahnideen. Wahnideen sind krankhaft verfälschte Vorstellungen, sind für den Patienten von völliger subjektiver Gewißheit und können durch logische Beweise und Argumente nicht entkräftet werden. Die Kranken sind grund-

268   Untersuchungsmethoden und ihre Bewertung

sätzlich ohne jede Einsicht und nicht belehrbar. Dies ist auch der Unterschied zu den Zwangsideen; bei ihnen erkennt der Patient die Unsinnigkeit, er vermag sich nur nicht dagegen zu wehren.

Die geläufigsten Wahnideen sind:

- Beeinträchtigungswahn,
- Eifersuchtswahn,
- Größenwahn,
- Verarmungswahn,
- Verfolgungswahn,
- Versündigungswahn.

Das, worauf sich der Wahn bezieht, nennen wir *Wahninhalt* (z. B. Verfolgung, Beeinträchtigung usw.). Einzelne Wahnideen können gedanklich zu einem ganzen *Wahnsystem* oder *Wahngebäude* vereinigt werden.

Wir können zwischen primären (unableitbaren) und sekundären (ableitbaren) Wahnideen unterscheiden.

Primäre Wahnideen entstehen plötzlich und ohne jeden Zusammenhang mit realen Erlebnissen.

Beispiel: Ein Patient sieht seine beiden Nachbarn miteinander sprechen und ist plötzlich der festen Überzeugung, die beiden beraten darüber, wann sie sein Haus anzünden, ihn umbringen usw. Die meisten primären Wahnideen gehören in die Rubrik des Beziehungswahns.

Sekundäre Wahnideen entstehen durch krankhafte Verarbeitung wirklicher Erlebnisse. Man kann also noch einen gewissen Zusammenhang zur Realität erkennen, sie sind aber inhaltlich falsch.

Beispiel: Ein Buchhalter, der von seinem Vorgesetzten eine kleine Rüge erhalten hat, deutet dies in der Weise, daß man ihn hinausekeln möchte, daß auch alle Kollegen gegen ihn sind, daß sich überhaupt alles gegen ihn verschworen hat.

Intelligenz und Intelligenzstörungen

Als Intelligenz bezeichnen wir die Fähigkeit, mit neuartigen Situationen und Problemen fertig zu werden.

Wir können auch sagen, sie ist der Leistungsgrad unserer psychischen Funktionen. Diesen Leistungsgrad kann man mit Hilfe von Intelligenztests messen, wobei man natürlich die Leistung zum Lebensalter der untersuchten Person in Beziehung setzen muß. Die Voraussetzung dafür ist, daß man für

Psychiatrischer Befund   269

alle Altersstufen Durchschnittsleistungen ermittelt hat, die man als Normwerte annimmt.

Intelligenztest

Wenn wir nun die Intelligenz eines Menschen testen, so *vergleichen* wir seine Leistung mit der Leistung vieler bereits getesteter Personen. Wir ermitteln zuerst das seiner Leistung entsprechende Intelligenzalter und setzen es in Beziehung zum Lebensalter. Auf diese Weise erhalten wir den Intelligenzquotienten (IQ). Um handlichere Werte zu bekommen, wird der Quotient noch mit 100 multipliziert.

$$IQ = \frac{Intelligenzalter}{Lebensalter} \times 100$$

Ein IQ von 100 wird als mittlere, durchschnittliche oder gute Intelligenz bezeichnet. Werte über 100 weisen auf eine überdurchschnittliche Intelligenz hin, Werte unter 100 auf eine unterdurchschnittliche. Der IQ ist ein ziemlich globales Maß, das sich aus vielen Einzelleistungen zusammensetzt, er gibt uns nur Auskunft über den Grad oder das Ausmaß der Intelligenz (quantitativer Aspekt).

Es gibt aber auch verschiedene *Arten* der Intelligenz, z. B. mehr theoretische Intelligenz oder mehr praktische Intelligenz. Auch diesen Aspekt können wir erfassen, wenn wir die Einzelleistungen in bestimmten Untertests betrachten oder spezielle Verfahren anwenden, die auf einzelne *Begabungen,* z. B. mathematisch-abstraktes Denken, zugeschnitten sind. Die Art der Intelligenz erfaßt den qualitativen Aspekt.

In der Psychiatrie interessieren vorwiegend die *quantitativen* Aspekte der Intelligenz, also die Intelligenzhöhe, und zwar hauptsächlich die Abweichungen in Richtung der niedrigen Intelligenzgrade (Intelligenzminderungen, Oligophrenien). Menschen mit Intelligenzminderungen sind gekennzeichnet durch einen gegenüber ihrer Altersgruppe deutlichen Intelligenzrückstand (S. 284). Dieser Rückstand kann auch, bei zunächst normaler Intelligenz, durch einen Krankheitsprozeß verursacht sein. In solchen Fällen sprechen wir von *Demenz.*

Teilausfälle der Intelligenz (sogenannte Werkzeugstörungen)

Wie aus dem neurologischen Teil bekannt ist, besitzt unser Gehirn eine Reihe von Zentren, die für die Steuerung von Tätigkeiten und die Aufnahme von Eindrücken zuständig sind (z. B. Sehzentrum, Hörzentrum, Sprachzentrum). Bei Ausfall solcher Zentren treten Erscheinungen auf, die wir als Herdsymptome bezeichnen. Eine moderne Bezeichnung hierfür ist die der neuropsychologischen Syndrome (z. B. Aphasie nach Schädigung des motorischen oder sensorischen Sprachzentrums).

270 Untersuchungsmethoden und ihre Bewertung

Legasthenie (Lese-Rechtschreib-Schwäche)

Unter Legasthenie verstehen wir eine Anlageschwäche, die trotz normaler Beschulung zu Schwierigkeiten im Erlernen des Lesens und Rechtschreibens führt. Die Betroffenen haben meist eine normale Intelligenz und zeigen in der Regel keine neurologischen Störungen.

Die Häufigkeit der erblichen Lese-Rechtschreib-Schwäche beträgt bei Jungen im 2. Schuljahr rund 6%, bei Mädchen tritt sie wesentlich seltener auf.

Primäre Symptome. Die Schwierigkeiten der von der Lese- und Rechtschreibschwäche Betroffenen erstrecken sich auf folgende Probleme: Einmal fällt es ihnen schwer, aus optisch oder akustisch dargebotenen Einzelbuchstaben eine Silbe oder ein Wort zu bilden, zum anderen haben sie Schwierigkeiten, beim Diktat akustisch gegebene Worte zu buchstabieren oder orthographisch richtig zu schreiben. Die zentrale Störung der Menschen mit Legasthenie ist also die Unfähigkeit zur synthetischen Zusammensetzung von Buchstaben zum Wort und umgekehrt die analytische Zerlegung eines Wortes in Buchstaben.

Diese beiden Symptome (verminderte Fähigkeit der Buchstabensynthese und Wortanalyse) und die allerdings nicht in allen Fällen nachweisbare Erblichkeit bezeichnen wir als primäre Symptome der Legasthenie.

Sekundäre Symptome. Als sekundäre Symptome wären zu nennen eine starke Tendenz zur Verwechslung und Vertauschung von Buchstaben sowie die seelische Fehlentwicklung. Von besonderer Bedeutung ist die letztere, denn ein Defizit im Lesen- und Schreibenkönnen wird in unserem Kulturkreis als ein erheblicher Makel empfunden und bringt für solche Kinder schwere Störungen des Selbstwertgefühls mit sich.

> Beachte: Viele Legastheniker werden durch mangelhaftes Verständnis ihrer Umgebung entmutigt und durch die abwertende soziale Beurteilung ihrer Störung in eine negative Haltung ihrer Umwelt gegenüber getrieben.

Dadurch kann es zu massiven Oppositionshaltungen, aber auch zu kriminellen Handlungen kommen, die die Legastheniker mit dem Gesetz in Konflikt bringen. Um so entschiedener muß man deshalb auf die frühzeitige Diagnose dieser Störung drängen, was im 2. Schuljahr geschehen kann.

Diagnose. Die Diagnose darf als gesichert gelten, wenn ein Kind bei ausreichender Beschulung und normaler Intelligenz in der 2. Grundschulklasse große Schwierigkeiten im Lesen und Rechtschreiben aufweist, während ihm das Zahlenlesen und Zahlendiktatschreiben in keiner Weise schwerfällt.

Therapie. Eine rechtzeitige heilpädagogisch orientierte Therapie hat zwei Ziele: Einerseits will sie das bei diesen Kindern fast ausnahmslos gestörte Selbstwertgefühl stärken, andererseits bemüht sie sich in Form einer Übungsbehandlung, die Kinder zum Lesen und Schreiben anzuhalten, wobei auf eine systematische Ermutigung der Kinder besonderes Augenmerk gerichtet werden muß. Bei spät diagnostizierten Fällen kommt man infolge einer häufig bereits vorhandenen seelischen Fehlentwicklung ohne psychotherapeutische Hilfe nicht aus.

Persönlichkeit und Persönlichkeitsstörungen

Es gibt zahlreiche Definitionen der Persönlichkeit, von denen jede ihre Mängel hat. Dennoch muß man irgendwie umschreiben, was gemeint ist.

Persönlichkeit umfaßt den Gesamtbereich der psychischen Abläufe, wobei der Hauptakzent auf denjenigen Abläufen liegt, die wir subjektiv als *Kräfte* erleben (z. B. Antrieb, Affektivität, Interesse, Bedürfnisse). Wir können auch sagen, unter Persönlichkeit verstehen wir das für einen Menschen charakteristische Zusammenspiel psychischer Abläufe (Integration), durch welche seine individuelle Eigenart (Persönlichkeitsstruktur) bestimmt wird.

Persönlichkeit ist der umfassendste Begriff in der Psychologie und Psychiatrie. Um die verschiedenen psychischen Funktionen, die dabei eine Rolle spielen, zu ordnen, hat man Modelle vom Aufbau der Persönlichkeit entwickelt. Sie sind meist am Gedanken einer Schichtung orientiert. Sie versuchen, sogenannte niedere Funktionen (Triebe, Instinkte, Bedürfnisse) von höheren Funktionen (Denken, Interessen, ethische und religiöse Wertungen) zu unterscheiden und sie im sogenannten Schichtenmodell in der Weise zu vereinigen, daß die niederen Funktionen zwar die breitere biologische Basis bilden, aber von den höheren Funktionen beherrscht und überlagert werden. Auch die alte Dreiteilung in Körper – Seele – Geist wird immer wieder als Persönlichkeitsmodell angeboten, wobei die Einheit derselben als Wesen der Persönlichkeit angesehen wird.

Persönlichkeitsstörungen zeigen sich darin, daß sich das für einen Menschen typische Zusammenspiel der psychischen Abläufe verändert und daß diese Veränderung vom Patienten selbst (subjektive Persönlichkeitsstörungen) oder nur von Außenstehenden (objektive Persönlichkeitsstörungen) bemerkt wird.

Subjektive Persönlichkeitsstörungen

Die Patienten erleben sich selbst oder Teile ihres Körpers als fremd. Es muß also die Einheit der Person und das Bewußtsein dieser Einheit (das Ich-Bewußtsein) gestört sein. Ausdurck dieser Störungen sind:

– *Depersonalisation* = Entfremdungserlebnisse, bei denen z. B. einzelne Körperteile als nicht zum eigenen Körper gehörig empfunden werden, und

– *Ich-Störungen,* bei welchen die Patienten den Eindruck haben, nicht mehr selbst zu handeln, sondern von außen gesteuert zu werden. Die Kranken haben das Gefühl, nicht selbst zu denken, sondern ihre Gedanken werden „gemacht", sie glauben z. B., bestrahlt oder von irgendwelchen Mächten bezaubert zu werden.

Vorkommen: bei Patienten mit Schizophrenie.

Objektive Persönlichkeitsstörungen

Bei den objektiven Persönlichkeitsstörungen kennen wir einerseits solche, die angeboren sind und Varianten der normalen Persönlichkeitsstruktur darstellen – sie sind nicht als Krankheiten aufzufassen –, und andererseits solche, die wir als Folgen von Krankheiten ansehen müssen.

Abnorme Persönlichkeiten. Sie stellen Abweichungen vom Normalbereich dar und sind keine Krankheiten. Sie beziehen sich vor allem auf den Charakter und das Temperament der entsprechenden Person.

Organische Wesensänderungen. Die organischen Wesensänderungen werden durch Krankheiten hervorgerufen und sind gekenzeichnet durch eine tiefgreifende Änderung der Person, die meist durch folgende Symptome gekennzeichnet ist:

– Verlangsamung aller psychischen Abläufe (Wahrnehmen, Denken, Vorstellungen usw.),
– Neigung zu Perseveration,
– Verlust natürlicher Hemmungen,
– Verflachung im affektiven Bereich.

Vorkommen: bei Patienten mit Epilepsie, organischen Hirnschädigungen.

Testuntersuchungen

Wir haben nun eine Reihe von psychischen Einzelfunktionen und ihre Störungen besprochen. Diese Störungen versucht man in der Exploration zu ermitteln. Dabei können jedoch leichtere Störungen verborgen bleiben, die man aber mit feineren Untersuchungsmethoden, z. B. mit Tests, unter Umständen noch erfassen kann.

Einen Test können wir definieren als eine standardisierte Verhaltens-
stichprobe.

Wir erhalten also bei der Testuntersuchung einen Ausschnitt (Testleistung,
Testergebnis) aus dem psychischen Verhalten eines Menschen und vergleichen diesen Ausschnitt mit den Ergebnissen vieler bereits untersuchter Personen. Testen heißt also immer vergleichen; zum Vergleichen brauchen wir
aber einen Bezugspunkt. Dieser Bezugspunkt sind die bereits vorliegenden
Standard- oder Normwerte. Die Ermittlung der Standard- oder Normwerte
nennen wir das *Eichen* eines Tests. Daraus geht schon hervor, daß ein Test,
der nicht geeicht ist, keine gesicherten Ergebnisse liefern kann, denn es fehlt
die Vergleichsbasis.

An einen brauchbaren Test müssen wir neben der Eichung folgende Anforderungen stellen:

– *hohe Validität* (Gültigkeit, Treffsicherheit); sie zeigt die diagnostische Ver-
  läßlichkeit eines Tests, d. h., sie gibt an, ob ein Test tatsächlich das erfaßt,
  was man mit seiner Hilfe erfassen möchte (z. B. Gedächtnis, Intelligenz);
– *hohe Reliabilität* (Zuverlässigkeit); darunter verstehen wir das Gleichblei-
  ben der Ergebnisse eines Tests bei wiederholter Untersuchung der gleichen Person, d. h. das Testinstrument verfügt über eine große Meßgenau-
  igkeit;
– *hohe Objektivität;* gemeint ist damit die Unabhängigkeit der Testergeb-
  nisse vom Untersucher. *Verschiedene* Untersucher sollten bei der Untersuchung einer Person mit einem Test zu *gleichen* Ergebnissen kommen.

Es gibt verschiedene Methoden, mit denen man die drei genannten Kriterien,
die auch als Testgütekriterien bezeichnet werden, überprüfen kann. Wir können jedoch nicht näher auf sie eingehen.

Einteilung der Tests

Je nachdem, was die Tests zu erfassen beanspruchen, teilen wir sie in *Leistungstests* und *Persönlichkeitstests* ein, wobei die Übergänge zwischen beiden oft fließend sind.

Leistungstests (objektive Tests). Sie erfassen, meist in zahlenmäßig objekti-
vierbarer Weise, die Leistung in einzelnen psychischen Funktionsbereichen,
z. B.

– Aufmerksamkeit,
– räumliches Vorstellen und Orientieren,
– Gedächtnis und Merkfähigkeit,
– Art des Denkens (z. B. konkret – abstrakt),
– technische Fertigkeiten,

274 Untersuchungsmethoden und ihre Bewertung

- Entwicklungsstand (alterstypische Leistungen),
- Intelligenz.

Es würde zu weit führen, auf einzelne Tests näher einzugehen, wir wollen nur einige bekannte und häufig gebrauchte nennen. Die bekanntesten Intelligenztests sind der *Hamburg-Wechsler-Intelligenztest*, den es in einer Ausführung für Erwachsene (HAWIE) und in einer Ausführung für Kinder (HAWIK) gibt, sowie der Intelligenzstrukturtest (IST) von Amthauer.

Zur Feststellung des Entwicklungsstandes von Kindern werden verschiedene *Entwicklungstests* verwendet, zur Prüfung der Aufmerksamkeit beispielsweise die sogenannten Durchstreichtests.

Persönlichkeitstests. Die Persönlichkeitstests sind weniger auf den Leistungsaspekt, sondern mehr auf Antrieb, Affektivität, Temperament, Interessen und Charakter ausgerichtet. Da sich diese Merkmalsbereiche nur schwer zahlenmäßig (quantitativ) erfassen lassen, geschieht die Auswertung dieser Tests häufig nur nach qualitativen Gesichtspunkten.

Ein Großteil der Persönlichkeitstests sind sogenannte *projektive Tests.* Unter Projektion versteht man das Übertragen (Hinausverlegen) von Innenvorgängen (Erlebnisse, Gedanken, Stimmungen) in die Außenwelt. An einem klinischen Beispiel soll dies kurz verdeutlicht werden:

Ein achtjähriges Mädchen mit einem Hydrozephalus hatte starke Kopfschmerzen, Erbrechen und Sehstörungen. Da es nicht, wie bereits mehrfach geschehen, in eine auswärtige Klinik wollte, bestritt es all diese Beschwerden, schrieb sie aber alle seinem Lieblingsbären zu: „Der Bär hat Kopfweh, hat gespuckt und sieht nimmer richtig." Dies ist ein Musterbeispiel für eine Projektion, das gleichzeitig zeigt, daß auf projektivem Wege Dinge in Erfahrung gebracht werden können, über die der Patient nichts sagen möchte. Unsere kleine Patientin brauchte man nur zu fragen: „Wie geht's Deinem Bären?", und man bekam eine Schilderung ihrer eigenen Symptome.

Natürlich ist dies nicht immer so einfach, das *Prinzip* ist aber auch bei den Projektionstests das gleiche. Den Probanden werden Bilder, die mehrdeutige Situationen zeigen, oder vieldeutige Figuren angeboten, und sie werden aufgefordert, eine Geschichte dazu zu erzählen bzw. die Figuren zu deuten. Die Hypothese dabei ist, daß der Patient in diese Geschichte oder Deutung eigene Probleme, Gedanken und Stimmungen einfließen läßt, die dann Rückschlüsse auf seine Persönlichkeit zulassen. Verbreitete Persönlichkeitstests sind:

- Rorschach-Test (Deutung von Klecksfiguren),
- TAT (*T*hematischer *A*pperzeptions*t*est),
- PIT (*P*ersönlichkeits-*I*nteressen-*T*est),
- MPI und EPI (Persönlichkeitsfragebogen nach Eysenck),

- MMPI (*M*innesota *m*ultiphasic *p*ersonality *i*nventory),
- FPI (*F*reiburger *P*ersönlichkeits*i*nventar).

Psychiatrische Systematik

(nach Kurt Schneider)

Aus allen Beobachtungen, die wir im psychiatrischen Befund mit Hilfe der Anamnese, der Exploration und der Tests gewonnen haben, kommen wir zu gewissen *Symptomen, Leitsymptomen* und *Symptomkomplexen* (Syndromen), die wir nun bestimmten Krankheitsbildern und Spielarten psychischen Seins zuordnen müssen. Diese Zuordnung führt schließlich zur Diagnose.

Bevor wir auf die Diagnose zu sprechen kommen, soll in Anlehnung an das Schema von Kurt Schneider noch ein Überblick über die psychiatrische Systematik gegeben werden. An diesem Schema wurde vielfach Kritik geübt. Es ist aber durch zahlreiche Publikationen, gerade aus dem angelsächsischen Raum, in den letzten Jahren wieder zunehmend aktuell geworden. Es unterscheidet zwei große Gruppen von psychischen Störungen (Tab. **9**):

Tabelle 9 Psychiatrische Systematik nach Kurt Schneider

A. Abnorme Spielarten seelischen Wesens
- abnorme Verstandesanlagen
- abnorme Persönlichkeiten
- abnorme Erlebnisreaktionen

B. Folgen von Krankheiten und Mißbildungen

Somatologische (ätiologische) Ordnung:	Psychologische (symptomatologische) Ordnung:	
- Intoxikationen		
- Paralyse		
- andere Infektionen		
- andere interne Krankheiten	*akut:* Bewußtseinstrübung – Durchgangssyndrom	
- Hirnmißbildungen	*chronisch:* Persönlichkeitsabbau	
- Hirnverletzungen	(angeboren: Persönlichkeitstiefstand)	
- Hirnarteriosklerose	und Demenz	
- senile Hirnkrankheiten		
- andere Hirnkrankheiten		
- genuine Epilepsie		
?	Zyklothymie	} endogene
?	Schizophrenie	} Psychosen

276 Untersuchungsmethoden und ihre Bewertung

– abnorme Spielarten seelischen Wesens,
– Folgen von Krankheiten und Mißbildungen.

Abnorme Spielarten seelischen Wesens

Bei ihnen handelt es sich nicht um Krankheiten, sondern um Abweichungen (Variationen) vom sogenannten Normalverhalten (S. 241), wobei folgende psychische Bereiche betroffen sein können:

– Verstandesanlagen (Intelligenzdefekte, Schwachsinn), in diese Rubrik gehören auch besonders gut entwickelte Verstandesanlagen, also Hochbegabung; sie spielen aber in der Psychiatrie keine große Rolle,
– Persönlichkeit (Persönlichkeitsstörungen, Psychopathien) und
– Reaktionsweisen auf Erlebnisse (Neurotische Störungen, Belastungsstörungen).

Bei dieser Gruppe (A) können natürlich auch körperliche Veränderungen, Varianten und Reaktionsweisen beteiligt sein, sie sind jedoch *nicht Ursachen* der abnormen Spielarten. So spielt z. B. bei den abnormen Persönlichkeiten unter Umständen die Konstitution eine Rolle, und abnorme Erlebnisreaktionen gehen häufig mit körperlichen Begleiterscheinungen einher. Dies ist uns aber schon aus dem normalen Seelenleben geläufig, und wir können solche körperlichen Reaktionen nicht als Krankheitsursachen bezeichnen.

Folgen von Krankheiten

In dieser Gruppe (B) sind die auf der linken Seite der Tab. **9** stehenden körperlichen Veränderungen die *Ursache* für das Auftreten der auf der rechten Seite stehenden psychiatrischen Symptome. Die Diagnostik ist hier *zweigleisig*. Sie folgt aufgrund

– körperlicher Veränderungen (linke Seite) und
– psychischer Veränderungen (rechte Seite).

Die körperlichen Veränderungen sind aber nicht bei allen Krankheiten zu finden. Wir finden sie nur bei den sogenannten körperlich begründbaren Psychosen und bei der Epilepsie. Bei den *endogenen Psychosen* (Zykothymie und Schizophrenie) hat man bisher *keine* sicheren körperlichen Ursachen gefunden; deshalb ist auf der linken Seite jeweils ein Fragezeichen angebracht.

Alle links stehenden Ursachen, außer der Epilepsie, gelten nur für die körperlich begründbaren Psychosen. Diese verlaufen entweder *akut* oder *chronisch*. Ihre psychischen Symptome und organischen Veränderungen sind entweder *reversibel* (rückbildungsfähig) oder *irreversibel* (nicht mehr rückbildungsfähig).

Die Symptome der endogenen Psychosen sind auf der rechten Seite der Tab. **9** nicht angegeben.

Die psychiatrische Systematik K. Schneiders hat von verschiedenen Seiten Kritik erfahren. Ihr wird vor allem vorgeworfen, sie postuliere im Bereich der endogenen Psychosen nicht erwiesene somatopsychische Zusammenhänge, führe die Persönlichkeitsstörungen einseitig auf konstitutionelle Einflüsse zurück und rede dadurch einem therapeutischen Nihilismus das Wort. Andererseits muß man aber sagen, daß gegenteilige Lehrmeinungen kaum besser belegt sind. Im übrigen müssen konstitutionelle und genetische Einflüsse auf die Manifestation psychiatrischer Erkrankungen keineswegs zu therapeutischem Untätigsein führen, zumal bei den meisten Erkrankungen Anlage- *und* Umwelteinflüsse in verschiedener Gewichtung zusammenspielen.

Weg zur psychiatrischen Diagnose

Die Fähigkeit, eine Diagnose zu stellen, setzt die Beherrschung, Kenntnis und Zusammenschau folgender Gebiete voraus:

– Befunderhebung,
– Symptomatologie,
– psychiatrische Krankheitsbilder.

Zur Diagnose gelangt man dann über zwei diagnostische Schritte, die Tab. **10** zeigt.

Im Mittelpunkt steht das *Symptom.* Symptome können körperlich (Fieber, Lähmungen, Gelbsucht) oder psychisch (Halluzinationen, Dämmerzustände) sein.

■ Der Gewinnung der Symptome dient die *Untersuchung.*   ■

Eine Aufzählung der Symptome führt aber noch lange nicht zur Diagnose, vielmehr müssen die Symptome gegeneinander abgewogen werden, es müssen für einzelne Krankheitsbilder typische Symptome (Leitsymptome) herauskristallisiert werden und andere zu Syndromen vereinigt werden. Es ist also ein geschulter Blick für die *Wertigkeit* und die *Bedeutung* von Symptomen, Syndromen usw. notwendig.

■ Die *Zuordnung* der als wesentlich erkannten Symptome zu den psychiatrischen Krankheitsbildern führt schließlich zur Diagnose.   ■

278 Untersuchungsmethoden und ihre Bewertung

Tabelle 10 Der Weg zur psychiatrischen Diagnose in zwei Schritten: Symptomgewinnung und Symptomzuordnung

Befunderhebung (Untersuchung)	Symptome (körperlich oder psychisch)	Diagnose
1. Allgemeinzustand 2. Internistischer Befund 3. Neurologischer Befund 4. Psychiatrischer Befund – Anamnese – Exploration – Tests	Symptomgewinnung → Einzelsymptome Leitsymptome Syndrome (Symptomkomplexe)	Symptomzuordnung → psychiatrische Krankheitsbilder (psychiatrische Systematik)
(1)		(2)

Psychiatrischer Diagnoseschlüssel der WHO (ICD-Schlüssel)

Die Bestrebungen, in verschiedenen Ländern zu einem einheitlichen psychiatrischen Diagnoseschema zu kommen, haben zur Erarbeitung eines Diagnosenschlüssels geführt, der unter der Bezeichnung ICD (international classification of diseases) internationale Anerkennung gefunden hat. Er liegt nunmehr in der 10. Revision vor und wird ständig weiterentwickelt. Da die 10. Revision (ICD-10) des internationalen Klassifikationssystems psychiatrischer Erkankungen noch nicht an allen Kliniken eingeführt ist, gehen wir auch noch auf die 9. Revision ein (ICD-9). Für die Kinder- und Jugendpsychiatrie existiert darüber hinaus ein sogenannter multiaxialer Diagnosenschlüssel der mittlerweile auch für die ICD-10 vorliegt und der es gestattet, wichtige Daten der Krankheit auf verschiedenen Achsen (1. Achse: klinisch-psychiatrisches Syndrom, 2. Achse: umschriebene Entwicklungsstörungen, 3. Achse: Intelligenzniveau, 4. Achse: körperliche Symptomatik, 5. Achse: assoziierte aktuelle abnorme psychosoziale Umstände, 6. Achse: Globalbeurteilung der psychosozialen Anpassung) zu verschlüsseln (vgl. Remschmidt u. Schmidt 1994).

In Tab. **11** sind die wichtigsten diagnostischen Kategorien des ICD-Schemas nach der 9. Revision zusammengestellt. Tab. **12** gibt eine Übersicht über die wichtigsten diagnostischen Kategorien der 10. Version (ICD-10).

Auf andere Klassifikationssysteme (z. B. das amerikanische DSM-IV) wird hier nicht eingegangen.

Weg zur psychiatrischen Diagnose 279

Tabelle 11 Die wichtigsten diagnostischen Kategorien der 9. Version des ICD-Schemas (ICD-9)

ICD-Nr.

Psychosen
290	Demenzen bei präsenilen und senilen Hirnkrankheiten
291	Alkoholpsychosen
292	Drogenpsychosen
293	Vorübergehende organische Psychosen (akute exogene Reaktionstypen)
294	Andere (chronische) organische Psychosen
295	Schizophrene Psychosen
296	Affektive Psychosen
297	Paranoide Syndrome
298	Andere nichtorganische Psychosen

Neurosen, Persönlichkeitsstörungen (Psychopathien)
und andere nichtpsychotische psychische Störungen
300	Neurosen
301	Persönlichkeitsstörungen (Psychopathien, Charakterneurosen)
302	Sexuelle Verhaltensabweichungen und Störungen
303	Alkoholabhängigkeit
304	Medikamenten-/Drogenabhängigkeit
305	Drogen- und Medikamentenmißbrauch
306	Körperliche Funktionsstörungen psychischen Ursprungs
307	Spezielle, nicht anderweitig klassifizierbare Symptome oder Syndrome
308	Psychogene Reaktion (akute Belastungsreaktion)
309	Psychogene Reaktion (Anpassungsstörung)
310	Spezifische nichtpsychotische Störungen nach Hirnschädigungen
311	Anderweitig nicht klassifizierbare depressive Zustandsbilder
312	Anderweitig nicht klassifizierbare Störungen des Sozialverhaltens
313	Spezifische emotionale Störungen des Kindes- und Jugendalters
314	Hyperkinetisches Syndrom des Kindesalters
315	Umschriebene Entwicklungsrückstände
316	Anderweitig klassifizierte Erkrankungen, bei denen psychische Faktoren eine Rolle spielen

Oligophrenien
317	Leichter Schwachsinn
318	Andere Ausprägungsgrade des Schwachsinns
319	Nicht näher bezeichneter Schwachsinn

280 Untersuchungsmethoden und ihre Bewertung

Tabelle 12 Die wichtigsten diagnostischen Kategorien der 10. Version des ICD-Schemas (ICD-10)

ICD-Nr.	
F 0	Organische, einschließlich symptomatischer psychiatrischer Störungen
F 1	Psychische und Verhaltensstörungen durch psychotrope Substanzen
F 2	Schizophrenie, schizotype und wahnhafte Störungen
F 3	Affektive Störungen
F 4	Neurotische, Belastungs- und somatoforme Störungen
F 5	Verhaltensauffälligkeiten mit körperlichen Störungen oder Faktoren
F 6	Persönlichkeits- und Verhaltensstörungen
F 7	Intelligenzminderungen
F 8	Entwicklungsstörungen
F 9	Verhaltens- und emotionale Störungen mit Beginn in der Kindheit und Jugend
F 99	Nicht näher bezeichnete psychische Störungen

Intelligenzminderungen (Oligophrenien)

Intelligenzminderungen sind genetisch oder früh erworbene Abweichungen von der normalen kognitiven Entwicklung in Richtung niedriger Intelligenzgrade. Man kann unter ihnen mehrere **Schweregrade** unterscheiden, die sich nach dem **Intelligenzquotienten (IQ)** oder nach den **Fördermöglichkeiten** richten. Nach letzteren unterscheidet man **Lernbehinderungen** (IQ etwa 60–85) von **geistigen Behinderungen** (IQ etwa 30–59). Unter dem Begriff **Demenz** versteht man einen sekundären Intelligenzabbau bei zuvor höher ausgebildeten kognitiven Funktionen durch eine organische Schädigung (z. B. Enzephalitis, Schädel-Hirn-Trauma, Hirnarteriosklerose). Die **Ursachen** der Intelligenzminderungen sind vielfältig. Manche dieser Störungen kann man nach rechtzeitiger Diagnose verhindern oder zumindest hinsichtlich ihres Schweregrades abmildern (z. B. Phenylketonurie, Kretinismus).

Allgemeines, Begriffe und Definitionen

Intelligenzminderungen (Minderbegabung und Schwachsinn) sind „Minusvarianten" der intellektuellen Entwicklung. Im einleitenden Kapitel sind wir auf die Probleme des ihrer Abgrenzung zugrundeliegenden Normalitätsbegriffs eingegangen. Die Bezeichnung „Minusvariante" stellt kein Werturteil dar, sondern bedeutet lediglich Variation in Richtung auf die niedrigeren Intelligenzgrade.

Als *minderbegabt* bezeichnen wir Menschen, deren Intelligenz geringfügig unterentwickelt ist (IQ 80–90), die sich aber im täglichen Leben noch selbständig zurechtfinden können.

Die Oligophrenie als die schwerere Stufe der Intelligenzbehinderung definieren wir dagegen in folgender Weise:

282   Intelligenzminderungen (Oligophrenien)

■ „Ein Mensch ist vom Rechtsstandpunkt aus oligophren, wenn er nicht imstande ist, sich selbst und seine Angelegenheiten zu besorgen, und wenn er dies auch nicht lernen kann, sondern zu seinem eigenen Wohle und dem der Gesellschaft Überwachung, Kontrolle und Fürsorge braucht" (Benda). ■

Häufigkeit: Oligophrenie kommt bei etwa 9% der Gesamtbevölkerung vor.

Ursachen

Die Ursachen der Intelligenzminderungen sind sehr zahlreich und vielfältig. Grundsätzlich kann jede schwere Hirnschädigung neben anderen Störungen Schwachsinn zur Folge haben. Man kann die Ursachen der Intelligenzminderungen in verschiedener Weise klassifizieren. So kann man z. B. die erblichen Intelligenzminderungen von den *erworbenen* unterscheiden. Die *erworbene* Intelligenzminderung wiederum kann durch verschiedene schädigende Einflüsse hervorgerufen sein, die

- *vor der Geburt* (Infektionen durch Viren, Bakterien und Protozoen, Rh-Schädigung),
- *während der Geburt* (Sauerstoffmangel durch zu lange Geburt, mechanische Schädigungen, z. B. durch Zangenentbindung, Sturzgeburt) und
- *nach der Geburt* (vor allem durch Infektionen, Unfälle, degenerative Leiden, psychologische Faktoren wie ungünstiges Milieu)

einwirken können.

Schon an äußeren Einzelheiten des Körperbaus und gewisser Organe kann man Rückschlüsse auf den *Zeitpunkt* der Entstehung der Intelligenzminderung ziehen. Sind gewisse körperliche Zeichen bei einem Oligophrenen zu registrieren, so handelt es sich meist um eine vor der Geburt erworbene Intelligenzminderung. Solche Merkmale finden sich vor allem im Bereich der Haut und des Nervensystems. Das hängt damit zusammen, daß Haut und Nervensystem entwicklungsgeschichtlich aus dem gleichen Keimblatt, dem Ektoderm, entstehen. Aber auch andere Organe, wie z. B. Augen, Ohren, Skelett, Weichteile, Bindegewebe und auch innere Organe können derartige Auffälligkeiten zeigen. Die wichtigsten sind im folgenden zusammengestellt:

Nervensystem:

- Fehlbildungen aller Art;
- dysraphische Störungen (ausbleibender Verschluß des Neuralkanals);
- Hydrozephalus, Mikrozephalus;
- vegetative Fehlregulationen: verstärkte Schweißsekretion, übermäßiger Speichelfluß, Kreislaufregulationsschwäche usw.

Haut und Anhangsgebilde:

- rissige, spröde Haut, Pigmentmangel, abnorm faltige Haut,
- Behaarungsanomalien (Bürstenhaar, Pelzmützenhaar, abnorme Wirbelbildungen);
- Anomalien der Nägel (rissige Nägel, Dellenbildung der Nägel, Uhrglasnägel).

Augen:

- abnorme Gestalt und Lage der Augäpfel;
- Veränderungen der Regenbogenhaut (Pigmentmangel, fleckige, verschieden pigmentierte Regenbogenhaut);
- Veränderungen der Lider und der Lidfalten (z. B. Mongolenfalte).

Ohren:

- Fehlbildungen der Ohrmuscheln;
- Fehlbildungen des Mittel- und Innenohres.

Skelettanomalien:

Diese sind ungemein zahlreich und verschiedenartig. Sie betreffen
- Schädel (Turmschädel, Flachschädel, Rundschädel);
- Gesichtsskelett, Fehlbildungen an Fingern und Zehen;
- abnorme Beweglichkeit der Gelenke.

Anomalien von Weichteilen und Bindegewebe:

- Besonders auffällig sind hier die Veränderungen der Zunge, z. B. übermäßig große Zunge, Landkartenzunge, gefurchte Zunge.
- Viele Oligophrene zeigen eine auffallende, konstitutionelle Bindegewebsschwäche, die sich in der Überstreckbarkeit der Gelenke, der Neigung zu Leistenbrüchen und anderen Weichteilbrüchen äußert.

Fehlbildungen an inneren Organen:

Hier kommen
- Herzfehler und
- Fehlbildungen der Blutgefäße

häufig vor.

Hinsichtlich der *Ursachen* der Intelligenzminderungen lassen sich zusammenfassend folgende Faustregeln aufstellen:

- Die *schweren* Intelligenzminderungen mit neurologischen Ausfallerscheinungen (z. B. Lähmungen) sind praktisch immer *erworben.*
- Die *leichten* Intelligenzminderungen ohne organischen Befund sind meist ererbt.

284   Intelligenzminderungen (Oligophrenien)

– Intelligenzminderungen, die zusammen mit einer Reihe von auffälligen körperlichen Merkmalen auftreten, sind meist *vor der Geburt* erworben.

Schweregrade der Intelligenzminderungen

Es sei an dieser Stelle noch einmal auf die Ausführungen über die Normalität (S. 241) hingewiesen. Der gemeinsame Nenner aller Oligophrenien ist die gering ausgebildete Intelligenz. Menschen mit Intelligenzminderungen sind nur unzureichend in der Lage, mit neuartigen Aufgaben fertigzuwerden. Ihr Denkvermögen ist *konkret* und haftet am Gewohnten. Massiv gestört ist bei ihnen die Abstraktions- und Kombinationsfähigkeit sowie die Begriffs- und Urteilsbildung.

Die Intelligenz läßt sich mit den Intelligenztests in Gestalt des IQ annähernd bestimmen. Nach der Höhe der Intelligenz kann man die Oligophrenien in drei Schweregrade einteilen (nach ICD-10):

– Leichte Intelligenzminderung (Debilität) (IQ 50–69): Debile sollten in einer Sonderschule für Lernbehinderte (neuerdings Schule für Lernhilfe) eingeschult werden. Ihre praktische Intelligenz ist meist besser als die theoretische. Ihr seelisch-geistiger Rückstand gegenüber Nichtbehinderten beträgt 1–2 Sechstel.

– Mittelgradige bis schwere Intelligenzminderung (Imbezillität) (IQ 20–49): Imbezille können nur in speziellen Sonderschulen für praktisch Bildbare adäquat beschult werden. Die Richtung der Förderung ist auf das Praktische ausgerichtet. Ihr seelisch-geistiger Rückstand gegenüber Nichtbehinderten beträgt 1–2 Drittel.

– Schwerste Intelligenzminderung (Idiotie) (IQ unter 20): Hierbei liegen extreme Einschränkungen der Bildungsfähigkeit vor. In vielen Fällen können die Betroffenen weder gehen noch selbständig essen noch sprechen; sie neigen zu Bewegungsstereotypien (Schaukelbewegungen aller Art) und zu Primitivreaktionen. In leichteren Fällen lernen sie, sich durch Lautäußerungen verständlich zu machen und können auch zu einfachsten Diensten erzogen werden.

Hinsichtlich der Antriebslage kann man die Oligophrenen noch einteilen in

– erethische (unruhige, umtriebige) und
– torpide (antriebsarme).

Schweregrade der Intelligenzminderungen 285

PSYCHIATRIE

> **Beachte:** Die oben angeführte Einteilung der Oligophrenien in drei Schweregrade bringt einige Probleme mit sich. Einmal variiert bei den verschiedenen Untersuchern die durch den IQ festgelegte Spielbreite der Schweregrade. Zum anderen ist die Dreiteilung auch im Hinblick auf schulische und berufliche Förderungsmaßnahmen unzulänglich. Bei diesen muß man sich nämlich vorwiegend an Gesichtspunkten orientieren, die als Anhaltspunkte für eine gezielte Förderung dienen können.
>
> Schließlich haben die hier erwähnten Bezeichnungen auch vielfach eine sozial diskriminierende Komponente.

Überlegungen dieser Art haben zur Abgrenzung zweier Gruppen intellektueller Behinderung geführt, für die auch entsprechende Förderungsmaßnahmen vorhanden sind:

- Lernbehinderung (IQ etwa 60–85) und
- geistige Behinderung (IQ etwa 30–59).

Diese Bezeichnungen sind nicht ganz glücklich und wollen auch nur die *Schwerpunkte* der jeweiligen Behinderung charakterisieren.

Schwerpunkte der Behinderung

Beiden Gruppen ist, mit gewissen graduellen Unterschieden, folgendes gemeinsam (nach Bach):

- dauernde sachliche Einengung des Lernfeldes,
- reduzierte Abstraktionsfähigkeit,
- eingeschränkte Gliederungsmöglichkeit für Lernaufgaben,
- Verlangsamung und zeitliche Begrenztheit der Lernprozesse,
- geringe Spontaneität,
- Begrenztheit der Gesamtentwicklung,
- Störungen der Grob- und Feinmotorik, insbesondere der Koordination von Bewegungen.

Diese allgemeinen Gesichtspunkte lassen sich im Hinblick auf die beiden Kategorien *Lernbehinderung* und *geistige Behinderung* noch weiter präzisieren (in Anlehnung an Bach):

Lernbehinderung

Lernbehinderte erreichen in einer normalen Grundschule höchstens die 4. oder 5. Klasse. Sie sollten stets in eine Sonderschule für Lernbehinderte (Schule für Lernhilfe) eingeschult werden. Ihr Lernfeld ist auf Naheliegendes und Konkretes eingeschränkt; sinnentnehmendes Lesen, einfache schriftliche Leistungen sowie einfache Rechenoperationen sind möglich. Ihr Lernen geschieht vorwiegend nach dem Prinzip von Versuch und Irrtum, ihre Lernprozesse sind deutlich verlangsamt. Die von ihnen erreichte intellektuelle Leistungsfähigkeit entspricht bestenfalls der acht- bis zwölfjähriger Nichtbehinderter.

Was die berufliche und soziale Seite betrifft, so sind Lernbehinderte in der Lage, einen Anlernberuf und manuelle Arbeiten zu erlernen bzw. auszuüben. Vielfach können sie sich auch wirtschaftlich selbst versorgen und eine Ehe bzw. Familie führen.

■ Geistige Behinderung

Geistig Behinderte sind in einer Sonderschule für Lernbehinderte überfordert. Sie sollten deshalb in eine speziell auf die besonderen Bedürfnisse ihrer Störung zugeschnittene Sonderschule für praktisch Bildbare kommen. In einer solchen Schule sind sie im Rahmen von Kleinstklassen unterrichtbar. Ihr Lernfeld ist auf Lebenspraktisches eingeengt, sinnentnehmendes Lesen ist nur in Ausnahmefällen möglich, schriftliche Leistungen beschränken sich bestenfalls auf das Abmalen von Buchstaben, die Durchführung einfachster Rechenaufgaben ist nicht möglich. Die Lernprozesse geistig Behinderter sind extrem verlangsamt. Hinsichtlich ihrer intellektuellen Leistungsfähigkeit erreichen sie ein Niveau, das vier- bis achtjährigen Nichtbehinderten entspricht.

Geistig Behinderte sind zu einfachen mechanischen Arbeiten anleitbar. Sie brauchen an ihrem Arbeitsplatz (etwa in einer beschützenden Werkstatt) eine ausführliche Anleitung, sie können sich nicht selbst versorgen und bedürfen der Hilfe und des Schutzes durch ihre Umgebung.

Wichtigste Formen der Intelligenzminderungen

■ Erbliche Intelligenzminderung

Sie tritt familiär gehäuft auf. Da Menschen mit Intelligenzminderungen auch häufiger untereinander heiraten, verstärken sich diese Anlagen oft noch. Klassisch ist das folgende, uns bekannte Beispiel:

■ Die Familie X hat 4 Kinder, alle 4 sind schwer geistig behindert. Zwei Brüder des Vaters sind in Heil- und Pflegeanstalten untergebracht, die Mutter des Vaters ist wegen ihrer Intelligenzminderung sterilisiert worden. Vater und Mutter der Kinder sind Vetter und Base. ■

Die Betroffenen zeigen als Kinder eine verzögerte Allgemeinentwicklung (lernen verspätet laufen und sprechen, nässen lange ein), kommen in der Schule nicht mit und versagen häufig im Leben. Da ihnen eine gesunde Kritikfähigkeit fehlt und sie sehr suggestibel sind, neigen sie nicht selten zur Verwahrlosung und zur sozialen Entgleisung.

Körperlich sind die Debilen (bei der ererbten Oligophrenie liegt meist nur eine geringere Intelligenzminderung vor) häufig nicht geschädigt. Das Nervensystem ist bei der Untersuchung unauffällig.

Intellektuell besteht eine Retardierung, wie wir sie bereits allgemein beschrieben haben. Mangelhaft ausgebildet sind vor allem die höheren Denkleistungen (Urteilsbildung und Abstraktion).

Von ihrem Wesen her sind Menschen mit leichten Intelligenzminderungen teils gutmütig und gutwillig und für einfache Hilfstätigkeiten einsetzbar, teils sind sie auch haltlos und leicht zu verführen und geraten daher nicht selten in starke Abhängigkeiten, in denen sie ausgenutzt werden.

Erbprognose

Ist ein Elternteil (erblich) intelligenzgemindert, so sind es rund 30% der Kinder ebenfalls, sind beide Eltern intelligenzgemindert, so kann man eine Oligophrenie bei rund 65% der Nachkommen erwarten.

Therapie

Eine ursächliche Behandlung im Sinne einer Behebung der Störung ist nicht möglich. Man muß dafür sorgen, daß einem Kind mit Intelligenzminderung der Besuch einer Sonderschule ermöglicht wird und daß es später in einfache Arbeitsgänge eingegliedert wird. Die Einrichtungen der Lebenshilfe insbesondere ermöglichen eine Vielzahl von Betreuungs- und Förderungsmaßnahmen für geistig behinderte Menschen aller Altersstufen.

Intelligenzminderung bei Entwicklungsstörungen und Fehlbildungen

Es gibt sehr viele Fehlbildungen, die wir hier nicht alle aufzählen können. Man nimmt an, daß äußere Schädigungen in den meisten Fällen diese Fehlbildungen verursachen, wenn auch ein Teil derselben erbbedingt zu sein scheint. Zu den erblich bedingten Fehlbildungen gehören z. B. die tuberöse Sklerose und die Sturge-Weber-Krankheit.

Intelligenzminderung bei Chromosomenanomalien

Die Chromosomen, die im Kern einer jeden Zelle vorhanden sind, sind die *sichtbaren Träger* der Erbanlagen. Über sie wird von Generation zu Generation die Erbmasse weitergegeben. In einer ruhenden Zelle sind die Chromosomen nicht sichtbar; erst wenn sich die Zelle zur Teilung anschickt, formieren sie sich aus dem diffusen Chromatin. Der Mensch besitzt 46 Chromosomen (23 Paare); davon sind 44 Körperchromosomen (Autosomen) und 2 Geschlechtschromosomen, die die geschlechtsspezifischen und geschlechtsgebundenen Eigenschaften weitergeben.

Die Erforschung der Chromosomen und der Gene (eigentlich Erbanlagen) gehört zu den aufregendsten Kapiteln der modernen Wissenschaft. Man hat nämlich in den letzten Jahren festgestellt, daß viele Erkrankungen, darunter nicht wenige, die mit einer Intelligenzminderung einhergehen, ihre Ursache in Chromosomenanomalien haben. Die bekanntesten dieser sogenannten *Chromosomenaberrationen* sind in Tab. **13** kurz zusammengestellt.

Aus der Tab. **13** ist ersichtlich, daß es Krankheiten gibt, bei denen die Chromosomenzahl vermehrt, und andere, bei denen sie verringert ist. Diese Vermehrung oder Verminderung kann nun einerseits die *Körperchromosomen* (wie beim Mongolismus) oder aber die *Geschlechtschromosomen* (wie beim Klinefelter-Syndrom oder Turner-Syndrom) betreffen.

Auch bei der Vererbung von Krankheiten spielt die Trennung von Autosomen und Geschlechtschromosomen eine große Rolle, denn manche Krankheiten werden über die Körperchromosomen, manche über die Geschlechtschromosomen vererbt. Im folgenden wollen wir nun die bekannteste Chromosomenaberration, den Mongolismus, genauer besprechen.

Tabelle 13 Der normale Chromosomensatz und die wichtigsten Chromosomenaberrationen

	Körper-chromosomen	Geschlechts-chromosomen	Gesamtzahl
Gesunder Mann	44	2 (XY)	46
Gesunde Frau	44	2 (XX)	46
Down-Syndrom männlich	45	2 (XY)	47
Down-Syndrom weiblich	45	2 (XX)	47
Klinefelter-Syndrom	44	3 (XXY)	47
Turner-Syndrom	44	1 (X)	45

Down-Syndrom (Mongolismus)

Das Down-Syndrom ist eine auf der ganzen Welt verbreitete Krankheit und kommt übrigens auch bei den Mongolen vor. Der Name kommt von den schräggestellten Lidachsen und der sogenannten Mongolenfalte, die diese Patienten haben und die durch eine abnorme Gestaltung des Schädelskeletts zustande kommt.

Häufigkeit
3–4 Fälle auf etwa 1000 Geburten.

Symptome
Körperlich auffällig sind der kurze Schädel, die „Schlitzaugen", das dünne, schüttere Haar, die kleine, knopfförmige Nase, die übermäßig große Zunge, die häufig gefurcht oder rissig ist und in der Mundhöhle kaum Platz hat. An Augen und Ohren findet man oft degenerative Veränderungen. Die Hände sind plump gebaut *(„Tatzenhand")* und zeigen meist die sogenannte Vierfingerfurche, die Finger sind kurz *(Stummelfinger)*, das Endglied des kleinen Fingers ist häufig einwärts gebogen. Die Schleimhäute sind sehr anfällig für Infektionen, das Bindegewebe ist schlaff, weshalb die Patienten zu Weichteilbrüchen aller Art neigen. Ihre Gelenke sind überstreckbar. Auch an den inneren Organen haben sie oft krankhafte Veränderungen, besonders Herzfehler. In ihrem Körperwuchs sind Menschen mit Down-Syndrom stark zurückgeblieben, ebenso in ihrer geistigen Entwicklung. Man findet unter ihnen alle Grade der Intelligenzminderung.

Psychisch sind sich die Patienten sehr ähnlich. Ihre Entwicklung ist ausnahmslos verzögert, sie lernen verspätet laufen und sprechen. Als Säuglinge sind sie meist auffällig ruhig oder gar apathisch, als Kleinkinder oft stark erethisch. Menschen mit Down-Syndrom können meist erstaunlich gut nachahmen. Sie erfassen intuitiv das Charakteristische an einer Geste und ahmen wahrhaft vollendet nach, obwohl sie zu vielen der von ihnen nachgeahmten Tätigkeiten aus eigenem Antrieb gar nicht in der Lage sind. Diese Nachahmungsgabe führt auch oft dazu, daß Eltern ihre mongoloiden Kinder für intelligenter halten, als sie in Wirklichkeit sind. In der Familie oder auch auf den Abteilungen der Anstalten sind die Menschen mit Down-Syndrom häufig ausgesprochene Lieblinge.

Ursachen
Chromosomenanomalie. Wie bereits erwähnt, handelt es sich beim Mongolismus um eine Chromosomenstörung, und zwar um eine Trisomie, d. h., es ist ein Chromosom, das 21., zuviel vorhanden. Aus welchen Gründen es aber dazu kommt, ist immer noch unbekannt. Es gibt zahlreiche Vorstellungen über den Mechanismus einer solchen Störung.

Erschöpfung des Keimplasmas. Man hat festgestellt, daß die Mütter mongoloider Kinder meist relativ alt sind, und meint, daß bei ihnen eine Erschöpfung der Eierstockfunktion vorliegt, die zur Bildung minderwertiger Keimzellen führt. Andererseits sind manche Mütter mongoloider Kinder auch extrem jung, was man in der Weise gedeutet hat, daß die Funktion des Eierstokkes noch unterentwickelt ist. Auch in diesem Falle sollen die gebildeten Keimzellen minderwertig sein.

Sauerstoffmangel in der Frühperiode der Schwangerschaft (bis zur 7. Woche). Anhaltspunkte für diese Hypothese lassen sich aus der Tatsache ableiten, daß Menschen mit Down-Syndrom häufig angeborene Herzfehler und andere Mißbildungen haben, deren Entstehung in die *Zeit der Organbildung* fällt. Als Ursache für den Sauerstoffmangel wiederum werden vor allem Schleimhautanomalien der Gebärmutter bei älteren Müttern angenommen.

Erblichkeit des Down-Syndroms. Auch diese Hypothese wurde lange Zeit diskutiert. Heute hat man erkannt, daß nur bei einer kleinen Gruppe Erbfaktoren beteiligt sind. Es kommt nämlich sehr selten vor, daß man in einer Familie mehrere Menschen mit Down-Syndrom findet.

Schließlich hat man festgestellt, daß das Down-Syndrom in hochindustrialisierten Ländern häufiger vorkommt als in weniger zivilisierten.

Therapie

Es gibt kaum eine Behandlung, die beim Down-Syndrom nicht versucht worden wäre. Man verwendete Schilddrüsenhormone, Hypophysenextrakte, Vitamine, Frischzellen und vieles andere. Zu nennenswerten Erfolgen hat bisher keine dieser Behandlungen geführt. Man hatte gehofft, durch die Behandlungsmaßnahmen eine sogenannte Nachreifung zu erreichen.

■ Klinefelter-Syndrom

Auch hier handelt es sich um die *Vermehrung eines Chromosoms;* es ist aber nicht ein Körperchromosom zuviel wie beim Mongolismus, sondern ein *Geschlechtschromosom.* Das Krankheitsbild ist gekennzeichnet durch einen eunuchoiden Hochwuchs mit weiblicher Brustentwicklung, eine Störung der Geschlechtsentwicklung und Intelligenzminderung.

■ Turner-Syndrom

Bei dieser Erkrankung *fehlt* ein Geschlechtschromosom. Betroffen sind *nur Frauen,* die verschiedene Fehlbildungen haben. Charakteristisch sind die flügelartigen Hautfalten, die seitlich vom Hals zu den Schultern führen, die unvollkommene Geschlechtsentwicklung und Intelligenzminderung.

Stoffwechselbedingte Intelligenzminderungen

Enzymdefekte

Bei den meisten Stoffwechselkrankheiten handelt es sich um Enzymdefekte.

Enzyme sind in Organismen vorkommende, lebenswichtige, hochmolekulare Eiweißkörper, die eine chemische Reaktion zustande bringen oder beschleunigen, ohne sich selbst dabei zu verändern. Unsere gesamten Lebensvorgänge (z. B. Atmung, Verdauung, Ausscheidung) werden von Enzymen gesteuert.

Man hat festgestellt, daß bei vielen Erkrankungen, deren Ursache bisher unbekannt war, *Enzymdefekte* vorliegen, die zum Teil *erblich bedingt* sind. Eine ganze Reihe dieser Enzymdefekte geht mit Intelligenzminderung einher. Sie können hier nicht alle besprochen werden. Wichtig ist aber, daß wir an einem *Modellfall,* dem Phenylbrenztraubensäureschwachsinn, das allgemeine Prinzip, das solchen Schädigungen zugrunde liegt, kennenlernen. Bei den anderen Krankheiten ist nämlich der *grundlegende Vorgang* derselbe, nur sind immer jeweils andere chemische Stoffe daran beteiligt.

Phenylketonurie

Die Phenylketonurie wird auch als Phenylbrenztraubensäureschwachsinn oder Fölling-Krankheit bezeichnet. Bei den Kranken ist der Übergang von *Phenylalanin* in *Tyrosin* gestört. Beide Stoffe sind *Aminosäuren,* d. h. Eiweißkörper, die der Organismus dringend benötigt. An einem allgemeinen Schema können wir uns diese Störung klarmachen (Abb. **71**).

Der Stoff A (Phenylalanin) geht im gesunden Organismus in den Stoff B (Tyrosin) über. Dieser Vorgang ist aber nur möglich, wenn ein Enzym (nämlich die Phenylalaninhydrolase) vorhanden ist. Bei der Fölling-Erkrankung *fehlt* nun

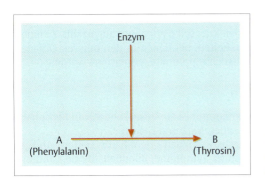

Abb. **71** Allgemeines Schema eines Enzymdefektes (am Beispiel der Phenylketonurie)

292   Intelligenzminderungen (Oligophrenien)

dieses Enzym, d. h., der Stoff A kann in den Stoff B nicht übergehen, *häuft sich an* und bewirkt eine *schwere Störung der Hirnentwicklung,* die eine Intelligenzminderung zur Folge hat. Das Fehlen eines *einzigen* Enzyms kann also Oligophrenie verursachen und zu einer ganzen Reihe anderer Symptome führen. Die Störung wird rezessiv vererbt.

Häufigkeit
Etwa 2–6 Fälle pro 100000 Einwohner.

Symptome
– Schwere Intelligenzminderung,
– körperliche Entwicklungshemmung,
– Pigmentmangel,
– niedriger Blutdruck,
– verstärkte Lichtempfindlichkeit und
– Schwitzneigung.

Der Urin hat einen charakteristischen, sogenannten mäuseartigen Geruch. Es werden im Harn einige Stoffe ausgeschieden, durch deren Nachweis man die Krankheit erkennen kann. Die im Harn durchgeführte Eisenchloridprobe wird erst etwa 30 Tage nach der Geburt positiv, während man im Blut der Säuglinge mit Hilfe des Guthrie-Tests die Krankheit schon in den ersten Lebenstagen feststellen kann.

Therapie
Die eleganteste und beste Behandlungsweise wäre zweifellos die, daß man das fehlende Enzym ersetzt, wie bei der Zuckerkrankheit das Insulin. Leider kann man aber die Enzyme noch nicht herstellen oder von Tieren gewinnen. Deshalb ist man vorerst auf andere Wege angewiesen. Man ernährt die Kinder, wie bereits erwähnt, mit einer phenylalaninarmen Kost; phenylalaninfrei kann man sie nicht ernähren, da die Aminosäure *lebensnotwendig* ist. Die Behandlung hat den *Nachteil,* daß sie sehr kostspielig ist und nur Erfolg hat, wenn sie gleich von Geburt an praktiziert wird.

Von den vielen anderen Enzymdefekten seien nur einige aufgezählt. Zu ihnen gehören auch die Speicherkrankheiten, bei denen in den inneren Organen und im Gehirn bestimmte Stoffwechselprodukte gespeichert werden.

■   Speicherkrankheiten

– *Niemann-Pick-Krankheit:* Hier kommt es zu Ablagerungen von Phosphatiden und anderen Stoffen in Leber, Milz und Gehirn.
– *Amaurotische Idiotie* (Tay-Sachs-Krankheit): familiäres Leiden, Ablagerung von Gangliosiden im Gehirn. Symptome: Blindheit, Idiotie, Lähmungen.

Wichtigste Formen der Intelligenzminderungen   293

- *Glykogenspeicherkrankheit:* Ablagerung von Glykogen in der Leber und anderen Organen, Intelligenzminderung.

Andere Enzymdefekte

- *Ahornsiruperkrankung:* schwerster Schwachsinn, Reflexsteigerung, schließlich Enthirnungsstarre.
- *Galaktosämie:* eine Störung im Kohlenhydratstoffwechsel, die mit Schwachsinn einhergeht.
- *Gargoylismus* (Pfaundler-Hurler-Krankheit): Skelettmißbildungen und Schwachsinn. Es kommt zu Lipoid- und Polysaccharidablagerungen in Nervenzellen.

Therapie

Eine ursächliche Behandlung ist bei den Enzymdefekten bisher noch nicht möglich. Man kann leider nur auf symptomatische Maßnahmen zur Linderung von Krankheitserscheinungen zurückgreifen.

Intelligenzminderungen bei endokrinen Störungen

Für die normale körperliche und geistige Entwicklung ist ein ungestörtes Zusammenspiel der innersekretorischen Drüsen Voraussetzung. Die von den Drüsen (besonders Hypophyse, Schilddrüse und Keimdrüsen) gebildeten Hormone beeinflussen entscheidend die Lebensvorgänge. Besonders die Schilddrüse spielt hierbei eine wichtige Rolle.

Kretinismus

Bei der *Unterfunktion der Schilddrüse* leidet die gesamte körperliche und geistige Entwicklung.

Symptome

Körperlich sind die Patienten im Wachstum zurückgeblieben, zeigen einen plumpen Körperbau, die Haare sind trocken und glanzlos, die Haut ist schilfrig und stark verdickt. Kennzeichnend ist auch der Gesichtsausdruck, der auf Mißbildungen des Schädelskeletts zurückgeht, breites Gesicht, eingezogene Nasenwurzel, breite Nase mit großen Nasenlöchern und, besonders wenn die Patienten älter sind, enormer Faltenreichtum. Charakteristisch ist auch die verzögerte Skelettentwicklung mit verspätetem Auftreten der Knochenkerne, was sich röntgenologisch nachweisen läßt.

Psychisch sind die Patienten antriebsarm, verlangsamt und apathisch.

294   Intelligenzminderungen (Oligophrenien)

Tabelle **14**   Die verschiedenen Formen der Schilddrüsenunterfunktion

Angeboren:	–	*Sporadischer Kretinismus*
		Ursache: fehlende oder mangelhaft ausgebildete Schilddrüse
	–	*Endemischer Kretinismus*
		Ursache: Jodmangel in der Nahrung schwangerer Frauen, rezessiv vererbtes Leiden?
		Der endemische Kretinismus kommt in Gebirgsgegenden häufig vor
Erworben:	–	*Myxödem*
		Ursache: Ausfall der Schilddrüse durch Entzündungen, Tumoren, Operationen oder aus unbekannten Gründen

Ursache

Eine Schilddrüsenunterfunktion kann schon bei der Geburt vorhanden sein oder sich auch später entwickeln. Je nach der Ursache können wir verschiedene Formen der Unterfunktion unterscheiden (Tab. **14**).

Es gibt noch viele andere Oligophrenien, bei denen die Funktion der endokrinen Drüsen gestört ist. Bei ihnen handelt es sich aber meist nur um *Begleiterscheinungen* von Oligophrenien anderer Ursachen.

Therapie

Die Behandlung besteht in der Verabreichung von Schilddrüsenhormonen. Es versteht sich von selbst, daß die Aussichten auf eine günstige Beeinflussung dieser Intelligenzminderung um so größer sind, je früher die Behandlung einsetzt. Bei frühzeitiger Therapie kann man eine gewisse Nachreifung erreichen, bei manchen Kindern sogar eine weitgehende Normalisierung der Intelligenz.

Intelligenzminderungen nach Entzündungen des ZNS

Die Entzündungen des ZNS sind sehr häufig die Ursache für Intelligenzminderungen. Das ZNS und seine Häute sind im *Kindesalter* und besonders beim *Säugling* auch für entzündliche Reaktionen sehr *anfällig.* Da die entzündlichen Krankheiten des Gehirns und seiner Häute im neurologischen Teil ausführlich besprochen wurden, brauchen wir hier nicht näher auf sie eingehen.

Ihre *psychischen Folgezustände* besprechen wir auf S. 295.

Psychologie der Intelligenzminderungen

Der gemeinsame Nenner aller Intelligenzminderungen (Oligophrenien) ist die zurückgebliebene und gering ausgebildete Leistungsfähigkeit der intellektuellen Funktionen.

■ Aber die Intelligenz ist nicht alles, sie ist zwar einer der wichtigsten Bausteine der Persönlichkeit, die alle anderen Dimensionen der Person durchdringt, hat aber mehr die Aufgabe eines Werkzeuges, das seine *Antriebe* aus anderen, tieferen Schichten der Person erhält. ■

Wir wollen uns im folgenden mit den einzelnen Zügen der Persönlichkeit der Oligophrenien kurz befassen.

Allgemeine Zeichen

Verlangsamung der Gesamtentwicklung. Sie äußert sich darin, daß die Betreffenden verspätet gehen und sprechen lernen und daß sie den geistigen Anforderungen ihrer Umwelt nicht gerecht werden können (fehlende Schulreife, Schulversagen usw.).

Verlangsamung im Ablauf der psychischen Funktionen. Eine Verlangsamung dieser Funktionen (Wahrnehmung, Phantasie, Denken usw.) führt zu einer geistigen Schwerfälligkeit und einer geringen inneren Beweglichkeit.

Neigung zu Primitivreaktionen. Darunter verstehen wir impulsartige Augenblickshandlungen und Erlebnisreize, die ohne Zwischenschaltung einer kontrollierenden Instanz (z. B. Verstand, Wille, Gewissen) ablaufen. Solche Reaktionen finden wir auch nicht selten bei normal entwickelten, jüngeren Kindern. Beispiele dafür sind Explosivreaktionen oder Kurzschlußhandlungen.

Intelligenzfunktionen

Wahrnehmung. Wir haben gehört, daß viele psychische Vorgänge bei Oligophrenen *verlangsamt* sind. So ist es auch mit der Wahrnehmung. Wahrnehmung ist ja nicht mit der *Sinnesfunktion* (Sehen, Hören usw.) identisch, sondern erfordert darüber hinaus eine erste einfache „Verarbeitung", die von der Intaktheit aller anderen Funktionen abhängig ist. Beim Intelligenzgeminderten ist die Wahrnehmung oft *lückenhaft* und vorwiegend von der persönlichen *Bedürfnislage* bestimmt, d. h., er nimmt in erster Linie das wahr, was er „braucht".

Aufmerksamkeit. Sie ist bei den meisten Oligophrenen stark schwankend. Sie sind meist nicht in der Lage, bei einer Tätigkeit länger zu bleiben, ihre Konzentration ist oft sprunghaft.

Gedächtnis und Merkfähigkeit. Beide sind häufig zurückgeblieben und wenig leistungsfähig. Dies schließt nicht aus, daß es ab und zu richtige „Gedächtnisakrobaten" unter den Menschen mit Intelligenzminderungen gibt. Auch sie könnten sich im Leben nie allein zurechtfinden, denn ihr gutes Gedächtnis steht schroff neben dem Unvermögen auf allen anderen Gebieten.

Denken. Das *Denken* ist wenig differenziert. Unser Denken ist insgesamt sehr *sprachabhängig,* es bedient sich mehr oder weniger scharfer *Begriffe.* Diese werden *erlernt.* Dem Oligophrenen fällt nun das Bilden von Begriffen sehr schwer, weil er zu stark am Konkreten haftet. Wie das Kind denkt er in Bildern. Er kann nicht das *Wesentliche* eines Bildes erfassen, er kann das Zufällige einer Situation nicht „wegdenken", er kann, mit anderen Worten, *nicht abstrahieren.*

Persönlichkeit

Intellektuell behinderte Menschen zeigen, wie auch nicht behinderte, Gefühlsregungen jeglicher Art (Lust, Unlust, Schmerz, Freude, Dankbarkeit usw.). Sie zeigen sie häufig sogar in starkem Ausmaße. Intelligenzgeminderte Menschen sind oft über das Gemüt leicht ansprechbar, besonders dann, wenn starke Sinnesreize sie „anregen". Ihre Empfänglichkeit für religiöse und andächtige Stimmungen hängt damit eng zusammen.

Natürlich neigen ihre Emotionen auch zuweilen zum Extremen, besonders dann, wenn sie in irgendeiner Weise überfordert werden. Der körperliche und psychische Entwicklungsrückstand der meisten Oligophrenen äußert sich auch in ausgesprochen *infantilen Persönlichkeitszügen.* Sie sprechen kindlich, spielen auch als äußerlich erwachsene Menschen häufig mit Spielsachen von Kindern.

Die geschilderten Persönlichkeitszüge geben das Bild eines insgesamt unreif wirkenden, in mancherlei Hinsicht hilflosen, jedoch auch vielfach liebenswerten Menschen, der auf unsere Hilfe angewiesen ist.

Auf die Förderungsmöglichkeiten Intelligenzgeminderter sind wir bereits auf S. 286 näher eingegangen.

Persönlichkeitsstörungen

Als **Persönlichkeitsstörungen** bezeichnet man „tief verwurzelte, anhaltende Verhaltensmuster, die sich in starren Reaktionen auf unterschiedliche persönliche und soziale Lebenslagen zeigen" (ICD-10). Sie treten erstmals in der Kindheit oder im Jugendalter auf und sind als spezifische Persönlichkeitsstörungen gekennzeichnet durch besonders stark hervortretende Charakterzüge wie übertriebene **Empfindsamkeit** und **Mißtrauen** (paranoide Persönlichkeitsstörung), extreme **Kontaktarmut** (schizoide Persönlichkeitsstörung) oder **zwanghaftes Verhalten** (anankastische Persönlichkeitsstörung). Sie sind verwandt mit **abnormen Gewohnheiten** und **Störungen der Impulskontrolle,** die durch eine unzureichend ausgeprägte Fähigkeit zur Selbststeuerung gekennzeichnet sind.

Nomenklatur und Definitorisches

Der Begriff „Psychopathie" – neuerdings spricht man eher von „Persönlichkeitsstörungen" – ist in der Psychiatrie immer problematisch gewesen. Die historische Betrachtung der Entwicklung dieses Begriffes zeigt, daß bereits in früheren Zeiten nahezu alle Argumente für und wider die „Psychopathien" diskutiert wurden, daß aber das Problem keineswegs an Aktualität verloren hat. Im Gegenteil zeigt die stets neue Beschäftigung mit diesem Thema, daß hier ein fundamentales Problem der Psychopathologie wie des Menschseins überhaupt getroffen ist, die Frage nach dem *Charakter* und der *Persönlichkeit.* Derartige Fundamentalfragen wurden zu jeder Zeit neu gestellt. Sie erfahren immer neue epochal-typische Antworten.

In der ICD-10 sind Persönlichkeitsstörungen wie folgt definiert:

▨ „Diese Störungen umfassen tief verwurzelte, anhaltende Verhaltensmuster, die sich in starren Reaktionen auf unterschiedliche persönliche und soziale Lebenslagen zeigen. Dabei findet man bei Personen mit Persönlichkeitsstörungen gegenüber der Mehrheit der betreffenden Bevölkerung deutliche Abweichungen im Wahrnehmen, Denken, Fühlen und in Beziehungen zu anderen. Solche Verhaltensmuster sind meistens stabil und beziehen sich auf vielfältige Bereiche von Verhalten und psychischen Funktionen. Häufig gehen sie mit persönlichem Leiden und gestörter sozialer Funktions- und Leistungsfähigkeit einher.

Persönlichkeitsstörungen unterscheiden sich von Persönlichkeitsänderungen durch den Zeitpunkt und die Art und Weise ihres Auftretens. Sie beginnen in der Kindheit oder Adoleszenz und dauern bis ins Erwachsenenalter an. Sie beruhen nicht auf einer anderen psychischen Störung oder einer Hirnerkrankung, obwohl sie anderen Störungen voraus- und mit ihnen einhergehen können. Persönlichkeitsänderungen dagegen werden im Erwachsenenalter erworben, in Folge schwerer oder anhaltender Belastungen, extremer, umweltbedingter Deprivation, schwerwiegenden psychiatrischen Störungen und Hirnerkrankungen oder -verletzungen." ▪

In der *ICD-10* lautet die Überschrift des entprechenden Kapitels „spezifische Persönlichkeitsstörungen, kombinierte und sonstige Persönlichkeitsstörungen und anhaltende Persönlichkeitsstörungen". Damit ist einerseits ausgesagt, daß die Störungen durch besonders charakteristische Verhaltensweisen (z. B. emotionale Instabilität, zwanghaftes Verhalten, Dissozialität) gekennzeichnet sind und daß es sich um lang anhaltende Zustandsbilder und Verhaltensmuster handelt.

Klinisches Bild

Persönlichkeitsstörungen sind keine scharf umgrenzbaren Verhaltensmuster, sondern Varianten der emotional kognitiven Ausstattung von Menschen, denen nur in besonderen Fällen Krankheitswert zukommt. Deshalb werden die einzelnen Persönlichkeitsstörungen auch als *Typologien* beschrieben, welche die für die Definition charakteristischen Merkmale möglichst prägnant zeigen. Die folgende Beschreibung orientiert sich an der ICD-10, wobei wir nur auf die wichtigsten und in der Praxis bedeutsamsten Persönlichkeitsstörungen eingehen.

Paranoide Persönlichkeitsstörung

Definition

Es handelt sich um eine Persönlichkeitsstörung mit starker Empfindlichkeit bei Mißerfolgen, Rückschlägen und Zurücksetzung.

Die Betroffenen haben die Neigung zu ständigem Groll, fühlen sich leicht beleidigt und verletzt und sind ausgesprochen mißtrauisch. Sie haben eine ausgeprägte Neigung, Erlebtes zu verdrehen und deuten oft neutrale oder freundliche Handlungen anderer als feindlich. Sie neigen ferner dazu, in beharrlicher und streitsüchtiger Weise auf ihren eigenen Rechten zu bestehen und sind ausgesprochen selbstbezogen. Häufig haben sie auch ein ungerechtfertigtes Mißtrauen gegenüber der sexuellen Treue des Ehe- oder Sexualpartners.

Ereignisse in ihrer unmittelbaren oder näheren Umgebung bringen sie häufig mit sich in Verbindung und entwickeln oft für diese an sich belanglosen Vorfälle „Verschwörungstheorien".

Dazugehörige Begriffe

– Expansiv-paranoische Persönlichkeitsstörung,
– fanatische Persönlichkeitsstörung,
– querulatorische Persönlichkeitsstörung,
– sensitiv-paranoische Persönlichkeitsstörung (in Anlehnung an ICD-10).

Paranoides Verhalten tritt meist erst im Jugendalter auf, in seltenen Fällen auch bei Kindern, im Zusammenhang mit einer schizoiden Persönlichkeit. Bei paranoiden Symptomen muß eine schizophrene Psychose besonders sorgfältig abgegrenzt werden, ferner andere Störungen, die mit einem Wahn oder wahnhaften Gedanken einhergehen.

■ Schizoide Persönlichkeitsstörung

Definition und klinisches Bild

Das auffälligste Merkmal der schizoiden Persönlichkeitsstörung ist eine ausgeprägte emotionale Kühle, eine starke Distanziertheit von anderen Menschen und eine geringe Fähigkeit, warmherzige Gefühle oder auch Ärger anderen gegenüber zu zeigen.

Die Betreffenden machen den Eindruck, als sei ihnen alles gleichgültig, sie reagieren kaum auf Lob oder auf Kritik und scheinen keinerlei Freude am Kontakt mit anderen Menschen zu haben. Sie zeigen eine Vorliebe für einzelgängerische Beschäftigungen, haben wenig Interesse an sexuellen Erfahrungen mit anderen Personen und sind in übermäßiger Weise mit ihrer Phantasie und ihrem Innenleben beschäftigt. Sie haben kaum enge Freunde oder vertrauensvolle Beziehungen (wenn überhaupt vorhanden, sind sie auf eine Person konzentriert), und es besteht auch nicht der Wunsch nach solchen Kontakten.

Auffallend ist ferner eine mangelnde Sensibilität im Erkennen und Befolgen gesellschaftlicher Regeln. Dadurch werden sie zu Außenseitern, die in der Familie meist noch gut toleriert werden, außerhalb jedoch häufig anecken und daher schwer einen anerkannten Platz in der Gesellschaft finden.

Synonyme Begriffe

Synonym ist die Bezeichnung „schizothyme Persönlichkeit". Abzugrenzen ist eine schizophrene Erkrankung und das Asperger-Syndrom, das auch als autistisch-schizoide Störung des Kindes- und Jugendalters angesehen werden kann.

Schizoides Verhalten kann bereits im Kindesalter auftreten. Die schizoide Persönlichkeitsstörung ist aber nicht als „Vorstufe" zur Schizophrenie aufzufassen.

Dissoziale Persönlichkeitsstörung

Definition und klinisches Bild

„Diese Persönlichkeitsstörung fällt durch eine große Diskrepanz zwischen dem Verhalten und den gesetzlichen Normen auf und ist charakterisiert durch

- herzloses Unbeteiligtsein gegenüber den Gefühlen anderer,
- deutlich andauernde Verantwortungslosigkeit und Mißachtung sozialer Normen, Regeln und Verpflichtungen;
- Unvermögen zur Beibehaltung längerfristiger Beziehungen, aber keine Schwierigkeiten, Beziehungen einzugehen;
- sehr geringe Frustrationstoleranz und niedrige Schwelle für aggressives und gewalttätiges Verhalten;
- Unfähigkeit zum Erleben von Schuldbewußtsein oder zum Lernen aus Erfahrung, besonders aus Bestrafung;
- Neigung, andere zu beschuldigen oder vordergründige Rationalisierungen für das eigene Verhalten anzubieten, durch welches die Person in einen Konflikt mit der Gesellschaft geraten ist.

Anhaltende Reizbarkeit kann ein zusätzliches Merkmal sein. Eine Störung des Sozialverhaltens in der Kindheit und Jugend stützt die Diagnose, muß aber nicht vorgelegen haben" (ICD-10).

Synonyme Begriffe

Weitgehend synonym sind die Begriffe „amoralische Persönlichkeitsstörung", „asoziale Persönlichkeitsstörung" und „soziopathische Persönlichkeitsstörung". Auch bei diesen Störungen erfolgt die Diagnose sowohl durch anamnestische Angaben als auch durch die Beobachtung. Interessant ist, daß dieser Typus der Persönlichkeitsstörung als einer der ersten beschrieben wurde. Der englische Psychiater Prichard bezeichnete ihn (1835) mit dem Begriff der „moral insanity".

Abgrenzung

Abgrenzungsfragen ergeben sich gegenüber allen Formen der Verwahrlosung, insbesondere auf dem Boden eines frühkindlichen Hospitalismus. Persönlichkeiten, die sich vorwiegend durch soziopathisches und dissoziales Verhalten auszeichnen, haben wenig Gelegenheit gehabt, tragfähige ethische

Maßstäbe zu entwickeln. Der Begriff einer vorwiegend soziopathischen Persönlichkeit impliziert allerdings, daß ausreichend Gelegenheit hierzu bestand, wobei es dann in der Person begründet liegt, daß diese Normen nicht erworben worden sind.

Emotional instabile Persönlichkeitsstörung

Definition und klinisches Bild

Hier handelt es sich um „eine Persönlichkeitsstörung mit deutlicher Tendenz, impulsiv zu handeln, ohne Berücksichtigung von Konsequenzen, und mit wechselnder, instabiler Stimmung.

Die Fähigkeit, vorauszuplanen, ist gering, und Ausbrüche intensiven Ärgers können oft zu gewalttätigem und explosiblem Verhalten führen. Dieses Verhalten wird leicht ausgelöst, wenn impulsive Handlungen von anderen kritisiert oder behindert werden" (ICD-10).

Zwei Erscheinungsformen dieser Persönlichkeitsstörung können näher beschrieben werden, bei beiden finden sich Impulsivität und mangelnde Selbstkontrolle: der *impulsive Typus,* dessen wesentliche Charakterzüge emotionale Instabilität und mangelnde Impulskontrolle sowie Ausbrüche von gewalttätigem und bedrohlichem Verhalten sind, und der *Borderline-Typus,* der zusätzlich zur emotionalen Instabilität durch eine Störung des Selbstbildes und eine Reihe anderer Auffälligkeiten gekennzeichnet ist. Auf ihn wird später noch näher eingegangen, da er im klinischen Alltag eine besondere Rolle spielt.

Histrionische Persönlichkeitsstörung

Definition und klinisches Bild

Es handelt sich um eine Persönlichkeitsstörung, die durch folgende Eigenschaften gekennzeichnet ist: Dramatisierung von Vorgängen, die die eigene Person betreffen, theatralisches Verhalten und übertriebener Ausdruck von Gefühlen.

Die Betroffenen sind außerordentlich suggestibel und lassen sich leicht durch andere Personen oder Umstände beeinflussen. Ihre Affektivität ist oberflächlich und labil; sie zeigen ein andauerndes Verlangen nach aufregenden Ereignissen sowie Anerkennung durch andere und verwenden hohe Energie darauf, stets im Mittelpunkt der Aufmerksamkeit zu stehen. Sie treten oft unangemessen auf, was sich häufig auch in der Kleidung ausdrückt und zeigen ein übermäßiges Interesse an körperlicher Attraktivität.

Weitere Merkmale sind egozentrisches und selbstbezogenes Verhalten. Die Betroffenen sind ferner sehr leicht kränkbar und neigen dazu, andere Personen zur Befriedigung eigener Bedürfnisse zu manipulieren (in Anlehnung an ICD-10).

Synonyme Begriffe

Synonyme Bezeichnungen sind „hysterische Persönlichkeitsstörung" und „infantile Persönlichkeitsstörung".

■ Anankastische Persönlichkeitsstörung

Definition und klinisches Bild

Bei dieser Persönlichkeitsstörung stehen „zwanghafte Züge" im Vordergrund. Diese äußern sich in übervorsichtigem Verhalten und übermäßigen Zweifeln, eine ständige Beschäftigung mit Details, Regeln und Ordnung, was sich häufig in entsprechenden Listen und Organisationsplänen ausdrückt.

Durch ihren Perfektionismus werden die Betroffenen an der Erledigung von alltäglichen Aufgaben gehindert; ihre übermäßige Gewissenhaftigkeit, Skrupelhaftigkeit und unverhältnismäßige Leistungsbezogenheit führen dazu, daß sie zwischenmenschliche Beziehungen vernachlässigen und wenig Freude am Leben haben. Dazu tragen auch ihre übermäßige Pedanterie, ihr rigides Verhalten, ihr Eigensinn und die ausgeprägte Befolgung von Konventionen bei.

Im jeweiligen Lebensumkreis der Betreffenden führt dies meist zu erheblichen Komplikationen, weil sie auf der Unterordnung anderer unter eigene Gewohnheiten bestehen, was das Zusammenleben sehr erschwert (in Anlehnung an ICD-10).

Dazugehörige Begriffe

„Zwanghafte Persönlichkeitsstörung" oder „Zwangspersönlichkeit".

Abgegrenzt werden muß die Störung von der Zwangsstörung (Zwangsneurose), die in den Bereich der reaktiven und neurotischen Störungen gehört und in der Regel keine dauerhafte Störung ist. Persönlichkeitsstörungen haben eigentlich immer den Charakter des Überdauernden, wenngleich sich ihre ausgeprägten Züge mit zunehmendem Alter etwas abmildern.

■ Ängstliche (vermeidende) Persönlichkeitsstörung

Definition und klinisches Bild

Zentrale Merkmale dieser Persönlichkeitsstörung sind andauernde und umfassende Gefühle von Anspannung und Besorgtheit, die sich u. a. in der Überzeugung äußern, selbst sehr unbeholfen, unattraktiv und minderwertig zu sein und die durch die Befürchtung gekennzeichnet sind, in sozialen Situationen kritisiert oder abgelehnt zu werden. Dadurch kommt es zu einer ausgeprägten Abneigung, sich auf persönliche Kontakte einzulassen, es sei denn, es besteht eine gewisse Sicherheit, daß man anerkannt und angenommen wird.

Die Betroffenen schränken ihren Lebensstil stark ein wegen der Bedürfnisse nach körperlicher Sicherheit, sie vermeiden soziale und berufliche Aktivitäten, die zwischenmenschliche Kontakte voraussetzen. Dies geschieht aus Furcht vor Kritik, Mißbilligung oder Ablehnung.

Synonyme Begriffe

Synonym ist die Bezeichnung „selbstunsichere Persönlichkeitsstörung".

■ Abhängige Persönlichkeitsstörung

Definition und klinisches Bild

Wie die Bezeichnung schon ausdrückt, steht hier im Mittelpunkt eine ausgeprägte Abhängigkeit von anderen und die Unfähigkeit, Entscheidungen, die das eigene Leben betreffen, selbst herbeizuführen. Die Betroffenen appellieren bei allen wichtigen Entscheidungen an die Hilfe anderer oder überlassen gar die Entscheidung diesen.

Es kommt zur Unterordnung eigener Bedürfnisse unter die anderer Personen, zu denen eine meist durch Abhängigkeit gekennzeichnete Beziehung besteht. Menschen mit einer abhängigen Persönlichkeitsstörung sind gegenüber den Wünschen anderer unverhältnismäßig nachgiebig, sie zeigen ferner eine mangelnde Bereitschaft zur Äußerung angemessener Ansprüche gegenüber Personen, zu denen eine Abhängigkeit besteht und haben ein sehr unbehagliches Gefühl beim Alleinsein aus übertriebener Angst, nicht für sich allein sorgen zu können. Sie haben häufig Angst, von einer Person verlassen zu werden, zu der eine enge Beziehung besteht und befürchten am meisten, auf sich selbst angewiesen zu sein. Ihre eingeschränkte Fähigkeit, Alltagsentscheidungen zu treffen, macht sie in besonderem Maße abhängig von den Ratschlägen oder Bestätigungen anderer Menschen (in Anlehnung an ICD-10).

Dazugehörige Begriffe

„Asthenische Persönlichkeitsstörung", „inadäquate Persönlichkeitsstörung", „passive Persönlichkeitsstörung".

Borderline-Syndrom

Definition und Klassifikation

■ Mit dem Begriff Borderline-Syndrom werden Störungen beschrieben, die sich im Grenzbereich bzw. in der Überlappungszone zwischen Psychosen, Neurosen und Persönlichkeitsstörungen bewegen (Abb. **72**). ■

Der Begriff hat sich in den 60er Jahren herausgebildet, wobei von der Erfahrung vieler Kliniker ausgegangen wurde, daß es krankhafte Störungen gibt, die sich keiner der drei genannten, relativ gut definierbaren Kategorien zuordnen lassen. So wurde eine „Restkategorie" gebildet, die mit dem Begriff „Borderline-Syndrom" belegt wurde. In den letzten Jahren wird das Borderline-Syndrom nicht mehr als „Restkategorie", sondern als *eigenständiges* psychisches *Krankheitsbild* verstanden,

■ „das phänomenologisch im Grenzbereich von Neurose, schwerer Charakterstörung und Psychose angesiedelt ist, sich differentialdiagnostisch aber hinreichend genau von diesen nosologischen Kategorien unterscheiden läßt. Pathognomonisch ist eine spezifische Pathologie des Ich, die die übrigen psychischen Strukturen in Mitleidenschaft zieht. Diese Ich-Pathologie resultiert aus dem Einsatz archaischer Spaltungsmechanismen und anderer, sich um die Spaltung gruppierenden spezifischen Abwehroperationen zu defensiven Zwecken" (Rohde-Dachser 1989). ■

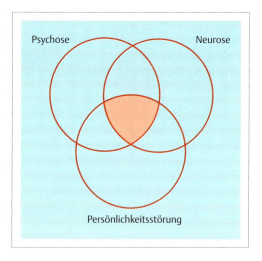

Abb. **72** Das Borderline-Syndrom in der Überlappungszone zwischen Psychose, Neurose und Persönlichkeitsstörung

Das Borderline-Syndrom ist in der *ICD-10* als Untergruppe der emotional instabilen Persönlichkeitsstörung eingeordnet.

Obwohl die meisten Autoren sich einig sind, daß sich das Borderline-Syndrom im Grenzbereich der drei oben erwähnten psychiatrischen Krankheitskategorien bewegt, so rechnet doch die Mehrzahl von ihnen es zu den Persönlichkeitsstörungen. Die früher ebenfalls übliche Bezeichnung „Borderline-Schizophrenie" (synonym: latente Schizophrenie) wurde inzwischen aufgegeben.

Klinisches Bild, Diagnose und Differentialdiagnose

Bei den meisten Patienten, auf die die Kategorie „Borderline" angewandt wird, handelt es sich im herkömmlichen Sinne um Persönlichkeitsstörungen.

Die Diagnose erfolgt in der Regel aufgrund der berichteten bzw. beobachteten Symptomatik und aufgrund spezieller Untersuchungsinstrumente wie des *Diagnostischen Interviews für Borderline-Fälle (DIB)*.

Die nicht scharf definierten Kriterien für die Diagnose des Borderline-Syndroms nach ICD-10 lauten:

„Einige Kennzeichen emotionaler Instabilität sind vorhanden, zusätzlich sind oft das eigene Selbstbild, Ziele und „innere Präferenzen" (einschließlich der sexuellen) unklar und gestört. Meist besteht ein chronisches Gefühl innerer Leere. Die Neigung zu intensiven, aber unbeständigen Beziehungen kann zu wiederholten emotionalen Krisen führen mit übermäßigen Anstrengungen, nicht verlassen zu werden und mit Suiziddrohungen oder selbstschädigenden Handlungen" (ICD-10).

Ätiologie und Genese

Letztlich ist die Frage nach der Ätiologie und Genese des Borderline-Syndroms identisch mit der *Frage nach der Entstehung von Persönlichkeitsstörungen* überhaupt. Um dieser Frage näherzukommen, muß man sich den Anfängen der Charakter- und Persönlichkeitsentwicklung zuwenden. Dies kann unter verschiedenen Aspekten geschehen:

Bei *tiefenpsychologischer* Betrachtung liegt der Hauptakzent auf der Über-Ich- und Ich-Entwicklung, wobei Ich-Schwäche und mangelhafte Über-Ich-Entwicklung am ehesten zur Persönlichkeitsstörung disponieren.

Die *lerntheoretische* Betrachtung konzentriert sich hingegen auf die verzögerten oder gar ausbleibenden Lernprozesse der psychopathischen Persönlichkeiten.

In allgemeiner *entwicklungspsychopathologischer* Terminologie kann man bei den mit dem Terminus „Persönlichkeitsstörungen" umschriebenen Störungsmustern ein Ausbleiben von Strukturierungs- und Differenzierungsvorgängen erblicken. In dieser allgemeinen Formulierung lassen sich tiefenpsychologische und lerntheoretische Gedankengänge durchaus vereinbaren.

Sonstige Persönlichkeitsstörungen

Unter dieser Bezeichnung werden verschiedene Varianten der Persönlichkeitsausstattung beschrieben, die den bisher genannten Rubriken nicht eindeutig zuzuordnen sind. Begriffe sind z. B. „exzentrische Persönlichkeit", „haltlose Persönlichkeit", „unreife Persönlichkeit", „passiv-aggressive Persönlichkeit", „narzißtische Persönlichkeit".

Ätiologie und Genese

Alle derzeitigen Theorien zur Erklärung von Persönlichkeitsstörungen gehen davon aus, daß konstitutionelle und Umwelteinflüsse zusammenspielen. Die Akzente sind allerdings unterschiedlich.

Tiefenpsychologische Sicht

In tiefenpsychologischer Betrachtung liegt der Hauptakzent auf der Über-Ich- und Ich-Entwicklung, wobei Ich-Schwäche und mangelhafte Über-Ich-Entwicklung am ehesten zur Persönlichkeitsstörung disponieren. Diese Ansicht geht insbesondere auf Aichhorn (1925) zurück, der für die Psychopathie folgende Züge herausgestellt hat:

– Eine unzureichende Funktion des Ich-Ideals bzw. Über-Ichs, was zur Folge hat, daß das Verhalten weder im positiven (Ausbildung von Normen und Idealen) noch im negativen Sinne (durch introjizierte Verbote) gesteuert werden kann.

– Eine zusätzliche Ich-Schwäche führt dazu, daß der Übergang vom Lustprinzip zum Realitätsprinzip nicht in angemessener Weise vollzogen werden kann. Es kommt zu einer verminderten Fähigkeit, Spannungen zu ertragen, und damit zur Tendenz, stets eine rasche Befriedigung von Bedürfnissen zu suchen. Die Konsequenz ist, daß derart strukturierte Menschen wenig Ausdauer haben, keine dauerhaften Beziehungen eingehen können, sich von augenblicklichen Impulsen leiten lassen und ihre Affekte ungehemmt entladen. Hinsichtlich ihrer Phantasie leben sie vorwiegend in der Welt des Kindes.

Damit ist der Aspekt der Reifungsverzögerung angedeutet, der sich bereits bei Kraepelin (1915) findet.

Lerntheoretische Sicht

Die lerntheoretische Betrachtung konzentriert sich auf die verzögerten Lernprozesse der abnormalen Persönlichkeiten. Nach Eysenck u. Rachman (1968) findet man unter ihnen gehäuft sowohl extravertierte Persönlichkeiten, die verzögert lernen, als auch Personen, bei denen entsprechende Lernreize gefehlt haben.

Entwicklungspsychologische Sicht

Aus allgemeiner entwicklungspsychologischer Sicht liegt einer Persönlichkeitsstörung ein Ausbleiben von Strukturierungs- und Differenzierungsvorgängen zugrunde. In dieser allgemeinen Formulierung lassen sich tiefenpsychologische und lerntheoretische Gedankengänge durchaus vereinigen. Dabei stellt sich jedoch die Frage, auf welche Weise es zum Ausbleiben entscheidender Entwicklungsprozesse kommt. Die Ursachen können prinzipiell in verschiedenen Bereichen liegen:

- in familiären oder sonstigen Umgebungseinflüssen,
- in konstitutionellen bzw. genetischen Faktoren,
- in einer organischen Vorschädigung oder
- in einer idiopathischen Asynchronisierung des Entwicklungsverlaufes.

Es spricht vieles dafür, daß mehrere Faktoren für die Entwicklung von Persönlichkeitsstörungen verantwortlich sind, wobei in jüngster Zeit genetische Einflüsse wieder stärker diskutiert werden. Psychophysiologische und genetische Untersuchungen haben die Diskussion um die Entstehung der Persönlichkeitsstörungen wieder belebt.

Therapie, Rehabilitation und Prävention

Therapeutische Bemühungen wurden an sogenannten „psychopathischen Kindern" unter Zugrundelegung verschiedener theoretischer Konzepte unternommen.

Bahnbrechend waren die Gedanken Aichhorns (1925), der Psychopathie und Verwahrlosung *tiefenpsychologisch* als unzureichende Ich-Funktion bzw. Ich-Schwäche kennzeichnete, wobei der Übergang vom Lustprinzip zum Realitätsprinzip nicht vollzogen werden kann. Entsprechend besteht die Aufgabe der Therapie darin, derartige Entwicklungsdefizite nachzuholen. Dies ist allerdings ein langwieriger Prozeß.

Aus *lerntheoretischer Sicht* sind Konditionierungsvorgänge nachzuholen. Da jedoch nach dieser Auffassung Persönlichkeitsstörungen eine verminderte

Fähigkeit implizieren, aus Erfahrungen zu lernen, kommt es darauf an, ausgebliebene Lernvorgänge möglichst intensiv nachzuholen bzw. eingeschliffene Fehlreaktionen abzubauen.

Dies ist in der Praxis außerordentlich schwierig. Deshalb hat sich hinsichtlich der Betreuung solcher Persönlichkeiten am meisten der Aspekt der *pädagogischen Führung* durchgesetzt. Durch eine entsprechende Gestaltung des Milieus und Formung der Umwelteinflüsse gelingt es noch am ehesten, Jugendliche mit Persönlichkeitsstörungen zu einer relativen Anpassung zu bringen. Dabei spielt auch die „*Nachreifung*" eine nicht unwesentliche Rolle.

Schließlich zeigen katamnestische Untersuchungen, daß ein nicht geringer Teil sogenannter „psychopathischer Persönlichkeiten" im Laufe der Zeit eine Möglichkeit findet, sich mit seiner Umgebung zu arrangieren.

Somit bleibt aufs Ganze gesehen die nicht sehr positive Bilanz, dem Reifungsprozeß einen hohen Stellenwert einzuräumen und diesen durch pädagogische sowie therapeutische Maßnahmen weitestgehend zu unterstützen. Viel wesentlicher erscheint jedoch die *Prävention* im Sinne einer umfassenden Psychohygiene mit dem Ziel der Verminderung von organischen Vorschädigungen und Umweltnoxen.

Abhängigkeit und Sucht

Die Bezeichnungen „Abhängigkeit" und „Sucht" werden weitgehend gleichsinnig gebraucht und beschreiben einen Zustand der **periodischen** oder **chronischen Vergiftung** durch eine psychotrope Substanz oder ein Arzneimittel. Zur Abhängigkeit gehören: ein **übermäßiges Verlangen** nach dem Suchtmittel, eine Tendenz zur **Dosissteigerung,** körperliche und psychische **Abhängigkeit von der Substanz** und Entzugserscheinungen nach Absetzen des Mittels. Nicht alle Abhängigkeit erzeugenden Substanzen verursachen jedoch alle der hier genannten Folgeerscheinungen. Deshalb ist man dazu übergegangen, die einzelnen Formen der Abhängigkeit (Sucht) nach den Substanzen zu bezeichnen, die das süchtige Verhalten hervorrufen (z. B. Störungen durch Alkohol, durch Opioide, durch Kokain etc.).

Die **Behandlung** der Abhängigkeitserkrankungen erfolgt in mehreren Phasen, die u. a. die **Entziehung und Entgiftung,** die **Entwöhnung** und die **Nachbehandlung und Wiedereingliederung** umfassen. Der Hauptakzent aller Maßnahmen muß jedoch auf der **Vorbeugung** liegen, für die bislang nur wenig erfolgreiche Ansätze vorliegen.

Begriffe und Definitionen

■ Unter *Mißbrauch* verstehen wir die nicht sachgerechte oder über das sachgerechte Maß hinausgehende Anwendung von Arznei- oder Genußmitteln.

■ Als *Sucht* bezeichnen wir einen Zustand periodischer und chronischer Vergiftung, der durch den wiederholten Genuß eines natürlichen oder synthetischen Arzneimittels hervorgerufen wird, schädlich für den einzelnen oder (und) die Gesellschaft (WHO-Definition des Ausschusses für Rauschgifte). ■

Zur Sucht gehören:

– übermäßiges Verlangen nach dem Suchtmittel,
– Tendenz zur Erhöhung der Dosis,
– psychische und körperliche Abhängigkeit vom Suchtmittel und
– Entziehungserscheinungen nach Absetzen des Mittels.

Es hat sich gezeigt, daß sich die Auswirkungen mancher Rausch-, Betäubungs- und Aufputschmittel nicht unter dieser umfassenden Definition subsumieren lassen. Deshalb wurde von der WHO bereits 1965 der Begriff der Drogenabhängigkeit geprägt, der nicht mehr Allgemeingültigkeit für alle Mittel anstrebt, sondern die jeweils charakteristische Wirkungsweise einer chemischen Substanz in der Definition mitberücksichtigt. Die Definition umfaßt also neben allgemeinen Kennzeichen wie chronischer Anwendung einer Droge jeweils auch eine genaue Beschreibung der für die Droge charakteristischen Eigenschaften.

Im Klassifikationsschema für psychiatrische Erkrankungen der WHO (ICD-10) werden 10 verschiedene Formen von psychischen und Verhaltensstörungen unterschieden, die durch „psychotrope Substanzen" hervorgerufen werden.

Wie aus Tab. **15** hervorgeht, wird zunächst nur eine „Störung" im Zusammenhang mit der jeweiligen Substanz unterschieden. Welches *Ausmaß* diese

---

Tabelle **15** Klassifikation der psychischen Verhaltensstörungen durch psychotrope Substanzen gemäß ICD-10

F 10	Störungen durch Alkohol
F 11	Störungen durch Opioide
F 12	Störungen durch Cannabinoide
F 13	Störungen durch Sedativa und Hypnotika
F 14	Störungen durch Kokain
F 15	Störungen durch andere Stimulantien, einschließlich Koffein
F 16	Störungen durch Halluzinogene
F 17	Störungen durch Tabak
F 18	Störungen durch flüchtige Lösungsmittel
F 19	Störungen durch multiplen Substanzgebrauch und Konsum anderer psychotroper Substanzen

Störung beim einzelnen Patienten hat (z. B. akute Vergiftung, schädlicher Gebrauch, Abhängigkeit, Entzug) wird jeweils *zusätzlich* vermerkt.

Im folgenden gehen wir auf die wichtigsten Formen des Drogenmißbrauchs und der Drogenabhängigkeit ein, ohne alle Besonderheiten der ICD-10-Klassifikation zu berücksichtigen.

Persönlichkeit des Drogenabhängigen

Unter den Drogenabhängigen finden wir häufig Menschen mit Persönlichkeitsstörungen. Sie geraten jedoch meist erst infolge persönlicher oder beruflicher Konfliktsituationen, die sie selbst nicht bewältigen können, an das verhängnisvolle Mittel. Natürlich spielen – etwa beim Alkoholismus – auch die Trinksitten, das Gewohnheitstrinken und neuerdings die aufdringliche Reklame, die darauf abzielt, Bedürfnisse zu wecken, eine nicht zu verkennende Rolle. Man kann gerade bei der Drogenabhängigkeit das enge Zusammenspiel zwischen biologischen, persönlichen und soziologischen Faktoren gut beobachten.

Alkoholismus

Der Alkholismus ist das verbreitetste Suchtleiden, das wir kennen. Es ist ständig im Zunehmen begriffen, inbesondere erhöht sich von Jahr zu Jahr der Anteil der Frauen und der Jugendlichen. Man kann in der Bundesrepublik mit etwa 600 000 behandlungsbedürftigen Alkoholikern rechnen.

Die soziale Bedeutung des Alkoholismus wird deutlich, wenn man an die zahlreichen Verkehrsunfälle denkt, die unter Alkoholeinfluß passieren, an den Persönlichkeitsverfall der Alkoholiker, an Frühinvalidisierung, an das Milieu der Trinkerfamilien und seine Auswirkungen auf heranwachsende Kinder. Schon aus diesen wenigen Andeutungen mag die Notwendigkeit einer umfassenden und konsequenten Bekämpfung des Alkoholismus ersehen werden.

Typen und Stadien

Alkoholmißbrauch und Alkoholabhängigkeit verlaufen in unterschiedlichen Phasen:

– Prodromalphase
– kritische Phase
– chronische Phase.

Außerdem unterscheidet man verschiedene Typen des Alkoholkonsums (Jellinek):

– Beim *Alphatyp* (sogenannter Konflikttrinker) kommt es zeitweise zur psychischen Abhängigkeit, die Fähigkeit zu Abstinenz ist erhalten, und es besteht kein Kontrollverlust.

– Beim *Betatyp* kommt es zu übermäßigem, aber nicht regelmäßigem Alkoholkonsum und zu körperlichen Komplikationen (Gastritis, Polyneuritis).

– Beim *Gammaalkoholismus* bestehen psychische und physische Abhängigkeit, Kontrollverlust, Abstinenzerscheinungen und oft psychopathologische Veränderungen.

– Der *Deltaalkoholismus* ist durch Unfähigkeit zur Abstinenz bei erhaltener Kontrolle gekennzeichnet (Dauertrinker).

– Beim *Epsilonalkoholismus* schließlich liegt periodisches Trinken mit Kontrollverlust vor (Quartalsäufer, Dipsomanie).

Syndrome durch Alkoholwirkung

Wir können eine ganze Reihe von Syndromen unterscheiden, die durch Alkoholwirkung hervorgerufen werden.

Gewöhnlicher (einfacher) Rausch

Es handelt sich hierbei um eine akute Alkoholvergiftung, deren Grad von verschiedenen Faktoren wie Art des Getränkes, getrunkener Menge, persönlicher Alkoholverträglichkeit usw. abhängig ist.

Die Verhaltensweise des einzelnen im Rausch ist sehr verschieden.

Symptome

Neurologische Symptome. Als neurologische Symptome finden wir Koordinationsstörungen (Steh- und Gehunsicherheit), artikulatorische Sprachstörungen (Lallen, schwere Zunge) und Nachlassen der Reaktionsfähigkeit (Unfähigkeit, ein Kraftfahrzeug zu steuern).

Psychische Symptome. Auf psychischem Sektor kommt es zur *Enthemmung* und *Antriebssteigerung,* die häufig mit einer *euphorischen* Grundstimmung gekoppelt sind. Die Enthemmung kann sich bei sonst schüchternen Personen als unvermutete Lebendigkeit oder Originalität äußern, bei anderen in Rededrang, taktlosem Benehmen oder sittlichen Entgleisungen. Auch Denkstörungen kommen vor: verlangsamter Denkablauf, erschwerte Auffassung, Kritiklosigkeit.

PSYCHIATRIE

Tabelle 16	Die Wirkungen des Alkohols in Abhängigkeit vom Blutalkoholspiegel
0,6–0,8‰	deutliche Verkehrsgefährdung
1,0‰	leichter Rausch (Schwips)
1,5‰	absolute Fahruntüchtigkeit
2,0‰	mittlerer Rausch
2,5‰	schwerer Rausch

Alkohol am Steuer

Zur Ermittlung des Grades der Trunkenheit wird bekanntlich die Höhe des Blutalkoholspiegels herangezogen. Sie ist zwar kein absoluter Maßstab, ist aber oft das einzige objektive Kriterium. Als ungefähre Anhaltspunkte hinsichtlich der Stärke der Alkoholvergiftung mögen die Angaben der Tab. **16** dienen.

Rechtslage

Schuldunfähigkeit besteht für Handlungen, die im schweren Rausch begangen werden (§ 20 StGB). Allerdings kann der Täter dafür bestraft werden, daß er sich vorsätzlich betrunken hat. Bei Gewohnheitstrinkern kann eine Anstaltsunterbringung zur Entziehungskur gerichtlich angeordnet werden (§ 64 StGB).

Pathologischer Rausch (Alkoholintoleranz)

Unter Alkoholintoleranz verstehen wir eine Unverträglichkeit oder herabgesetzte Verträglichkeit von Alkohol, die sich bei entsprechend veranlagten Menschen als sogenannter pathologischer Rausch äußert. Bei diesem handelt es sich um einen Dämmerzustand, der schon durch geringe Alkoholmengen ausgelöst werden kann.

Alkoholintoleranz kann bedingt sein durch eine entsprechende *Veranlagung* (Psychopathie, genuine Epilepsie), durch *erworbene Erkrankungen* des Gehirns (Hirnverletzungen, Arteriosklerose) oder (selten) durch *psychische Faktoren* (seelische Erregung).

Symptome

Schon bei Genuß geringer Alkoholmengen kommt es zu einem Dämmerzustand mit ausgesprochen psychotischen Symptomen wie Desorientierung, illusionären Verkennungen, Halluzinationen und vor allem zu schweren motorischen Unruhezuständen, während deren nicht selten Gewaltverbrechen

314 Abhängigkeit und Sucht

verübt werden. Der pathologische Rausch ist meist von kurzer Dauer, es besteht eine Amnesie für diese Zeit.

Rechtslage

Schuldunfähigkeit für Straftaten (§ 20 StGB).

Chronischer Alkoholismus

Der chronische Alkoholismus ist eine sehr weit verbreitete Sucht. In Mitteleuropa und in den USA sollen auf 100 000 erwachsene Einwohner etwa 2500 Alkoholiker kommen.

„Alkoholiker sind exzessive Trinker, deren Abhängigkeit vom Alkohol einen solchen Grad erreicht hat, daß sie deutliche geistige Störungen, Gesundheitsschäden und eine Beeinträchtigung der mitmenschlichen Beziehungen sowie der sozialen und wirtschaftlichen Funktionen aufweisen" (Definition der WHO).

Symptome

Körperliche Symptome. Gastritis, Herz- und Kreislaufstörungen, Leberzirrhose, Sensibilitätsstörungen und Reflexausfälle, alkoholische Polyneuropathie, Tremor der Hände, Gangunsicherheit (Ataxie), mitunter morgendliches Erbrechen, Potenzstörungen.

Psychische Symptome. Reizbarkeit, verminderte Leistungsfähigkeit, insbesondere Nachlassen von Gedächtnis und Merkfähigkeit, euphorische oder auch weinerliche Grundstimmung und Stimmungslabilität, charakterliches und soziales Abgleiten. Schließlich kommt es zu einem regelrechten Zerfall der Persönlichkeit. Beruf und Familie werden vernachlässigt, die Familie oft mißhandelt, die moralischen Schranken fallen, so daß es zu kriminellen Handlungen, häufig Sittlichkeitsverbrechen kommt. In manchen Fällen mündet der Abbau in die irreversiblen Defektsyndrome (organische Wesensänderung, Demenz).

Ursachen

Wie bereits erwähnt, spielen abnorme Veränderungen eine große Rolle (willensschwache, depressive, selbstunsichere Psychopathen), ebenso abnorme psychogene Reaktionen und Entwicklungen (s. dort). Nicht zu unterschätzen sind Umwelteinflüsse, besonders in Berufen, die es mit dem Alkohol zu tun haben (Gastwirte, Kellner) sowie Lebensschwierigkeiten aller Art, die mit Alkohol vorübergehend „zugedeckt" werden.

Rechtslage

Bei schwerem Alkoholismus ist die Bestellung eines Betreuers möglich. Es kann auch Ehescheidung und Eheaufhebung beantragt werden. Nach im Rausch verübten Straftaten können Trinker zwangsweise in Heilanstalten zur Entziehungskur eingewiesen werden.

Delirium tremens (Alkoholdelir)

Das Delirium tremens ist eine nach langjährigem Alkoholmißbrauch, vor allem bei plötzlichem Alkoholentzug auftretende körperlich begründbare Psychose (S. 367).

Symptome

Vorboten eines nahenden Delirs sind oft vermehrte Reizbarkeit, Angst, Schlafstörungen, mitunter auch Krampfanfälle.

Psychische Symptome. Das Vollbild des Delirs ist durch folgende psychische Symptome gekennzeichnet:

– Bewußtseinstrübung (die Patienten sind noch ansprechbar),
– zeitliche und örtliche Desorientierung,
– produktive Symptome (illusionäre Verkennungen, Wahnideen und optische Halluzinationen, bei denen vorwiegend kleine, sich bewegende Objekte wie Mäuse, Käfer usw. gesehen werden),
– hochgradige motorische Unruhe.

Die motorische Unruhe kann so stark sein, daß die Patienten stundenlang toben und um sich schlagen, ohne zu ermüden. Dies bedeutet für das Herz-Kreislauf-System eine erhebliche Belastung.

Körperliche Symptome. Gleichgewichtsstörungen, Tremor der Hände und starkes Schwitzen.

Ursache

Vermutlich führen durch den chronischen Alkoholismus entstandene Stoffwechselstörungen (besonders Leberschäden) zum Delir. Als Auslöser sind körperliche Erkrankungen (z. B. Pneumonien), Unfälle (Schädelverletzungen, Knochenbrüche usw.) und plötzlicher Alkoholentzug bekannt. So bricht nicht selten ein „Entziehungsdelir" aus, wenn ein Trinker während einer stationären Krankenhausbehandlung nicht die gewohnten Alkoholmengen erhält.

316 Abhängigkeit und Sucht

Komplikationen

Gefürchtet sind Herz- und Kreislaufversagen, Pneumonien und die hämorrhagische Enzephalopathie (Wernicke). Bei dieser handelt es sich um eine toxische Hirnschädigung, die neben der Bewußtseinstrübung noch durch neurologische Ausfälle (Augenmuskellähmungen) gekennzeichnet ist und die auch bei frühzeitiger Behandlung in 10% der Fälle tödlich verläuft.

Therapie und Pflege

Da es sich beim Alkoholdelir um einen lebensgefährlichen Zustand handelt, muß die Behandlung rasch und gezielt einsetzen. Sie richtet sich nach den folgenden Prinzipien:

– Intensive Überwachung der Vitalfunktionen.

– Beobachtung und Behandlung der Entzugserscheinungen (Ängste, Schlafstörungen, Durchfall, epileptische Anfälle).

– Mobilisation des Patienten nur in Begleitung.

– Dämpfung der starken motorischen Unruhe durch Neuroleptika. Eines der wirksamsten ist das Distraneurin. Da bei Distraneurin-Verabreichung Suchtgefahr besteht, darf es nur vorübergehend verwendet werden.

– Energische Herz- und Kreislaufstützung mit Digitalispräparaten und Strophanthin sowie Flüssigkeitszufuhr durch Dauerinfusionen.

– Entgiftungsmaßnahmen (Vitamin B_2 und Decholin).

– Pneumonieprophylaxe durch Antibiotika und physikalische Maßnahmen.

– Nach Bekämpfung der akuten Erscheinungen Einleitung einer Entziehungskur.

Alkoholhalluzinose

Bei ihr handelt es sich um eine mit akustischen oder optischen Halluzinationen und Verfolgungswahn einhergehende körperlich begründbare Psychose.

Im Gegensatz zum Delir sind die Patienten bewußtseinsklar, voll orientiert und zeigen keine motorische Unruhe. Charakteristisch an den vom Patienten gehörten Stimmen ist, daß sie meist abfällig über ihn reden und ihn beschimpfen.

Dieses Symptom zeigt eine starke Verwandtschaft mit der Schizophrenie, und es wird in der Tat auch von manchen Psychiatern angenommen, daß es sich bei dem Zustandsbild um eine durch Alkohol ausgelöste Schizophrenie handelt.

Eifersuchtswahn der Alkoholiker

- Der Eifersuchtswahn ist gekennzeichnet von der unumstößlichen Überzeugung des chronischen Alkoholikers vom Ehebruch seiner Frau.

Bei seinem Zustandekommen spielen die toxische Alkoholeinwirkung, die Reaktion auf das eigene sexuelle Versagen des Trinkers und die verständliche Abneigung der Ehefrau gegenüber dem verkommenen Mann eng zusammen. In der Familie kann es durchaus zu regelrechten Tragödien kommen. Der Trinker verdächtigt seine Frau auf Schritt und Tritt. Sie soll z. B. mit dem Nachbarn, dem Kaufmann, ja mit dem eigenen Sohn ein Verhältnis haben. Oft kommt es zu brutalen Mißhandlungen, um Geständnisse zu erpressen, und zu erzwungenen sexuellen Szenen vor den Kindern.

Auch hier nehmen manche Psychiater an, es könnte sich um eine durch Alkohol ausgelöste paranoide Schizophrenie handeln.

Alkoholdelir, Alkoholhalluzinose und Eifersuchtswahn kann man auch unter der Sammelbezeichnung *Alkoholpsychose* zusammenfassen.

Korsakow-Syndrom

- Das Korsakow-Syndrom ist ein psychischer Defektzustand nach langjährigem, chronischem Alkoholismus.

Symptome

Es zeigt als zentrale Symptome extreme *Merkfähigkeitsstörungen,* räumliche und zeitliche *Desorientierung* sowie *Konfabulationen.* Die Funktion des Altgedächtnisses kann gut erhalten sein.

Insgesamt machen die Patienten einen dementen Eindruck. Sie sind unkritisch, affektiv verflacht, oft von euphorischer Grundstimmung und sehr suggestibel.

Ursache und Verlauf

Es dürfte sich auch hier um die Giftwirkung des Alkohols handeln. Einzelheiten darüber sind noch nicht bekannt. Das Syndrom tritt oft im Anschluß an ein Delirium tremens oder eine Alkoholhalluzinose auf und bildet sich nicht immer zurück.

Dipsomanie und Alkoholepilepsie

Dipsomanie. Aufgrund von Verstimmungszuständen tritt in wechselnden zeitlichen Intervallen bei bestimmten Menschen ein unstillbarer Drang zu hemmungslosem Trinken auf. Dieser Drang überkommt die Patienten fast anfallsartig. Das anfallsartige Auftreten legt eine Beziehung zur Epilepsie nahe. In der Mehrzahl der Fälle handelt es sich jedoch um abnorme Persönlichkeiten. Die verursachenden Verstimmungszustände treten meist grundlos und ohne äußeren Anlaß auf (sogenannte endothyme Verstimmungen).

Alkoholepilepsie. Darunter versteht man die unter Alkoholeinfluß auftretende Neigung zu epileptischen Anfällen. Es dürfte dabei meist eine sogenannte *latente* Epilepsie vorliegen, die durch den Alkohol ausgelöst wird. Bei Alkoholabstinenz verschwinden die Anfälle wieder. Im Kapitel Epilepsie ist aufgeführt, daß der Alkohol ausgesprochen anfallsauslösend wirken kann.

Therapie des Alkoholismus

> **Beachte:** Wir müssen bei der Behandlung unterscheiden zwischen Maßnahmen bei den akuten Zuständen (Delir, Alkoholhalluzinose) und solchen bei chronischem Alkoholabusus.

Erstere wurden bereits beim Delir besprochen, so daß wir uns hier auf die Therapie des chronischen Alkoholmißbrauchs beschränken können. Sie konzentriert sich auf 3 Phasen: die *Entgiftungsphase* (Entziehungskur), die *Entwöhnungsphase* und die *Nachsorge- und Rehabilitationsphase*. Die wichtigsten Richtlinien dabei sind folgende:

Entgiftungsphase

Erstrebenswert ist eine freiwillige Behandlung, die eine entsprechende Einsicht voraussetzt. Diese Einsicht wird aber oft nicht erreicht, so daß die Behandlung durch Auflagen zur Therapie (z. B. drohende Kündigung durch den Arbeitgeber) oder auch zwangsweise (gesetzliche Bestimmungen) erfolgen muß. Die Entgiftungsphase erfordert immer einen stationären Aufenthalt und dauert mehrere Wochen.

Medikamentöse Behandlung

Die medikamentöse Behandlung während der Entgiftung hat zum Ziel, die Abstinenzerscheinungen zu bekämpfen, die Patienten zu sedieren und die Leberfunktion zu stützen.

Die *Entzugserscheinungen* (Zittern, Schwitzen, Übelkeit, Erbrechen) lassen sich durch kleine Insulingaben bei gleichzeitiger Sedierung bekämpfen.

Als *Leberschutztherapie* haben sich Vitamin-B-Gaben, Litrison und Decholin sowie verschiedene Infusionen bewährt.

Zur Sedierung können Neuroleptika (z. B. Butyrophenone) eingesetzt werden, vorübergehend auch Benzodiazepine (z. B. Diazepam).

Zur medikamentösen Behandlung kann man auch die sogenannten *Verekelungsmethoden* rechnen. Bei der *Brechkur* wird gleichzeitig mit dem Alkohol ein Brechmittel verabreicht, so daß der Trinker nach Genuß des Getränkes erbrechen muß. Dadurch soll, nach Art eines bedingten Reflexes, eine Abneigung gegen den Alkohol gebahnt werden. Als Brechmittel kann man Emetin oder Apomorphin verwenden, die beide subkutan gespritzt werden. Bei den Brechkuren ist auf die Herz- und Kreislauffunktion zu achten und eine gründliche interne Untersuchung vorher durchzuführen. Von dieser Behandlungsmethode ist man heute mehr oder weniger abgekommen.

Bekannt geworden ist ferner die *Antabus*-Behandlung. Ihr Prinzip beruht auf der Unverträglichkeit zwischen Antabus und Alkohol, wodurch eine Art Vergiftung entsteht, die sich in Kopfschmerzen, Schwindel, Atemnot und Herzklopfen äußert. Auch diese Behandlung sollte, wie die Brechkuren, stationär durchgeführt werden.

Entwöhnungsphase

In den langfristigen Entwöhnungen (Dauer etwa 6 Monate) werden medizinische, soziotherapeutische, pädagogische und psychotherapeutische Methoden angewandt, um die vielseitigen Faktoren der Sucht zu berücksichtigen. Die Einbeziehung der Angehörigen der Kranken ist wünschenswert, da sie häufig in das Konfliktgeschehen einbegriffen sind.

Sie brauchen oft auch Unterstützung und Beratung für den Umgang mit den erheblichen persönlichen, finanziellen und sozialen Belastungen.

Der Umgang mit Alkoholkranken ist nicht einfach. Sie unterliegen oft starken Stimmungsschwankungen, die von weinerlichen, reuevollen „Elendszuständen", in denen sie versprechen, nie mehr zu trinken, bis zu drangvollen Enthemmungen reichen können. Wichtig ist vor allem Konsequenz bei der Durchführung der Behandlungsmaßnahmen. Die Patienten versuchen, wie alle Abhängigen, den Betreuern Zugeständnisse (wie einen kleinen Schluck Bier, heute keine Tabletten usw.) abzuhandeln und geben dabei allerlei Versprechungen ab, die sie infolge ihrer Willensschwäche nie einhalten können.

Nachsorge- und Rehabilitationsphase

Sie erfolgt ambulant und zielt auf eine langfristige Stabilisierung des Alkoholkranken ab und auf seine Reintegration in die Familie und ins Arbeitsleben.

Eine langfristige Unterstützung der Patienten und Angehörigen wird in Selbsthilfegruppen (Anonyme Alkoholiker (AA), Kreuzbund, Blaues Kreuz) und Suchtberatungsstellen angeboten. Empfehlungen und Ermutigungen diese Gruppen aufzusuchen und kennenzulernen, werden schon bei der Entgiftung angestrebt, sind aber auch oft nach Entwöhnungsbehandlungen zur Stabilisierung notwendig.

Pflege eines alkoholkranken Menschen

Nach der Informationssammlung kommt es in der Pflegeprozeßplanung darauf an mit dem Patienten gemeinsam unter Berücksichtigung seiner Probleme und Ressourcen in den Lebensaktivitäten (vgl. S. 33) realistische Ziele festzulegen. Die geeigneten Maßnahmen zu deren Erreichung, sowie Art und Weise und Zeitpunkt der Erfolgskontrolle werden ebenfalls mit dem Patienten abgesprochen. Tabelle **17** zeigt einen Ausschnitt aus einem Standardpflegeplan für alkoholkranke Menschen, der als Grundlage für eine individuelle und konkret formulierte Pflegeprozeßbehandlung dienen kann.

Morphinismus (Abhängigkeit vom Morphintyp)

■ Darunter verstehen wir den chronischen Mißbrauch von Morphium und seinen Abkömmlingen (z. B. Codein, Dilaudid, Dicodid, Eukodal). ■

Die Morphiumpräparate erzeugen neben ihrer schmerzstillenden Wirkung eine ausgesprochen angenehme und heitere Stimmung (Euphorie) mit zunächst gehobener Leistungsfähigkeit, die bei Nachlassen der Wirkung ebenso rasch wieder verschwindet und durch zum Teil quälende körperliche Entzugserscheinungen ersetzt wird. Um das gleiche Gefühl des Wohlbefindens zu erreichen, werden immer höhere Dosen benötigt, so daß der Morphinist sehr schnell in eine vollständige Abhängigkeit vom Mittel gerät.

Auftreten

Der Morphinismus entwickelt sich meist im Anschluß an ärztliche Verordnungen des Mittels bei schweren Schmerzzuständen (z. B. Nierenkoliken,

Morphinismus (Abhängigkeit vom Morphintyp)   321

Tabelle 17   Ausschnitt aus einem Standardpflegeplan für alkoholkranke Menschen

Pflegerelevantes Problem/ Ressource	Ziel	Maßnahmen
Ruhen und Schlafen		
Patient ist unruhig, hat Ein- und Durchschlafschwierigkeiten	Patient ist weniger unruhig, kann sich ausruhen	Aktivitäten mit dem Patienten überlegen und festlegen. Gestaltung der Ruhepause absprechen (Entspannungsübungen o. a.). Bettruhe ab 23.00 Uhr, bei längerer Schlaflosigkeit je nach Interesse des Patienten Kreuzworträtsel lösen, in Illustrierten blättern, lesen, Karten legen o. ä. Längere Gespräche mit den Nachtdienstmitarbeitern vermeiden, weil sonst aufkommende Müdigkeit übergangen werden kann und Probleme „abgeladen" werden, die in der Therapie tagsüber bearbeitet werden sollen.
Mit Problemen und Realitäten umgehen		
Patient hat ein niedriges Selbstwertgefühl, kann zwischen Fähigkeiten und Schwierigkeiten nicht unterscheiden	Patient erlebt und anerkennt seine eigenen Fähigkeiten, nimmt Probleme wahr und arbeitet daran	Täglich mit den Bezugspersonen (max. 1–2) aus dem Pflegeteam Aktivitäten und Erfolge besprechen; bei Mißerfolgen nach anderen Strategien suchen.

Gallenkoliken). Besonders gefährdet sind Berufsgruppen, die sich leicht Zugang zu den dem Betäubungsmittelgesetz unterliegenden Drogen verschaffen können (Krankenschwestern, Ärzte, Apotheker).

Symptome

Körperliche Symptome. Als körperliche Symptome findet man eine auffällige Pupillenverengung (Miosis), Appetitlosigkeit, hartnäckige Verstopfung, Abmagerung, Nachlassen der Potenz und einen allgemeinen körperlichen Kräfteverfall. An den Injektionsstellen entstehen Abszesse, da häufig nicht mit sterilen Kanülen gespritzt wird.

Psychische Symptome. Psychisch macht sich der Morphinismus vor allem als Persönlichkeitsverfall bemerkbar. Charakteristisch ist die Willenlosigkeit, Haltlosigkeit und der Abbau aller ethischen Schranken. Schließlich wird der Morphinist nur noch von der Gier nach dem Mittel beherrscht und begeht Rezeptfälschungen und Diebstähle, um an Morphiumpräparate zu gelangen.

Abstinenzerscheinungen

Sie lassen sich als überschießende Sympathikuswirkung erklären, da die durch das Morphium verursachte Steigerung des Parasympathikotonus bei Absetzen des Präparates plötzlich wegfällt. Es kommt zu Schwitzen, Übelkeit, Erbrechen, Durchfall, Schlaflosigkeit, Herzklopfen, qualvollen Unruhe- und Angstzuständen und mitunter zu ausgesprochen motorischen Erregungen.

Persönlichkeit des von Morphium abhängigen Menschen

Auch hier finden wir, ähnlich wie beim Alkoholismus, häufig psychopathische Persönlichkeiten. Allerdings sind sie meist etwas anders strukturiert. Auf eine einfache Formel gebracht, kann man sagen: Alkohol ist eine Droge der Geselligkeit, Morphium die der Einsamkeit. In der Tat handelt es sich bei vom Morphium abhängigen Menschen auch meist um in sich gekehrte, stimmungslabile oder willensschwache Psychopathen.

Therapie und psychische Führung

Entscheidende Bedeutung kommt der *Prophylaxe* zu. Man sollte mit der Verordnung von Morphiumpräparaten sehr zurückhaltend sein und nur in extremen Notfällen auf sie zurückgreifen.

– Die Therapie beginnt mit einer *plötzlichen* oder *schrittweisen Entziehung* auf einer geschlossenen Station. Da bei vielen Opiatabhängigen erfahrungsgemäß das Ziel der Abstinenz nicht erreicht werden kann, ist man in verschiedenen Ländern zu einer kontrollierten Ersatztherapie mit Methadon (ebenfalls ein Morphinabkömmling) übergegangen. Diese sollte jedoch nur bei sehr schweren Fällen von Morphinabhängigkeit und nach strengster Indikation eingesetzt werden.

– Bei Aufnahme wird der Patient aufgefordert mitgebrachte Drogen, Medikamente, gefährliche Gegenstände (Messer, Waffen) abzugeben. Kleidungsstücke und Taschen werden in Anwesenheit des Patienten von zwei Mitarbeitern des Stationsteams kontrolliert. Bei Uneinsichtigkeit wird darauf hingewiesen, daß der Entzug/die Therapie freiwillig erfolgen soll und daß der Patient die Klinik verlassen kann, wenn er dies möchte. Ihm wird angeboten wieder zu kommen, wenn er selbst zur Therapie entschlossen ist.

– Das bestehende Mißtrauen, daß der Patient sich weiterhin mit Morphin oder anderen Drogen versorgt oder versorgen läßt, muß ausgesprochen werden und mit konsequenter Beobachtung und Durchführung von Urin-

PSYCHIATRIE

kontrollen in die therapeutische Auseinandersetzung einbezogen werden.

– Die medikamentöse Behandlung besteht in einer Herz- und Kreislaufstützung (Strophanthin, Sympatol, Effortil), Infusionen, Insulingaben zur Abkürzung der Abstinenzerscheinungen und Injektionen von Neuroleptika. Bei schweren Schlafstörungen sind vorübergehend auch Barbiturate angezeigt.

– Mit der medikamentösen Behandlung sollte auch die Psychotherapie Hand in Hand gehen und sich der individuellen Problematik des Patienten zuwenden. Auch Beschäftigungstherapie und Gruppentherapie erweisen sich als sinnvoll zur Förderung des Gemeinschaftsgefühles, das bei Morphinisten meist schwach ausgeprägt ist.
Die Behandlung sollte mindestens $1/2$ Jahr dauern.

Prognose

Trotz intensiver Therapie wird ein relativ hoher Prozentsatz der Morphinisten rückfällig. Man schätzt den Prozentsatz der Heilungen auf etwa 30%.

Heroinsucht

Heroin ist ein Morphinabkömmling und hat etwa eine 4- bis 6fache schmerzstillende Wirkung im Vergleich zum Morphium. Ansonsten hat es die gleichen Wirkungen wie das Morphium. Seine Einnahme führt sehr leicht zur Sucht. Die Entziehungserscheinungen sind weitaus stärker als die des Morphiums.

Die *Therapie* dieser Sucht ist die gleiche wie beim Morphinismus.

Schlaf- und Schmerzmittelmißbrauch

Der Schlafmittel-(Hypnotika) und Schmerzmittel-(Analgetika-)Mißbrauch nimmt ständig zu. Da viele Präparate sogenannte Mischanalgetika sind und beide Komponenten enthalten, sollen sie auch zusammen besprochen werden. Es handelt sich meist um Barbiturate (z. B. Phanodorm, Veronal, Noctal), Benzodiazepine (z. B. Valium, Lexotanil, Tavor, Rohypnol) oder um codeinhaltige Schmerzmittel (z. B. Dolviran, Talvosilen).

Entstehung

Zu Hypnotika- oder Analgetikaabusus kommt es meist im Anschluß an die Einnahme von Schlafmitteln oder Schmerzmitteln bei Schlaflosigkeit oder Schmerzzuständen. Der Boden für die Entstehung der Sucht ist wiederum die abnorme Persönlichkeitsstruktur der Betreffenden. Sie haben des öfteren die dösig-euphorische Stimmung erlebt, die ihnen „alles leichter machte", und glauben nun, nicht mehr ohne ihr Mittel auszukommen.

Symptome

– Akute Schlafmittelvergiftung: Die Patienten befinden sich meist im Zustand des Komas, zeigen die Cheyne-Stokes- oder Kußmaul-Atmung, Reflexausfälle, Fehlen der Pupillenreaktion usw.

– *Psychische* Symptome der *chronischen* Schlaf- und Schmerzmittelsucht sind: euphorische Grundstimmung, Gedächtnisstörungen, Antriebsverarmung, Verlangsamung der psychischen Funktionen, zuweilen auch Bewußtseinstrübungen, Dämmerzustände und delirante Syndrome. Bei plötzlichem Entzug des Mittels können unter Umständen auch epileptische Anfälle auftreten.

– Hervorstechende *körperliche* Symptome sind Gleichgewichtsstörungen, Reflexdifferenzen, Nystagmus und Tremor der Hände.

Therapie der akuten Schlafmittelvergiftung und Pflege

– sofortige Klinikeinweisung, möglichst auf eine Intensivstation;

– Freihalten der Atemwege, Absaugen, evtl. Intubation;

– Herz-Kreislauf-Behandlung;

– Magenspülung; bei Bewußtlosen nur nach Intubation. Wache Patienten mit geringer Intoxikation können auch mit Hilfe eines Brechmittels zum Erbrechen gebracht werden. Nach der Magenspülung oder dem Erbrechen erhalten die Patienten medizinische Kohle zur Verhinderung der weiteren Giftresorption;

– Infusionen, gegebenenfalls mit dem entsprechenden Antidot;

– Dialyse bei entsprechender Indikation.

Aufgabe der Schwestern und Pfleger ist hier vor allem neben der Hilfe bei den Sofortmaßnahmen die Überwachung des Patienten: Es ist auf Vitalfunktionen, Ausscheidungsfunktion (Katheterisieren!), Grad der Bewußtseinstrübung usw. zu achten.

Nach Abklingen der akuten Erscheinungen sollte ein psychotherapeutisches Gespräch, gegebenenfalls auch eine längere psychotherapeutische oder medikamentöse Behandlung stattfinden.

Therapie der chronischen Schlafmittelvergiftung:

– langsamer Entzug des Mittels, im Gegensatz zum Morphinismus, um epileptische Anfälle zu vermeiden;

– Verabreichung von Neuroleptika;

– Psychotherapie, die auf die spezielle Lebenssituation des Patienten näher eingehen muß.

Abhängigkeit vom Weckamintyp

Weckamine sind aufputschende Substanzen, die zur Bekämpfung von Müdigkeit und Erschöpfungszuständen sowie zur Anregung der körperlichen und geistigen Leistungsfähigkeit mißbraucht werden. Bekannte Präparate sind Captagon und Ritalin. In der Kinder- und Jugendpsychiatrie werden Stimulanzien (z. B. Ritalin) zur Behandlung des hyperkinetischen Syndroms angewandt. Die Entwicklung einer Abhängigkeit wurde bei hyperkinetischen Kindern bisher nicht beobachtet.

Symptome

Die Präparate wirken zunächst antriebssteigernd und erhöhen in der Tat die Leistungsfähigkeit. Sehr bald kommt es zu einem ungezielten Tätigkeitsdrang und mitunter zu regelrechten psychotischen Symptomen wie optischen und akustischen Halluzinationen, paranoiden Vorstellungen und Wahnerlebnissen. Die Patienten vernachlässigen ihre Pflichten in Familie und Beruf und bauen vor allem sehr stark ab.

Therapie

Es gelten im wesentlichen die gleichen Richtlinien wie für die übrigen Suchten.

Andere Formen der Drogenabhängigkeit

Schließlich sollen noch einige andere Formen der Drogenabhängigkeit besprochen werden, die einerseits in der Klinik ziemlich selten vorkommen, andererseits aber, wie im Falle des LSD, eine gewisse soziale Bedeutung gewonnen haben.

Kokainismus

Er spielt in unseren Breiten neuerdings wieder eine gewisse Rolle. Beim Genuß des Kokains, das geschnupft, gekaut oder gespritzt werden kann, kommt es zu einem *maniformen Syndrom*. Die Süchtigen fühlen sich kräftig, gut gelaunt, sind stark enthemmt und haben häufig optische Halluzinationen, in denen sie vorwiegend kleine Tiere (Läuse, Flöhe, Käfer) sehen. Es kann auch zu deliranten Syndromen kommen (sogenannter Kokainwahnsinn).

Abhängigkeit vom Halluzinogen-(LSD-)Typ

LSD (Lysergsäurediäthylamid) ist ein halbsynthetischer Mutterkornstoff, der schon in geringer Dosierung schizophrenieähnliche Zustände erzeugen kann.

Nach LSD-Einnahme treten folgende *Symptome* auf: Halluzinationen, Störungen des Raum- und Zeiterlebens, verzerrte Sinnesempfindungen, subjektives Gefühl des Leistungsgewinns, gesteigerte Sexualität und körperliches Wohlempfinden. Auch eine Verbesserung der Erinnerungsfähigkeit wurde beschrieben.

Abhängigkeit vom Cannabis-(Marihuana-)Typ

Haschisch ist ein pflanzlicher Stoff, der als Rauschgift im Orient, aber neuerdings auch in vielen westlichen Ländern eine Rolle spielt. Haschisch wird entweder gekaut oder als Marihuanazigaretten geraucht. Sehr bedenklich ist die Beobachtung, daß Haschischgenuß zum Übergang auf stärkere Drogen zu disponieren scheint (sogenannte Schrittmacherfunktion). In vielen Fällen endet eine Drogenkarriere, die mit Haschisch begonnen hat, beim Morphin oder Heroin.

Symptome. Die Wirkung ist anregend und euphorisierend, in höheren Dosen treten Halluzinationen mit bunten Licht- und Farbvisionen auf. Es kann auch zu Unruhe- und Dämmerzuständen sowie zu sexuellen Enthemmungen kommen. Die Abstinenzerscheinungen sind im Vergleich zum Morphium gering, ebenso die dauerhaften Schädigungen. Jedoch kann es zu unvorhersehbaren Komplikationen wie psychotischen Zustandsbildern kommen, die an eine Schizophrenie erinnern und Wochen bis Monate andauern können.

Abhängigkeit von sog. Designer-Drogen

Designer-Drogen sind künstlich hergestellte Substanzen, deren chemische Struktur von den Herstellern so verändert wird, daß sie nicht unter die Bestimmungen des Betäubungsmittelgesetzes fallen, aber ihre psychoaktiven Eigenschaften behalten. Viele dieser Substanzen lassen sich auf bekannte psychoaktive Drogen, meist aus dem Amphetaminbereich, zurückführen.

Die bekannteste Designer-Droge der jüngsten Zeit ist Ecstasy, deren psychoaktiver Wirkstoff 3,4 Methylen-Dioxy-Metamphetamin (MDMA) in der Muskatnuß vorkommt.

Die Wirkung ist z. T. amphetaminartig und äußert sich nach anfänglich oft beklemmender Wirkung (Atemnot, Pulsanstieg, Verkrampfung, Prickeln im Körper) in einem Gefühl gesteigerten körperlichen Wohlbefindens und Ausdauer. Wohl deshalb findet die Substanz auch in Techno-Partys ihren Einsatz, da sie stundenlanges Tanzen ohne Pause ermöglicht.

Gefahren liegen im erheblichen Flüssigkeitsverlust mit gefährlichen Herz-Kreislauffolgen (Kollaps), Beeinträchtigung des Wach-Schlaf-Rhythmus und zahlreichen psychischen Auffälligkeiten wie Gedächtnisstörungen, Angstzuständen, Depressionen und Halluzinationen.

Therapie der Drogenabhängigkeit

Durch die Zunahme verschiedener Formen der Drogenabhängigkeit, insbesondere vom Halluzinogen-, Cannabis- und Morphintyp, sind die psychiatrischen Kliniken vor Aufgaben gestellt, denen sie vorerst nicht gewachsen sind. Besonders die Drogenabhängigkeit unter Jugendlichen ist rasch im Zunehmen begriffen, und es mangelt an geeigneten therapeutischen Einrichtungen. In der Therapie versucht man sich an nachfolgenden Prinzipien auszurichten (in Anlehnung an Schulte).

- sparsame Verordnung von Schlaf- und Beruhigungsmitteln,
- Vermeidung der Androhung sekundärer Gesundheitsschädigungen,
- keine moralische Disqualifizierung des Patienten,
- Herausarbeitung der Selbstverantwortlichkeit des Patienten,
- biographisch-analytisch orientierte oder stützende Gesprächstherapie, die auf individuelle Probleme und Konflikte einzugehen versucht.

Die Erfolge sind jedoch, wie Modelluntersuchungen an personell sehr gut besetzten Einrichtungen in den USA und Schweden zeigen, erschreckend gering. Die Heilungsquote liegt heute bei etwa 40%. Erfolgreicher scheinen Versuche zu sein, im Rahmen derer Geheilte (ehemals Drogenabhängige) in die Behandlung miteinbezogen werden. Die Erfahrungen darüber sind jedoch noch gering. Die vielen bisher unternommenen Behandlungsversuche haben gezeigt, daß eine sinnvolle und intensive Behandlung nur in Einrichtungen erfolgen kann, die sich speziell mit den Problemen der Drogenabhängigen befassen und nach Möglichkeit keine anderen Patienten aufnehmen.

Therapeutische Kette

Entscheidend für den Behandlungserfolg ist ferner, daß die einzelnen Therapie- und Rehabilitationsmaßnahmen in entsprechender zeitlicher Abfolge in ein umfassenderes Therapiekonzept (sogenannte *therapeutische Kette*) eingeordnet werden. Dieses sollte folgende Schritte umfassen.

1. *Phase der Kontaktaufnahme und der Einführung des Patienten in das Therapieprogramm.*
   Ziel des Behandlungsabschnittes ist, den Drogenkonsumenten oder Drogenabhängigen möglichst freiwillig so weit zu bringen, daß er seine Therapiebedürftigkeit erkennt und sich zur Behandlung bereit erklärt. Der Schwerpunkt der Tätigkeit liegt in dieser ersten Phase nicht unbedingt im ärztlichen Bereich. Manchmal ist es günstiger, wenn andere Personen den Drogenabhängigen zu motivieren versuchen.

2. *Phase der Entziehung und Entgiftung.*
   In dieser Phase dominiert die medizinische Behandlung. Sie wird in der Regel stationär durchgeführt, ambulante Versuche der Entgiftung und

Entziehung haben nur sehr widersprüchliche Ergebnisse erbracht. Entscheidend ist, daß bereits während dieser Behandlungsphase mit weitergehenden psychologischen und psychotherapeutischen Behandlungsansätzen begonnen wird.

3. *Entwöhnungsbehandlung.*
   In lückenlosem Übergang nach Entziehung und Entgiftung beginnt eine über mehrere Monate durchgeführte Entwöhnungsbehandlung. Dabei verfolgt man das Ziel, den Drogenabhängigen zu helfen, wieder Halt, Sinn und Aufgaben zu finden. In dieser Phase setzt eine intensive Psychotherapie, vor allem Gruppentherapie, ein; neben Ärzten sind im Team auch Psychologen und Sozialarbeiter vertreten.

4. *Nachbehandlung und Wiedereingliederung.*
   In dieser Phase erfolgt die eigentliche Eingliederung in einen geordneten Tagesablauf mit regelmäßiger Arbeit, Sport, Spiel, kreativen Tätigkeiten bei gleichzeitiger Weiterführung der psychotherapeutischen Behandlung. Der Schwerpunkt der Behandlung und Betreuung liegt nun im Bereich der Sozialpädagogik und Soziotherapie.

5. *Prophylaxe.*
   Ihre Bedeutung liegt im Vorfeld der Drogenabhängigkeit. Im Sinne der Aufklärung ist es zweckmäßig, ehemalige Drogenabhängige (Ex-User) einzusetzen, sofern sie entsprechend motiviert und sicher drogenfrei sind.

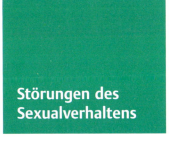

Störungen des Sexualverhaltens

Störungen des Sexualverhaltens und der Sexualentwicklung kommen im Zusammenhang mit psychiatrischen Erkrankungen häufig vor. Man unterscheidet **Störungen der normalen Sexualentwicklung** von **sexuellen Verhaltensabweichungen.** Zu den letzteren gehören auch die Störungen der sexuellen Identität. Die Behandlungsversuche stützen sich auf **verhaltenstherapeutische** und **tiefenpsychologische** Ansätze. Ihre Erfolge sind bei den Störungen der normalen Sexualbeziehungen weitaus größer als bei den sexuellen Verhaltensabweichungen, die nicht selten auch mit Straftaten assoziiert sind.

Die Sexualität spielt bei psychiatrischen Krankheitsbildern und seelischen Abnormitäten eine große Rolle. Wir haben bisher in verschiedenen Kapiteln auf Störungen der Sexualität hingewiesen, nun wollen wir sie im Zusammenhang kurz besprechen.

Störungen der normalen Sexualbeziehungen

Impotenz. Impotenz ist die Unfähigkeit des Mannes, den normalen Sexualakt zu vollziehen. Entweder kommt es nicht zur Erektion (Impotentia coeundi), oder aber es kommt zum vorzeitigen Samenerguß (Ejaculatio praecox). Die Ursachen der Impotenz können sehr vielschichtig sein: körperliche Erschöpfung, Medikamente, Alkohol, körperliche und psychische Erkrankungen.

Frigidität. Darunter versteht man die Unfähigkeit der Frau zum Orgasmus. Diese kann konstitutionell bedingt sein, wird häufig aber auch durch ungeschicktes Verhalten des Partners, durch psychische Konflikte oder durch negative sexuelle Erlebnisse (oft schon in der Kindheit) verursacht.

Onanie (Selbstbefriedigung). Sie ist bei beiden Geschlechtern auf gewissen Altersstufen, besonders zur Zeit der Pubertät, eine normale Durchgangserscheinung. Auch bei Erwachsenen spielt sie in Ermangelung eines Partners häufig die Rolle eines Ventils zur Beseitigung der sexuellen Spannung.

Durch falsche Vorstellungen über die gesundheitlichen Folgen der Onanie kann es zu schweren Angstzuständen, Selbstvorwürfen und körperlichen Symptomen wie Müdigkeit, Kopfschmerzen usw. kommen (sogenannter Onaniekomplex).

Die *Therapie* besteht in einer entsprechenden Aufklärung, bei Kindern auch der Eltern.

Sexuelle Verhaltensabweichungen (Perversionen)

Sexuelle Verhaltensabweichungen sind ausgesprochene Abnormitäten des Sexualverhaltens. Man kann sie auch sexuelle Triebstörungen nennen, deren bekannteste wir kurz streifen wollen.

Exhibitionismus. Zurschaustellen der Genitalien, meist unter gleichzeitigem Onanieren. Exhibitionismus kommt vorwiegend bei selbstunsicheren, triebschwachen oder schwachsinnigen Männern vor.

Fetischismus. Darunter versteht man die sexuelle Befriedigung mit Gegenständen (meist Damenwäsche, Strümpfe) bei gleichzeitigem Onanieren. Der verwendete Gegenstand (Fetisch) ist ein Ersatzobjekt für den nicht erreichbaren Partner.

Pädophilie. Geschlechtliche Befriedigung an Kindern, kommt vorwiegend bei Menschen im mittleren und höheren Lebensalter vor und ist strafbar.

Sodomie. Geschlechtsverkehr mit Tieren, wird meist von Intelligenzgeminderten ausgeübt, denen der normale Geschlechtsverkehr vorenthalten bleibt.

Sadismus. Sexuelle Lust und Erregung, die durch Zufügen von Schmerzen und Qualen des Partners erzielt wird. Es gibt hier zahlreiche Varianten. So können die Schmerzen unter Umständen auch gleichgeschlechtlichen Partnern, Kindern oder Tieren zugefügt werden, wobei sexuelle Praktiken ganz wegfallen können und nur die Mißhandlung als solche zur Befriedigung führt. Sadistische Handlungen können von Kratzen, Beißen, Stechen, Schlagen bis zum Lustmord reichen.

Masochismus. Er stellt das Gegenteil des Sadismus dar. Hier wird sexuelle Befriedigung durch Erdulden von Mißhandlungen aller Art erzielt. Der Masochist hat die Tendenz, sich völlig zu unterwerfen und erlebt die Unterwerfung als lustvoll. Der Partner wird zur Ausführung der Mißhandlungen meist angeleitet.

Transvestitismus. So bezeichnet man das mit sexueller Lust verbundene Bedürfnis zum Anlegen der Kleider des anderen Geschlechts.

Transsexualität. Darunter versteht man den dringenden Wunsch, dem anderen Geschlecht anzugehören, was sich u. a. im Anstreben einer geschlechtsumwandelnden Operation und in der Übernahme der jeweils anderen Geschlechtsrolle (z. B. in Form von Kleidung und Verhalten) äußert.

Voyeurismus (sexuelle Schaulust). Beim Voyeur ist geschlechtliche Befriedigung nur möglich, wenn er sexuelle Vorgänge bei anderen beobachten kann.

Therapie der sexuellen Verhaltensabweichungen. Analytische Psychotherapie wurde vielfach versucht, die Erfolge sind jedoch nicht sehr ermutigend. Bei Menschen, die zu sexuellen Verhaltensabweichungen neigen, spielt häufig eine ausgeprägte psychopathische Persönlichkeitsstruktur eine bedeutsame Rolle. Je stärker die Umweltwirkung ist, um so größer ist die Aussicht auf Erfolg der Behandlung. In den letzten Jahren wurde mehrfach über Erfolge mit der Verhaltenstherapie und der Hormontherapie berichtet.

Neurotische, Belastungs- und somatoforme Störungen

Die unter dieser Überschrift zusammengefaßten Störungen sind dadurch gekennzeichnet, daß sie in erheblichem Umfang durch **psychische Ereignisse** (traumatische Erlebnisse, schwere seelische Belastungen, ausgeprägte Konflikte) verursacht oder ausgelöst werden, wobei allerdings eine genetisch geprägte Veranlagung für die entsprechenden Reaktionen angenommen wird.

Im Falle der **Belastungsstörungen** besteht ein klar zu erkennender enger zeitlicher Zusammenhang mit dem traumatischen Ereignis und der psychopathologischen Symptomatik, die von ihrem Erscheinungsbild eher **einförmig** ist (vegetative Reaktionen, Angst-, Unruhe- und Erregungszustände). Im Falle der **neurotischen Störung** sind traumatische Ereignisse meist weniger faßbar; es kommt zu einer konflikthaften Verarbeitung und zu einer **spezifischen Symptombildung** in Form von phobischen Ängsten, Panikanfällen, Zwängen oder Konversionsreaktionen. **Somatoforme Störungen** äußern sich in Gestalt verschiedener **körperlicher Symptome,** die wiederholt und hartnäckig dargeboten werden und nicht auf eine organisch faßbare Schädigung zurückzuführen sind. Dadurch unterscheiden sie sich von den psychosomatischen Erkrankungen, bei denen ein solcher Befund stets zu erheben ist.

Bei der **Behandlung** aller genannten Störungsmuster steht die **Psychotherapie** ganz im Vordergrund, wobei, je nach Störungsmuster, eher **verhaltenstherapeutisch** oder **tiefenpsychologisch fundiert** vorgegangen wird. Eine medikamentöse Behandlung ist bei manchen dieser Störungen, meist nur vorübergehend, hilfreich.

334 Neurotische, Belastungs- und somatoforme Störungen

Die in diesem Abschnitt zusammengefaßten Störungen und Erkrankungen wurden früher als „abnorme psychogene Reaktionen und Entwicklungen" (Neurosen) bezeichnet. In den neueren Klassifikationsschemata (DSM-IV, aber auch weitgehend in der ICD-10) wurde der *Neurosenbegriff* mehr oder weniger aufgegeben. Dies geschah mit der Zielvorstellung, möglichst wenige Annahmen zur Ursache dieser Störung in die Klassifikation einzubeziehen, sondern sich mehr oder weniger auf der Ebene der Beschreibung zu bewegen. Diesen Argumenten Rechnung tragend, hat man eine Reihe von Störungen unter der o. g. Überschrift zusammengefaßt und dabei auch den Krankheitsbegriff durch den der „Störung" ersetzt. Zwar ist der Begriff „Störung" keineswegs exakt, er wird in der ICD-10 auch nur verwandt, um einen „klinisch erkennbaren Komplex von Symptomen oder Verhaltensauffälligkeiten anzuzeigen, die immer auf der individuellen und oft auch der Gruppen- oder sozialen Ebene mit Belastung oder mit Beeinträchtigung von Funktionen verbunden sind" (ICD-10, 2. Auflage, S. 23).

Kennzeichnend für alle Störungen, die in diesem Abschnitt zusammengefaßt werden, ist:

- Sie stehen in *engem Zusammenhang mit Erlebnissen,* Erfahrungen oder Beeinträchtigungen und deren intrapsychischer Verarbeitung.
- Sie können einen *unmittelbaren zeitlichen Zusammenhang* mit Beeinträchtigungserlebnissen aufweisen und werden dann als *Belastungs-* oder *Anpassungsstörungen* bezeichnet.
- Sie können aber auch mit *chronifizierten Konflikten* zusammenhängen, die dem Betreffenden nicht bewußt sind und sich in einer Reihe von *neurotischen Störungen* (Angstsyndromen, Zwangssyndromen oder depressiven Syndromen) äußern.

Obwohl diese Gruppe von Störungen mit Erlebnissen und deren Verarbeitung in Zusammenhang steht, so ist durch die jüngste Forschung gezeigt worden, daß *auch genetische Einflüsse* für die Entstehung dieser Störungen bedeutsam sind. Sie bestimmen bis zu einem gewissen Ausmaß die Art und Weise, wie ein Mensch auf traumatische Erlebnisse kurzfristig bzw. mittel- und langfristig reagiert.

Neurotische Störungen

Phobische Angstsyndrome

Angst ist eine Grundbefindlichkeit des Menschen und kommt auf allen Altersstufen vor.

Neurotische Störungen **335**

■ Unter dem Begriff *Angststörungen* und *Angstsyndrome* faßt man recht unterschiedliche klinische Syndrome zusammen, die durch zwei Merkmale gekennzeichnet sind:
– Eine ungewöhnlich starke und situationsunangemessene Angstentwicklung und
– ein ebenso ausgeprägtes Vermeidungsverhalten.

Traditionellerweise unterscheidet man eine auf ein bestimmtes Objekt oder eine bestimmte *Situation bezogene* Angst von einer *generalisierten,* unspezifischen, frei flottierenden Angst. Die zuerst genannte Angst wird mit der *Phobie* in Verbindung gebracht, die zuletzt genannte mit der *Angstneurose.*

Alle Arten von Ängsten rufen Veränderungen auf drei Ebenen hervor, die unterschiedlich ausgeprägt sein können:

– Auf der *Erlebnisebene:* Hierzu gehören Befürchtungen, Beeinträchtigungserlebnisse sowie auch Überlegungen zur Vermeidung bestimmter angstauslösender Situationen.

– Auf der *Verhaltensebene:* Hier geht es um Vermeidungsstrategien wie Flucht, Ausweichen, Weglaufen, Umgehen von Situationen, aber auch um sogenannte *Sicherungssignale,* die mit einer bestimmten angstauslösenden Situation assoziiert sind. Darunter versteht man Objekte oder Situationen, die das Auftreten von extremer Angst unwahrscheinlich machen, weil sie ein in der Regel rasch verfügbares Hilfeangebot darstellen (z. B. Telefon zum Anrufen des Therapeuten).

– Auf der *physiologischen Ebene:* Hierzu gehören die allgemein bekannten physiologischen Begleiterscheinungen von Angst wie erhöhte Pulsfrequenz, Schwitzneigung, Atembeschleunigung usw.

Die Unterscheidung dieser drei Ebenen ist sowohl für die Diagnostik als auch für die Therapie bedeutsam.

Monosymptomatische Phobien

Bei den monosymptomatischen (spezifischen) Phobien bezieht sich die Angst auf *bestimmte Objekte* und *Situationen.* Besonders häufig sind Tierphobien (Spinnenphobie, Hundephobie, Pferdephobie), aber auch Angst vor geschlossenen Räumen (Klaustrophobie), vor großen und belebten Plätzen (Agoraphobie), vor Dunkelheit und vor bestimmten Situationen. Früher hat man die monosymptomatischen Phobien nach dem Furchtobjekt bzw. der Situation benannt. Angesichts der großen Variabilität hat man hiervon jedoch Abstand genommen. Obwohl diese Bezeichnungen noch verwandt werden, dienen sie lediglich der Beschreibung der Störung.

336 Neurotische, Belastungs- und somatoforme Störungen

Soziale Phobien

Soziale Phobien sind häufige Angstmanifestationen bei jüngeren Menschen (Jugendlichen und jungen Erwachsenen). Häufige Situationen sind Sprechen in der Öffentlichkeit, Prüfungssituationen, Treffen mit dem anderen Geschlecht und alle Formen öffentlichen Auftretens. Die Furcht vor den entsprechenden Situationen geht mit den üblichen physiologischen Veränderungen eines ausgeprägten Angstzustandes einher wie Tachykardie, Händezittern, Übelkeit, manchmal auch Drang zum Wasserlassen, Vermeidung von Blickkontakt. Vielfach sind die Patienten nicht in der Lage, zwischen diesen körperlichen Manifestationen der Angst und der angstauslösenden Situation zu unterscheiden. Sie halten häufig die körperliche Angstmanifestation für das primäre Problem. Die Symptomatik kann sich zu regelrechten Panikattacken steigern. Da die Patienten die jeweiligen Situationen zu vermeiden versuchen, isolieren sie sich immer mehr und verlieren häufig den Kontakt zu ihrer Altersgruppe oder zu wichtigen alterstypischen Aktivitäten.

Ursachen

Es werden im wesentlichen zwei Gruppen von Einflüssen unterschieden, die mit der Verursachung oder Auslösung dieser Störungen zusammenhängen:

Konstitutionelle und genetische Faktoren. Man konnte sowohl durch die Zwillingsforschung als auch durch Familienuntersuchungen zeigen, daß Ängste eine genetische Grundlage haben, was auch für soziale Ängste gilt. Auch ist festzustellen, daß Patienten mit Phobien im Vergleich zu gesunden Menschen eine ausgeprägtere Neigung zur *vegetativen Erregung* haben. Schließlich treten Angstzustände (nicht nur Phobien) auch familiär gehäuft auf.

Psychologische und psychosoziale Faktoren. Unter diesem Gesichtspunkt spielen Persönlichkeitsmerkmale sowie Erlebnisse und Erfahrungen eine entscheidende Rolle. In vielen Fällen läßt sich durch eine genaue Situationsanalyse nachweisen, daß Phobien *konditionierte Vermeidungsreaktionen* darstellen, die in einer ganz umschriebenen, dem Patienten erinnerlichen Situation entstanden sind.

Schließlich können Phobien auch durch *Modellernen* entstehen. Dadurch kann man z. B. erklären, daß Menschen Phobien vor Objekten entwickeln, mit denen sie noch nie in Berührung gekommen sind (z. B. Schlangenphobien bei Menschen, die noch nie mit einer Schlange konfrontiert wurden). Solche Menschen haben in der Regel andere Personen beobachtet, die eine solche Phobie hatten und haben diese nach dem Prinzip des Modellernens übernommen.

Therapie

Sowohl bei monosymptomatischen (einfachen) als auch bei sozialen Phobien sind verschiedene Strategien der Verhaltenstherapie die Methoden der Wahl. Sie wurden bislang von anderen Behandlungsmethoden im Hinblick auf ihre Wirksamkeit nicht erreicht. Dabei spielen drei Strategien eine Rolle:

Systematische Desensibilisierung. Das Prinzip dieser Methode besteht darin, daß der Patient schrittweise, zunächst gedanklich, dann real, mit dem phobischen Objekt bzw. der betreffenden Situation konfrontiert wird. Durch die Kombination mit einem Entspannungsverfahren (z. B. Autogenes Training) wird der Patient in die Lage versetzt, das angstauslösende Objekt oder die angstauslösende Situation zunächst in der Vorstellung, später auch in der Realität zu ertragen. Die Aufstellung von sogenannten Angsthierarchien erlaubt dabei ein schrittweises Vorgehen.

Exposition und Reaktionsverhinderung (Flooding). Auch diese Methode enthält Elemente der systematischen Desensibilisierung, unterscheidet sich jedoch dadurch von ihr, daß der Patient *rascher* der angstauslösenden Situation oder dem angstauslösenden Objekt ausgesetzt wird. Dabei wird in der Angstphase seine übliche Reaktion (z. B. Weglaufen, Durchführung verschiedener Vermeidungstechniken) verhindert. Bei dieser therapeutischen Strategie sind eine Reihe von Besonderheiten zu beachten: dem Patienten muß das Vorgehen sehr detailliert erklärt werden, und er muß Hilfestellung beim Durchstehen der oft schweren Angstsituation erhalten. Die angstauslösenden Situationen müssen so exakt wie möglich erfaßt werden, ebenso aber auch die Vermeidungsstrategien des Patienten. Schließlich erfolgt die Konfrontation sogleich in einer realen Situation, im Gegensatz zur systematischen Desensibilisierung, die zunächst in fiktiven Situationen durchgeführt wird.

Kognitive Strategien. Auch die Anwendung sogenannter kognitiver Strategien (mit oder ohne Entspannungsübungen) kann hilfreich sein. Zu ihnen gehören verschiedene Formen des Problemlösetrainings und des Selbstinstruktionstrainings, kombiniert mit einem Selbstsicherheitstraining.

Eine *medikamentöse Behandlung* kann allenfalls unterstützend angewandt werden. Versucht werden Antidepressiva und Benzodiazepine. Während Antidepressiva bei phobischen Syndromen nicht sehr wirksam sind, reduzieren Benzodiazepine den allgemeinen Angstpegel. Da sie aber eine Abhängigkeit hervorrufen können, sollten sie nur, wenn überhaupt, für einen sehr kurzen Zeitraum eingesetzt werden.

Diese beiden Störungsmuster werden zusammen beschrieben, weil sie gehäuft gemeinsam auftreten. Diesem Umstand tragen auch die modernen Klassifikationssysteme Rechnung, indem sie beide Störungen gemeinsam einordnen.

Panikattacken und Agoraphobie

Panikattacken

Symptomatik

Kernmerkmal der Panikattacken (Angstanfälle) sind schwere, häufig wiederkehrende Angstattacken (Panikanfälle), die plötzlich auftreten und nicht an eine spezifische Situation oder besondere Umstände gebunden sind. Von daher können sie auch nicht vorausgesagt werden.

Die Symptome sind im Einzelfall sehr variabel, gehen jedoch immer mit einer Reihe von z. T. bedrohlich erscheinenden körperlichen Symptomen einher wie: Atemnot, Beklemmungsgefühle, Benommenheit, Unsicherheit, ausgeprägter Tachykardie, Schwitzneigung, Erstickungsgefühle, Hitzewallungen, Angst verrückt zu werden oder Angst vor Kontrollverlust.

Dauer

Die Dauer der einzelnen Anfälle erstreckt sich in der Regel nur auf wenige Minuten; ihre Häufigkeit ist aber sehr variabel, von einigen Anfällen im Monat bis zu mehreren täglich. Obwohl die Anfälle charakteristischerweise nicht an bestimmte Situationen gebunden sind, gibt es doch bei einigen Patienten diese Assoziationen. Die betreffenden Situationen werden dann ängstlich gemieden (z. B. Busfahren oder Aufenthalt in einer Menschenmenge).

Agoraphobie

Ursprünglich bezeichnete man mit Agoraphobie die Furcht vor großen, weiten Plätzen. Von dieser Umschreibung ist man jedoch heute abgekommen.

Die Bezeichnung Agoraphobie bezieht sich vielmehr nicht nur auf Ängste vor weiten und offenen Plätzen, sondern ist heute eine Sammelbezeichnung für *Befürchtungen vor Öffentlichkeit und Menschenansammlungen* an vielen und sehr verschiedenen Orten.

Angesichts der Tatsache, daß sich die Agoraphobie auf verschiedene Situationen bezieht, die mit Öffentlichkeit und Ansammlung von Menschen einhergehen, wurde auch die Bezeichnung „multiple Situationsphobien" vorgeschlagen.

Symptomatik

Es ist verständlich, daß diese Störung besondere Einschränkungen im alltäglichen Verhalten mit sich bringt. Die Patienten haben vielfach die Befürchtung, sie könnten beim Betreten eines Platzes, eines Busses oder eines Kaufhauses kollabieren. Sie suchen in Menschenansammlungen (z. B. beim Besuch einer Kirche oder beim Betreten eines Kaufhauses) stets nach den Fluchtwegen, die dann vorübergehend ihrer Beruhigung dienen.

> **Beachte:** Ein wesentlicher Zug der Agoraphobie liegt also in der wirklichen oder antizipierten Einengung der Bewegungsfreiheit oder dem Fehlen eines Fluchtweges in der jeweiligen Situation.

Die Störung ist häufig vergesellschaftet mit einer *depressiven Verstimmung,* mit *zwanghaften Symptomen* oder auch mit *sozialphobischen Ängsten.* Diese dürfen jedoch das klinische Bild nicht beherrschen, sonst müßten sie bei den Phobien klassifiziert werden. Diese mögliche Verquickung verschiedener Angstphänomene zeigt aber, wie wenig eindeutige Abgrenzungen zwischen den verschiedenen Angstsyndromen möglich sind.

Die Störung beginnt in der Adoleszenz; das weibliche Geschlecht ist stärker betroffen als das männliche.

Vorkommen

Agoraphobien gehören zu den häufigsten Angstsyndromen. Ihre Lebenszeitprävalenz (Vorkommen über die ganze Lebensspanne) liegt zwischen 3 und 9%. Panikattacken sind seltener und haben eine Lebenszeitprävalenz zwischen 1,4 und 2,4%.

Ursachen

Bei beiden Syndromen (den Panikattacken und der Agoraphobie) werden sowohl konstitutionelle und genetische Faktoren als auch besonders ausgeprägte auslösende Ereignisse in der Umwelt diskutiert. Der *psychophysiologische Ansatz* geht davon aus, daß Angstanfälle häufig vom Patienten zuallererst über körperliche Symptome beschrieben werden. Dies führte zu der Annahme, daß die körperliche Symptomatik das primäre Ereignis und die emotionale Befindlichkeit der Angst das sekundäre ist. Die regelhafte Verbindung zwischen einer bestimmten körperlichen Symptomatik und einem massiven Angstzustand führt nach mehrmaligem Auftreten zu einer Konditionierung, die schwer zu unterbrechen ist und regelhaft wieder eintritt. Die Angstanfälle entstehen in dieser Sicht durch eine positive Rückkopplung zwischen den körperlichen Symptomen und der sekundär eintretenden Angstreaktion.

Wenn dem so ist, so müßten auch *interne körperliche Auslöser* bei der Entstehung von Angstanfällen eine führende Rolle spielen. In der Tat zeigen neuere

340 Neurotische, Belastungs- und somatoforme Störungen

Untersuchungen, daß dies der Fall ist. So gesehen, haben körperliche Symptome eine Art „Triggerfunktion" für das Auftreten des Angstanfalls. Es kommt mit der Zeit zu einer „Angst vor der Angst" und zur Häufung von Angstanfällen durch das Auftreten entsprechender körperlicher Symptome. Als wichtigste körperliche Symptome zur Angstauslösung haben sich Herzfrequenzanstieg und Hyperventilation erwiesen. Nicht erklären können diese Modellvorstellungen allerdings, wie es zum erstmaligen Auftreten einer Panikattacke kommt.

Agoraphobien werden, im Gegensatz zu den Panikattacken, eher durch *belastende Lebensereignisse* ausgelöst. Solche Ereignisse sind z. B. Krankheiten, Operationen, aber auch finanzielle Probleme oder Belastungen in einer Partnerschaft. Die Patienten können sich allerdings häufig an die akute Auslösesituation nicht erinnern.

Therapie

Panikattacken. Bei den Panikattacken stehen drei therapeutische Vorgehensweisen im Vordergrund:

Konfrontationsbehandlung unter Berücksichtigung von Angstbewältigungsstrategien. Diese Vorgehensweise wurde primär für Patienten mit Panikattacken ohne Agoraphobie entwickelt. Wichtig ist, wie bei allen Behandlungen dieser Art, daß der Patient genau über die Vorgehensweise aufgeklärt wird. Je nachdem, welche körperlichen Sensationen den Angstanfall auslösen, wird spezifisch vorgegangen. Z. B. empfiehlt sich ein atemzentriertes Vorgehen, wenn die Hyperventilation der entscheidende Angstauslöser ist. Steht der Anstieg der Herzfrequenz im Vordergrund, so muß man dieser „Spur" folgen. Bei allen körperlichen Auslösern empfiehlt es sich, diese auf physiologischem Wege herbeizuführen, also z. B. durch körperliche Anstrengung, um mit dem Patienten einen Vergleich der Symptomatik während des Angstanfalls und den durch natürliche Anstrengung hervorgerufenen physiologischen Reaktionen anzustellen. Dabei können auch Biofeedback-Methoden sinnvoll sein.

Vermittlung von Bewältigungsstrategien: Nahezu alle Patienten mit Angstanfällen haben bereits Ansätze für Bewältigungsstrategien entwickelt. Eine sorgfältige Eruierung derselben kann dazu führen, daß man sie für die Behandlung weiter ausbauen kann. Zur Unterstützung empfehlen sich auch Entspannungsübungen (z. B. Autogenes Training) sowie Biofeedback-Techniken zur Kontrolle der Herz- und Atemfrequenz.

Kognitive Momente spielen bei allen bisher erwähnten Behandlungsmethoden eine wichtige Rolle. Sie werden unter folgenden Gesichtspunkten eingesetzt:

– Im Rahmen der *genauen Information* des Patienten über die Vorgehensweise. Damit verbunden sind immer auch Erklärungen über die Entstehung der Störung, die für den Patienten nützlich sind.

Neurotische Störungen **341**

– Bei der *Umbewertung von Angstzuständen.* Hierbei geht es häufig um einen Vergleich von körperlichen Sensationen im Rahmen des Angstanfalles und unter natürlichen Bedingungen.
– Im Rahmen der *Bewertung körperlicher und psychischer Symptome.* Hierbei soll der Patient lernen, wie seine z. T. irrationalen Befürchtungen mit beobachtbaren körperlichen Sensationen gekoppelt sind und wie er aus eigener Kraft (z. B. durch Entspannung oder Selbstinstruktionstraining) Einfluß auf seine Symptomatik nehmen kann. Sobald der Patient dies im Ansatz erlebt hat, reduziert sich das Gefühl des Ausgeliefertseins und der Machtlosigkeit.

Medikamentöse Behandlung: Als wirksam haben sich sowohl trizyklische Antidepressiva als auch Monoaminooxydasehemmer erwiesen. Eine medikamentöse Therapie sollte aber stets mit einer psychotherapeutischen Behandlung gekoppelt werden, weil die rein medikamentöse Behandlung bei Absetzen der Medikation zu einer hohen Rückfallquote führt.

Agoraphobie. Die Behandlung der Agoraphobie erfolgt nach ähnlichen Prinzipien wie die Behandlung der anderen phobischen Syndrome. Sofern sie mit Panikattacken gekoppelt ist, werden die hierfür erprobten Verfahren modifiziert, um die agoraphobische Komponente gezielt einzubeziehen. Auch bei der Agoraphobie hat sich die *Konfrontationsbehandlung* als die wirksamste Methode erwiesen.

Erfolge werden auch von der *Gruppentherapie* berichtet. Hier kommt es allerdings darauf an, homogene Therapiegruppen zusammenzustellen, deren Therapiemotivation hoch sein muß. Der Vorteil der Gruppentherapie zeigt sich in zweierlei Hinsicht: einerseits fördert sie das gegenseitige Verständnis und baut das Gefühl der Vereinzelung ab; zum anderen fördert die Aussprache aller Patienten mit gleichartigen Erkrankungen auch Bewältigungsstrategien zutage, die in die Behandlung einbezogen werden können. Das dadurch entstehende Gefühl der gegenseitigen Unterstützung ist für jede Art von Therapie förderlich.

Verlauf und Prognose

Das Hauptmanifestationsalter von Angstanfällen und Agoraphobien liegt zwischen 20 und 30 Jahren; etwa 10% treten vor dem 16. Lebensjahr auf. In der überwiegenden Mehrzahl der Fälle treten beide Störungsmuster mehr oder weniger plötzlich in der Öffentlichkeit auf (z. B. in Kirchen, auf Plätzen, in Kaufhäusern). Der Verlauf ist häufig stark fluktuierend, und es wechseln symptomreiche Phasen mit symptomfreien Intervallen. Beide Störungen haben eine starke Tendenz zu Chronifizierungen, sofern keine Behandlung erfolgt und wenn sie über längere Zeit bestehen. Es kommt aber auch zu Spontanremissionen; allerdings nicht, wenn diese Störungen schon längere Zeit existieren.

342 Neurotische, Belastungs- und somatoforme Störungen

Zwangsstörungen

Definition und klinisches Bild

■ Als Zwänge bezeichnet man bestimmte, immer wiederkehrende seelische Vorgänge (z. B. Gefühle, Vorstellungen) oder auch Handlungen, die vom Betroffenen als lästig und quälend erlebt werden, und die er, obwohl er sie als unsinnig erkannt hat, nicht willkürlich unterbinden kann.

Die Zwangsphänomene werden vom Patienten immer als quälend erlebt, entweder, weil sie gewalttätigen oder obszönen Inhalts sind, oder, weil sie als absolut sinnlos erlebt werden. Die Zwangsstörung ist bei Männern und Frauen gleich häufig; oft finden sich vor dem Eintreten des Vollbildes der Erkrankung auch bereits zwanghafte Persönlichkeitszüge in Form von übermäßiger Genauigkeit, Skrupelhaftigkeit und übermäßig ausgeprägtem Ordnungssinn.

Für die Diagnose sind nach ICD-10 folgende Richtlinien erforderlich: Die Zwangssymptome müssen mindestens zwei Wochen lang an den meisten Tagen in Form von Zwangsgedanken oder Zwangshandlungen auftreten, sie müssen quälend sein und die normalen Aktivitäten stören (in Anlehnung an ICD-10).

Zum *Verständnis von Zwangsstörungen* ist noch folgendes erwähnenswert: Zwangssyndrome können in sehr unterschiedlichen *Schweregraden* auftreten. Die Spielbreite reicht von vorübergehenden Zwangserscheinungen, die zu Beginn der Adoleszenz verbreitet sind, bis zu einer schweren Zwangskrankheit mit extremer Ausprägung, bei der der Patient infolge seiner Symptomatik im Alltag erheblich behindert ist. Der Schweregrad der Störung hängt mit einer Reihe von anderen Faktoren zusammen wie Begleitsymptomatik, familiäre Belastung, Dauer der Störung und auch Persönlichkeitsstruktur.

Darüber hinaus sind Zwangsphänomene auch stark von der *Situation* abhängig. Häufig verschwinden die Zwänge bei Umgebungswechsel, treten aber nach einer gewissen Zeit der Anpassung erneut auf. Ferner ist wichtig zu wissen, daß eine Zwangssymptomatik selten isoliert auftritt. Sie ist meist vergesellschaftet mit einer Reihe von anderen Symptomen wie Ängsten, depressiven Verstimmungen, Schlafstörungen, Eßstörungen, Suizidgedanken und körperlichen Beschwerden. Von besonderer Bedeutung ist der Zusammenhang zwischen Zwängen und Angst, denn Zwänge haben vielfach auch eine „angstreduzierende Wirkung". Dies kann man daran sehen, daß bei der willkürlichen Unterbindung von Zwangshandlungen die Patienten oft außerordentlich ängstlich reagieren.

Häufigkeit

In der nervenärztlichen Praxis werden bei Erwachsenen etwa 3% Zwangsstörungen diagnostiziert; es wird angenommen, daß 0,05% der Allgemeinbevölkerung in den westlichen Ländern an Zwangssymptomen leiden.

Arten von Zwangsstörungen

Nach ICD 10 unterscheidet man drei Arten von Zwangsstörungen.

Zwangsstörung mit vorwiegenden Zwangsgedanken oder Grübelzwang.
Bei dieser Form der Störung treten Zwangsideen oder auch bildhafte Vorstellungen auf, die auch den Charakter von Zwangsimpulsen annehmen können. Sie sind, was den Inhalt betrifft, sehr unterschiedlich, für die Betreffenden aber fast immer sehr quälend.

Beispiel: Ein 18jähriges Mädchen, welches wegen einer schweren Zwangsstörung stationär behandelt wurde, hatte den Zwangsgedanken, ihre jüngere Schwester mit einem langen Messer umbringen zu müssen. Das Mädchen stammte aus einem Metzgershaushalt, in dem derartige Messer verfügbar waren. Sie hatte die Befürchtung, daß sie diese Handlung, die ihr permanent durch den Kopf ging, wirklich ausführen könnte.

Zwangsstörung mit vorwiegenden Zwangshandlungen (Zwangsritualen).
Hierbei beziehen sich die Zwangshandlungen meist auf Ordnung, Sauberkeit und wiederholte, übertriebene Kontrollen. Dem Verhalten liegt die Furcht zugrunde, daß etwas passieren könne, wenn man entsprechende Kontroll- oder Vergewisserungshandlungen unterläßt.
Beispiele hierfür sind: übertriebenes Kontrollieren, ob Türen abgeschlossen sind, der Herd abgestellt ist, ob man gewisse Besorgungen erledigt hat usw. Wichtig ist hierbei – und dies berührt den Schweregrad der Störung –, daß diese Zwangshandlungen weite Strecken des Tages ausfüllen und damit den Alltag empfindlich beeinträchtigen. Nicht zu verwechseln ist diese Zwangsstörung mit einem leicht ausgeprägten Kontrollbedürfnis, welches viele Menschen haben.
Zwangshandlungen dieser Art können sich zu regelrechten *Ritualen* ausbilden. Darunter versteht man eine Abfolge von mehreren Handlungsabläufen, die häufiger am Tag über einen längeren Zeitraum ausgeführt werden und bei denen der Patient den Eindruck hat, er müsse diese Handlungen ausführen, um eine ihm drohende Gefahr abzuwenden.

Beispiel: Als ein extremes Beispiel kann eine 42jährige Patientin dienen, die aus der Befürchtung heraus, ihre Wohnung mit Bakterien zu infizieren, nach jedem Gang in die Stadt ihre ganze Wohnung mit Desinfektionsmittel reinigte. Die Folge war, daß sie das Haus nur etwa zweimal pro Monat verließ, um die notwendigen Einkäufe zu tätigen. Dies wiederum führte dazu, daß sie aus der Angst, etwas zu vergessen, täglich lange Listen führte und kontrollierte, um auch alle Be-

344 Neurotische, Belastungs- und somatoforme Störungen

sorgungen bei einem geplanten Einkauf mitzubringen und ja nichts zu übersehen. ▪

Kombinierte Störung mit Zwangsgedanken und Zwangshandlungen.
Sehr häufig kommt es zum gemeinsamen Auftreten von Zwangsgedanken und Zwangshandlungen.

Ursachen

Auch hier unterscheidet man zwischen einer genetischen Disposition, prämorbiden Persönlichkeitsbezügen und auslösenden oder verursachenden Ereignissen.

Für das Vorliegen *genetischer Faktoren* sprechen Familienuntersuchungen, die zeigen, daß die Angehörigen Zwangskranker auch häufig entweder an Zwangsstörungen leiden oder in einer abgemilderten Form zwanghaft sind. Bei vielen Patienten findet man darüber hinaus, daß sie vor Beginn der Erkrankung *Persönlichkeitszüge* aufweisen, die zwanghaftes Verhalten vielleicht begünstigen. Es handelt sich in der Regel um ängstlich-depressive, zurückgezogene und scheue Menschen, die Kontaktschwierigkeiten haben und die bei Hinzukommen entsprechender *belastender Erlebnisse* (z. B. sexuelle Erlebnisse, Krankheit, gravierende Ereignisse in der Familie) mit der Ausbildung einer Zwangssymptomatik reagieren. Neuerdings hat man bei Zwangskranken auch biochemische Befunde erheben können, die noch uneinheitlich sind, aber auf eine Beteiligung der Basalganglien bei Zwangsstörungen hindeuten.

Therapie

Angesichts der herrschenden Unklarheit bezüglich der Ursache von Zwangsstörungen kann man auch im therapeutischen Bereich nicht mit Behandlungsmethoden rechnen, die an der Ursache ansetzen. Folgende Ansätze haben sich aber als sinnvoll erwiesen:

Tiefenpsychologisch fundierte Therapie. Sie beginnt wie jede Therapie mit dem Aufbau einer vertrauensvollen Beziehung und setzt sich in dem Versuch fort, die Bedeutung der Zwangssymptome zu verstehen und auch für den Patienten verständlich zu machen. Häufige Gesichtspunkte sind dabei: die angstreduzierende Bedeutung der Zwangshandlungen, der häufig zu findende Zusammenhang mit sexuellen Problemen, der Zusammenhang zwischen Zwangsphänomenen und aggressiven Regungen des Patienten und auch die Neigung des Patienten, zwischenmenschliche Bezüge aufzuspalten, wodurch häufig ein Widerspruch zwischen den Schilderungen des Patienten und den realen Gegebenheiten in seiner Umwelt entsteht. Die meist erheblich ausgeprägte Kontaktstörung erschwert die Behandlung, weshalb gestalterische und kreative Momente in die Behandlung einbezogen werden sollen (z. B. Malen, Modellieren, Tagtraumtechniken).

Verhaltenstherapie. Sie geht von der Vorstellung aus, daß die Zwangssymptome erlernt werden. Infolgedessen muß es auch möglich sein, durch entsprechende Verfahren ein „Umlernen" oder „Verlernen" zu erreichen. Die moderne Verhaltenstherapie hat eine Reihe von Methoden entwickelt, die sich bei der Behandlung von Zwangsstörungen bewährt haben. Zu ihnen gehören:

– die *Aversionstherapie* (Vermeidungslernen), bei der das Auftreten entsprechender Zwangssymptome duch aversive Reize unterbrochen wird;

– die *systematische Desensibilisierung* durch angstmildernde Techniken, bei der ähnlich vorgegangen wird wie bei Phobien (s. Abschnitt über Phobien);

– die *Konfrontation* und *Reaktionsverhinderung.* Hierbei wird der Patient zunächst mit der Situation konfrontiert, die seine Zwangshandlungen auslöst, wobei die Ausführung der Zwangshandlungen verhindert wird. Dabei entsteht in der Regel ein massiver Angstzustand, der vom Therapeuten und Patienten gemeinsam kontrolliert werden muß. Mit zunehmender Häufigkeit der Konfrontation wird der Angstzustand abgemildert, und es entsteht das Gefühl, die Situation bewältigt zu haben. Dieses positive Gefühl versetzt den Patienten in die Lage, selbstsicherer zu werden und, unterstützt durch den Therapeuten, weitere Bewältigungsstrategien zu entwickeln.

Medikamentöse Therapie. Erfolgreich angewandt wurden *Antidepressiva* und *Neuroleptika.* Bei den ersteren hat sich eine Behandlung mit Clomipramin als wirksam erwiesen. Unter den Neuroleptika liegen positive Erfahrungen mit Haldol vor. Bei sehr ausgeprägten Zwängen empfiehlt es sich, ein psychotherapeutisches Vorgehen mit einer medikamentösen Behandlung zu kombinieren.

Verlauf und Prognose

Generell besteht die Erfahrung, daß Zwangsstörungen, wenn sie längere Zeit bestehen, zur *Chronifizierung* neigen. Wie erwähnt, sind sie häufig auch mit anderen Störungen (Depressionen, Phobien) assoziiert. Dies erschwert die Behandlung und ist auch eine ungünstige Voraussetzung für die Heilung der Störung.

Dissoziative Störungen (Konversionsstörungen)

Begriff und Symptomatik

Unter dissoziativen Störungen oder Konversionsstörungen verstehen wir wunsch- und zweckorientierte Verhaltensweisen, die zu körperlichen und psychischen Symptomen führen können.

346 Neurotische, Belastungs- und somatoforme Störungen

Es kann dabei zum teilweisen oder völligen Verlust „der normalen Integration von Erinnerungen an die Vergangenheit, des Identitätsbewußtseins, der unmittelbaren Empfindungen sowie der Kontrolle von Körpervorgängen" kommen (ICD-10). Dissoziative Reaktionen (früher auch „hysterische Reaktionen" genannt) sind durch die Tendenz gekennzeichnet, einer belastenden Situation oder einem Konflikt auszuweichen, ohne sich mit ihm auseinanderzusetzen. Dies kann sich als eine „Flucht in die Krankheit" äußern, aber auch in Gestalt gewisser Handlungen oder Zustände, die dem Betreffenden einen sogenannten „Krankheitsgewinn" (z. B. durch vermehrte Aufmerksamkeit oder Mitleid) einbringen. Die Zweckmäßigkeit ihrer Reaktionsweise wird den Patienten dabei jedoch nicht bewußt. Sie betrachten alle ihre Symptome als Krankheitserscheinungen.

Interessant ist, daß sich die Symptome von dissoziativen Störungen immer danach richten, was „zeitgemäß" ist, d. h., was dazu geeignet ist, Eindruck zu machen und Aufmerksamkeit hervorzurufen. So war um die Jahrhundertwende der große hysterische Anfall verbreitet, den man heute kaum mehr findet (Hinfallen, theatralische Bewegungen von Armen und Beinen, eventuell auch anfallsartige Zustände ähnlich einer Epilepsie). Im Rahmen von dissoziativen Störungen können fast alle denkbaren Symptome auftreten: Dämmerzustände, Gedächtnisausfälle, Anfälle, Blindheit, Taubheit, Erbrechen, Lähmungen, Sprachstörungen usw. Eine feste Regel gibt es dabei nicht. Dementsprechend werden in der ICD-10 auch verschiedene Syndrome unterschieden wie: dissoziative Amnesie (Erinnerungsverlust), dissoziativer Stupor, dissoziative Trancezustände, dissoziative Störungen der Bewegung und der Sinnesempfindung und sonstige dissoziative Störungen, die in sehr unterschiedlichen Bildern verlaufen können.

Dissoziative Störungen verfestigen sich häufig zu einer relativ stabilen neurotischen Entwicklung. Wenn sie sich in manifesten körperlichen Symptomen (z. B. psychogene Lähmungen) äußern, so spricht man von *Konversionssyndromen*. Der Begriff Konversionssyndrom wird aber vielfach synonym für alle dissoziativen Reaktionen gebraucht.

Ursachen

Ursächlich spielt eine bestimmte, häufig infantile Persönlichkeitsstruktur eine Rolle, die durch Geltungsbedürfnis, Unechtheit, Egoismus sowie durch geringe Belastbarkeit gekennzeichnet ist. Auch Vorbilder in der Familie und der näheren Umgebung können zu Manifestationen beitragen. Biographische Analysen zeigen, daß das Auftreten dissoziativer Reaktionen durch Konflikt- und Überforderungssituationen begünstigt wird und daß eine eigene Erkrankung in der Vorgeschichte für die Symptomwahl eine gewisse Rolle spielt.

■ *Beispiel.* Eine 40jährige Patientin, die auf ihrer Abteilung immer eine gewisse Sonderrolle gespielt hatte, da sie intelligenter war als die anderen Patientinnen, konnte plötzlich nicht mehr richtig laufen und entwickelte „epileptische" Anfälle.

Neurotische Störungen 347

Merkwürdig war, daß diese Anfälle nur auftraten, wenn jemand in der Nähe war. Auch der Abteilungsarzt konnte einen solchen Anfall beobachten, wobei ihm sofort die sehr „schonende Art" des Hinfallens ohne Verletzungen auffiel. Die Ursache dieser „psychogenen Anfälle" war ein Wechsel der Gruppenpflegerin. Die neue Pflegerin hatte die Patientin ihre Sonderrolle nicht weiterspielen lassen, sondern sie wie die anderen auch behandelt. Durch die „dissoziativen Anfälle" versuchte die Patientin, ihre Sonderstellung wieder zu erreichen. Die Therapie bestand in einer Suggestivbehandlung, wobei durch subkutane Injektionen auch einige schmerzhafte Quaddeln gesetzt wurden. Dadurch verschwanden die Anfälle rasch. Nach einer Klärung der Gruppensituation trat auch kein anderes dissoziatives Symptom mehr auf. ■

Therapie

Zunächst gilt es, den auslösenden Konflikt oder die vielfach vorhandene Überforderungssituation zu erkennen und in die Behandlung einzubeziehen. In diesem Sinne gehört zur Behandlung stets eine Veränderung der allgemeinen Lebensbedingungen des Patienten. Vielfach muß aber auch auf der Symptomebene gearbeitet werden, z. B. durch eine Übungsbehandlung bei einer psychogenen Lähmung. Dabei wird den Patienten erklärt, daß sie im Rahmen ihrer Erkrankung das Gehen verlernt haben, und was man verlernt habe, müsse man schrittweise wieder erlernen. Die Behandlung erfolgt in der Regel als individuelle Therapie, denn Gruppenbehandlungen begünstigen das Dominanzbedürfnis der Patienten und damit, zumindest im Anfangsstadium, ein Wiederauftreten der Symptomatik.

Liegen zusätzliche Erkrankungen vor (z. B. epileptische Anfälle), so erfolgt die Behandlung nach den gleichen Prinzipien, jedoch ist der Stellenwert der Medikation im Gesamtbehandlungsplan wichtig. Darüber hinaus sind folgende *allgemeine Behandlungsprinzipien* wichtig:

– Nach Identifikation des Konfliktes wird versucht, den Patienten *andere Bewältigungsstrategien* zu vermitteln, z. B. durch die Anwendung verhaltenstherapeutischer Maßnahmen, einschließlich kognitiver Strategien. In diesem Konzept haben auch detaillierte Übungsmaßnahmen ihren Platz.

– Die *Familie* und das *soziale Umfeld* sollte immer dann einbezogen werden, wenn es Anhaltspunkte dafür gibt, daß sie im Hinblick auf die Verursachung oder Auslösung der Symptomatik eine Rolle spielen. Ziel ist dabei, die jeweilige Umgebung so umzustrukturieren, daß der Patient den durch die Symptomatik erzielten Krankheitsgewinn nicht benötigt.

– Gegebenenfalls sind auch *Suggestivmaßnahmen* einzusetzen: Patienten mit dissoziativen Störungen sind in der Regel sehr suggestibel. Dies ist bereits seit Ende des letzten Jahrhunderts bekannt, wenn man an die Behandlungserfolge bei hysterischen Syndromen mit Hilfe der Hypnose denkt. Heute ist man mit der Anwendung der Hypnose jedoch vorsichtiger geworden.

348 Neurotische, Belastungs- und somatoforme Störungen

– Erst im zweiten oder dritten Schritt wird über eine mögliche symbolische Bedeutung der Symptomatik gesprochen.

Grundprinzip jeder Behandlung ist, dem Patienten andere Bewältigungsstrategien zu vermitteln, so daß er seine dissoziative Symptomatik nicht mehr benötigt.

Verlauf und Prognose

Neu aufgetretene dissoziative Symptome sind in der Regel gut zu behandeln und rasch zu beheben. Die Behandlung wird jedoch schwieriger, wenn die Symptomatik bereits lang besteht und dem Patienten wiederholt einen erheblichen Krankheitsgewinn eingebracht hat. Eine ungünstige Prognose ist zu stellen, wenn folgende Faktoren hinzukommen: zusätzliches Vorliegen einer organischen Erkrankung, bereits infolge Persönlichkeitsänderung durch eine organische Erkrankung, inkonsequente Führung des Patienten, Intelligenzminderung oder geringe Differenzierung der Persönlichkeit des Patienten.

■■■■ Belastungsstörungen

■ Unter Belastungsstörungen verstehen wir unterschiedliche und für die einzelne Person charakteristische Reaktionsweisen mit psychischer Symptombildung, die durch ein belastendes Lebensereignis hervorgerufen werden und sich in angemessenem Abstand (in der Regel nach einigen Monaten) wieder zurückbilden. ■

Der Unterschied zu allen anderen Störungen, bei denen ebenfalls belastende Lebensereignisse mitwirken, ist der, daß Belastungsstörungen *immer als direkte Folge* des belastenden Lebensereignisses aufzufassen sind. „Das belastende Ereignis oder die andauernde, unangenehme Situation sind der primäre und ausschlaggebende Kausalfaktor, und die Störung wäre ohne sie nicht entstanden" (ICD-10, 2. Auflage, S. 167). Unter dem Begriff Belastungsreaktionen werden in der ICD-10 drei Störungsbilder zusammengefaßt: die akute Belastungsreaktion, die posttraumatische Belastungsstörung und die Anpassungsstörung.

▨▨ Akute Belastungsreaktion

Es handelt sich um eine *unmittelbare Reaktionsbildung,* die an ein traumatisches Erlebnis anschließt, welches in der Regel mit einer ernsthaften Bedrohung für die Sicherheit oder körperliche Unversehrtheit des Patienten oder einer Bezugsperson einsetzt. Erlebnisse dieser Art sind z. B. Naturkatastro-

Belastungsstörungen 349

phen, Gewaltverbrechen, Vergewaltigung, Mitansehen der Tötung geliebter Personen usw. Für die Reaktion des Individuums entscheidend ist seine Persönlichkeit und das Vorhandensein von Bewältigungsmechanismen. Daher reagieren nicht alle Menschen in derselben Situation in gleicher Weise.

Symptomatik

Dementsprechend ist die Symptomatik vielfältig. Sie reicht von einer Art „Lähmung oder Betäubung" mit Einschränkung des Bewußtseins und einer Unfähigkeit, das Erlebte zu verarbeiten, bis zur Desorientierung, erheblichen Unruhe- und Erregungszuständen und zum plötzlichen, panikartigen Weglaufen. In aller Regel sind alle Anzeichen panischer Angst vorhanden (Tachykardie, Schwitzen, Erröten). Die Symptome treten innerhalb von Minuten ein und klingen nach dem belastenden Ereignis innerhalb von Stunden oder Tagen wieder ab, wobei auch eine Amnesie (Erinnerungsverlust) für diese Episode vorliegen kann.

Charakteristisch ist stets ein unmittelbarer und zeitlich klar festzustellender Zusammenhang zwischen der akuten Belastungssituation und dem belastenden Ereignis.

Posttraumatische Belastungsstörung

Im Gegensatz zur akuten Belastungsreaktion tritt die posttraumatische Belastungsstörung *verzögert nach einem belastenden Ereignis* oder einer Situation von außergewöhnlicher Bedrohung auf. Dabei können die verursachenden Ereignisse ähnlich sein wie bei der akuten Belastungsreaktion. Der zeitliche Abstand zwischen dem Auftreten der Symptomatik und der auslösenden bzw. verursachenden Belastungssituation beträgt in der Regel nicht mehr als sechs Monate. Die Reaktionsweise wiederum ist abhängig von der Persönlichkeit der Betreffenden oder auch von neurotischen Erkrankungen in der Vorgeschichte, welche die Neigung zur Entwicklung einer posttraumatischen Belastungsstörung bahnen und ihren Verlauf verstärken können. Entscheidend ist aber das tatsächliche Vorliegen der belastenden Situation.

Symptomatik

Die Symptomatik kann vielfältig sein, umfaßt in der Regel jedoch folgende Inhalte:

- Sich aufdrängende Erinnerungen an das traumatische Ereignis (sog. „Nachhallerinnerungen"). Auch in den Träumen der Patienten kommt es zur Wiederkehr dieser Erinnerungen.
- Gefühl des Betäubtseins, der emotionalen Stumpfheit und der Reaktionsunfähigkeit, was sich u. a. auch in Gleichgültigkeit gegenüber anderen Menschen und Teilnahmslosigkeit der Umgebung gegenüber äußert.

350   Neurotische, Belastungs- und somatoforme Störungen

– Vermeidung aller Aktivitäten, Situationen oder Gespräche, die mit dem verursachenden Trauma, seinem Zustandekommen oder seinen Folgen zusammenhängen könnten.
– Z. T. heftige emotionale Reaktionen wie Angst, Panik oder aggressive Reaktionen, die durch ein plötzliches Erinnern oder ein Wiedererleben des Traumas hervorgerufen werden.

Darüber hinaus leben die Betroffenen über längere Zeit in einem Zustand der *vegetativen Übererregbarkeit,* was sich in einer erhöhten Schreckhaftigkeit, in Schlaflosigkeit, Angst und der Neigung zu depressiven Reaktionen äußert. Nicht selten leiden die Betroffenen auch unter Suizidgedanken und bekämpfen ihren Zustand der Verzweiflung mit Alkohol oder beruhigenden Medikamenten.

Prognose

In der Mehrzahl der Fälle kommt es zu einer Heilung; bei manchen Patienten tritt aber eine Chronifizierung des Verlaufs ein, die in eine dauernde Persönlichkeitsänderung übergehen kann. Hierfür sind u. U. die Schwere des Traumas und seine Wiederholung und auch Persönlichkeitsfaktoren maßgeblich.

Anpassungsstörungen

Bei ihnen „handelt es sich um Zustände von subjektivem Leiden und emotionaler Beeinträchtigung, die soziale Funktionen und Leistungen behindern und während des Anpassungsprozesses nach einer entscheidenden Lebensveränderung, nach einem belastenden Ereignis oder auch nach einer schweren körperlichen Krankheit auftreten. Die Belastung kann die Unversehrtheit des sozialen Netzes betroffen haben (bei einem Trauerfall oder Trennungserlebnis), das weitere Umfeld sozialer Unterstützung oder sozialer Werte (wie bei Emigration oder nach Flucht). Die Belastung kann dabei nur den Einzelnen oder auch seine Gruppe oder Gemeinde betreffen" (ICD-10, 2. Auflage, S. 170/171).

Entscheidend ist auch hier ein belastendes Lebensereignis, ohne das die Anpassungsstörung nicht eingetreten wäre. Die Unterschiede zu den beiden zuvor genannten Syndromen liegen jedoch in folgendem:

– Einerseits spielt die individuelle Reaktionsdisposition (Reaktionsweise) eine größere Rolle. Das heißt, Anpassungsstörungen sind von Person zu Person viel unterschiedlicher und auch in der Symptomatik weitaus vielfältiger als die relativ uniformen Symptomausbildungen bei der akuten Belastungsreaktion und der posttraumatischen Belastungsstörung.
– Die Symptomatik beginnt in der Regel innerhalb eines Monats nach dem belastenden Ereignis und bildet sich innerhalb von sechs Monaten zurück.

Symptomatik

Was die Symptomatik selbst betrifft, so umfaßt sie bei Kindern und Jugendlichen häufig regressive Symptome wie das Wiederauftreten von Einnässen oder Einkoten, einen Rückfall in ein früheres Sprachstadium, Daumenlutschen o. ä. Ab dem Jugendalter sind am häufigsten depressive Reaktionen unterschiedlicher Dauer, eine Kombination von Angst und depressiver Reaktion oder auch, besonders im Jugendalter, Störungen des Sozialverhaltens, die mit aggressivem oder dissozialem Verhalten einhergehen.

Ingesamt kann man Anpassungsstörungen als übermäßige Reaktionen auf belastende und die jeweilige Persönlichkeit stark beeinträchtigende Lebensereignisse auffassen, die in der Regel von vorübergehender Natur sind und eine eher günstige Prognose haben.

Therapie

Die Therapie aller Belastungsstörungen stützt sich auf zwei Grundprinzipien: Sie soll einerseits den Patienten helfen, das belastende Ereignis, seinen Möglichkeiten gemäß, zu verarbeiten. Zum anderen will die Therapie dabei helfen, die Bewältigungsstrategien des Patienten zu stärken und so weiterzuentwickeln, daß er trotz des für ihn sehr belastenden Erlebnisses so viel Selbstbewußtsein und Eigenwertgefühl entwickelt, daß er weitgehend angstfrei und zukunftsorientiert in seiner Umgebung leben kann. Diesem Ziel kann man in therapeutischen Gesprächen näherkommen, die im Falle spezieller Ängste oder Befürchtungen auch durch kognitive verhaltenstherapeutische Strategien unterstützt werden können. Eine medikamentöse Behandlung kann vorübergehend nützlich sein.

▬▬ Somatoforme Störungen

Kennzeichen der somatoformen Störungen ist die wiederholte Schilderung körperlicher Symptome durch den Patienten in Verbindung mit der wiederholten und hartnäckigen Forderung nach weiteren ärztlichen Untersuchungen, obwohl die bereits durchgeführten und häufig wiederholten Untersuchungen negative Ergebnisse erbracht haben. Die Versicherung der Ärzte, daß ein körperlicher Befund nicht feststellbar ist, wird nicht angenommen. Die Patienten sind in der Regel darauf fixiert, daß ihre Beschwerden eine körperliche Ursache haben müßten. Auch wenn für einen Außenstehenden ein Zusammenhang mit einem Lebensereignis offensichtlich ist, so wird dies von den Patienten nicht akzeptiert, die im allgemeinen jegliche Möglichkeit einer psychischen Verursachung ihrer Beschwerden negieren.

Für die Patienten ist häufig ein aufmerksamkeitssuchendes Verhalten charakteristisch, wobei dieses stets mit dem Wunsch nach weiteren körperlichen Untersuchungen verknüpft wird.

352 Neurotische, Belastungs- und somatoforme Störungen

Somatoforme Störungen unterscheiden sich von den psychosomatischen Erkrankungen dadurch, daß bei ihnen kein organisch faßbarer Befund vorliegt.

■ Hypochondrische Störung

Die bekannteste Somatisierungsstörung ist die *hypochondrische Störung.* Im Mittelpunkt ihrer Symptomatik steht eine ängstlich-besorgte Zuwendung zum eigenen Körper, die sich in abnormer Selbstbeobachtung und unbegründeten Krankheitsbefürchtungen äußert. Jedes kleinste körperliche Symptom wird ängstlich registriert und als Zeichen einer schweren Krankheit bewertet. Häufig ist die Vorstellung, an Krebs, Tuberkulose oder Geschlechtskrankheiten zu leiden. Als auslösende Faktoren kommen Schuldgefühle, überstandene Krankheiten oder Verlust von Angehörigen in Frage. Zu hypochondrischen Reaktionen disponiert sind besonders labile, ängstliche und suggestible Persönlichkeiten.

Hypochondrische Reaktionen sind häufig mit Depression und Angst vergesellschaftet und treten oft jenseits des 50. Lebensjahres auf.

Weitere somatoforme Störungen betreffen die inneren Organe (z. B. Herz-Kreislaufsystem, Gastrointestinaltrakt, Urogenitalsystem). Auch für sie ist charakteristisch, daß keine organisch faßbaren Befunde vorliegen, wohl aber funktionelle Störungen, die über das vegetative Nervensystem erklärbar sind.

Therapie

> **Beachte:** Der wichtigste Grundsatz in der Therapie ist, daß der Patient und seine Beschwerden ernstgenommen werden müssen. Bemerkungen, die die geschilderten Krankheitssymptome bagatellisieren, helfen nicht weiter.

Ein zweiter wichtiger Grundsatz besteht darin, den Patienten über alle Untersuchungsergebnisse genau aufzuklären, aber auch über die Möglichkeit, daß es individuelle Reaktionen gibt, die seine Beschwerden erklären können, ohne daß eine schwere körperliche Erkrankung vorliegt. Wenn man so weit gekommen ist, ist es vielleicht dann auch möglich, in einem dritten Schritt über die biographische Bedeutung der Symptomatik mit dem Patienten zu sprechen, was – ein entsprechendes Vertrauensverhältnis vorausgesetzt – ihm dazu verhelfen kann, seine Beschwerden in einem anderen Licht zu sehen und besser mit ihnen zurechtzukommen.

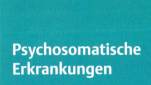

Psychosomatische Erkrankungen

Psychosomatische Erkrankungen gehen mit **körperlichen Symptomen** und **körperlichen Befunden** einher, wobei psychische Einflüsse als Ursache, Teilursache oder den Krankheitsprozeß aufrechterhaltende Faktoren angenommen werden. Sie können sich im Prinzip an allen Organen oder Organsystemen manifestieren und werden meist behandelt durch einen **kombinierten Therapieansatz,** der somatische Behandlungsmethoden, Beratung und Psychotherapie umfaßt.

Begriffsbestimmung

Unter der Bezeichnung psychosomatische Erkrankungen fassen wir eine Gruppe von Störungen zusammen, die mit einer körperlichen Symptomatik und einem körperlichen Befund einhergehen, bei denen jedoch psychische Einflüsse als Ursache, Teilursache oder den Krankheitsprozeß aufrechterhaltende Faktoren diskutiert werden. Im Glossar psychiatrischer Erkrankungen der WHO (1973, 3. Aufl.) sind sie umschrieben als „Störungen mit Schädigung des Gewebes oder Anhalten der physiologischen Funktionsstörung, von denen man glaubt, daß emotionale Faktoren in der Ätiologie eine erhebliche Rolle gespielt haben. Die krankhaften Veränderungen spielen sich im allgemeinen im vegetativen Nervensystem ab und wirken sich an einem Organsystem besonders aus."

Neuerdings ist der Begriff der psychosomatischen Erkrankungen ein wenig ins Wanken geraten, da bei einer Reihe dieser Erkrankungen bedeutsame somatische Ursachen aufgefunden werden (z. B. eine Helicobacter-Infektion beim Magen- und Zwölffingerdarmgeschwür), die bei diesen Erkrankungen eher eine somatische Behandlung angezeigt erscheinen lassen. Dies trifft jedoch bei weitem nicht für alle diese Erkrankungen zu, weshalb wir die Terminologie beibehalten. In der ICD-10 werden die meisten dieser Erkrankungen unter der Rubrik „Verhaltensauffälligkeiten mit körperlichen Störungen und Faktoren" eingeordnet.

Von den Organneurosen unterscheiden sich psychosomatische Erkrankungen dadurch, daß sie mit einem faßbaren organischen Befund einhergehen. Im Prinzip können sie sich an allen Organen oder Funktionen manifestieren.

354   Psychosomatische Erkrankungen

Die in der Praxis häufigsten psychosomatischen Erkrankungen betreffen die Haut, das Atmungssystem, das Herz-Kreislauf-System, die Nahrungsaufnahme und den Verdauungstrakt. Ein Großteil von ihnen wird in medizinischen Kliniken mit psychosomatischer Ausrichtung oder in eigenen psychosomatischen Abteilungen bzw. Kliniken behandelt. Ein Teil der Patienten wird jedoch auch in psychiatrische Kliniken eingewiesen. Aus diesem Grunde sollten Krankenschwestern und -pfleger in der Psychiatrie die wichtigsten psychosomatischen Störungen kennen. Wir können sie hier nur sehr kurz abhandeln. Zur ausführlichen Information sei auf ein Taschenbuch hingewiesen: Bräutigam, W., P. Christian, M. Rad: Psychosomatische Medizin, 5. überarb. u. erw. Aufl. Thieme, Stuttgart 1992.

Psychosomatische Störungen der Haut

Die Wirksamkeit psychischer Einflüsse wird bei einer ganzen Reihe von Hauterkrankungen diskutiert (Neurodermitis, Ekzem, Urtikaria = Nesselsucht). Für allergische Hauterkrankungen wird auch immer wieder der Zusammenhang mit dem Asthma bronchiale herausgestellt. Als Beispiel für eine psychosomatische Störung der Haut wollen wir das *Ekzem* behandeln.

Endogenes Ekzem

Das endogene Ekzem, vielfach auch als atopische Dermatitis bezeichnet, ist eine Hauterkrankung, die sich sehr früh (meist innerhalb der ersten beiden Lebensjahre) manifestiert und einen chronischen Verlauf nimmt. Sie ist gekennzeichnet durch Veränderungen der Haut, die sich an charakteristischen Stellen häufen, und durch einen starken Juckreiz. Ein gemeinsames Auftreten von Ekzem, Urtikaria und Asthma bronchiale ist geläufig.

Ursache

Neben erblichen Faktoren werden allergische Prozesse sowie Störungen der Mutter-Kind-Beziehung diskutiert. Gesichert scheint zu sein, daß die davon betroffenen Kinder bereits vor Einsetzen der Erkrankung zu überempfindlichen Hautreaktionen neigen. Diese werden möglicherweise durch spärliche Hautkontakte und einen Mangel an emotionaler Zuwendung gefördert. Die Mutter-Kind-Beziehung soll charakterisiert sein durch Unerwünschtheit und Ablehnung des Kindes. Bekannt ist, daß Einsetzen und Wiederauftreten der Hautveränderungen mit emotionalen Belastungssituationen einhergehen.

Therapie

Die Behandlung ist unterschiedlich, je nachdem, welche ursächlichen Komponenten im Vordergrund stehen. Dominieren allergische Momente, so wird eine medikamentöse Behandlung durchgeführt. Bei Vorherrschen psychischer Einflüsse kommen psychotherapeutische Verfahren verschiedenster Art, einschließlich Gruppentherapie, zur Anwendung.

Psychosomatische Störungen der Atmung

Asthma bronchiale

Unter Asthma bronchiale versteht man eine anfallsweise auftretende Atemnot mit verlängertem und erschwertem Exspirium, die auf einen Krampf der glatten Muskulatur, der kleinen Bronchien und Bronchiolen beruht. Eine Häufung asthmatischer Anfälle kann lebensgefährlich sein. Im Intervall liegen meist keine Beschwerden vor.

Häufigkeit

Am häufigsten ist die Erkrankung im 1. Lebensjahrzehnt. Rund 25% der Fälle manifestieren sich vor dem 5. Lebensjahr, wobei Jungen gegenüber Mädchen im Verhältnis 2 : 1 überwiegen. Um die Pubertät ist eine Besserungstendenz festzustellen. Epidemiologische Untersuchungen haben gezeigt, daß etwa 2% einer größeren Kinderpopulation an Asthma bronchiale leiden.

Ursache

Es werden im wesentlichen drei Theorien diskutiert: Infektionstheorie, Allergietheorie und Theorie der Psychogenese.

- Die *Infektionstheorie* betont die Bedeutung entzündlicher Erkrankungen des Atmungstraktes für die spätere Ausbildung eines Asthma bronchiale.
- Die *Allergietheorie* führt das Asthma bronchiale im wesentlichen auf die Ausbildung allergischer Reaktionen zurück.
- Die *Theorie der Psychogenese* macht seelische Einflüsse verantwortlich, die wiederum spezifischer oder unspezifischer Natur sein können.

Unter *spezifischen* seelischen Einflüssen wurde lange Zeit eine bestimmte Persönlichkeitsstruktur hervorgehoben, die als ängstlich, abhängig und unfähig zur Äußerung von Emotionen, speziell Aggressionen, angesehen wird, oder auch spezifische Konflikte, die im Asthmaanfall einen symbolischen Ausdruck finden. Diese Auffassung konnte durch jüngste Untersuchungen jedoch nicht bestätigt werden. Die Theorien, die *nichtspezifische* Einflüsse in den Vordergrund stellen, machen allgemein bedeutsame Faktoren, wie eine hohe Angstintensität oder auffällige Familieninteraktionen, für die Entstehung der Krankheit verantwortlich. Dabei greifen sie vielfach auf die Lerntheorien zurück. Sowohl die psychoanalytischen als auch die lerntheoreti-

356 Psychosomatische Erkrankungen

schen Ansätze haben gemeinsam, daß sie die Angstentwicklung und die Angstreduktion mit dem Asthmaanfall in Verbindung bringen. Alle hier angeführten Faktoren werden von manchen Autoren auch auf erbliche Einflüsse zurückgeführt.

Therapie

Unumstritten ist die medikamentöse Behandlung, die in schweren Fällen auf Nebennierenrindenhormone zurückgreifen muß. Auf psychotherapeutischem Gebiet wurden fast alle Methoden, die man sich denken kann, angewandt. Auch verhaltenstherapeutische Techniken wurden immer wieder erprobt. Nicht selten wird bereits durch eine stationäre Aufnahme des Patienten ein Erfolg erzielt, allerdings nicht auf Dauer. Bei begründeten Anhaltspunkten für Konflikte innerhalb der Familie oder für Störungen der Eltern-Kind-Beziehung ist eine Familientherapie angezeigt.

Hyperventilationssyndrom

Bei dieser Störung kommt es in bestimmen, meist angstbesetzten Situationen zu einer forcierten Atmung, die im wesentlichen in einer Frequenzerhöhung der Atemzüge besteht. Durch eine Verschiebung des pH-Wertes im Blut (im Sinne einer Alkalose) entsteht dann die sogenannte Atmungstetanie. Das Syndrom kommt sowohl im Rahmen der Angstneurose wie der Angsthysterie vor.

Therapie

Im akuten Stadium Wiederzuführung von CO_2 durch einen Atmungsbeutel. Die Behandlung der psychischen Faktoren kann durch autogenes Training, tiefenpsychologisch fundierte Psychotherapie oder Verhaltenstherapie erfolgen. Die Prognose ist relativ günstig.

Psychische Einflüsse werden bei einer ganzen Reihe von Störungen des Atmungstraktes diskutiert (z. B. bei der vasomotorischen Rhinitis, bei der Bronchitis, auch beim gewöhnlichen Schnupfen). Wir können jedoch hier nicht weiter auf sie eingehen.

Psychosomatische Störungen des Herz-Kreislauf-Systems

Zahlreiche Störungen und Erkrankungen des Herz-Kreislauf-Systems werden mit psychischen Faktoren in Verbindung gebracht. Dabei werden diese als *Ursache,* als den Krankheitsverlauf *unterhaltende Momente* oder als *Begleiter-*

scheinungen betrachtet. Zu ihnen zählt man: Hypertonie und Hypotonie, Herzrhythmusstörungen, die Herzphobie, die Herzhypochondrie und synkopale Zustände. Mitunter wird auch die Migräne dazu gerechnet.

Als Beispiel für eine psychosomatische Erkrankung des Herz-Kreislauf-Systems sei die *Herzphobie* herausgegriffen. Man kann sich bei dieser Störung streiten, ob sie als psychosomatische Erkrankung oder Organneurose aufzufassen ist. Da sie von den meisten Autoren zu den psychosomatischen Erkrankungen gerechnet wird, gehen wir hier ebenfalls davon aus.

Herzphobie

Symptomatik

Die Patienten klagen über einen akut einsetzenden „Herzanfall", der mit massiver Angst, Herzjagen (Tachykardie von 120–160 Schlägen/min) und der Befürchtung, das Herz könne aussetzen oder stehenbleiben, einhergeht. Gleichzeitig kommt es zu Schweißausbruch oder zur forcierten Atmung. Die Symptomatik weitet sich oft in hypochondrischer (Herzbeschwerden, Angst vor Herzinfarkt und Herzstillstand) und phobischer Weise (Platzangst, Raumangst) aus. Die Patienten sind über längere Zeit nicht mehr arbeitsfähig. Herzphobien machen etwa 8% der ambulant betreuten Patienten einer psychosomatischen Klinik aus. Betroffen sind meist jüngere Menschen (bis zum 40. Lebensjahr), wobei das männliche Geschlecht leicht überwiegt.

Ursache

Als Ursache werden eine symbiotische Mutter-Kind-Beziehung mit großen Ablösungsschwierigkeiten sowie eine bestimmte Persönlichkeitsstruktur (Unselbständigkeit und Abhängigkeit, Neigung zu depressiven und hypochondrischen Reaktionen) beschrieben.

Therapie

Aufdeckende Psychotherapie mit dem Ziel, die zugrundeliegende Konfliktproblematik zu klären und das Reifedefizit der Persönlichkeit aufzuholen. Im akuten Angstanfall ist eine medikamentöse Behandlung (z. B. durch Valium) angezeigt. Die Prognose ist relativ günstig, insbesondere bei jüngeren Patienten, bei denen die Krankheit noch nicht chronifiziert ist.

Auf weitere psychosomatische Erkrankungen des Herz-Kreislauf-Systems kann hier nicht eingegangen werden.

358 Psychosomatische Erkrankungen

Psychosomatische Störungen der Nahrungs- aufnahme und des Verdauungstraktes

Anorexia nervosa (Pubertätsmagersucht)

Symptomatik

Unter Anorexia nervosa versteht man eine ganz überwiegend bei Mädchen in der Präpubertät und Pubertät auftretende und von psychischen Faktoren ab- hängige extreme Gewichtsabnahme bzw. Verweigerung der Nahrungsauf- nahme, die von der Befürchtung, zu dick zu werden, begleitet ist.

Im Laufe der Erkrankung kommt es zur Obstipation, bei Mädchen zum Aus- bleiben der Regel, nicht selten bereits vor Einsetzen der Abmagerung. Die Pa- tientinnen versuchen unter allen Umständen, eine fortschreitende Gewichts- abnahme zu erreichen bzw. ein niedriges Gewicht aufrechtzuerhalten. Die- sem Zwecke dient die Nahrungsverweigerung, häufig auch Erbrechen sowie der Mißbrauch von Abführmitteln. Nicht selten findet man auch heimliches Naschen bei sonstiger Nahrungsverweigerung. Die Patientinnen sind sehr an ihr Symptom fixiert und überwachen die Nahrungsaufnahme zuweilen mit einem Kalorienplan. Um ihr niedriges Gewicht aufrechtzuerhalten, entfalten sie meist einen gesteigerten Bewegungsdrang. Psychisch sind sie durch starke Sthenizität, Neigung zu depressiven Verstimmungen, ausgeprägten Ehrgeiz, durch hysterische oder schizoide Persönlichkeitszüge sowie eine in der Regel gute Intelligenz gekennzeichnet. Die körperliche Symptomatik ist insgesamt einheitlicher als die psychische.

Ursache

Die Ursache dieser Erkrankung wird nicht einheitlich betrachtet. Die Vorstel- lungen zur Ätiologie enthalten zwei Gesichtspunkte: die Konstitutionstheo- rie und die Theorien der Psychogenese.

Konstitutionstheorie. Sie führt die Erkrankung auf genetische Faktoren zu- rück. Von Verfechtern dieser Theorie wird ins Feld geführt, daß man in Fa- milien von Anorexiapatientinnen häufig Fettleibigkeit findet und einen frü- heren Eintritt der Menarche beobachtet. Manche Autoren fassen Anorexien auch als Sonderformen endogener Depressionen um die Pubertät auf und interpretieren den gelegentlich beobachteten Übergang in schizophrene Psychosen im Sinne der Konstitutionstheorie. Aufgrund epidemiologischer Untersuchungen ist diesen Thesen jedoch mit Vorsicht zu begegnen. Nach einem neueren Ansatz kann die Erkrankung, ebenso wie die Bulimia ner- vosa als eine Störung der Gewichtsregulation aufgefaßt werden, wobei ge- netische Faktoren, Umweltfaktoren und eigene Erkenntnisse zusammen- spielen.

Theorien zur Psychogenese. Sie betonen unterschiedliche Gesichtspunkte. Allgemein wird anerkannt, daß die Erkrankung bei Mädchen mit der sexuellen Reifungsproblematik und der damit verbundenen Übernahme der weiblichen Geschlechtsrolle zusammenhängt. Die Abwehr gegenüber der weiblichen Rolle wird in Verbindung gebracht mit einer dominierenden Stellung der Mutter in den Familien von Anorexiapatientinnen. Dadurch kommt es zu Identitätskrisen und zu Abwehrmechanismen, wobei die Nahrungsaufnahme mit der Sexualsphäre assoziiert wird und gewissermaßen stellvertretend für die Auseinandersetzung mit der Sexualität steht. Manche Autoren versuchen das Krankheitsbild über Lernerfahrungen zu erklären. Sie machen familiäre Essensgewohnheiten, die große Bedeutung, die man ihnen zumißt und gleichzeitige negative Erlebnisse während des Essens für die Entstehung verantwortlich.

Verlauf und Prognose

Der Krankheitsverlauf ist sehr langwierig. Es wird eine Letalitätsquote zwischen 4 und 15% angegeben. Ein Drittel der Fälle heilt aus, in einem Drittel wandelt sich die Symptomatik, und es bleiben andere psychische Auffälligkeiten zurück. Dem Rest gelingt eine Anpassung, wobei jedoch die Sphäre der Nahrungsaufnahme weiter problematisch und leicht störbar bleibt.

Therapie

Sowohl psychoanalytische als auch lerntheoretische Behandlungsmethoden haben sich bewährt. Beide Ansätze erfordern, wenn auch in unterschiedlicher Weise, eine Einbeziehung der Familie.

Bulimia nervosa

In den letzten Jahren wurde die Bulimia nervosa als eigenes Krankheitsbild von der Anorexia nervosa abgegrenzt. Ihre wesentlichen Merkmale sind episodisches und heißhungerartiges Essen großer Nahrungsmengen, die die Patienten meist durch selbst herbeigeführtes Erbrechen wieder von sich geben. Den Patientinnen (es sind meistens Mädchen oder junge Frauen) ist die Abnormität ihres Eßverhaltens bewußt.

Symptomatik

Das klinische Bild wird beherrscht von *Heißhungerepisoden,* anschließend selbst herbeigeführtem Erbrechen und damit verbundenen Schuldgefühlen. Häufig besteht eine depressive Verstimmung und eine familiäre Belastung mit affektiven Psychosen. Meist werden im Rahmen der „Eßattacken" hochkalorische Nahrungsmittel (Schokolade, Torte) in großen Mengen aufgenommen, so daß Bauchbeschwerden als Ausdruck einer abdominellen Überdehnung entstehen. Die Patientinnen haben in den Heißhungerepisoden das Ge-

360   Psychosomatische Erkrankungen

fühl, mit dem Essen nicht aufhören zu können. Der Eßvorgang hat einen ausgesprochen triebhaften Charakter. Aufgrund dieses Verhaltens kommt es zu ständigen Gewichtsschwankungen, wobei das durchschnittliche Gewicht in aller Regel deutlich höher liegt als bei Patientinnen mit Anorexia nervosa. Die Erkrankung beginnt meist in der Adoleszenz oder im frühen Erwachsenenalter (maximal im dritten Jahrzehnt) und betrifft, wie die Anorexia nervosa, ganz überwiegend Mädchen. Die Erkrankung ist in den westlichen Industrieländern im Zunehmen begriffen, man kann davon ausgehen, daß etwa 2–4% aller Frauen im Alter von 18 bis 35 Jahren zeitweise Symptome einer Bulimie aufweisen.

Abgrenzungsfragen

Abzugrenzen ist die Bulimia nervosa von der Anorexia nervosa. Im Gegensatz zu dieser ist der Gewichtsverlust in der Regel nicht so erheblich, ein lebensbedrohlicher Zustand entsteht dadurch fast nie. Auch depressive Zustandsbilder unterschiedlicher Genese sind abzugrenzen. Zu erwägen ist ferner eine schizophrene Erkrankung, bei der ebenfalls auffällige Eßgewohnheiten vorkommen können.

Es gibt auch „*Mischbilder*", bei denen Symptome einer Anorexia nervosa und einer Bulimia nervosa gemeinsam vorkommen. Dieses Krankheitsbild nennt man Bulimanorexie. In Abb. **73** ist dieser Zusammenhang dargestellt. Die Überschneidungsfläche der beiden Kreise symbolisiert das Krankheitsbild der Bulimanorexie. Der obere Kreis umschreibt die Anorexia nervosa, der untere die Bulimia nervosa. Das kennzeichnende Merkmal für die Bulimia nervosa ist die Heißhungerattacke, nicht das selbst herbeigeführte Erbrechen.

Ursachen

Die Erkrankung hat offenbar keine einheitliche Ursache. Vielmehr werden verschiedene Faktoren diskutiert, die zur Entstehung beitragen können. Unter ihnen sind zu erwähnen: die Neigung zu depressiven Reaktionen, eine mögliche genetische Vulnerabilität für psychische Erkrankungen, individuelle Defizite der Wahrnehmung des eigenen Körpers, soziokulturelle Faktoren (Schlankheitsideal, starke Leistungsorientierung) und chronische Belastungen sowie Konflikte (Verlusterlebnisse, Partnerschaftskonflikte etc.).

Therapie

Die Therapie stützt sich auf medikamentöse und psychotherapeutische Behandlungsansätze. Bei der *medikamentösen Behandlung* dominieren die Antidepressiva, die im Gegensatz zur Anorexia nervosa, hier wirksam sind. Insbesondere dann, wenn eine familiäre Belastung mit depressiven Störungen vorliegt, ist eine solche antidepressive Behandlung empfehlenswert. Vereinzelt wurden auch Antiepileptika, insbesondere das Carbamazepin, mit Erfolg eingesetzt. Die *psychotherapeutische Behandlung* stützt sich in erster Linie auf

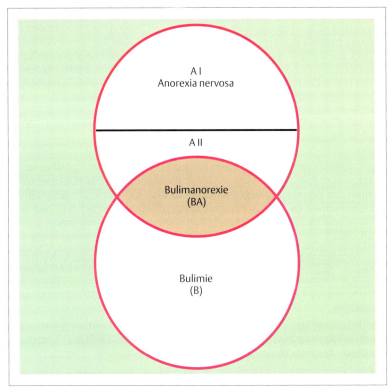

Abb. **73** Zusammenhang zwischen Anorexia nervosa und Bulimia nervosa (aus Remschmidt, H., Herpertz-Dahlmann. Mschr. Kinderheilk. 136 [1988] 713)

verhaltenstherapeutische Methoden unter besonderer Berücksichtigung kognitiver Ansätze. Dabei werden drei Phasen unterschieden: In der *ersten Phase* liegt der Hauptakzent auf der Unterbrechung der pathologischen Eßgewohnheiten. Hierzu gehört u. a. auch eine genaue Aufklärung über die möglichen Schädigungen durch die Erkrankung. In der *zweiten Behandlungsphase* kommt es darauf an, jene Faktoren aufzudecken, die das gestörte Eßverhalten chronisch werden ließen. Dabei wird in der Regel deutlich, daß die Patientinnen untaugliche Konfliktlösungsstrategien angewandt haben und häufig erhebliche Körperschemastörungen aufweisen, die allerdings nur schwer zu korrigieren sind. In der *dritten Behandlungsphase* schließlich kommt es darauf an, den in der Therapie erzielten Erfolg zu stabilisieren.

Verlauf und Prognose

Kurzfristig (d. h. in einem Sechsmonatsintervall) zeigen die Patientinnen mit Bulimia nervosa nur eine niedrige Genesungsrate. Sie liegt etwa bei einem Drittel. Nach einer zwei- bis dreijährigen Katamnesezeit liegt die Heilungsrate bezüglich des pathologischen Eßverhaltens bei maximal 50%. Bei der anderen Hälfte der Patientinnen liegen noch depressive bzw. dysphorische Verstimmungen und erhebliche soziale Anpassungsstörungen vor.

Magen- und Zwölffingerdarmgeschwür

Rund 10% der Bevölkerung haben bis zum 60. Lebensjahr irgendwann ein Magen- oder Zwölffingerdarmgeschwür durchgemacht. Das Häufigkeitsmaximum der Erkrankung liegt zwischen 30 und 40 Jahren, die Relation von Magengeschwüren zu Zwölffingerdarmgeschwüren beträgt 1:2 bis 1:3. Männer sind rund dreimal so häufig betroffen wie Frauen (Bräutigam u. Christian 1992).

Die *Symptomatik* ist durch Druckbeschwerden im Oberbauch, Nüchternschmerz, Sodbrennen sowie allgemeine Magenempfindlichkeit gekennzeichnet.

Ursachen

Zur Erklärung der Ursache des Magen- und Zwölffingerdarmgeschwüres werden folgende Faktoren herausgestellt: infektiöse Einflüsse, genetische Einflüsse, Persönlichkeitsfaktoren und familiäre Faktoren.

Infektiöse Einflüsse. Ein Großteil der Magen- und Zwölffingerdarmgeschwüre wird durch eine Infektion mit dem Helicobacter pylori hervorgerufen und ist durch ein Antibiotikum heilbar.

Genetische Einflüsse. Für ihren Einfluß wird als Beleg angeführt, daß unter Verwandten von Ulkusträgern rund 2- bis 2,5mal häufiger Magengeschwüre auftreten. In gleicher Richtung wird die bei den meisten Patienten mit Zwölffingerdarmgeschwüren beobachtete Übersekretion des Magens gedeutet.

Persönlichkeitsfaktoren. Die Persönlichkeit des Patienten soll durch folgende Züge gekennzeichnet sein: Passivität, Hemmung, besonders in der Äußerung von Affekten, übermäßig starke Abhängigkeit von der Mutter bei gleichzeitiger Ambivalenz und Unfähigkeit, negative Gefühle auszudrücken.

Familiäre Faktoren. Als wesentliche familiäre Einflüsse werden eine belastende häusliche Situation sowie frühe negative Erfahrungen, insbesondere im Verhältnis zur Mutter, herausgestellt.

Psychosom. Störungen d. Nahrungsaufnahme u. des Verdauungstraktes

Tabelle 18 Ausschnitt aus einem Standardpflegeplan für Menschen mit Magen- oder Zwölffingerdarmgeschwür

Pflegerelevantes Problem/ Ressource	Ziel	Maßnahmen
Essen und Trinken		
Patient hat Magen- schmerzen (vor und nach den Mahlzeiten).	Patient hat keine oder verminderte Magenschmerzen.	Patient nimmt fünf mit der Diätassi- stentin abgestimmte Mahlzeiten täglich zu sich. Die Mahlzeiten in ruhiger und angenehmer Atmosphäre gestalten, evtl. in Anwesenheit einer Pflegeper- son, die auch eine Mahlzeit einnimmt und auf angenehme Gesprächsthemen achtet.
Ruhen und Schlafen		
Patient findet tags- über keine Ruhe.	Patient kann mit- tags eine halbe Stunde ruhen.	Patient liegt nach dem Mittagessen nach Absprache mit dem Pflegeperso- nal eine halbe Stunde ins Bett. Das Pfle- gepersonal achtet darauf, daß Störun- gen durch Mitpatienten im Zimmer und Geräusche aus dem Flur auf ein Mini- mum reduziert werden. Ggf. warme Leibwickel anwenden.
Seine Rechte wahr- nehmen, seine Pflichten erfüllen		
Patient nimmt Är- gernisse und Ent- täuschungen kaum wahr.	Patient registriert Enttäuschungen im Stationsalltag. Er sieht und vertritt eigene Interessen.	Tägliches Gespräch mit pflegerischer Bezugsperson über mögliche Spannun- gen, Störungen, aber auch Wünsche. Übungssituationen für die Äußerung von Interessen und von Verärgerung des Patienten werden besprochen (Überforderung vermeiden!). Bei auftretenden Magenschmerzen soll sich der Patient direkt an das Pflegeper- sonal wenden, wobei dann die Situation gemeinsam überdacht wird und lin- dernde Maßnahmen überlegt werden.

364 Psychosomatische Erkrankungen

Therapie

Bei Nachweis einer Verursachung durch das Bakterium Helicobacter pylori ist eine Antibiotikatherapie angezeigt. Erwiesen ist auch der positive Einfluß von Bettruhe und Nikotinabstinenz. Möglicherweise kommt die Bettruhe einer Regressionstendenz der Patienten entgegen. Voraussetzung für eine effektive Behandlung ist ferner die Abklärung der individuellen Konfliktlage, was nicht selten auf eine Einbeziehung der Familie hinausläuft. Da der Einfluß von Angst- und Spannungsreaktionen sowie emotionaler Erregung als erwiesen angesehen werden kann, bieten sich auch Entspannungsübungen (z. B. autogenes Training) an. Darüber hinaus wird häufig eine analytisch orientierte Behandlung durchgeführt.

Pflegerische Betreuung

Sie beinhaltet in erster Linie das Ernstnehmen der körperlichen Symptome, so daß der Patient sich als Ganzheit wahrnimmt, indem auch bei Annahme psychischer Ursachen die körperlichen Symptome nicht vernachlässigt werden (Tab. **18**).

Colitis ulcerosa und andere psychosomatische Darmkrankheiten

Symptomatik und Vorkommen

Bei der Colitis ulcerosa handelt es sich um eine häufig akut einsetzende, rezidivierende, unspezifisch-entzündliche Erkrankung des Dickdarms, die durch heftige Leibschmerzen, blutige, schleimige Stühle, Appetit- und Gewichtsverlust gekennzeichnet ist. Von der Erkrankung können alle Altersstufen betroffen sein. Der Häufigkeitsgipfel liegt im 3. oder 4. Lebensjahrzehnt. Kinder und Jugendliche machen etwa 10% aller Krankenhausaufnahmen aus. Die Krankheit ist unabhängig von der sozioökonomischen Situation, hingegen scheint eine kulturspezifische Abhängigkeit vorhanden zu sein.

Ursachen

Heute werden im wesentlichen zwei Theorien diskutiert, die Autoimmunhypothese und die psychosomatische Hypothese.

Autoimmunhypothese. Sie geht von der Beobachtung aus, daß bei Kolitispatienten wiederholt Antikörper gegen die Kolonschleimhaut gefunden wurden. Es ist jedoch noch nicht aufgeklärt, ob derartige Autoimmunreaktionen allein für die Entstehung einer Kolitis verantwortlich gemacht werden können.

Psychosomatische Hypothese. Diese kann sich auf eine Reihe von Faktoren stützen, von denen jedoch keiner für die Verursachung der Erkrankung als hinreichend angesehen werden kann. Unter ihnen hervorzuheben sind:

Weitere psychosomatische Syndrome **365**

– *Relativ spezifische Situationen* (z. B. schmerzvolle Verlusterlebnisse, familiäre Konfliktsituationen).

– *Eine charakteristische Persönlichkeitsstruktur.* Nach Ansicht mancher Autoren sollen Kolitispatienten gekennzeichnet sein durch Infantilität, depressive Reaktionsbereitschaft und Aggressionshemmung. Von psychiatrischer Seite wird ein relativ häufiges Zusammentreffen von Kolitis mit depressiven und schizophrenen Psychosen berichtet, was für internistische Patienten allerdings nicht gilt.

– *Mutter-Kind-Beziehung und familiäre Situation.* Für die Patienten, besonders für Kinder und Jugendliche, wurde häufig die auch bei anderen psychosomatischen Erkrankungen bekannte symbiotische Mutterbindung beschrieben. Die Mütter von Kolitispatienten werden als perfektionistisch, kontrollierend und dominierend charakterisiert. Es gibt jedoch auch Untersuchungsergebnisse, die damit nicht übereinstimmen. Unter den Kolitispatienten findet man auffällig viele Erstgeborene, deren Entfaltung in der Phase des frühkindlichen und kindlichen Trotzes behindert worden sein soll.

Therapie

Man kann zwischen einer Therapie im akuten und im chronischen Stadium unterscheiden. Im akuten Stadium überwiegt die somatische Behandlung, jedoch müssen bereits detaillierte Explorationen zur Klärung der psychogen wirksamen Faktoren durchgeführt werden. Bei Erwachsenen wird, sofern eindeutig psychogene Faktoren vorliegen, eine analytisch orientierte Psychotherapie durchgeführt. Bei Kindern ist diese Behandlung nicht angezeigt.

Weitere Darmerkrankungen, für deren Entstehung psychische Faktoren diskutiert werden, sind *Ileitis terminalis,* das *Reizkolon* sowie die psychogen bedingte *Diarrhö* und *Obstipation.* Auf sie können wir hier nicht näher eingehen.

Weitere psychosomatische Syndrome

Es gibt noch zahlreiche andere Erkrankungen, die der eingangs gegebenen Definition für psychosomatische Syndrome entsprechen. Auch bei vielen Erkrankungen, die zunächst als rein somatisch aufgefaßt wurden, werden heute psychogene Komponenten diskutiert, so bei verschiedenen *endokrinen Störungen* (z. B. bei der Hyperthyreose und beim Diabetes mellitus), bei *rheumatischen Erkrankungen,* bei manchen *gynäkologischen Erkrankungen* und bei *Infektionskrankheiten.*

366 Psychosomatische Erkrankungen

> **Beachte:** In dieser Betrachtungsweise zeigt sich auch das zunehmende Bedürfnis, Kranksein sowohl in seiner somatischen als auch in seinen psychischen und psychosozialen Dimensionen, die ja immer alle vorhanden sind, zu begreifen.

Körperlich begründbare Psychosen sind schwere psychiatrische Erkrankungen, deren Symptome durch Ursachen im körperlichen Bereich (z. B. Hirntrauma, Intoxikation, Stoffwechselstörungen) hervorgerufen werden. Sie können akut (Leitsymptom: Bewußtseinstrübung) oder chronisch (Leitsymptom: organische Wesensänderung) verlaufen und haben, je nach Ursache eine unterschiedliche Prognose. Durch die Vielfalt ihrer Krankheitserscheinungen (z. B. Bewußtseinstrübung, Verwirrtheit, motorische Unruhe oder Antriebslosigkeit) stellen sie besondere Anforderungen an die Pflege und die ärztliche Behandlung.

Begriffe und Definitionen

Psychosen sind die eigentlichen „Geisteskrankheiten" und sind durch vorübergehende oder länger anhaltende Störungen der seelisch-geistigen Funktion gekennzeichnet. Eine klare Definition stößt auf große Schwierigkeiten. Am weitesten kommt man noch durch eine negative Umschreibung.

Psychosen sind nicht erlebnisreaktiv, d. h. nicht durch Erlebnisse bedingt, sie sind auch keine Abnormitäten (Spielarten) seelischen Daseins, sondern Krankheiten, die wir im Schema von Kurt Schneider (Tab. **9** S. 275) in die Gruppe B einordnen müssen. Aus dem Schema geht weiterhin hervor, daß wir zwei Gruppen von Psychosen unterscheiden können: solche, denen man eine körperliche Ursache zuordnen kann (linke Seite des Schemas), und solche, bei denen eine körperliche Ursache (noch) nicht bekannt ist (Fragezeichen auf der linken Seite des Schemas). Erstere nennen wir körperlich begründbare Psychosen, letztere endogene Psychosen.

Die Unterscheidung dieser beiden Gruppen ist nicht immer leicht. Von körperlich begründbaren Psychosen können wir sprechen, wenn folgende *Kriterien* erfüllt sind:

– eindeutige körperliche Befunde (z. B. hohe Temperatur, Schädeltrauma, plötzliches Auftreten neurologischer Ausfälle, Hirntumor, internes Leiden);

368   Körperlich begründbare Psychosen

– eindeutiger zeitlicher Zusammenhang zwischen körperlichen Befunden und Psychose (Beispiel: ein Patient hat seit einigen Tagen hohes Fieber und zeigt plötzlich ein delirantes Syndrom);
– ungefähr paralleler Verlauf zwischen körperlichem Befund und psychotischen Erscheinungen (Beispiel: nach Abklingen des hohen Fiebers Rückbildung der psychotischen Symptome).

Sind diese Bedingungen nicht erfüllt, so muß man den Verdacht auf das Vorliegen einer endogenen Psychose haben.

Andere Bezeichnungen. Es gibt noch eine Reihe anderer Bezeichnungen für die körperlich begründbaren Psychosen, die im Grunde das gleiche meinen, z. B. exogene Psychosen, symptomatische Psychosen oder organische Psychosen.

Einteilung. Wir können die körperlich begründbaren Psychosen einteilen nach ihrem *Verlauf* und nach ihren *Ursachen.* Beide Möglichkeiten werden wir darstellen, wobei zunächst dem Verlauf der Vorzug gegeben werden soll, da die *ursächliche* Betrachtungsweise eine Differenzierung der körperlich begründbaren Psychosen meist nicht gestattet. Sie sind vielmehr unspezifische körperlich-seelische Reaktionsweisen von Krankheitswert, und man kann ihnen ihre Ursache meist nicht ansehen. Die Symptome der körperlich begründbaren Psychosen sind in der Regel ziemlich einförmig und können durch ganz verschiedene Ursachen bedingt sein. Verschiedene Ursachen führen also zum gleichen Bild.

In der ICD-10 werden die körperlich begründbaren Psychosen unter der Rubrik „Organische, einschließlich symptomatischer psychischer Störungen" subsumiert.

Wir beginnen zunächst mit einer Betrachtung der körperlich begründbaren Psychosen unter dem Gesichtspunkt des Verlaufs *(syndromale* Betrachtung) und gehen dann zur Abhandlung der Ursachen über *(kausale* Betrachtung).

Syndrome bei körperlich begründbaren Psychosen

Hinsichtlich der Art ihres Auftretens und ihres Verlaufs können wir die körperlich begründbaren Psychosen unter den Polaritäten akut – chronisch und reversibel (rückbildungsfähig) – irreversibel (nicht rückbildungsfähig) betrachten, wobei als Faustregel gelten kann, daß die akuten Syndrome in der Regel reversibel, die chronischen irreversibel sind. Wie aus der Abb. **74** hervorgeht, bezeichnet man die reversiblen Syndrome auch als *Funktionspsychosen,* die irreversiblen als organische *Defektsyndrome.*

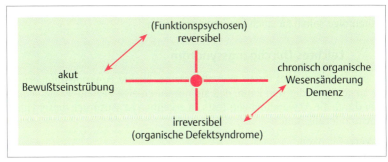

Abb. **74** Funktionspsychosen, organische Defektsyndrome und ihre obligaten Symptome

Symptome

Wir unterscheiden *obligate* (immer vorhandene) und *fakultative* (möglicherweise vorhandene) Symptome.

Obligate Symptome sind bei den akuten Formen die Bewußtseinstrübung, bei den chronischen Formen die organische Wesensänderung und die Demenz.

Fakultative Syndrome können sowohl bei den akuten als auch bei den chronischen Formen auftreten. Häufig sind illusionäre Verkennungen, Halluzinationen und motorische Unruhe.

Reversible Syndrome (Funktionspsychosen)

Zu den reversiblen Syndromen zählen wir die drei Durchgangssyndrome (leichtes, mittelschweres, schweres Durchgangssyndrom) und die Stufen der Bewußtseinsstörung (Bewußtseinstrübung, Bewußtlosigkeit).

- Die „Durchgangssyndrome" (Wieck 1967) können wir auch als Stufen der Funktionsminderung bezeichnen, denn der Ablauf der seelisch-geistigen Funktionen ist bei ihnen beeinträchtigt, und zwar sind die einzelnen psychischen Abläufe (z. B. Gedächtnis, Antrieb, Denken) meist ziemlich gleichmäßig betroffen.

Eine Bewußtseinstrübung gehört nicht zu den Durchgangssyndromen. Dadurch kann man sie von den Stufen der Bewußtseinsminderung abgrenzen. Nach zunehmendem Schweregrad lassen sich die Funktionspsychosen vom

370 Körperlich begründbare Psychosen

leichten Durchgangssyndrom bis zum Koma fortlaufend aufreihen. In dieser Reihenfolge sollen sie auch besprochen werden.

■ Leichtes Durchgangssyndrom

Es ist gekennzeichnet durch eine allgemeine, leichte Funktionsminderung, die so geringgradig sein kann, daß sie nur durch eine gezielte Fragetechnik oder durch die Anwendung von Tests zu erkennen ist. Ausdruck dieser Funktionsminderung sind:

– Vergeßlichkeit,
– herabgesetzte Reaktionsfähigkeit,
– Antriebsmangel (Verlust der Initiative),
– unausgeglichene, zuweilen depressive Stimmungslage,
– auffallende Reizbarkeit,
– vegetative Symptome wie Schwindel, Kopfschmerzen, Schlafstörungen.

Produktive Symptome wie Halluzinationen, Wahngedanken usw. treten meist nicht auf.

Die Funktionsstörungen fallen um so mehr auf, je stärker der Patient in Beruf und Familie gefordert wird. Seine Belastbarkeit ist geringer geworden. Komplizierte und verantwortungsvolle Tätigkeiten kann er nicht mehr zufriedenstellend ausführen, während das „Alltägliche" noch gut funktioniert.

Eine besondere Gefahr für Patienten im leichten Durchgangssyndrom ist das Autofahren. Sie sind grundsätzlich fahruntüchtig, haben aber meist nicht die Kritikfähigkeit, dies einzusehen. Vergleichen läßt sich der Zustand solcher Patienten mit Menschen, die unter Alkoholeinfluß stehen. Schon relativ geringe Alkoholmengen können ein dem leichten Durchgangssyndrom vergleichbares Zustandsbild verursachen.

■ Mittelschweres Durchgangssyndrom

Die Funktionsminderungen sind hier, im Gegensatz zum leichten Durchgangssyndrom, so deutlich, daß sie unmittelbar zu erkennen sind. Die Patienten werden auffällig durch

– Schwerbesinnlichkeit,
– Denkstörungen (Verlangsamung, Einschränkung der Denkfähigkeit, Zusammenhänge werden nicht mehr erkannt usw.),
– Störungen der Affektivität (stark schwankende, ängstliche oder euphorische Stimmungslage),
– Gedächtnisausfälle,
– produktive Symptome.

Im Gegensatz zum leichten Durchgangssyndrom treten häufig auch produk-

Syndrome bei körperlich begründbaren Psychosen 371

tive Symptome wie Halluzinationen, Illusionen, Wahngedanken (häufig Verfolgungswahn), Erregungszustände und regressive Verhaltensweisen auf. Bei letzteren handelt es sich um einen „Rückfall" auf frühkindliche oder kindliche Verhaltensabläufe.

Soziale Auswirkungen. Die geschilderten Symptome führen natürlich auch dazu, daß die Patienten in Familie und Beruf aus der Rolle fallen. Sie vernachlässigen ihr Äußeres, kommen ihren täglichen Aufgaben nicht mehr nach, werden im Umgang unberechenbar und zeigen häufig auch sexuelle Enthemmungen. Unmotivierte, d. h. bei ganz geringfügigen Anlässen auftretende Zornausbrüche, sind nicht selten. Es bedarf keiner weiteren Erläuterung, daß die Kranken den Anforderungen im Straßenverkehr in keiner Weise gewachsen sind, und es sind manche schwere Verkehrsunfälle bekannt, die durch solche Patienten verursacht wurden.

Die Leistungsminderung der psychischen Funktionen im mittelschweren Durchgangssyndrom ist zwar beträchtlich, meist sind die Patienten jedoch nicht pflegebedürftig.

Schweres Durchgangssyndrom

Beim schweren Durchgangssyndrom ist der Leistungsabfall so ausgeprägt, daß er schon auf den ersten Blick erkennbar ist. Der Ablauf sämtlicher Funktionen ist extrem verlangsamt. Im Vordergrund stehen folgende Störungen:

– massive Gedächtnisausfälle (amnestisches Syndrom),
– räumliche, zeitliche, manchmal auch persönliche Desorientierung,
– Antriebslosigkeit,
– Zerfall der Denkleistungen (es ist kein geordnetes Denken mehr möglich, man kann sich mit den Patienten nicht mehr verständigen).

Soziale Auswirkungen. Infolge der erheblichen *Gedächtnisausfälle* sind die Kranken nicht mehr in der Lage, sich selbständig zurechtzufinden, sie sind desorientiert und bedürfen schon deshalb einer ständigen Aufsicht. Häufig registrieren die Patienten noch ihr Unvermögen, sich zu erinnern, und reagieren darauf mit „Erfindungen", mit denen sie ihre Erinnerungslücken auszufüllen suchen. Solche Erfindungen nennen wir *Konfabulationen.* Sie können so zahlreich werden, daß sie das Krankheitsbild völlig beherrschen.

Die Antriebslosigkeit hat zur Folge, daß sich die Kranken ganz fallen lassen und aus eigener Initiative nichts mehr tun. Dies kann so weit führen, daß sie nur noch reglos im Bett liegen und keinerlei Nahrung mehr aufnehmen. Sie zeigen in extremer Weise regressive Verhaltensweisen, sie nässen und koten ein und sind oft vollständig pflegebedürftig.

Beispiel: Ein 41jähriger Patient mit einem dekompensierten Herzfehler und einer Leberzirrhose benahm sich zeitweise wie ein Kind. Er lag wimmernd im Bett,

372   Körperlich begründbare Psychosen

näßte ein, ließ sich füttern und redete die ihn pflegende Krankenschwester mit „Mama" an. Gleichzeitig fühlte er sich vom Mesner verfolgt. „Ich muß mich verstecken, der will mir den Hals durchschneiden", war seine ständige Rede. Der gleiche Patient unternahm später einen Suizidversuch, indem er sich mit einem Taschenmesser die Pulsader zu durchschneiden versuchte. ■

■   Bewußtseinstrübung

Die Bewußtseinstrübung ist dadurch gekennzeichnet, daß sämtliche psychischen Funktionen gleichmäßig und stark verlangsamt sind. Irgendwelche hervorstechenden Symptome, wie z. B. extreme Gedächtnisausfälle, finden sich in der Regel nicht. Die Patienten sind noch ansprechbar, können meist auch noch kleine Aufträge ausführen, wirken aber dösig, wie verschlafen, und machen auf den Unerfahrenen oft den Eindruck von intellektuell Abgebauten (Dementen). Dieser Eindruck ist aber falsch. Er kommt nicht durch eine dauerhafte und irreversible Schädigung der psychischen Funktionen zustande, sondern lediglich durch die Bewußtseinstrübung bedingt und verschwindet auch wieder mit ihr.

Es können auch produktive Symptome (Halluzinationen, Illusionen, Wahneinfälle) und vor allem Zustände starker motorischer Unruhe hinzutreten. Wenn wir eine Kombination von Bewußtseinstrübung, Halluzinationen oder motorischer Unruhe beobachten, so sprechen wir von einem *Delir*. Am bekanntesten ist das durch Alkoholvergiftung hervorgerufene Delir, aber auch andere Vergiftungen können zu ähnlichen Zuständen führen.

Soziale Auswirkungen. Bewußtseinsgetrübte Patienten sind immer pflegebedürftig und müssen besonders gut beaufsichtigt werden, vor allem wegen ihrer Unruhezustände. Die Patienten sind in ihrer Familie nicht tragbar und müssen in eine Nervenklinik oder ein Landeskrankenhaus eingewiesen werden. Auf die pflegerischen Maßnahmen kommen wir noch zu sprechen.

Diagnostische Klärung. Bei allen Zuständen der Bewußtseinstrübung und der Bewußtlosigkeit kommt es darauf an, daß rasch die Diagnose gestellt wird und sofort danach die Behandlung beginnt. Es besteht bei diesen Zuständen fast immer Lebensgefahr.

■   Bewußtlosigkeit

Im Zustand der Bewußtlosigkeit sind die psychischen Funktionen vollständig lahmgelegt. Durch Anrufen oder auch durch Schmerzreize kann der Patient nicht mehr geweckt werden, es kommt höchstens zu reflektorischen Abwehrbewegungen. Für die Dauer der Bewußtlosigkeit besteht eine Amnesie.

Die Ursachen und die wichtigsten Behandlungsmaßnahmen bei bewußtlosen Patienten besprechen wir auf S. 382.

Syndrome bei körperlich begründbaren Psychosen   373

PSYCHIATRIE

Koma

Gegenüber der Bewußtlosigkeit ist das Koma die nächstschwerere Stufe. Da aber bereits bei der Bewußtlosigkeit die psychischen Funktionen ausgeschaltet sind, kann man diese Steigerung nur noch an gewissen vegetativen und zentralen Regulationsstörungen ablesen. Dazu gehören:

– Reflexausfälle (es fehlen die Muskeleigenreflexe, Hautreflexe und die Pupillenreaktion),
– Störungen der Atemtätigkeit (z. B. Cheyne-Stokes- oder Kußmaulatmung),
– Kreislaufregulationsstörungen (Blutdruckabfall, Beschleunigung oder Verlangsamung des Pulses, Herzrhythmusstörungen).

Den Schweregrad der Bewußtseinsstörung versucht man mit sog. Koma-Skalen zu objektivieren. Bekannt geworden sind die *Glasgow-Koma-Skala* und die *Brüssel-Koma-Skala.* Mit Hilfe beider Skalen wird eine quantitative Abstufung der Bewußtseinsstörung anhand der Reaktionen des Patienten vorgenommen.

Irreversible Syndrome (organische Defektsyndrome)

Führt eine Krankheit zu einer nicht mehr rückbildungsfähigen Schädigung des Gehirns, so sprechen wir von einem organischen Defektsyndrom. Eine andere Bezeichnung dafür ist der Ausdruck *hirnorganischer Abbau.*

Beide Bezeichnungen besagen, daß das Organ Gehirn in faßbarer Weise geschädigt ist und diese Schädigung Folgen hat, die sich als Abbau im Bereich der psychischen Funktionen nachweisen lassen. Wir werden aber später noch ein anderes Defektsyndrom kennenlernen, bei dem wir bisher keine organischen Veränderungen nachweisen können, das sog. schizophrene Defektsyndrom (Tab. **19**). Vom Abbau im Rahmen des organischen Defektsyn-

Tabelle **19**   Schizophrenes und organisches Defektsyndrom

Organische Veränderung nicht nachweisbar	Organische Veränderung nachweisbar
Schizophrenes Defektsyndrom	Organisches Defektsyndrom – Intelligenzdefekt (Demenz) – Persönlichkeitsdefekt (organische Wesensänderung)

374 Körperlich begründbare Psychosen

droms kann nun vorwiegend die Intelligenz oder vorwiegend die Persönlichkeit des Patienten betroffen sein. Im ersteren Fall sprechen wir von einem *Intelligenzdefekt (Demenz)*, im letzteren von einem *Persönlichkeitsdefekt* oder einer *organischen Wesensänderung*.

Intelligenzdefekt

Beim Intelligenzdefekt liegt ein krankheitsbedingter Abbau der psychischen Funktionen vor. Er muß auseinandergehalten werden vom erblichen Schwachsinn, der angeboren und nicht Folge einer Krankheit ist, sondern eine natürliche Variante der Intelligenz darstellt.

Die *Ursachen* für Intelligenzdefekte können ganz verschiedenartig sein: Infektionen, Hirnverletzungen, degenerative Erkrankungen können dazu führen.

Zur Feststellung von Grad und Ausmaß des Intelligenzdefektes haben sich die Intelligenztests als vorteilhaft erwiesen. Am bekanntesten ist der bereits erwähnte Hamburg-Wechsler-Intelligenz-Test für Erwachsene (HAWIE) bzw. für Kinder (HAWIK), der aus einer Reihe von Untertests besteht, die bestimmte Teilfunktionen der Intelligenz prüfen sollen (rechnerisches Denken, Zahlennachsprechen, Bilderordnen usw.). Die Höhe der Leistungen in den einzelnen Untertests ergibt das sog. *Testprofil.* Kennzeichnend für einen Intelligenzdefekt sind:

– niedriger Intelligenzquotient (IQ) und
– unausgeglichenes Testprofil.

Der niedrige IQ (S. 268) zeigt eine insgesamt geringe intellektuelle Leistungsfähigkeit an, das unausgeglichene Testprofil ist kennzeichnend für den Abbau, bei dem fast nie alle Funktionen gleichmäßig betroffen sind. Einzelne Funktionen werden stärker, andere weniger stark oder gar nicht durch den Abbau beeinträchtigt. Diese Tatsache liefert auch eine Erklärung dafür, daß wir unter den Patienten mit organischen Intelligenzdefekten in einzelnen Testleistungen, z. B. bei der Gedächtnisprüfung, recht gute Ergebnisse erhalten können. Im täglichen Leben können solche Patienten allerdings mit ihrem guten Gedächtnis allein nicht viel anfangen, da viele andere Funktionen nur sehr gering ausgebildet sind. Eine Bewältigung der täglichen Lebensaufgaben ist aber nur möglich, wenn neben einer bestimmten Intelligenzhöhe auch ein gewisses Gleichmaß der einzelnen psychischen Funktionen vorliegt.

Persönlichkeitsdefekt (organische Wesensänderung)

Die organische Wesensänderung wurde bereits kurz erwähnt. Sie bezieht sich vorwiegend auf diejenigen psychischen Abläufe, die wir als Kräfte erleben, und ist gekennzeichnet durch eine Verflachung der Affektivität, Verlust natürlicher Hemmungen, Neigung zu Perseverationen und darüber hinaus durch eine allgemeine Verlangsamung der psychischen Abläufe.

Die Patienten wirken häufig mißgestimmt, depressiv, oder zeigen eine fast heiter wirkende (euphorische) Stimmungslage; ihr Gefühlsleben und ihre Interessen sind verarmt. Infolge des Verlustes von Hemmungen fallen sie nicht selten durch sexuelle Entgleisungen auf.

Ursachen und Formen

Wir haben bisher die verschiedenen Erscheinungsformen und Verlaufsweisen der körperlich begründbaren Psychosen in Gestalt einzelner Syndrome kennengelernt. Alle diese Symptome können durch ganz *unterschiedliche* Ursachen hervorgerufen werden.

> **Beachte:** Es gibt also keine feste Beziehung zwischen Ursache und Symptomatik der körperlich begründbaren Psychosen, wie dies bei vielen anderen Krankheiten der Fall ist.

Die besprochenen Syndrome werden deshalb auch als *unspezifische* Bilder verschiedenartigster Krankheiten bezeichnet. Die Ursachen der körperlich begründbaren Psychosen – die Krankheiten des Gehirns und seiner Häute – sind im ersten Teil des Buches besprochen. Es sind dies:

- kreislaufbedingte Erkrankungen des Gehirns,
- Hirntumoren und andere raumfordernde Prozesse,
- traumatische Schäden des Gehirns,
- entzündliche Erkrankungen des Gehirns und seiner Häute,
- degenerative Erkrankungen des Gehirns,
- einige Erkrankungen, die sowohl Gehirn als auch Rückenmark betreffen.

Weitere Ursachen sind:

- Intoxikationen,
- Stoffwechselstörungen,
- andere interne Erkrankungen.

Alterspsychosen

Unter dem Namen Alterspsychosen fassen wir einige psychiatrische Krankheiten des höheren Alters zusammen, die infolge der steigenden Lebenserwartung zunehmend an Bedeutung gewinnen.

376   Körperlich begründbare Psychosen

Bei den Alterspsychosen spielen altersbedingte *organische Störungen* und die *Reaktion* des alten Menschen auf das Nachlassen seiner Kräfte innig ineinander.

Altern. Neben den altersbedingten körperlichen Veränderungen (z. B. Verkalkung der Blutgefäße, Elastizitätsschwund der Muskulatur, Abnutzungserscheinungen an Gelenken und Funktionsstörungen innerer Organe) gibt es eine ganze Reihe von psychischen Alterserscheinungen, die zum Teil Folgen der organischen Veränderungen sind, zum Teil aber auch durch die seelische Verarbeitung der allgemeinen Kräfteminderung entstehen.

Im Alter kommt es zu Störungen der *Gedächtnistätigkeit (Merkschwäche)* und zur allgemeinen *Verlangsamung* psychischer Vorgänge. Die Charakterzüge verschärfen sich zum Teil in grotesker Weise (Sparsame werden geizig, Erregbare werden jähzornig); man hält gerne am Gewohnten fest und kann sich nur schwer umstellen. Entscheidend ist auch, wie sich der einzelne mit seinem bisherigen Leben und dem Problem Tod auseinandersetzt. Je nachdem, wie diese verschiedenen Einflüsse verarbeitet werden und ineinanderspielen, kommt es zu einer gewissen Gelassenheit und Abgeklärtheit oder auch zu Vereinsamung, Erstarrung und Resignation.

Wir können verschiedene psychiatrische Krankheiten des höheren Lebensalters unterscheiden und wollen als wichtigste die Hirnarteriosklerose, die senile Demenz und die präsenile Demenz besprechen.

Hirnarteriosklerose

Ursache

Dem Krankheitsprozeß liegen Veränderungen (Wandverdickung, Verkalkung) des Blutgefäßsystems zugrunde. Diese Veränderungen verschlechtern die Durchblutung des Gehirns (Sauerstoffmangel), wodurch Nervenzellen absterben. Der Untergang von Hirngewebe kann vielfältige *körperliche* (Schlaganfall, Hirnerweichung) und *psychische* Erscheinungen (organische Wesensänderung, Verwirrtheitszustände, Gedächtnisschwund usw.) zur Folge haben. Als ursächliche Faktoren spielen ein erhöhter Blutfettgehalt, ein zu hoher Blutdruck (vor allem starke Blutdruckschwankungen) sowie gewisse konstitutionelle Eigenschaften eine Rolle. So erkranken z. B. bevorzugt Männer, in manchen Familien tritt das Krankheitsbild gehäuft auf.

Erkrankungsalter: nach dem 50. Lebensjahr.

Symptome und Verlauf

Die Krankheit führt über die Durchgangssyndrome schließlich zu den irreversiblen organischen Defektsyndromen. Wegen der großen praktischen Bedeutung wollen wir auf die Symptome im einzelnen noch etwas eingehen. Wir unterscheiden Beschwerden wie körperliche und psychische Symptome.

Beschwerden. Die Patienten klagen über Kopfschmerzen, Schwindel (Schwarzwerden vor den Augen, Flimmern), Ohrensausen, Schlaflosigkeit und Vergeßlichkeit.

Körperliche Symptome. Bei der Untersuchung findet man manchmal eine tastbare Verhärtung und Schlängelung der Arterien (besonders an den Schläfen), gelegentlich ein Parkinson-Syndrom und fast immer eine Blutdruckerhöhung. Von den Angehörigen erfährt man häufig, daß die Patienten Schlaganfälle oder auch selten einmal epileptische Anfälle erlitten haben.

Psychische Symptome. Es kommt zu der bereits erwähnten Vergröberung von Charakterzügen, zu Taktlosigkeiten, bei Männern häufig auch zur sexuellen Enthemmung. Die Patienten achten nicht auf ihre Kleidung und verwahrlosen, wenn man sich nicht ständig um sie kümmert. Ihre Stimmung ist meist gereizt, verdrießlich oder depressiv. Die Gefühlsregungen verflachen, es kann zu Zwangsweinen oder Zwangslachen, Rührseligkeit und zur übermäßigen Empfindlichkeit gegen Beeinträchtigungen aller Art kommen (übertriebenes Jammern, Weinerlichkeit). Man spricht in diesem Fall von *Affektlabilität*. Daneben bestehen Gedächtnis- und Merkfähigkeitsstörungen, die Intelligenzfunktionen lassen stark nach, es kommt schließlich zur *Demenz*.

Es kann im Rahmen der Krankheit auch zu regelrechten Verwirrtheitszuständen mit Verkennung der Umgebung, Umherirren und motorischer Unruhe kommen.

Verlauf. Auslöser für die Erkrankung ist häufig ein plötzlicher Umgebungswechsel oder andere Veränderungen in der gewohnten Lebensweise. Die Krankheit schreitet fort. Der Tod tritt meist durch den zunehmenden körperlichen Verfall und durch Komplikationen (Bronchopneumonie) ein (s. auch zerebrale Gefäßprozesse und körperlich begründbare Psychosen).

Senile Demenz vom Alzheimer-Typ (Alzheimer-Krankheit)

Dem Krankheitsbild liegt ein Schwund von Hirngewebe zugrunde, der zu einem massiven Intelligenzabbau und zu psychischen Erscheinungen führt. Die Krankheit tritt meist um das 70. Lebensjahr auf.

Symptome

Auch hier unterscheiden wir wieder körperliche und psychische Erscheinungen.

Körperliche Symptome. Oft findet man ein starkes „Greisenzittern" der Hände oder auch des Kopfes, einen kleinschrittigen Gang, gebeugte Körperhaltung und enge Pupillen, die nur träge auf Lichtreize reagieren.

Psychische Symptome. Bei ihnen steht der Intelligenzabbau im Vordergrund. Es kommt zum Nachlassen von Gedächtnis und Konzentration, zur

378 Körperlich begründbare Psychosen

Verlangsamung des Denkens, zur Kritiklosigkeit, zum Versanden von Interessen und Antrieben. Oft beginnt die Erkrankung mit einer depressiven Verstimmung. Im fortgeschrittenen Stadium sind die Patienten desorientiert und leiden an verschiedenen neuropsychologischen Ausfällen (Abbau der Sprache, Aphasie, Apraxie, Agnosie), so daß sie absolut auf fremde Hilfe angewiesen sind und pflegebedürftig werden.

Die Patienten sind sehr suggestibel (beeinflußbar). Wichtig zu wissen ist, daß Gewohnheiten und äußere Umgangsformen zunächst völlig erhalten bleiben können, so daß bei flüchtigem Kontakt mit solchen Kranken (wenigstens im Anfangsstadium) ihr Zustand gar nicht ins Auge fällt. Daneben kommen fast alle Symptome vor, wie wir sie bei der Hirnarteriosklerose besprochen haben. Auch Verwirrungszustände, delirante Unruhe und Wahnideen (besonders Verfolgungswahn) können vorübergehend auftreten.

Ursache

Die eigentliche Ursache ist nicht bekannt. Fest steht nur, daß Erbanlagen eine Rolle spielen, da die Erkrankung familiär gehäuft auftritt. Bei der mikroskopischen Untersuchung des Gehirns findet man Verklumpungen von Nervenfasern und Anhäufung von Abbaustoffen in Gestalt kleiner Plaques.

Therapie

Die Behandlung ist nicht sehr aussichtsreich. Die Patienten werden sehr bald pflegebedürftig. Die symptomatischen Maßnahmen laufen im wesentlichen auf eine Beeinflussung der Schlafstörungen und eine Dämpfung der Unruhezustände hinaus.

Altersbedingte Versagensängste

Streng genommen gehören sie nicht in den Abschnitt der körperlich begründbaren Psychosen, sondern eher zu den psychogenen Reaktionen und Entwicklungen. Sie sollen aber aus zwei Gründen dennoch hier behandelt werden. Einmal ist die organische Komponente von der reaktiven bei ihnen kaum zu trennen, zum anderen sollen die psychischen Störungen des höheren Lebensalters zusammen abgehandelt werden.

Die *Symptome* der altersbedingten Versagenszustände entstehen zum größten Teil aus einer psychischen Abwehr gegenüber den natürlichen Altersveränderungen. Es kommt zu Fehlhaltungen, Krankheitsbefürchtungen, Unruhe, Angst vor dem Altsein. Im Vordergrund stehen meist hypochondrische Beschwerden bei ängstlicher oder gereizter Grundstimmung. Wichtige Auslösefaktoren dieser Störungen sind die Beendigung der beruflichen Arbeit (Pensionierung) oder der Verlust naher Angehöriger.

Betreuung Alterskranker

Die Pflege und Betreuung alterskranker Menschen erfordert viel Geduld und Einfühlungsvermögen. Wir haben bereits von der „Zuspitzung" der Charaktereigenschaften im höheren Alter gehört. Mit ihnen hat man, neben der körperlichen Versorgung, auf den Pflegeabteilungen viel zu schaffen. Manche Patienten sind mißmutig, gereizt und nörglerisch, sie leben oft nur noch in der Vergangenheit, als sie noch Aufgaben und Pflichten hatten. Sofern dies möglich ist, sollte man sie auch zu kleinen Aktivitäten und Hilfsdiensten heranziehen, die ihren Fähigkeiten entsprechen.

> **Beachte:** Hinweise auf Vergeßlichkeit und Berichtigung von Ereignissen sollten in der Pflege nicht im Vordergrund stehen, weil die Patienten sehr oft unter ihren Einschränkungen leiden und das Schaffen einer eigenen Realität ein Versuch sein kann, das Leben besser zu ertragen.

Zur Orientierung auf der Station sollten Hilfestellungen gegeben werden wie

- gut sichtbare große Uhr,
- großer Kalender,
- Kennzeichnung des Patientenzimmers und der Toiletten mit gut erkennbaren Zeichen,
- örtliche Tageszeitung und
- ein auch für die Patienten sichtbarer Dienstplan des Pflegepersonals.

Es ist wichtig, daß das Pflegepersonal möglichst konstante Betreuungspersonen (Zimmerpflege; Primary Nursing) auswählt, die den Patienten beim Essen und Trinken unterstützen und ermuntern, beim Waschen und Kleiden behilflich sind und ihn in allen Aktivitäten zu möglichst viel Selbständigkeit anhalten. Auf die gewohnten Handlungsabläufe des Patienten sollte eingegangen werden, damit die Sicherheit in eigenen Aktivitäten erhalten bleibt.

In Einzel- oder auch Gruppenaktivitäten können die Patienten zu Bewegungsübungen (auch im Bett oder vom Stuhl aus), zu Spaziergängen, zum Singen, Erzählen, Vorlesen motiviert werden, da sie aus eigenem Antrieb oft wenig unternehmen.

Mit Gesprächen über Lebensgewohnheiten, Interessen, Neigungen in der Lebensgeschichte (auch Hinweise von Angehörigen einholen), die an die Fähigkeiten und Interessen anknüpfen, können positive Erlebnisse geschaffen und die Motivation gesteigert werden. Mit Hilfe von Fachliteratur können Aktivitäten gefunden werden, die die Einschränkungen in bezug auf Sehen (z. B. Hörbücherei), Hören, zittrige Hände, Gedächtnis etc. berücksichtigen.

380 Körperlich begründbare Psychosen

Auf die körperliche Versorgung wie ausreichende Trinkmenge (Flüssigkeits-bilanz), häufiger Lagewechsel und Bewegung (auch regelmäßige Kranken-gymnastik) muß besonders bei *Bettlägerigen* geachtet werden, um Komplika-tionen wie Dekubitus und Pneumonien zu vermeiden. Das Gespräch und An-regungen sollten aber nicht vernachlässigt werden.

Die Probleme, Ziele und Maßnahmen besonders auch hinsichtlich der Häu-figkeit und Zeiten sollen im Sinne der Pflegeprozeßplanung dokumentiert werden. Aus den dazugehörigen Pflegeberichten und der Erfolgskontrolle sollen Resultate der Pflege abgeleitet und im Sinne des Pflegeprozesses ver-arbeitet werden.

Den zahlreichen *Verwirrungszuständen* (die Patienten meinen z. B., sie seien wie früher auf dem Bauernhof, müßten jetzt zum Melken gehen) begegnet man nicht mit Belehrungen – diese sind völlig sinnlos –, sondern man geht ruhig darauf ein, lenkt dann die Kranken ab und versucht, sie in den gewohn-ten Tagesablauf wieder einzugliedern. Nicht immer kommt man dabei ohne Medikamente aus.

Ein schwieriges Problem sind die nächtlichen *Unruhezustände* und die Schlafstörungen. Hierbei ist es wichtig, die Schlafmittel nicht zu früh zu ver-abreichen, sondern erst gegen 22 Uhr oder später. Der alte Mensch braucht ohnehin weniger Schlaf. Auch die Wahl des Schlafmittels ist nicht einfach, bewährt haben sich z. B. Chloralhydrat, Meleril.

Therapie und Pflege bei körperlich begründbaren Psychosen

Die ursächliche (kausale) und symptomatische Behandlung der den körper-lich begründbaren Psychosen zugrundeliegenden organischen Krankheiten wurden im neurologischen Teil bereits besprochen. Daneben bieten jedoch gerade die körperlich begründbaren Psychosen von ihrer *psychischen* Seite her eine ganze Reihe therapeutischer und pflegerischer Probleme, auf die wir nun eingehen wollen. Da diese, unabhängig von ihrer Ursache, vom momen-tanen Zustand des Patienten aufgeworfen werden und bei den verschiede-nen Ursachen die gleichen sein können, machen wir die Situation des Patien-ten zum Ausgangspunkt unserer Überlegungen und Handlungen.

Der unruhige Patient

Er bestimmt weitgehend das Bild der geschlossenen Abteilungen. Wir haben gehört, daß es zahlreiche Krankheiten gibt, in deren Ablauf Unruhezustände

Therapie und Pflege bei körperlich begründbaren Psychosen   381

auftreten. Für viele Patienten ist ihre Unruhe selbst sehr qualvoll, ohne daß sie sich dagegen wehren können. Man muß deshalb dafür sorgen, daß dieser Zustand möglichst rasch unterbrochen wird. Dies geschieht meist mit Hilfe der Neuroleptika (Dämpfungsmittel). Dabei muß man darauf achten, daß man nicht planlos unruhige Patienten mit diesen Medikamenten „zuschüttet" und so jegliche Eigeninitiative lahmlegt. Vielmehr sollen die Medikamente ein Hilfsmittel sein, um eine übermäßig starke Erregung zu unterbrechen mit dem Ziel, den Patienten seiner Situation entsprechend zu beschäftigen. Die Pflegeperson kann den Patienten begleiten, mit ihm gemeinsam etwas tun, z. B. spielen, aufräumen, spazieren gehen, auf dem Flur auf und ab gehen, ihn in seinen Aktivitäten unterstützen etc., damit die Unruhe erträglicher wird. Die Umgebung ist so zu gestalten, daß er nicht unnötig beunruhigt wird (Lärm, Menschenansammlungen, Alleinsein, Kränkungen vermeiden). Auch in Beschäftigungs- und Gruppentherapien können Aktivitäten gefunden werden, die von Symptomen ablenken. Unruhige Patienten sind häufig auch leicht reizbar, deswegen muß alles vermieden werden, was ihre Erregung steigert. Manche Äußerungen oder auch Beschimpfungen des Kranken sollten deshalb nicht persönlich genommen werden, aber auch nicht ignoriert werden, beides kann eine Intensivierung der Erregung provozieren.

In manchen Fällen läßt es sich aber nicht vermeiden, daß der Patient isoliert oder gar fixiert wird. Der Umgang mit diesen Maßnahmen sollte im Team klar geregelt sein, damit die akute Situation nicht durch unklare Handlungen kompliziert wird.

> **Beachte:** Die Fixierung eines Patienten ist ohne seine Zustimmung nur auf Anordnung des Arztes kurzfristig zulässig. Längerfristiger und regelmäßiger Freiheitsentzug bedarf der Einwilligung des vom Vormundschaftsgericht eingesetzten Betreuers.

Der antriebslose Patient

Er stellt das Gegenstück des unruhigen und erregten Patienten dar. Auch hier können die Ursachen vielfältig sein (Depressionen, Psychopathie, Demenz). Selbstverständlich muß zuerst die Ursache gefunden und dann gezielt behandelt werden. Die medikamentöse Behandlung mit antriebssteigernden und stimmungsaufhellenden Präparaten (Thymoleptika) spielt dabei eine große Rolle. Aber auch der tägliche Umgang mit dem antriebsarmen Patienten ist von ausschlaggebender Bedeutung. Man sollte im Rahmen der Pflege versuchen durch Zuwendung und Gespräche das Vertrauen der Patienten zu gewinnen, ihr Interesse an den Lebensaktivitäten zu wecken und sie zur Teilnahme zu motivieren. Es kann aber auch für eine begrenzte Zeit sinnvoll sein,

382 Körperlich begründbare Psychosen

das „Kranksein" und das Gefühl des „Nichtkönnens" zu akzeptieren, den Patienten mit seinen Empfindungen anzunehmen und durch pflegerische Maßnahmen Komplikationen zu verhindern. Eine gute Einschätzung der Fähigkeiten des Patienten reduziert Versagensgefühle und Mißerfolge. Über- aber auch Unterforderung wirken sich nachteilig auf die Motivation aus.

In der Beschäftigungstherapie können musische Fähigkeiten (Zeichnen, Formen, Weben etc.) gefördert werden.

Günstig kann sich auch sportliche Betätigung auswirken. Durch Bewegung steigt das körperliche Wohlbefinden (auch wenn es nicht immer von den Patienten direkt wahrgenommen wird), und mit der Erfahrung körperlich etwas zu leisten, steigt auch ihr Selbstvertrauen und ihre Stimmung wieder an. Schwierig ist allerdings die Patienten zur körperlichen Betätigung zu motivieren.

Der bewußtlose Patient

Bewußtlose Patienten kommen in der Neurologie und Psychiatrie sehr häufig vor (s. auch neurologischer Teil). Deshalb soll auf dieses Zustandsbild näher eingegangen werden. Zunächst muß die *Ursache* der Bewußtlosigkeit geklärt werden. Dies ist Aufgabe des Arztes und soll hier nicht in allen Einzelheiten besprochen werden, sondern die verschiedenen Möglichkeiten seien nur kurz erwähnt:

- Herz- und Kreislaufstörungen: Herzinfarkt, akute Herzinsuffizienz, Herzrhythmusstörungen, Kreislaufkollaps;
- entzündliche Erkrankungen: Meningitis, Enzephalitis, Hirnabszeß;
- stoffwechselbedingte Krankheiten: Coma uraemicum, Coma hepaticum, Coma basedowicum, Coma diabeticum;
- Vergiftungen: Alkoholvergiftung, Schlafmittelvergiftung, Kohlenmonoxidvergiftung;
- Tumoren des Gehirns und Gefäßmißbildungen;
- Mangeldurchblutung bei Hirnarteriosklerose;
- intrakranielle Blutungen: hypertonische Massenblutung, Subarachnoidalblutung, sub- und epidurales Hämatom;
- Schädelverletzungen: Contusio cerebri, Commotio cerebri.

Sofortmaßnahmen

Bei bewußtlosen Patienten müssen Sofortmaßnahmen ergriffen werden, die unter Umständen lebensrettend sind. Um gezielt und sicher eingreifen zu können, muß man systematisch vorgehen und wissen, worauf man in den ersten Minuten zu achten hat:

Atmung: Sind die Atemwege frei?

Therapie und Pflege bei körperlich begründbaren Psychosen   383

	Atmet der Patient zu wenig?
	Atmet der Patient zu rasch?
Kreislauf:	Wie ist der Puls? (nicht tastbar, schwach, zu langsam oder zu schnell)
	Wie ist der Blutdruck?
Vorgeschichte:	Wie kam es zur Bewußtlosigkeit? Dies ist von Begleitpersonen rasch zu erfragen (Diabetes, Kopfverletzung, Vergiftung usw.).

Natürlich ist mit diesen wenigen Überlegungen nicht immer die ursächliche Klärung des Krankheitsbildes möglich. Dies ist aber in den ersten Minuten auch nicht ausschlaggebend. Durch lange Überlegungen kann hier das Nächstliegende und für den Augenblick Wichtigste vergessen werden.

Aus den obengenannten Fragen, die sich Arzt und Schwester bei jedem Bewußtlosen zu stellen haben, ergeben sich die Sofortmaßnahmen.

Richtige Lagerung des Patienten. Seitliche Lagerung, Vorziehen des Unterkiefers, eventuell Einlegen eines Guedel-Tubus. Damit soll die Aspiration von Blut oder Erbrochenem vermieden werden, die leicht zum Ersticken oder zu einer Pneumonie führen kann. Hat der Patient bereits aspiriert, so wendet man die Hängelage des Oberkörpers an (Kopf tief, Beine hoch).

Freihalten der Atemwege. Verschleimte oder verstopfte Atemwege müssen abgesaugt werden. Meist ist es zweckmäßig, zu intubieren. Dies hat zwei Vorteile: einmal wird dadurch die Aspiration vermieden, zum anderen kann man den Patienten auch über längere Zeit künstlich beatmen. Beim Atemstillstand muß immer intubiert und künstlich beatmet werden.

Hat man nicht die Möglichkeit zur künstlichen Beatmung, so führt man die Mund-zu-Mund- oder Mund-zu-Nase-Beatmung durch: Am liegenden Patienten wird bei überstrecktem Kopf und vorgehaltenem Unterkiefer im eigenen Atemrhythmus das Atemvolumen in die Lunge des Patienten „gepumpt".

Herz- und Kreislaufbehandlung. Sie wird je nach Ursache der Bewußtlosigkeit verschieden sein. Durch Infusion (z. B. Macrodex, Tutofusin und andere Infusionslösungen) und Stützung der Herzleistung (Digitalispräparate) sowie Beeinflussung der Gefäße (Novadral, Effortil usw.) muß der Blutdruck stabilisiert werden.

Beim *Herzstillstand* (Pulslosigkeit, Atemstillstand, weite Pupillen) ist unverzüglich die *äußere Herzmassage* durchzuführen. Dabei wird am liegenden Patienten der Ballen der einen Hand auf das untere Drittel des Brustbeins aufgesetzt, die andere Hand darüber gelegt und dann das Brustbein etwa 3–5 cm weit *rasch* gegen die Wirbelsäule gedrückt. Man führt etwa 60 Kompressionen pro Minute durch.

Regulierung der Ausscheidungsfunktionen. Jeder Bewußtlose ist zu katheterisieren. Der Urin muß auf Zucker, Eiweiß, Azeton, bei entsprechendem Verdacht auf Giftspuren (z. B. Barbiturate) untersucht werden.

Bei längerdauernder Bewußtlosigkeit ergibt sich eine ganze Reihe weiterer Probleme wie künstliche Ernährung, Vermeidung von Pneumonien und Harnwegsinfektionen sowie des Dekubitus. Da sie die gleichen sind wie bei den dauernd Pflegebedürftigen, besprechen wir sie im nächsten Abschnitt.

Dauerpflegesituation

Viele körperlich begründbare Psychosen hinterlassen so schwere Schädigungen, daß die Patienten dauernd pflegebedürftig bleiben. Sie sind bettlägerig und können infolge von Lähmungen, Schwäche oder hochgradigem geistigen Abbau sich nicht mehr waschen, nicht mehr allein essen und sind auch meist nicht mehr in der Lage, ihre Ausscheidungsfunktionen (Wasserlassen, Stuhlgang) willkürlich zu beherrschen. Es versteht sich von selbst, daß die Pflege solcher Kranker nicht leicht und nicht immer angenehm ist, aber gerade sie sind es, die einer gründlichen und guten Pflege am meisten bedürfen.

Die *körperliche Pflege* beginnt in der Regel morgens mit der Ganzkörperwäsche, der Haarpflege, der Mundpflege und dem Darreichen der Nahrung. Sauberkeit ist die beste Vorbeugung gegen die so häufigen und hartnäckigen Infektionen der Blase. Grundsätzlich soll man den Patienten einmal täglich ganz ansehen, um wunde Stellen, Entzündungen und Verletzungen frühzeitig zu bemerken und gleich behandeln zu können. Bei allen pflegerischen Maßnahmen soll man nicht schematisch sondern individuell vorgehen. Kranke, die noch etwas tun können, muß man dazu ermutigen und anleiten, *Hilfe zur Selbsthilfe* geben und nicht, um selbst schneller fertig zu werden, ihre Initiative ausschalten. Am besten ist es, man versucht sich in ihre Lage etwas einzufühlen. Viele Patienten, auch wenn sie geistig schon abgebaut wirken, empfinden ihre Hilflosigkeit und ihr Angewiesensein auf andere schmerzlich.

Ein besonderes Problem stellen die *Verwirrtheitszustände* dar, die meist mit motorischer Unruhe gekoppelt sind. In solchen Zuständen versuchen die Patienten oft ihr Bett zu verlassen und ziehen sich dabei allerlei Verletzungen zu. Das Anbringen von Bettgittern oder die Fixierung des Patienten ist nichtsdestotrotz nur nach ärztlicher Anordnung zulässig.

Neben den geschilderten Problemen ist bei der körperlichen Betreuung dauernd Pflegebedürftiger noch auf die Prophylaxe häufiger und gefürchteter Komplikationen zu achten:

Pneumonieprophylaxe. Die beste Vorbeugung gegen eine Lungenentzündung ist ausreichende Bewegung, frische Luft und mehrmals am Tage tiefes

Durchatmen. Man sollte bei bettlägerigen Patienten diese einfachen Maßnahmen täglich durchführen, also die Kranken öfter aufsetzen und eine einfache – eventuell auch passive – Bettgymnastik betreiben.

Durch vitaminreiches Essen oder Vitaminpräparate kann man die Abwehrkraft des Organismus steigern. Bei den ersten Anzeichen einer Pneumonie oder Bronchitis setzt man Antibiotika ein und sorgt für eine entsprechende Herzstützung.

Prophylaxe der Harnwegsinfekte. Sehr hartnäckig und schwer zu bekämpfen sind die Harnwegsinfekte. Da ein Großteil der Patienten harn- und stuhlinkontinent ist, ist diese Gefahr immer gegeben. Man kann hier vorbeugend wirken, wenn man durch sorgfältige Hygiene und Wärme der Infektion den Nährboden entzieht. Zwischendurch sollte man immer wieder Untersuchungen des Katheterurins durchführen, um eine Infektion zum frühesten Zeitpunkt zu erkennen.

Dekubitusprophylaxe. Das „Wundliegen" *(Dekubitus)* kann häufig vermieden werden, wenn man die Patienten mehrmals täglich und nächtlich umlagert und für gepolsterte Unterlagen (Schaumgummimatratze, Wechseldruckmatratze, Drehbett) an den gefährdeten Stellen rechtzeitig sorgt. Hohllagerung ist jedoch der Weichlagerung vorzuziehen.

Die Behandlung eines Dekubitus kann sehr langwierig sein.

Rehabilitation

Vielfältig sind die Aufgaben, die sich bei der Rehabilitation nach körperlich begründbaren Psychosen stellen. Allgemeingültige und für jeden Patienten zutreffende Richtlinien lassen sich hier nicht geben. Man muß vielmehr je nach Art der Störung individuell vorgehen, wobei sich ganz grob zwei Gruppen von Patienten abgrenzen lassen, solche, die an leichten (reversiblen), und solche, die an schweren (irreversiblen) Ausfallserscheinungen leiden. Diese Abgrenzung darf natürlich nicht dazu führen, daß die therapeutische Aktivität bei der zuletzt genannten Gruppe durch das Wort irreversibel eingeschränkt wird, der Unterschied zwischen beiden Gruppen liegt lediglich in einem vor allem in zeitlicher Hinsicht andersartigen Vorgehen.

Vorgehen bei leichten (reversiblen) Ausfallserscheinungen

Zu Beginn der Rehabilitationsmaßnahmen muß man sich über zwei Dinge ein genaues Bild verschaffen: über Art und Schwere der Ausfallserscheinungen und über die Motivation des Patienten, aktiv etwas dagegen zu tun. Hinsichtlich des letzteren Gesichtspunktes ist vor allem auf Antriebslage, Stim-

386 Körperlich begründbare Psychosen

mung, Interesse an der Umwelt, Initiative und Willenskraft zu achten. Bei allen Förderungsmaßnahmen muß man darauf bedacht sein, daß Motivationslage und Übungsbehandlung, die der Überwindung von Ausfallserscheinungen dient, einander annähernd entsprechen. Denn ein Patient, der z. B. bei geringer eigener Motivation durch die Behandlungsmaßnahmen überfordert wird, verliert vollends den Mut. Die Motivation eines Patienten läßt sich dadurch anheben, daß man bei allen Förderungsmaßnahmen von denjenigen Funktionen ausgeht, die er noch am besten beherrscht, und dann zunehmend solche damit koppelt, die stärker eingeschränkt sind. Auf diese Weise läßt sich innerhalb eines Stufenplanes, der für jeden Patienten individuell aufgestellt werden muß, eine fortschreitende Besserung erreichen, deren letztes Ziel die Entlassung des Patienten in seine gewohnte Umgebung ist. Diesem Ziel dienen folgende Maßnahmen:

- Funktionstraining zur Überwachung körperlicher und psychischer Ausfallserscheinungen (z. B. Bewegungstraining und Training der Aufmerksamkeitsspanne);
- Beschäftigungstherapie, die der Anregung von Antrieb und Initiative dient (besonders bewährt haben sich dabei produktive Tätigkeiten wie Malen, Modellieren, Basteln usw.);
- physikalische Therapie, Gymnastik (Bäder, Massagen);
- Gruppentherapie;
- verhaltenstherapeutische Maßnahmen (z. B. im Rahmen einer Übungsbehandlung, aber auch zur Aggressionsminderung);
- abgestuftes Vorgehen bei der Entlassung (z. B. über die Tages- oder Nachtklinik);
- berufliche Reintegration des Patienten (u. U. zunächst über eine Beschäftigung in einer beschützenden Werkstatt).

◼ Vorgehen bei schweren (irreversiblen) Ausfallserscheinungen

Bei Kranken, die an schweren Ausfallserscheinungen leiden, muß man mit einem viel langwierigeren, zeitlich und personell aufwendigeren „Rehabilitationsweg" rechnen. Darüber hinaus sind dem Ziel aller Förderungsmaßnahmen durch die Schwere der Behinderung manchmal unüberwindbare Grenzen gesetzt. Ziel der Rehabilitationsmaßnahmen kann hier in den meisten Fällen nicht mehr die Wiedereingliederung in Familie und Beruf sein, man muß sich vielfach mit bescheideneren Zielen (z. B. mit der Beherrschung einiger körperlicher Funktionen, der Anpassung in einer geschützten Umgebung oder der Beherrschung von Affektausbrüchen) zufriedengeben. Die Maßnahmen, die zur Förderung dieser schwer geschädigten Patienten

Rehabilitation 387

angewandt werden, sind im Prinzip die gleichen wie bei den leichter (reversibel) geschädigten Kranken. Der Schwerpunkt liegt allerdings hier auf einfacheren Formen der Beschäftigungstherapie, auf der Eingliederung in kleinere Gruppen und der beruflichen Rehabilitation im Rahmen einer beschützenden Werkstatt.

In manchen Fällen ist allerdings auch bei irreversiblen Ausfallserscheinungen eine Reintegration in die Familie möglich, doch erfordert eine solche Maßnahme eine sehr intensive Zusammenarbeit zwischen den Angehörigen und dem Rehabilitationsteam einer Klinik.

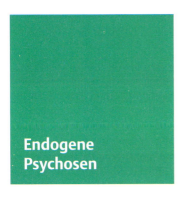

Endogene Psychosen

Begriffe

„Endogen" heißt soviel wie von innen heraus oder, als Gegensatz ausgedrückt, „nicht exogen". Der Begriff des Endogenen umfaßt auch Konstitutionelles und Anlagebedingtes und vieles, was wir (noch) nicht wissen, weshalb man ihn auch häufig mit kryptogen (verborgen) gleichsetzt.

Der Ausdruck „endogene Psychosen" ist eine Sammelbezeichnung für einige psychiatrische Krankheiten (Manie, endogene Depression, Schizophrenie), denen sich eine körperliche Ursache nicht zuordnen läßt. Es sei hier an das Schema der psychiatrischen Systematik von Kurt Schneider erinnert (Tab. **9**, S. 275).

Endogene Psychosen lassen sich aber auch nicht psychogen, d. h. durch traumatische Erlebnisse oder Konflikte, erklären, vielmehr überfallen sie schicksalhaft die Patienten und „unterbrechen oder zerreißen die Sinnkontinuität des Lebens des einzelnen Kranken, wie es körperliche Krankheiten oder Unfälle zu tun pflegen" (Weitbrecht 1979).

Wir geraten also bei der Einordnung der endogenen Psychosen in nicht geringe Schwierigkeiten. Durch das Fehlen körperlicher Ursachen unterscheiden sie sich von den körperlich begründbaren Psychosen; die Unmöglichkeit, sie aus einem erlebnisreaktiven Geschehen abzuleiten, gewährleistet ihre Abgrenzung von den abnormen psychogenen Reaktionen und Entwicklungen (Neurosen). Es bleibt uns also nichts anderes übrig, als eine eigene Kategorie für sie zu reservieren, wobei für ihre Diagnostik ausschließlich *psychopathologische Symptome* verwertet werden können.

390   Endogene Psychosen

Dabei zeigen sie eine Reihe von Anzeichen, die sie in die unmittelbare Nachbarschaft körperlicher Erkrankungen stellt. Die wichtigsten dieser Hinweise sind folgende:

–   Erbfaktoren spielen bei ihrer Entstehung eine gewisse Rolle. Die Krankheiten treten familiär gehäuft auf. Die Zwillingsforschung hat sich mit ihrer Erblichkeit genauer befaßt und kann zahlenmäßig Angaben über die Erkrankungswahrscheinlichkeit machen.

–   Sie treten völlig unmotiviert, grundlos und häufig plötzlich auf, ebenso wie körperliche Erkrankungen.

–   Sie zeigen eine deutliche Gebundenheit an biologische Krisenzeiten wie Pubertät, Schwangerschaft, Wochenbett, Stillzeit, Klimakterium und die Zeit der Rückbildungsjahre (Alter zwischen 55 und 60 Jahren). Natürlich darf man annehmen, daß zum Zeitpunkt der genannten biologischen Krisenzeiten auch eine gewisse Labilität gegenüber psychischen Einflüssen und Konflikten besteht. Die Pubertät ist ein bekanntes Beispiel dafür. Andererseits hat der weitere Verlauf bei vielen der sog. Pubertätskrisen und Wochenbettpsychosen gezeigt, daß es sich bei ihnen um die erste Manifestation einer Schizophrenie gehandelt hat.

–   Ein weiterer Gesichtspunkt, der für die bisher nicht beweisbare körperliche Fundierung der endogenen Psychosen spricht, ist ihr Verlauf, der relativ unabhängig von individuellen Problemen und kulturellen Einflüssen in allen Erdteilen in gleicher Weise abläuft. Wir sprechen von den endogenen Verlaufstypen *Phase* und *Schub*. Bei beiden handelt es sich um ein vorübergehendes Aufflackern des Krankheitsprozesses in Gestalt ausgeprägter manischer, depressiver oder schizophrener Symptome. Während bei der Phase jedoch *immer* eine völlige Ausheilung und Rückbildung der Symptome erreicht wird, bleibt bei einem Schub oft eine Persönlichkeitsänderung zurück, die schließlich nach mehreren Schüben im *schizophrenen Defekt* endet. Die Phase ist die Verlaufsform der *affektiven Psychosen* und läßt sich als horizontale Wellenlinie symbolisieren, bei der das Ausgangsniveau immer wieder erreicht wird. Die Verlaufsform der Schizophrenie ist der Schub, den man bildlich als abwärts führende Treppe darstellen kann, wobei jede Stufe einem Schub entspricht.

–   Schließlich läßt sich noch als letzter Gesichtspunkt die Tatsache anführen, daß die endogenen Psychosen wie körperliche Krankheiten nicht deutlich auf eine psychotherapeutische Behandlung ansprechen. Es wurden zwar viele Versuche in dieser Richtung unternommen, sie haben jedoch nicht überzeugt. Es soll der Psychotherapie hier nicht jegliche Berechtigung abgesprochen werden; als ergänzende Maßnahme ist sie auch bei den endogenen Psychosen durchaus zu begrüßen.

Die erfolgreichsten Behandlungsmaßnahmen, die wir bei den endogenen Psychosen kennen, sind körperlicher Art (medikamentöse Behandlung, Elek-

Endogene Psychosen 391

trokonvulsivtherapie). Für die Rehabilitation sind jedoch soziotherapeutische Maßnahmen entscheidend.

Nach diesen grundsätzlichen Ausführungen sollen nun die einzelnen Krankheitsbilder besprochen werden. Erfahrungsgemäß bereiten sie dem Verständnis gewisse Schwierigkeiten, da ihre Ursachen nicht, wie sonst gewohnt, körperlich faßbar sind, und die Diagnostik sich allein auf psychische Symptome stützen kann.

Endogene Psychosen

Affektive Psychosen

Affektive Psychosen sind psychiatrische Erkrankungen, die mit **extremen Stimmungsschwankungen** einhergehen, welche **phasenhaft** verlaufen, wobei die Krankheitsphasen immer wieder durch Zeiten psychischen Wohlbefindens abgelöst werden. Die Stimmung kann sowohl nach der **manischen** Seite (krankhaft gehobene Stimmung) als auch nach der **depressiven** Seite (krankhaft gedrückte Stimmung) ausgelenkt sein. Demgemäß unterscheidet man **unipolare** Verläufe, bei denen die Stimmungsschwankung jeweils nur in einer Richtung erfolgt, von **bipolaren** Verläufen, bei denen sich manische und depressive Phasen gegenseitig ablösen. Die größte Gefahr bei diesen Erkrankungen ist die **Suizidalität.** Die Therapie stützt sich auf **Antidepressiva,** die mit **psychotherapeutischen Behandlungsansätzen** kombiniert werden.

In unserem Gebrauch bezeichnet der Ausdruck affektive Psychosen mit extremen Stimmungsschwankungen einhergehende Erkrankungen, in deren Verlauf sowohl *manische* (krankhaft gehobene) als auch *depressive* (krankhaft gedrückte) Stimmungen als Kernsymptom vorkommen. Die Bezeichnungen manisch-depressive Erkrankung, manisch-depressive Psychose oder zirkuläre Psychose haben die gleiche Bedeutung. Den Ausdruck „manisch-depressives Irresein" sollte man wegen seiner abwertenden Note nicht mehr verwenden.

Häufigkeit

Etwa 0,5–0,8% der Gesamtbevölkerung erkranken. Es ist jedoch durchaus möglich, daß der Prozentsatz in Wirklichkeit höher liegt, da die Prozentangaben sich auf klinische Fälle beziehen, die leichteren Formen der Erkrankung jedoch ambulant in der Praxis behandelt werden und deshalb in den Statistiken nicht erfaßt sind. Das weibliche Geschlecht ist deutlich häufiger betroffen als das männliche. Das Verhältnis beträgt etwa 70% zu 30% aller Fälle.

Affektive Psychosen **393**

PSYCHIATRIE

Verlauf

Wie der Name schon sagt, ist das Krankheitsbild dadurch gekennzeichnet, daß depressive und manische Phasen einander ablösen. Das ist aber bei weitem nicht immer der Fall. Meistens verläuft die Krankheit *vorwiegend* unter den Symptomen der Depression, während manische Phasen relativ selten vorkommen. Schließlich gibt es auch Mischzustände, die sowohl manische als auch depressive Züge aufweisen. Jede Phase ist reversibel, d. h., sie heilt im Gegensatz zum Schub (s. Schizophrenie) immer ohne Defektbildung aus.

Endogene Depression oder Melancholie (depressive Episode)

Die endogene Depression (depressive Episode) äußert sich in massiven psychischen Störungen, greift jedoch auch auf vielfältige Weise ins körperliche Geschehen ein. Neuerdings teilt man die depressiven Episoden nach der ICD-10 in 3 Schweregrade ein, wobei die Melancholie der schweren depressiven Episode entspricht. Wir unterscheiden nach Kielholz die depressiven Grundsymptome von den depressiven Begleitsymptomen.

Depressive Grundsymptome

Depressive Grundstimmung. Hierbei handelt es sich um eine schwermütige, traurige Stimmungslage mit Gleichgültigkeit und Apathie. Die Traurigkeit überfällt die Patienten *grundlos,* unmotivierbar und hat *vitalen* Charakter, d. h., sie betrifft die vitalen Leibempfindungen (Vitalgefühle). Die Vitalgefühle sind Leibempfindungen, die sich nicht bestimmten Organen zuordnen lassen, sondern individuell verschieden „projiziert" werden. So lokalisieren manche Depressive das diffuse, quälende Gefühl der Bedrückung oder Angst in die Herzgegend, andere in den Kopf.

In die depressive Stimmung eingebettet sind meist die Gefühle der *Angst* und der *Schuld.* Die Angstgefühle beziehen sich auf Gegenwart oder Zukunft und sind entweder gerichtet (z. B. Angst vor Verantwortung) oder ungerichtet (die Patienten wissen nicht, wovor sie Angst haben). Die Schuldgefühle betreffen die Vergangenheit und nehmen ihren Ausgangspunkt von wirklichen oder vermeintlichen Verfehlungen, die durch die „depressive Brille" hinsichtlich ihrer Verworfenheit millionenfach vergrößert erscheinen.

Schließlich kann es zu regelrechten Wahnbildungen kommen. Die endogene Depression zeigt charakteristische *Tagesschwankungen.* Es ist den Patienten zumeist morgens schwerer zumute als abends.

Denkhemmung. Durch die tiefe Traurigkeit werden neben der Gefühlssphäre auch alle anderen psychischen Funktionen in Mitleidenschaft gezo-

394 Endogene Psychosen

gen, insbesondere das Denken. Es läuft verlangsamt und mühsam ab, den Patienten fehlen vor allem die Einfälle. Als Reaktion auf das eigene Versagen stellen sich dann häufig *Verarmungsideen* ein, die sich z. B. in den Worten „ich tauge nichts mehr, ich bin zu nichts nütze" äußern.

Hemmung der Handlungsfunktionen. Als solche bezeichnen wir jegliche Einengung der Beziehungen des Patienten zu seiner Umwelt, wobei die Ursache in einer Lähmung aller Antriebskräfte liegt. Die Kranken können sich zu nichts aufraffen, jeder Entschluß fällt ihnen unendlich schwer. Für alltägliche Verrichtungen (z. B. Essen, Ankleiden) brauchen sie übermäßig viel Zeit, in Extremzuständen nehmen sie keinerlei Nahrung mehr zu sich. Auch ihre Bewegungen sind verlangsamt, schwunglos und vom Gefühl bleierner Müdigkeit begleitet. In diese allgemeine psychische Erstarrung ist auch der Gesichtsausdruck einbezogen. Das Gesicht solcher Patienten wirkt schwermütig, maskenhaft, ist ohne Mienenspiel und zeigt die charakteristischen herabgezogenen Mundwinkel.

Depressive Begleitsymptome

Während die depressiven Grundsymptome bei jeder endogenen Depression in stärkerer oder schwächerer Ausprägung zu finden sind, variieren die Begleitsymptome, die sich vorwiegend als körperliche Mißempfindungen äußern, von Patient zu Patient in hohem Maße.

Symptome allgemeiner Art. Hierzu rechnen wir die quälenden Schlafstörungen, die Appetitlosigkeit und Schmerzempfindungen verschiedenster Art, die in alle möglichen Körperregionen projiziert werden. Die Schlaflosigkeit gehört zu den häufigsten Symptomen der Depression, man findet sie bei fast allen Patienten.

Herz- und Atembeschwerden. Sie äußern sich in Form von Beklemmungsgefühlen, Herzrhythmusstörungen (z. B. Herzjagen), langsamer und flacher Atmung oder Atemnot. Typisch sind folgende Äußerungen von Patienten: „Es sitzt mir wie ein Stein in der Herzgegend", „in der Brust ist alles so wund", „manchmal ist mir, als könnte ich nicht mehr atmen". Die Herzbeschwerden zählen zu den am häufigsten geklagten depressiven Begleitsymptomen.

Störungen von seiten der Verdauungsorgane. Geklagt wird vor allem über Mundtrockenheit, Engegefühl im Hals (sog. Globusgefühl), Völlegefühl, Druck in der Magengegend und hartnäckige Verstopfung. Eine Patientin klagte z. B.: „Ich habe ständig so ein komisches Gefühl in der Magengegend, es ist kein Schmerz, sondern mehr ein Druck, ich kann kaum mehr essen, seit einer Woche habe ich keinen Stuhlgang gehabt."

Störungen im Bereich des Unterleibs und der Genitalorgane. Häufig, besonders von Frauen, werden Schmerzempfindungen im Bereich des Unter-

Affektive Psychosen **395**

PSYCHIATRIE

leibs angegeben, in vielen Fällen treten Menstruationsstörungen auf, oder die Periode setzt ganz aus; die Libido läßt stark nach oder erlischt.

Produktive Symptome

Aus der Verarbeitung von depressiven Grund- und Begleitsymptomen erwächst noch eine ganze Reihe wahnhaft übersteigerter, depressiver Ideen (produktive Symptome). Die häufigsten sind Versündigungsideen, Verarmungsideen, Minderwertigkeitsideen und übersteigerte hypochondrische Krankheitsbefürchtungen.

Bei den *Versündigungsideen* kramen die Patienten Jugendsünden wie Onanieren hervor und steigern sich in den Wahn hinein, sie hätten dadurch sich und ihre Familie ruiniert. Andere wollen durch ihr früheres Verhalten die ganze Menschheit ins Unglück gestürzt haben. In der überwiegenden Mehrheit handelt es sich dabei um Menschen, die vor Auftreten ihrer Krankheit in jeder Hinsicht solide und unauffällig waren.

Bei den *Verarmungs-* und *Minderwertigkeitsideen* fehlt den Patienten jegliches Selbstbewußtsein. Sie „taugen nichts mehr, sollten am besten sterben, gehören zu den Tagedieben, die nur dem Herrgott die Zeit wegstehlen" usw.

Hypochondrische Krankheitsbefürchtungen sind bei Depressiven überaus häufig. Sie äußern sich meist in der wahnhaften Überzeugung des Patienten, an einer unheilbaren Krankheit (meist Krebs) zu leiden. „Es hat ja alles keinen Sinn mehr, es geht abwärts, ich weiß ja, daß ich Krebs habe, bei der Visite hat der Doktor so bedenklich geschaut, da wurde es mir ganz klar."

Das Kennzeichnende dieser hypochondrischen Ideen ist, daß sie mit logischen Argumenten nicht zu beseitigen sind.

Selbstmordgefahr

Bei den endogenen Depressionen besteht fast *immer* Selbstmordgefahr, vor allem im Anfangsstadium oder nach Einsetzen der medikamentösen Behandlung. In beiden Fällen ist die Hemmung noch nicht oder nicht mehr so ausgeprägt, daß sie solche Handlungstendenzen verhindern könnte. Es versteht sich von selbst, daß bei Selbstmordgefahr die Behandlung stationär in der geschlossenen Abteilung einer Klinik erfolgen muß!

Beispiel: Eine 32jährige verheiratete Hausfrau wird in die Klinik eingeliefert, weil sie einen Selbstmordversuch unternommen hatte. Von den Angehörigen war zu erfahren, daß sie in den letzten Wochen ihren Haushalt und ihre Familie vernachlässigt habe; sie habe nichts mehr gekocht, sich nicht mehr um ihren Mann und die beiden Kinder gekümmert, habe sich tagelang in ein Zimmer eingeschlossen und geweint und war der festen Überzeugung, sie leide an Krebs. Sie habe bereits mehrere Ärzte aufgesucht, die jedoch nichts gefunden hätten. Die Patientin habe dies allerdings so gedeutet, daß man es ihr nur nicht sagen wolle. Ein äußerer Anlaß für dieses Zustandsbild ließ sich nicht finden, die Familienverhältnisse waren geordnet und harmonisch. Bei genauem Nachfragen ließ sich eruieren, daß eine Tante der Patientin an Depressionen gelitten hatte.

In der Klinik machte die Patientin zunächst einen apathischen Eindruck, äußerte Selbstvorwürfe, sie habe sich durch schlechte Gedanken versündigt, sie sei schwer krank, sie würde nie mehr besser, man könnte den Krebs ja doch nicht heilen usw.

Nach 4monatiger Behandlung konnte die Patientin geheilt entlassen werden; nach weiteren zwei Jahren war kein Rückfall aufgetreten. ■

Endogene Manie (manische Episode)

Sie ist das Gegenstück zur Depression und ist gekennzeichnet durch:

- gehobene, sog. euphorische (heitere) Grundstimmung,
- Antriebsvermehrung,
- Ideenflucht mit starkem Rededrang,
- erhöhtes Selbstwertgefühl (bis zum Größenwahn),
- Verflachung des Gefühlslebens (Affektivität),
- gesteigertes körperliches Wohlempfinden.

In ihrer *euphorischen* Stimmung sehen die Patienten alles von der heiteren Seite an, sie wirken humorvoll, witzig und durch ihren Einfallsreichtum vielfach originell. Sie verbreiten eine ansteckende Heiterkeit. Der *Antriebsüberschuß* äußert sich im psychischen und körperlichen Bereich. Die Patienten zeigen eine hektische Betriebsamkeit, haben große Pläne, rennen von einem „Projekt" zum anderen und leisten effektiv nichts. In ihrem starken Rededrang sind sie nicht zu bremsen, wollen bei allem mitreden und mischen sich leicht in die Angelegenheiten anderer, weshalb es oft zu Streitigkeiten kommt. Der Antriebsüberschuß kann sich auch als Hemmungslosigkeit äußern. In diesem Zustand sind die Patienten z. B. sehr verschwenderisch, geben ihr ganzes Geld aus, kaufen etwa 20 Kleider oder führen infolge gleichzeitiger Enthemmung auf sittlichem Gebiet ein ausschweifendes Leben.

Die *Ideenflucht* macht sich als vermehrter Zustrom von Einfällen bemerkbar. Dadurch kommt es zu einem sehr unruhigen und gleichzeitig oberflächlichen Denken, dessen Gegenstand ständig wechselt. Es ist verständlich, daß mit einem solchen Denken Konzentrationsmangel und starke Ablenkbarkeit verbunden sind. Ein *erhöhtes Selbstwertgefühl* läßt sich schon aus dem bisher Geschilderten ableiten. Es ist einleuchtend, daß der Patient seinen Antriebsüberschuß, die ständig heitere Stimmung, das körperliche Wohlempfinden als kraftvoll deuten muß und daß dies sein Selbstbild anhebt. Das führt dazu, daß die Kranken sich und ihre Fähigkeiten in grotesker Weise überschätzen und in diesem Zustand allerlei unüberlegte Handlungen ausführen.

Die *affektive Verflachung* äußert sich in einer mangelhaften Gefühlsanssprechbarkeit und der Unfähigkeit, tiefergehende Gefühlsregungen zu empfinden. Deshalb sind die Patienten auch nicht in der Lage, tiefere menschliche Empfindungen einzugehen. Auch dies läßt sich mit dem raschen Wechsel aller Ereignisse in der Psyche des Manikers erklären.

Schließlich ist für die Patienten ein abnorm *gesteigertes körperliches Wohlempfinden* typisch. Sie fühlen sich „prima", es fehlt ihnen nichts, sie sind gesund „wie bisher nie". Besondere Schwierigkeiten bereitet bei solchen Patienten die stationäre Einweisung in die Klinik, da sie die Notwendigkeit nicht einsehen. Hat man sie schließlich in die Klinik gebracht, so drängen sie ständig nach Hause, „da sie ja gesund sind".

■ *Beispiel:* Eine 35jährige Patientin, die bereits zweimal wegen Depressionen in einer Nervenklinik war, fiel plötzlich an ihrer Arbeitsstätte (einem Reisebüro) durch ihre heitere und ausgelassene Stimmung auf. Sie begrüßte die Kunden überschwenglich und entfaltete eine fieberhafte Aktivität, wurde aber nie mit ihrer Arbeit fertig. In einer benachbarten Buchhandlung kaufte sie einmal 40 Bücher, äußerte, sie wolle selbst in der nächsten Woche einen Bestseller schreiben und von dem Erlös eine Weltreise machen. Die früher sehr solide Patientin ließ sich plötzlich mit recht zweifelhaften Männern ein und war eines Tages schwanger. In der Klinik sagte sie, sie fühle sich vollkommen wohl, brauche fast keinen Schlaf, so etwas bräuchten nur schwächliche Naturen, kam in ihren Gedanken vom Hundertsten ins Tausendste und zeigte eine ungeheure motorische Unruhe. ■

Von *Hypomanie* sprechen wir, wenn die Symptome nicht übermäßig stark ausgeprägt sind, jedoch eine deutliche Steigerung gegenüber der normalen Schwankungsbreite aufweisen.

Mischzustände

Bei diesen kann man sowohl depressive als auch manische Symptome beobachten.

Am häufigsten findet man die *agitierte (erregte) Depression,* bei der sich zur depressiven Stimmung eine hochgradige Bewegungsunruhe und ängstlich getriebene Stimmungselemente hinzugesellen. Man findet diese Krankheit vorwiegend im Klimakterium. Die Patienten gehen jammernd und klagend durchs Zimmer, klammern sich an Pflegepersonal und Ärzte, sprechen nur von ihrer Angst und Verzweiflung und machen insgesamt einen ruhelosen Eindruck.

Weitere Mischzustände sind die zornige Manie und der manische Stupor. Bei der *zornigen Manie* kombinieren sich manische Symptome nicht mit einer euphorischen, sondern mit einer gereizten bis zornigen Grundstimmung. Die

Patienten sind sehr streitsüchtig, haben an allem etwas auszusetzen und geraten häufig in ausgesprochene Tobsuchtszustände. Der sehr seltene *manische Stupor* ist gekennzeichnet durch heitere Grundstimmung, kombiniert mit den depressiven Symptomen der Denkhemmung und der Hemmung aller Handlungsfunktionen.

Ursachen der affektiven Psychosen

Wir haben in der Einleitung zum Kapitel der endogenen Psychosen bereits erläutert, daß aufgrund mancher dort besprochenen Anhaltspunkte eine körperliche Ursache angenommen werden muß. Schlüssige Beweise dafür liegen allerdings nicht vor. Es wird immer wieder auf die *Erbfaktoren* hingewiesen, die durch *Umweltereignisse* in ihrer Wirkung ausgelöst werden können.

Hinsichtlich der *Erbprognose* sind folgende Zahlen bekannt: Ist ein Elternteil manisch-depressiv, so erkranken bis zu 24% der Kinder, etwa 12% der Geschwister, 3,4% der Enkel und 2,4% der Nichten und Neffen.

Exogene, psychoreaktive Faktoren können die Krankheit zwar auslösen, kommen aber als Ursache nicht in Betracht. Bei der endogenen Depression lassen sich in 13–19% der Fälle exogene Faktoren als Auslöser ermitteln.

Prognose

Wir müssen unterscheiden zwischen der Gesamtprognose und der Prognose hinsichtlich der einzelnen Phase. Die einzelne Phase kann Wochen oder Monate anhalten. Sie heilt immer ab. Allerdings können sich die Phasen häufig wiederholen. Rund 85% aller Kranken machen mehr als eine Phase mit, 22% sogar mehr als acht. Die Dauer des erscheinungsfreien (gesunden) Intervalles kann ebenfalls stark variieren (Monate bis Jahre). In 75% der Fälle beginnt die Krankheit zwischen dem 20. und 50. Lebensjahr.

Rechtslage

Schuldunfähigkeit (§ 20 StGB) besteht für alle Straftaten, die in manischen oder depressiven Phasen begangen werden. *Geschäftsunfähigkeit* ist bei allen Vertragsabschlüssen, Schenkungen usw. manischer Patienten anzunehmen. Deshalb können auch alle Geschäftsabschlüsse Manischer rückgängig gemacht werden. Im allgemeinen ist die Kriminalität der Manisch-Depressiven gering. Die Delikte der Manischen gehören meist in die Kategorie des groben Unfugs, mitunter kommen auch Sexualdelikte vor. Bei den Depressiven kann der erweiterte Selbstmord (Mitnehmen von Angehörigen in den Tod) eine Rolle spielen.

Andere Depressionen

Es gibt noch eine Reihe anderer depressiver Syndrome, die wir nicht zur Gruppe der endogenen Psychosen rechnen, weil sie entweder durch faßbare körperliche Veränderungen bedingt sind oder weil ein erlebnisreaktives Geschehen zu ihrer Erklärung ausreicht. Im ersteren Falle gehören solche Zustände zu den körperlich begründbaren Psychosen, im letzteren zu den psychogenen Reaktionen und Entwicklungen. Es gibt auch Zustandsbilder, die sich zwischen diesen beiden Möglichkeiten bewegen.

Eine Übersicht über die Ursachen der verschiedenen Depressionen soll Tab. **19** geben.

Aus der Tabelle ist die Vielfalt depressiver Störungen ersichtlich, u. a. auch die Tatsache, daß sich bei manchen Formen exogene, endogene und psychogene Einflüsse überlappen. Wir können hier nicht alle Formen besprechen, manche haben wir bereits in anderen Kapiteln abgehandelt, sondern wollen nur einige herausgreifen.

Involutionsdepressionen

Unter Involution verstehen wir körperliche und seelische Rückbildungsprozesse, die im höheren Lebensalter einsetzen. Eine genaue zeitliche Begrenzung der Altersstufe, in der diese Vorgänge ablaufen, ist nicht möglich. Auch was sich im psychischen Bereich im einzelnen dabei abspielt, ist schwer feststellbar, während die körperlichen Rückbildungserscheinungen leichter zu erfassen sind. Fest steht allerdings, daß in diesem Zeitabschnitt (etwa 50.–60. Lebensjahr) sehr häufig depressive Zustände auftreten, die durch hypochondrisches, paranoides oder ängstlich-agitiertes Verhalten gekennzeich-

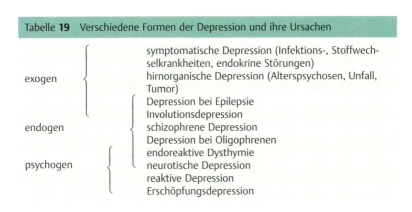

Tabelle **19** Verschiedene Formen der Depression und ihre Ursachen

exogen	symptomatische Depression (Infektions-, Stoffwechselkrankheiten, endokrine Störungen)
	hirnorganische Depression (Alterspsychosen, Unfall, Tumor)
endogen	Depression bei Epilepsie
	Involutionsdepression
	schizophrene Depression
	Depression bei Oligophrenen
psychogen	endoreaktive Dysthymie
	neurotische Depression
	reaktive Depression
	Erschöpfungsdepression

net sind. Vermutlich spielen hier eine Reihe von Faktoren zusammen (Tab. **9**, S. 275). Nicht selten wird das Zustandsbild durch eine körperliche Krankheit angestoßen. Organische und psychogene Einflüsse lassen sich kaum trennen. Die Behandlung erfolgt durch Thymoleptika und Milieutherapie.

Endoreaktive Dysthymie (Weitbrecht 1979)

Bei ihr liegt ein depressives Syndrom vor, das weder eindeutig endogen noch eindeutig reaktiv (psychogen) verursacht ist. Man kann es also weder zu den endogenen Psychosen noch zu den abnormen psychogenen Reaktionen rechnen. Disponiert sind vorwiegend asthenische, labile Persönlichkeiten bei psychischer oder physischer Dauerbelastung. Das Syndrom zeigt neben der depressiven Grundstimmung meist hypochondrische Krankheitsbefürchtungen.

Generationspsychosen

Die Bezeichnung umfaßt sowohl depressive als auch schizophrene Zustandsbilder, die in der *Schwangerschaft,* im *Wochenbett* und in der *Stillzeit* auftreten können. Der Zeitpunkt ihres Auftretens weist darauf hin, daß bei ihnen endokrine oder stoffwechselbedingte Umstellungsvorgänge eine Rolle spielen. Die dabei auftretenden depressiven Syndrome bilden sich meist wieder zurück, während viele der schizophrenieähnlichen Zustände sich später als Erstmanifestationen einer echten Schizophrenie erweisen. Die Behandlung erfolgt je nach Symptomatik mit Thymoleptika oder Neuroleptika.

Therapie und psychische Führung

Allgemeine Maßnahmen

In der Behandlung depressiver Patienten müssen geeignete Stations- und Pflegekonzepte erstellt werden, die den Patienten vor eigenen destruktiven Handlungen schützen, ihn aber auch immer wieder in seiner Selbstverantwortung ansprechen. In diesen Konzepten muß auch dem Sicherheitsbedürfnis der Pflegenden/Mitarbeiter Rechnung getragen werden.

In Arbeitsgruppen und Fortbildungen können Bedingungen konzipiert werden, die den Patienten fördern und die personellen und räumlichen Gegebenheiten der Einrichtung berücksichtigen. Veröffentlichte Konzepte und Erfahrungen anderer Kolleginnen und Kollegen können in die Diskussion einbezogen werden.

Zu einem geeigneten Konzept gehören regelmäßige Besprechungen und die Berücksichtigung von Beobachtungen und Wahrnehmungen der verschiede-

Affektive Psychosen 401

nen Mitarbeiter zur Aktualisierung der individuellen Behandlung des Patienten. Maßnahmen wie Wegnahme gefährlicher Gegenstände und geschlossene Türen können bis zur Abwendung akuter Gefahren notwendig sein. Für den weiteren Verlauf ist es aber notwendig, dem Patienten Verantwortung für sich selbst anzutragen. Dies geschieht am besten in der therapeutischen Beziehung mit entsprechenden Vereinbarungen. Einige Patienten sind aber nicht in der Lage Vereinbarungen und Absprachen einzuhalten. Deshalb müssen die Patienten während ihres Aufenthaltes gut beobachtet werden, und es muß fortlaufend Kontakt zu ihnen gehalten werden. Eine Unterbringung auf einer geschlossenen Station kann angezeigt sein. Krankenschwestern und -pfleger sind oft die ersten, die Suizidgedanken oder Vorbereitungen zu einem Suizidversuch bemerken. Suizidversuche müssen stets ernst genommen werden, auch wenn es immer wieder Patienten gibt, die es nicht ganz ernst damit meinen. Auch in diesen Fällen befinden sie sich in einer Notsituation.

> **Beachte:** Suizidhandlungen sind Akte der Verzweiflung und zugleich Hilferufe von Menschen, die ihre Situation als ausweglos empfinden. Stets ist das Gefühl des Alleingelassenseins, der Einsamkeit und der Isolation damit verbunden. Deshalb ist es gerade in diesem Stadium wichtig, daß man sich intensiv um den Patienten kümmert, wobei sich für die Pflegenden die Schwierigkeit ergibt, daß sie im Verhalten des Patienten nur ein spärliches Echo ihrer Bemühungen feststellen können.

Aber gerade dies darf nicht zur Entmutigung führen, denn Depressive brauchen gerade in dem Krankheitsstadium, in dem sie zu einer Kommunikation unfähig sind, ein hohes Maß an persönlicher Zuwendung. Gespräche mit depressiven Patienten in der Rekonvaleszenzphase zeigten, daß sie im Stadium der tiefsten Depression Interesse, Zuwendung und Anteilnahme als sehr wohltuend empfunden haben, obwohl sie nicht in der Lage waren, irgend etwas von sich aus in dieser Richtung zu tun.

Nach einem mißglückten Suizidversuch kann sich eine neue Situation ergeben, die für die weitere Behandlung des Patienten ebenfalls sehr wichtig ist. Sie ist vielfach dadurch charakterisiert,

– daß Schwestern oder Pfleger geneigt sind, den Suizidversuch als Eingriff in ihren Verantwortungsbereich zu empfinden, und ihn dem Patienten persönlich übelnehmen und
– daß der Patient seine Handlung als schwere Schuld empfindet und auf diese Weise in seinen Versündigungsideen noch bestärkt wird.

Man muß versuchen, derlei Situationen zu vermeiden. Dies geschieht am be-

402 Endogene Psychosen

sten dadurch, daß man dem Patienten nach wie vor freundlich, mit Zuwendung und ohne Groll begegnet, mit ihm ruhig über seinen Suizidversuch spricht, aber jegliche Moralisierung vermeidet.

Für die Normalisierung der wichtigsten körperlichen Funktionen (vor allem Nahrungsaufnahme, Stuhlgang) ist zu sorgen. Patienten, die die Nahrungsaufnahme verweigern, müssen unter Umständen künstlich ernährt werden.

Die Patienten sollten, soweit dies möglich ist, beschäftigt werden (Beschäftigungstherapie). Dadurch kann ein gewisser Abstand von den Symptomen erzielt werden. Weitere Ausführungen zur Suizidprophylaxe s. S. 421.

Medikamentöse Behandlung

Medikamente sollen immer *gezielt* eingesetzt sowie regelmäßig und zum rechten Zeitpunkt verabreicht werden. Die Anordnung eines neuen Medikamentes ist Aufgabe des Arztes, während die Schwester für die regelmäßige und zeitlich richtige Verabreichung sorgen muß. Die medikamentöse Therapie bei der Zyklothymie hat folgende Schwerpunkte: Bekämpfung der Schlaflosigkeit, symptomatische Bekämpfung körperlicher Störungen, gezielte Beeinflussung depressiver Kernsymptome.

Bekämpfung der Schlaflosigkeit. Hierzu werden die zahlreichen auf dem Markt befindlichen *Hypnotika* (Schlafmittel) eingesetzt, die sich meist von der Barbitursäure oder vom Harnstoff ableiten.

Symptomatische Bekämpfung körperlicher Störungen. Neben der Regulierung von Appetit und Stuhlgang können Schmerzen und körperliche Mißempfindungen medikamentös beeinflußt werden, allerdings nie mit suchtgefährdenden Präparaten.

Gezielte Beeinflussung depressiver Kernsymptome mit Psychopharmaka. Eine bestimmte Gruppe der Psychopharmaka, die *Thymoleptika* (Antidepressiva), hat sich bei Depressionen als sehr wirksam erwiesen. Ihr Name und ihre Wirkung kann etwas vereinfachend mit der Bezeichnung „stimmungsaufhellend" umschrieben werden.

Die klinische Einteilung der Antidepressiva erfolgt nach 3 Hauptwirkungskomponenten:

– psychomotorisch aktivierende, antriebssteigernde Wirkung
– depressionslösende, stimmungsaufhellende Wirkung
– psychomotorisch dämpfende, sedierend-angstlösende Wirkung

Nach dem Wirkungsprofil werden dabei als Grundtypen unterschieden:

– Desipramin-Typ (psychomotorisch aktivierend, antriebssteigernd)
– Imipramin-Typ (psychosomatisch stabilisierend)
– Amitriptylin-Typ (sedierend)

Bei der agitierten Depression und wahnhaften Depressionen kann auch die Kombination von Antidepressiva mit Neuroleptika (z. B. Neurocil, Truxal, Taxilan) hilfreich sein.

Thymoleptika werden vielfach, je nach der individuellen Symptomatik, mit Beruhigungsmitteln (Tranquilizern) kombiniert. Allerdings sollten letztere wegen der damit verbundenen Suchtgefahr nur vorübergehend verabreicht werden.

In Tab. 20 ist eine Übersicht über die wichtigsten Antidepressiva und ihre Wirkungen wiedergegeben.

Langzeittherapie und -prophylaxe durch Lithiumpräparate

In den letzten Jahren hat man sowohl bei Manien als auch bei manisch-depressiven Psychosen gute Erfolge durch die Verabreichung von Lithiumsalzen erzielt. Diese Präparate haben sich vor allem zur Langzeitprophylaxe dieser Erkrankungen bewährt. Bekannte Lithiumpräparate sind Quilonum und Quilonum retard. Patienten unter Lithiummedikation müssen gut überwacht werden. Der Blut-Lithium-Spiegel muß in regelmäßigen Abständen kontrolliert werden (wirksamer Bereich: 0,8–1,3 mval/l). Neben den Lithiumsalzen besitzt auch das aus der Epilepsiebehandlung bekannte Carbamazepin (z. B. Tegretal) eine antimanische Wirkung und wird neuerdings auch zur Rückfallprophylaxe miteingesetzt.

Pflegerische Aspekte

Bei der Ausgabe der Medikamente können die Pflegenden beobachten und erfahren wie der Patient zur Medikamenteneinnahme steht. Es ergeben sich Hinweise auf Akzeptanz bzw. Nichtakzeptanz, möglicherweise auch auf das Sammeln von Medikamenten. Das Pflegepersonal hat bei der Ausgabe der Medikamente die Möglichkeit, auf ablehnende Reaktionen einzugehen (muß sie aber auch dem Arzt melden). Es hat aber auch die Möglichkeit auf Ängste, Vorbehalte und auf den Umgang mit den Nebenwirkungen einzugehen und die Ängste zu verringern.

Wichtig ist eine gute Zusammenarbeit mit dem Ziel, daß der Patient die medikamentöse Behandlung für sich akzeptiert. Bei langfristigen Medikationen und Prophylaxen ist es sinnvoll mit dem Patienten, den selbstverantwortlichen Umgang mit Medikamenten in einem gestuften Übungsprogramm einzuüben.

1. Der Patient denkt selbst an seine Einnahmezeiten,
2. Er holt sie sich möglichst ohne Erinnerung selbst ab,
3. Er richtet sie selbst (z. B. in Dosetten).

Der Ablauf eines Übungsprogrammes ist individuell mit dem Patienten im Hinblick auf seine Fähigkeiten abzusprechen und regelmäßig mit ihm, auch im Hinblick auf seine Fortschritte, zu erörtern.

Tabelle 20 Übersicht über die therapeutisch verfügbaren Antidepressiva (Stand 1995) (aus Möller, H. J., Laux, G., Deister, A., Psychiatrie, Hippokrates, Stuttgart 1996)

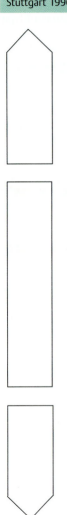

Psychomotorisch aktivierend

- *MAO-Hemmer*
  Moclobemid (Aurorix)
  Tranylcypromin (Parnate, JatrosomN)

- *Trizyklische Antidepressiva („Desipramin-Typ")*
  Desipramin (Pertofran, Petylyl)
  Nortriptylin (Nortrilen)

- *Chemisch andersartige Antidepressiva*
  Viloxazin (Vivalan)
  Sulpirid (Dogmatil, u. a.)

Psychomotorisch neutral

- *Trizyklische Antidepressiva („Imipramin-Typ")*
  Imipramin (Tofranil, Pryleugan)
  Clomipramin (Anafranil, Hydiphen)
  Dibenzepin (Noveril)
  Lofepramin (Gamonil)

- *Tetrazyklische Antidepressiva*
  Maprotilin (Ludiomil u. a.)
  Mianserin (Tolvin u. a.)

- *Chemisch andersartige Antidepressiva*
  Trazodon (Thombran)

- *Serotonin-selektive Antidepressiva*
  Fluvoxamin (Fevarin)
  Fluoxetin (Fluctin)
  Paroxetin (Seroxat, Tagonis)

Psychomotorisch dämpfend

- *Trizyklische Antidepressiva („Amitriptylin-Typ")*
  Amitriptylin (Saroten u. a.)
  Amitriptylinoxid (Equilibrin)
  Dosulepin (Idom)
  Trimipramin (Stangyl)
  Doxepin (Aponal u. a.)

Kombinationspräparate
Antidepressiva + Tranquilizer (Limbatril)
Antidepressiva + Neuroleptika (Longopax)

Affektive Psychosen   405

Heilkrampfbehandlung

Obwohl die Krampfbehandlung heute weitgehend durch die medikamentöse Therapie abgelöst wird, kann man in einigen Fällen doch nicht auf sie verzichten. Zu diesen Fällen gehören auch schwere endogene Depressionen, bei denen man mitunter eine Elektrokonvulsivbehandlung (EKT) durchführt.

Weitere Indikationen sind katatone Schizophrenien, die nicht auf Neuroleptika ansprechen und insbesondere die lebensbedrohliche perniziöse Katatonie, bei der die Bewegungsstarre mit hohem Fieber einhergeht. Hier ist die EKT eine lebensrettende Maßnahme. Die Behandlung kann selbstverständlich nur nach eingehender Aufklärung durch den Arzt und Einwilligung des Patienten erfolgen.

Bei der Elektrokonvulsivbehandlung wird durch elektrische Reizung des Gehirns ein epileptischer Krampfanfall erzeugt. Um Verletzungen zu vermeiden, führt man heute meist eine Muskelrelaxierung (künstliche Muskellähmung) mit kurareähnlichen Substanzen (z. B. Lysthenon, Succinyl) und künstliche Beatmung durch, so daß der Patient „nur innerlich" krampft.
Die Vorbereitung des Patienten ist Aufgabe des Pflegepersonals. Der Patient muß nüchtern sein, Zahnprothesen müssen vorher entfernt werden, er soll als Prämedikation $1/4$ Stunde vor dem Schock $1/2$ Ampulle Atropin (Dosierung nach Körpergewicht) subkutan gespritzt erhalten.
Wichtig ist, daß man vorher mit dem Patienten über die Behandlung spricht und kein Geheimnis daraus macht. Am besten und beruhigendsten ist es für ihn, wenn man die Behandlung mit einer Narkose vergleicht, in der man ja bekanntlich nichts spürt. Während der Narkose wird nun in diesem Falle keine Operation durchgeführt, sondern ein Strom durch den Körper geleitet, der der Heilung dient (Heilkrampf). Durch solche Erklärungen gelingt es meist, den Patienten die übermäßige Angst vor der EKT zu nehmen. Nach der Vorbereitung leitet man eine Narkose mit Pentothal oder anderen Substanzen ein und führt eine Muskelrelaxierung durch, wobei der Patient natürlich künstlich beatmet werden muß. Der Kopf des Patienten wird leicht angehoben gelagert, die Schläfen werden mit Kochsalzlösung angefeuchtet, anschließend werden die Elektroden an die Schläfen angelegt und der Elektrokrampf ausgelöst. Man kann seine Wirkung am Flackern der Augenlider und am Zucken der Muskulatur beobachten.
Nach dem Elektrokrampf muß so lange künstlich beatmet werden, bis die Spontanatmung wieder einsetzt.
Komplikationen. Stimmritzenkrampf (hier sofort intubieren) oder reversibles organisches Psychosyndrom, das nach einigen Tagen wieder verschwindet.

Insgesamt führt man meist zwei Elektrokrämpfe pro Woche durch, bis zu einer Gesamtzahl von etwa zehn.

Schizophrenien

Die Gruppe der **schizophrenen Erkrankungen** ist durch eine Vielfalt psychischer Symptome gekennzeichnet, unter denen die Störungen des **Realitätsbezuges** vorherrschend sind. Sie äußern sich u. a. in **Wahrnehmungs-** und **Denkstörungen** (Halluzinationen, Wahn), in Störungen der **Affektivität,** des **Antriebs** und der **Persönlichkeit.** Nach Art der Auffälligkeit der Symptomatik unterscheidet man **positive Symptome** (z. B. Halluzinationen und Wahn) von **negativen Symptomen** (z. B. Antriebsarmut, Apathie, sozialer und emotionaler Rückzug), wobei Erkrankungen mit überwiegend positiven Symptomen eine bessere Prognose haben. Die **Behandlung** orientiert sich angesichts des **episodischen Verlaufs** der Erkrankung an der jeweiligen Krankheitsepisode und umfaßt die Therapie mit **Neuroleptika** ebenso wie **stützende Psychotherapie** und im Bedarfsfall mittel- bis langfristige **Rehabilitationsmaßnahmen.**

Begriff

Wörtlich übersetzt bedeutet der Ausdruck Schizophrenie soviel wie Spaltungsirresein. Damit ist angedeutet, daß Patienten, die an dieser Erkrankung leiden, sich häufig in ihrer Persönlichkeit gespalten fühlen. Sie sind z. B. gleichzeitig der Herr Staatspräsident und Herr Müller aus Stuttgart, ohne daß sie dieser Gegensatz in der geringsten Weise stört.

Eine klare Definition der Schizophrenie ist schwierig. Man kann sie eigentlich nur durch Ausschluß anderer Psychosen umgrenzen. Auf diese Weise kommen wir zu folgender Umschreibung:

■ Unter Schizophrenie verstehen wir eine Gruppe von endogenen Psychosen, die nach Ausschluß einer manisch-depressiven Psychose übrig bleibt.

Es ist jedoch auch eine positive Umschreibung dessen möglich, was wir Schizophrenie nennen. Eine solche positive Definition muß sich auf charakteristische Symptome der Krankheit stützen, die Kurt Schneider als *Symptome ersten Ranges* bezeichnet hat. Die wichtigsten sind: „Gedankenlautwerden", „Hören von Stimmen in Form von Rede und Gegenrede", „Hören von Stimmen, die das eigene Tun mit Bemerkungen begleiten", „leibliche Beeinflussungserlebnisse", „Gedankenentzug" und andere Gedankenbeeinflussungen, „Gedankenausbreitung", „Wahnwahrnehmungen" sowie „alles von anderen Gemachte" und Beeinflußte auf dem Gebiet des Fühlens, Strebens (der Triebe) und des Wollens.

Unter Einbeziehung der beschriebenen Symptome und der Endzustände des schizophrenen Prozesses kann eine positive Definition der Schizophrenie nun lauten:

■ Als Schizophrenie bezeichnen wir eine Gruppe von Psychosen, die mit Symptomen ersten Ranges wie Gedankenlautwerden, Stimmenhören usw. einhergeht und in schubweisem Verlauf zu dauernden Persönlichkeitsänderungen und Defektzuständen führen kann. In dieser Definition ist gleichzeitig der Aspekt des Verlaufs angesprochen, der die Richtigkeit der Diagnose bestätigt oder widerlegt. ■

Die Schizophreniediagnostik muß sich also folgende Fragen stellen:

1. Liegt eine endogene oder körperlich begründbare Psychose vor? Ist die letztere durch eine gründliche körperliche und neurologische Untersuchung ausgeschlossen, so folgt die nächste Frage:
2. Liegt eine affektive Psychose vor? Ist diese ebenfalls ausgeschlossen, so hat man weiter zu fragen:
3. Sind Symptome ersten Ranges vorhanden?

Kann die letzte Frage bejaht werden, so ist das Vorliegen einer Schizophrenie sehr wahrscheinlich.

Häufigkeit
Es erkranken etwa 0,8% der Durchschnittsbevölkerung. Rund zwei Drittel aller Anstaltspatienten sind Schizophrene.

Symptome der Schizophrenien

Unter den überaus zahlreichen Symptomen seien nur einige besonders charakteristische ausgewählt. Kennzeichnend ist, daß bei Beginn der Krankheit die Intelligenz und das Gedächtnis nicht gestört sind und im Gegensatz zu

408   Endogene Psychosen

den körperlich begründbaren Psychosen keinerlei Beeinträchtigung des Bewußtseins vorliegt.

Denkstörungen

Sie äußern sich *formal* in einem Zerfall der Denkzusammenhänge (Zerfahrenheit), im Gedankenjagen (sich überstürzende, kreuz und quer durcheinandergehende Gedanken) und im Gedankenabreißen (plötzliche Blockierung des Gedankenablaufs). Das Gedankenabreißen wird von den Patienten häufig als Gedankenentzug gedeutet. Sehr oft findet man auch bei den Kranken die Feststellung, ihre Gedanken würden ihnen „gemacht", sie würden ihnen von irgendwelchen Mächten eingegeben.

Inhaltlich kommt es zu Wahnvorstellungen und Wahneinfällen, deren Kennzeichen es ist, daß sie den Kranken mit unmittelbarer Gewißheit erfüllen, die durch kein logisches Argument widerlegt werden kann. Die Wahnvorstellungen erscheinen oft nicht einfühlbar, unverstehbar und psychologisch nicht abzuleiten. Sie werden vielfach aufgefaßt als Versuch des Schizophrenen, sich in der veränderten, psychotischen Welt zurechtzufinden. Durch die genannte Uneinfühlbarkeit und Nichtableitbarkeit unterscheidet sich der schizophrene Wahn vom Wahn anderer Genese (z. B. vom Wahn bei der paranoischen Entwicklung). Die häufigsten Formen des schizophrenen Wahns sind: Beeinflussungswahn, Verfolgungswahn, Größenwahn, Vergiftungswahn u. a.

Beeinflussungswahn. Die Patienten fühlen sich von außen manipuliert. Sie werden bestrahlt, empfangen Radiowellen, unterirdische Ströme fließen durch sie hindurch, ihre Gedanken werden „gemacht".

Verfolgungswahn. Bei ihm fühlen sich die Patienten von allen möglichen Mächten verfolgt, z. B. vom Nachbarn, von der Geheimpolizei, von einer Sekte, von den Russen, von den Freimaurern. Das ganze Verhalten solcher Kranker kann durch den Verfolgungswahn bestimmt werden. Sie wagen sich kaum auf die Straße, sehen sich ängstlich um, jeder Passant scheint ihnen verdächtig, es kann zu einer regelrechten Panik kommen.

Größenwahn. Der Patient befördert sich z. B. zum Herrscher, zum Papst, zum Präsidenten, zum Erlöser, der die Welt errettet, zum Propheten, der bis ins nächste Jahrhundert vorausblickt usw. Beim Größenwahn spielen religiöse Vorstellungen eine große Rolle, die sich häufig als sog. Begnadungswahn äußern.

Vergiftungswahn. Die Patienten sind der festen Überzeugung, man wolle sie vergiften. Die Tabletten, die ihnen verordnet werden, enthalten Rattengift, dieses wird auch unters Essen gemischt, ja selbst das Leitungswasser ist vergiftet. Aus Mißtrauen, Angst und Argwohn verweigern die Kranken oft jede Nahrungsaufnahme.

Zu erwähnen wären noch der *Eifersuchtswahn*, den man auch bei Alkoholikern findet (S. 317), der *sensitive Beziehungswahn,* der *Bedeutungswahn,* bei dem ein belangloses Ereignis eine ungewöhnliche Bedeutung bekommt und andere Wahnformen, auf die wir nicht näher eingehen können.

Die formalen und inhaltlichen Denkstörungen äußern sich auch in der sprachlichen Ausdrucksweise vieler Schizophrener. Es kommt zu *Wortneubildungen,* zu einem eigentümlichen Bedeutungswandel der Sprache und zu sinnlosen Reimereien nach Klangassoziationen.

Beispiel: „Die Welternährungsapotheke Jerusalems wird ihren Gesetzmakler per Luftpferde auf die Erde, ja die Erde, die Erdbälle, auf alle Fälle, die Felltiere sind nahrungsüberwunden in die Gesetzeskapitel des Nordpols zusammengewechselt."

Sinnestäuschungen

Es können *illusionäre Verkennungen* und *Halluzinationen* auftreten.

Unter den letzteren sind im Abstand am häufigsten die akustischen Halluzinationen in Gestalt von Stimmenhören. Die Stimmen können ganz verschiedenen Charakter haben. Sie können schimpfen, grölen, singen, kritisieren, verfolgen, verurteilen. Auch ihr Ausgangspunkt ist sehr variabel, sie kommen aus der Kirche, vom Mond oder aus den Gräbern verstorbener Angehöriger. Die Stimmen sind den Patienten meist unangenehm, in manchen Fällen auch willkommen. Nicht immer sprechen die Kranken über ihre akustischen Halluzinationen. Eine unserer Patientinnen verneinte jegliches Stimmenhören, horchte jedoch immer wieder an der Wand. Nach nochmaliger Befragung gab sie schließlich zu, daß die Bundesbahn zu ihr spreche.

Weitere für die Schizophrenie typische Halluzinationen sind solche, die den eigenen Körper betreffen (Leibhalluzinationen). Die Patienten spüren z. B., daß ihnen „das Gehirn abgezogen wird", sie bemerken den „hypnotischen Strom", der sie durchzuckt, die „verfaulte Leber" macht ihnen zu schaffen usw.

Auch optische Halluzinationen (Erleuchtungen, Visionen, „heute habe ich den Erlöser gesehen") und Geschmackshalluzinationen kommen ebenso wie Geruchshalluzinationen manchmal vor.

Störungen der Affektivität

Die Störungen des Gefühlslebens bei der Schizophrenie sind vielfältig. Wir kennen die Verstimmungen, die Gemütsverarmung, die Gefühlsverkehrung und den schizophrenen Autismus.

Verstimmungen. Sie können vom Pol der Traurigkeit und Verzweiflung mit

410   Endogene Psychosen

Selbstmordneigung bis zu ekstatischen Glückszuständen reichen, in denen sich die Patienten über alles erhaben, begnadet, erleuchtet und erlöst fühlen. Mit verklärtem Gesichtsausdruck „verkünden" sie oft ihre Hochstimmung. Zwischen diesen beiden extremen Stimmungslagen bewegen sich ängstliche und von dranghafter Unruhe gezeichnete Stimmungen. Die schizophrenen Stimmungen bleiben in ihrer einmal eingeschlagenen *Gefühlsrichtung* auffällig gleich, weshalb man auch von der *Affektsteife* der Schizophrenen spricht.

Gemütsverarmung. Im Verlaufe des schizophrenen Prozesses geht die Fähigkeit, Gefühle zu äußern und gefühlsmäßig zu reagieren, oft verloren. Die Patienten wirken dann oft gleichgültig, stumpf und gefühlsleer. Sie können weder Freud noch Leid, weder Sympathie noch Antipathie empfinden oder zum Ausdruck bringen. Dessen wird man besonders in Situationen ansichtig, die normalerweise starke Emotionen hervorrufen (Todesfälle in der Familie, Beleidigungen usw.), auf welche die Schizophrenen dann überhaupt nicht reagieren. Viele Patienten empfinden die fortschreitende Gemütsverarmung und beschreiben sie als „Erstarren", „Absterben" oder „gähnende Leere".

Gefühlsverkehrung (Parathymie). Darunter verstehen wir ein Auseinanderfallen von Erlebnis und der ihm zugeordneten Gefühlsreaktion. Traurige Erlebnisse, wie der Verlust nächster Angehöriger oder Beerdigungen, rufen bei den Patienten z. B. heitere Gefühlsreaktionen hervor. Überhaupt wirken alle Gefühlsäußerungen fremdartig, seltsam und dem jeweiligen Anlaß nicht angemessen. Vielfach wirken die Patienten auch ausgesprochen gefühllos. Es sind manche Mordtaten Schizophrener bekannt, nach denen die Patienten nicht die geringsten Gefühlsregungen zeigten, mitunter sogar stolz und fröhlich waren.

Autismus. Beim schizophrenen Autismus ziehen sich die Kranken auf sich selbst zurück und schließen sich völlig von der Außenwelt ab. Oft ist es gar nicht mehr möglich, mit ihnen in Kontakt zu treten. Sie leben so eingesponnen in ihr Wahnsystem, daß sie scheinbar der realen Welt gar nicht bedürfen.

Antriebs- und Bewegungsstörungen

Die Antriebs- und Bewegungsstörungen bei der Schizophrenie sind so zahlreich, daß wir nur die wichtigsten herausgreifen können.

Antriebslosigkeit. Manche Patienten haben jegliche Spontaneität und Initiative verloren. Sie sitzen stundenlang teilnahmslos im Zimmer und haben keinerlei Interesse, einer Unterhaltung zu folgen, zu lesen oder sich in anderer Weise zu beschäftigen. Die Antriebslosigkeit kann so ausgeprägt sein, daß die Patienten völlig regungslos dasitzen, weder sprechen noch essen und auch ihre Ausscheidungsfunktionen nicht mehr willentlich regulieren. Einen solchen Zustand bezeichnet man als *Stupor.* Man kann einen *schlaffen* Stupor von einem *gespannten* Stupor unterscheiden. Bei ersterem fehlt die Initiative für alle Bewegungen, bei letzterem werden sie aus einem psychischen Widerstand nicht ausgeführt. Eine Sonderform der Antriebslosigkeit ist die *Katalepsie*, bei der die Patienten alle Bewegungen, die man an ihnen passiv vornimmt, abnorm lange beibehalten. Sie wirken dadurch starr wie Statuen.

Impulshandlungen und Erregungszustände. Das Gegenteil der Antriebslosigkeit finden wir bei diesen beiden Phänomenen. *Impulshandlungen* sind plötzlich auftretende, vollkommen unmotivierte Gewalttaten, bei denen die Patienten sinnlos Gegenstände in ihrer Umgebung (Wohnungseinrichtung Fenster usw.) zertrümmern oder auch Selbstmordversuche unternehmen. Der Impuls zum Selbstmord wie auch zu anderen Handlungen überfällt die Patienten schlagartig, und sie sind ihm willenlos ausgeliefert. Dadurch gewinnen die Impulshandlungen einen eigentümlichen, fremdartigen Charakter; sie erscheinen „von außen" verursacht und laufen meist ohne jede innere Beteiligung der Persönlichkeit ab. Bei den *Erregungszuständen* geraten die Kranken ebenso unbegründet in die heftigsten Tobsuchtsanfälle, in denen nichts vor ihnen sicher ist. Sie zerreißen ihre Kleider und Bettwäsche, gehen auf Mitpatienten, Schwestern und Ärzte los, reißen sich die Haare aus und verrichten ihre Notdurft im Zimmer.

Motorische und sprachliche Stereotypien. *Stereotypien* sind automatisierte Verhaltensabläufe (Bewegungen, Handlungen, Redewendungen), die ohne äußeren Anstoß ablaufen und keine Funktion haben, d. h., sinnlos sind. Bekannte Beispiele für *motorische* Stereotypien sind Kratz- und Wischbewegungen, sinnloses Aufstehen und Niedersetzen, Schaukelbewegungen des Oberkörpers und ruckartige Bewegungen des Kopfes.

Sprachliche Stereotypien äußern sich in Wiederholungen einzelner Worte oder Wortteile, die inhaltlich meist mit dem Wahngebäude des Kranken zusammenhängen. Ein Patient, der an einem religiösen Wahn litt, begrüßte zum Beispiel seine Mitpatienten, Schwestern, Ärzte und auch seine Angehörigen mit der stereotypen Wendung: „Der Herr segne dich, du Geist."

Zu den Stereotypien müssen wir auch das häufige *Grimassieren* rechnen, bei dem die Patienten ein sinnloses Mienenspiel zeigen. Es kann auch zu den Ausdrucksbewegungen des Lachens und Weinens kommen, ohne daß ein Anlaß dafür vorhanden ist. Sehr häufig sind die sog. Schnutenbildung und Bewegungen mit dem rüsselartig zugespitzten Mund. Auch *manierierte Bewegungen* findet man oft, die zeremonienhaft in den Ablauf des Tages eingebaut werden. So schritt ein Patient vor dem Frühstück jeweils dreimal das Zimmer ab, wobei er seinen Hut aufsetzte; erst danach konnte er frühstükken. Ein anderer gab beim Begrüßen nur die linke Hand, weil „die rechte nicht vom Herzen kommt".

Persönlichkeitsstörungen

Sie sind für die Schizophrenie überaus typisch und für Außenstehende vollkommen uneinfühlbar. Die bekanntesten sind: Depersonalisation, Ichstörungen, Wesensänderung und Defekt.

Depersonalisation. Darunter versteht man eine Entfremdung des eigenen Körpers und des eigenen Seelenlebens. Einzelne Körperteile werden nicht als zum eigenen Körper zugehörig empfunden, sie sind dem Kranken fremd. Äußerungen wie „diese Beine gehören nicht mir, sie gehen, wohin sie wollen, ich will gar nicht, daß sie gehen, ich bin nicht mehr ich" sind Ausdruck dieser Erscheinungen.

Ichstörungen. Sie äußern sich in einer vom Patienten empfundenen Spaltung seiner Persönlichkeit. Eigene seelische Vorstellungen werden dabei als von anderen verursacht angesehen, z. B. „der Teufel macht meine Gedanken". Es kann auch, wie bereits erwähnt, dazu kommen, daß ein Kranker gleichzeitig zwei Personen darstellt, z. B. den Erlöser Jesus Christus und den Buchhalter Huber, ohne diesen Gegensatz als unvereinbar anzusehen.

Wesensänderung und Defekt. Im Verlauf der Krankheit kommt es auch häufig zu einer Veränderung der Persönlichkeit in die verschiedensten Richtungen (Verschrobenheit, Verödung, Verflachung, Haltlosigkeit) und auch zu einer Einbuße der Intelligenz (Verblödung). Die Endzustände dieses prozeßhaften Persönlichkeitsabbaues bezeichnen wir als *schizophrene Defekte*. Diese Patienten sind meist zeitlebens in Anstalten untergebracht oder leben als eigenbrötlerische und unzugängliche Sonderlinge am Rande der Gesellschaft.

Formen der Schizophrenie

Herkömmlicherweise unterscheidet man nach der im Vordergrund stehenden Symptomatik einige Formen der Schizophrenie, auf die wir nun zu sprechen kommen.

Hebephrenie

Diese Form beginnt meist in jungen Jahren (Pubertät, bis 20. Lebensjahr) unter den Zeichen der Antriebsverarmung, Denkzerfahrenheit, affektiver Verflachung und einer heiteren, läppischen Grundstimmung, schreitet fort und mündet meist im Defekt. Die jugendlichen, oft sehr intelligenten und gewissenhaften Patienten versagen plötzlich in der Schule, ziehen sich von Freunden und aus der Familie zurück, geraten in abstruse Wahnsysteme und müssen oft in Langzeiteinrichtungen untergebracht werden.

Beispiel: Ein 18jähriger Musterschüler fiel im Gymnasium durch einen plötzlichen Leistungsnachlaß auf. Er starrte ins Leere, konnte sich nicht mehr richtig konzentrieren und brachte im deutschen Aufsatz sinnlose, geschraubte und wahnhafte Gedanken zu Papier. Lehrern und Mitschülern gegenüber legte der früher bescheidene Junge ein arrogantes und überhebliches Benehmen an den Tag. Es stellten sich religiöse Wahnideen ein; der Patient studierte nur noch die Bibel, diskutierte stundenlang mit allerlei Sektierern und kam schließlich zu der wahnhaften Überzeugung, er sei der Erlöser. Als solcher fühlte er sich vom „Vater" beeinflußt und getrieben; er tue nur, was ihm sein Vater im Himmel sage.

Nach stationärer Behandlung in einer Nervenklinik besserte sich sein Zustand so weit, daß er noch das Abitur machen und mit einem Studium beginnen konnte. Vor dem ersten Examen fiel er erneut auf, weil er im Winter bei eisiger Kälte den ganzen Tag lernend mit einem Buch im Park auf und ab ging. Nach seinen Motiven dafür befragt, sagte er, er müsse sich kräftigen und abhärten, denn er wolle Bundeskanzler werden. Auf die weitere Frage, wie er denn darauf komme, Bundeskanzler zu werden, nannte er seine Heimatstadt, die „strategisch sehr günstig gelegen ist, so daß ich gute Aussichten habe, Kanzler zu werden". Der Patient wurde erneut in die Klinik eingewiesen und verlangte dort Präparate, die seinen Bartwuchs verhindern sollten.

Nach mehrmonatiger Behandlung stabilisierte sich sein Zustand. Allerdings blieb ein deutliches Defektsyndrom zurück, so daß er sein Studium aufgeben mußte und schließlich, nach einigen Zwischenfällen, im landwirtschaftlichen Betrieb eines Landeskrankenhauses beschäftigt wurde.

Katatone Schizophrenie

Bei dieser Form (Beginn etwa um das 25. Lebensjahr) stehen motorische Erscheinungen, akute Erregungen und Sperrungszustände *(Stupor)* im Vordergrund. Daneben kommen viele der anderen beschriebenen Symptome vor, am häufigsten Wahnideen und Halluzinationen. Eine Sonderform ist die *akute perniziöse Katatonie,* die unter ähnlichen Symptomen wie eine Enzephalitis zum Tode führen kann.

Prognose

Mit Ausnahme der perniziösen Katatonie sind die Heilungsaussichten relativ günstig, am besten sind sie bei den sog. periodischen Katatonien.

Paranoide (wahnbildende) Schizophrenie

Der paranoiden Form, die häufig erst um das 35. Lebensjahr oder auch später auftritt, geben die vorherrschenden Wahnideen das charakteristische Gepräge. Daneben finden wir Störungen des Denkens und der Affektivität. Diese Form führt meist nicht zum Persönlichkeitszerfall; auch die Intelligenz bleibt oft unberührt.

Beispiel: Ein 40jähriger, in Verhalten und Aussehen – außer einer gewaltigen Haarmähne – unauffälliger Patient, litt an der Wahnvorstellung, den ersten Sputnik erfunden zu haben. Man konnte sich längere Zeit mit ihm unterhalten, ohne irgendwelche Auffälligkeiten zu entdecken. Sobald das Gespräch jedoch auf Weltraum, Raketen, Himmelskörper oder ähnliches kam, begann er automatisch über die Entwicklung von Raketen und Raumfahrzeugen zu sprechen. Er habe diese Erfindung schon vor vielen Jahren gemacht. Durch Spionage eines „Mitarbeiters" seien die Pläne an die Russen gelangt, die dann den ersten Sputnik gestartet hätten. Er wolle nun endlich die Dinge richtigstellen. „Ehre, wem Ehre gebührt." Er schreibe nun seit zwei Jahren an einem Buch über „die wahren Vorgänge bei der Entwicklung von Trägerraketen" und wolle dieses bald der Weltöffentlichkeit vorlegen. Das „Buch" war ein Konglomerat von mathematischen Formeln, Symbolen, Zeichnungen und Beschuldigungen gegen Verräter, Kommunisten und den Papst, der die „Spionageaffäre auch noch gutgeheißen" hätte. ▧

▧ Schizophrenia simplex

Diese Form führt langsam und schleichend, ohne ins Auge springende psychische Symptome, zum Defektzustand. Die Patienten sind antriebsarm, ohne Initiative und Energie, depressiv oder verstimmt und ihren beruflichen Aufgaben nicht mehr gewachsen, geben schließlich ihre gewohnte Tätigkeit auf, wechseln häufig die Stellung und benötigen schließlich dauerhafte Unterstützung durch betreutes Wohnen oder tagesstrukturierende Einrichtungen.

Bei der *Pfropfschizophrenie* handelt es sich um eine Kombination von geistiger Behinderung und Schizophrenie.

▨ Verlauf der Schizophrenie

Die Schizophrenie verläuft schubweise, wobei nach jedem Schub Defekte in Form von Persönlichkeitsänderungen oder Intelligenzabbau zurückbleiben können. Diese Veränderungen zeigen sich meist etwa nach dem dritten Schub. Es gibt jedoch auch Fälle, die selbst nach mehreren „Schüben" keine bleibenden Veränderungen davontragen; hier spricht man nicht von Schüben, sondern von schizophrenen Episoden.

Einige konkrete Angaben hinsichtlich des Verlaufes entnehmen wir den umfangreichen Studien von M. Bleuler.

Akuter Krankheitsbeginn führt in 5–15% der Fälle zur Demenz, schleichender in 10–20%.

Periodischer Verlauf führt in 30–40% der Fälle zum Defekt, in 25–35% zur Heilung.

In den ersten zwei Jahren kann man noch auf eine Spontanremission (Selbstheilung) hoffen, nach 5jähriger, ununterbrochener Krankheitsdauer sind praktisch keine Remissionen mehr zu erwarten. Die besten Heilungschancen

Schizophrenien   415

haben die katatonen Formen, die schlechtesten die hebephrenen, während bei den paranoiden die Aussichten auf Heilung ihrer Wahnvorstellungen gering sind; jedoch können derartige Patienten infolge des Ausbleibens der Persönlichkeitsveränderungen und des Intelligenzabbaus häufig wieder sozial eingegliedert werden.

Ursachen

Die eigentliche Ursache der Schizophrenie ist immer noch ungeklärt. Fest steht nur, daß der *Vererbung* eine entscheidende Rolle zukommt. Dies haben die Untersuchungen an Familien Schizophrener und an eineiigen Zwillingen ergeben.

Die Erkrankungswahrscheinlichkeit für Verwandte Schizophrener beträgt für die Eltern 5–10%, für Geschwister 8–14%, unter zweieiigen Zwillingen 5–16%, unter eineiigen Zwillingen 20–75%. Diese Zahlen sind einer Zusammenstellung der wichtigsten Untersuchungen über die Erblichkeit der Schizophrenie von E. Zerbin-Rüdin entnommen. Die in den meisten Untersuchungen gefundene relativ hohe Konkordanz eineiiger Zwillinge weist auf die Bedeutung des Erbeinflusses hin, zeigt aber zugleich, daß erbliche Faktoren *allein nicht* für die Entstehung der Erkrankung verantwortlich gemacht werden können.

In den letzten Jahren ist die Bedeutung *psychogener Einflüsse* für die Entstehung schizophrener Erkrankungen intensiver untersucht und diskutiert worden. Dabei hat sich gezeigt, daß die individuelle Eigenart des Patienten, belastende Lebensereignisse (z. B. Tod naher Angehöriger) und auch das Familienklima eine auslösende (nicht ursächliche) Rolle in der Genese der Schizophrenie spielen können. Die Bedeutung familiärer Einflüsse wurde dabei hauptsächlich unter dem Stichwort der „expressed emotions" zusammengefaßt. Gemeint ist damit die Beobachtung, wonach ein Übermaß an Emotionen in der Familie des Patienten (z. B. in Form von Streit, Kritik und Herabsetzung) den Ausbruch einer Schizophrenie oder einen Rückfall der Erkrankung „triggern" kann.

Inwieweit biochemische Vorgänge oder äußere Einflüsse an der Verursachung der Krankheit beteiligt sind, läßt sich bis jetzt nicht sagen. Vielfach wird als Hypothese angenommen, daß es sich bei der Schizophrenie um eine Stoffwechselstörung handelt. Gestützt wird diese Ansicht durch das häufige Auftreten schizophrener Erkrankungen in Zeiten biologischer Umstellungen (Pubertät, Schwangerschaft, Wochenbett, Klimakterium).

Die von manchen psychoanalytisch eingestellten Psychiatern vertretene These von einer psychogenen (erlebnisreaktiven) Verursachung der Schizophrenie darf vorerst als unwahrscheinlich gelten.

416   Endogene Psychosen

Therapie und Pflege

Da wir die Ursache der Schizophrenie bisher nicht kennen, ist auch eine kausale Behandlung dieser Krankheit nicht möglich. Es gibt jedoch eine Reihe von Maßnahmen, die günstig auf den Krankheitsprozeß einwirken und den gefürchteten schizophrenen Schub abkürzen, ja sogar zu längerdauernden Remissionen führen.

Medikamentöse Behandlung

Durch die Einführung der Neuroleptika hat sich die Behandlung der Schizophrenie weitgehend gewandelt. Die früher so häufigen und lang anhaltenden psychotischen Erregungszustände können dank dieser Behandlung nur noch selten beobachtet werden.

Neuroleptika sind Medikamente, die ganz verschiedenen chemischen Gruppen angehören und nach Verabreichung eine allgemeine Beruhigung ohne wesentliche Beeinträchtigung des Wachbewußtseins bewirken.

Bei der Wirkungsweise der Neuroleptika lassen sich drei Komponenten herausstellen:

- *Dämpfende Wirkung:* allgemeine Beruhigung, Dämpfung von Erregungs- und Spannungszuständen, dadurch auch indirekte Einwirkung auf produktive Symptome wie Wahngedanken, Halluzinationen. Vielfach wird auch eine spezifisch antipsychotische Wirkung von der dämpfenden Wirkung unterschieden.
- *Extrapyramidal-motorische Wirkung:* Sie zeigt sich vor allem im Auftreten eines symptomatischen *Parkinson-Syndroms* mit Tremor, Speichelfluß und Amimie. Treten diese Erscheinungen im Extrem auf, so muß man sie schon als Nebenwirkung ansehen. Es kann dabei zu sog. Dyskinesien (Verkrampfungen) der Gesichts-, Hals- und Zungenmuskeln kommen.

Diese Nebenwirkungen lassen sich durch Antiparkinsonmittel (z. B. Akineton) bekämpfen. Häufig werden sie auch vorübergehend gleichzeitig mit den Neuroleptika verabreicht.

Das Auftreten extrapyramidal-motorischer Erscheinungen (sog. Hypokinese, Störung der Feinmotorik), die man mit geeigneten Verfahren auch messen kann, hat man sogar zum Maßstab der Wirkung von Neuroleptika gemacht. Nach Haase erreichen die Neuroleptika erst dann ihre volle Wirksamkeit, wenn die beschriebenen extrapyramidalen Symptome auftreten, d. h., wenn die *neuroleptische Schwelle* erreicht ist.

- *Vegetative Wirkung:* Ein Großteil der Neuroleptika führt zu einer Senkung des Blutdrucks (evtl. sogar zum Kreislaufkollaps), zu Pulsveränderungen, Schwitzen, Schwindel, Gewichtszunahme und Magen-Darm-Störungen.

Auch diese Erscheinungen kann man zum Teil schon als Nebenwirkungen auffassen. Man kann ihnen (vor allem den Kreislaufstörungen) durch prophylaktische Verabreichung entsprechender Medikamente, z. B. Novadral oder Effortil, begegnen.

Zur Bekämpfung der oft hartnäckigen Schlafstörungen kann eine Kombination von Neuroleptika und Schlafmitteln hilfreich sein.

Pflege

In der Pflege müssen die Ängste und Spannungen des Patienten wahrgenommen werden, damit ihm Hilfestellung bei der Teilnahme am Stationsleben gegeben werden kann.

Die Patienten zeigen eine große Bedürftigkeit, oft auch Wünsche nach intensivem, vielleicht sogar privatem Kontakt. Sie zeigen manchmal Bereitschaft zur Zusammenarbeit, sind aber aufgrund ihrer Ängste (z. B. vor Beeinflussung, sich selbst nicht mehr spüren können) leicht überfordert. Dem Wunsch nach Duzen und geduzt werden sollte nicht nachgegeben werden, weil damit die berufliche (professionelle) Beziehung gestört wird.

Besondere Aufmerksamkeit und Interesse seitens des Personals führen beim Patienten zu zwiespältigen Gefühlen: Entgegenkommen, Mitarbeiten und Abgrenzungsbestrebungen, die sich auch in aggressiven Äußerungen zeigen, stehen sich gegenüber.

Im Kontakt mit dem Patienten ist es deshalb besonders wichtig, sich an vereinbarte Regeln zu halten, Zeiten abzusprechen, verläßlich für ihn da zu sein, ihm aber die Möglichkeit zuzugestehen, selbst zu bestimmen wie lange er anwesend sein kann. Es ist wichtig, daß er selbst über den Umgang mit Nähe bestimmen kann. Die Pflegepersonen machen deutlich, daß sie zu bestimmten Zeiten für ihn da sind. Die Einhaltung der Zeiten durch die Pflegeperson und strukturierte Gespräche, die auch Überforderung und Selbstüberforderung des Patienten berücksichtigen und die festgelegte Themen zum Inhalt haben, ermöglichen dem Patienten Erfahrungen bezüglich der Bedingungen unter denen er Nähe aushalten kann. Bei Konflikten ist es wichtig, die Zusammenarbeit, wenn möglich, fortzusetzen oder wieder aufzunehmen, damit die Erfahrung, daß Schwierigkeiten zu Beziehungsabbrüchen führen, nicht immer wieder neu belebt wird. Zur Entschärfung einer schwierigen Situation kann es aber notwendig sein, die Bezugsperson zu wechseln. Solche Entscheidungen müssen im Team besprochen werden.

Aufgabe der Bezugsschwestern/-pfleger ist es auch im Team darüber nachzudenken, ob sie sich vom Patienten vereinnahmen lassen, es unterstützen, daß der Patient sich ausschließlich an sie wendet und damit andere Kontakte und Erfahrungen verhindert. Aber auch eine mögliche Überforderung der Bezugsperson muß reflektiert werden.

418 Endogene Psychosen

Durch Unterstützung und Hilfestellung bei den Anforderungen des täglichen Lebens wie Aufstehen, Körperpflege, Mahlzeiten vorbereiten und gemeinsam essen, Bekleidung waschen, Ordnung im Zimmer halten sollen über reale Erfahrungen die gesunden Persönlichkeitsanteile gestärkt werden.

Sportliche Aktivitäten und Regelspiele steigern das körperliche Wohlbefinden, wirken den Störungen der Körperwahrnehmung entgegen und ermöglichen Kontakte zu anderen, weil durch die Regeln die Ängste vor Übergriffen gemindert werden.

Eine große Hilfestellung kann ein mit dem Patienten abgesprochener detaillierter Tagesplan (im weiteren Verlauf, je nach Fähigkeiten des Patienten, auch Wochenplan) sein, aus dem die Anforderungen, Kontakte und Regeln erkennbar sind. Für die Pflegenden besteht auch hier die Aufgabe strukturierten Kontakt zu halten und den Patienten möglichst nicht in seiner Eigenständigkeit zu beschränken.

Heilkrampfbehandlung

Trotz der großen Erfolge der medikamentösen Therapie kommt man nicht immer ohne die Elektrokonvulsivtherapie (EKT) aus. Angewandt wird der Heilkrampf, während die Insulinkomabehandlung (Insulinschock) heute nicht mehr praktiziert wird.

Der Heilkrampf wurde bereits bei der Zyklothymie besprochen (S. 405). Im Rahmen der Schizophrenie wird er vor allem bei der Katatonie angewandt.

Beschäftigungs- und Arbeitstherapie

Die *Beschäftigungstherapie* soll den häufig in sich gekehrten und verschlossenen Patienten psychisch auflockern und wieder gemeinschaftsfähig machen. Es ist viel Geduld nötig, um die Patienten überhaupt so weit zu bringen, daß sie „mitmachen". Durch musische Betätigungen (Malen, Zeichnen, Formen) gelingt es jedoch, manche Kranke aus ihrer Reserve herauszuführen und über die manchmal überraschend guten Ergebnisse ihrer Gestaltungskraft ein optimistisches Selbstbild aufbauen zu helfen.

Bei der *Arbeitstherapie* will man die Patienten durch stufenweise Steigerung von körperlichen Anforderungen an ihre Umwelt anpassen. Sie ist damit ein Teil der bei allen psychiatrisch Kranken erstrebten Rehabilitation, d. h. Wiedereingliederung in die Gesellschaft und die Arbeitswelt. Auf die allgemeinen Prinzipien dieser Behandlung kommen wir auf S. 461 zu sprechen. Durch die körperliche Arbeit wird der Patient einerseits von seiner psychotischen Gedankenwelt abgelenkt, andererseits steigert schon die Bewegung als solche das leibliche Wohlbefinden. Ähnliches gilt auch für sportliche Betätigungen.

Rehabilitation Schizophrener

Alle beschriebenen Behandlungsmaßnahmen erstreben letztlich die Wiedereingliederung des schizophrenen Patienten in Arbeit, Beruf und Familie. Ob dies möglich ist, hängt in erster Linie vom eigengesetzlichen *Verlauf* der Krankheit ab, in zweiter Linie von den verschiedenen Behandlungsmethoden. Wir unterscheiden die *Vollremission,* bei der nach einem Schub bzw. einer Episode keinerlei Dauerfolgen zurückbleiben, von *Teilremissionen,* die Defektzustände hinterlassen.

Die Rehabilitation befaßt sich mit den letzteren und will die *soziale Remission* erreichen, die eine Wiedereingliederung des Patienten, wenn auch meist auf niedrigerer Ebene, ermöglicht. Die 1. Stufe der Rehabilitation spielt sich in der Klinik ab (medikamentöse Behandlung, Arbeitstherapie, Beschäftigungstherapie). Auf der 2. Stufe versucht man, dem Patienten bereits außerhalb der Anstalt oder Klinik eine entsprechende Beschäftigung zu vermitteln, wobei er aber noch in der Klinik wohnt (sog. Nachtklinik – leider gibt es noch zu wenige) und dort weiterhin behandelt wird. Die 3. Stufe wäre dann die vollständige Rückgliederung in die Gesellschaft mit eigenem Wohnsitz. Aber auch wenn dies erreicht ist, muß der Patient noch intensiv betreut werden. Die ärztliche Behandlung kann von einem niedergelassenen Nervenarzt übernommen werden, der mit Klinik und Betrieb des Patienten sowie mit der nachgehenden Fürsorge eng zusammenarbeiten sollte.

Durch die verschiedenen Behandlungsmaßnahmen, von denen hier nur ein Teil erwähnt werden konnte, hat sich die Situation der Schizophrenen bedeutend verbessert. Leider gelingt es trotz intensiver soziotherapeutischer Maßnahmen nicht, alle an einer schizophrenen Psychose Erkrankten wieder in Familie und Beruf einzugliedern. Ein Teil dieser Patienten bedarf deshalb auch heute noch der dauernden Fürsorge in Kliniken, Wohnheimen oder geschützten und betreuten Wohngruppen.

Therapie und Rehabilitation in der Psychiatrie

Therapie und Rehabilitation in der Psychiatrie erstreben einen **ganzheitlichen Ansatz,** in dem Defizite und Auffälligkeiten des Patienten ebenso beachtet werden wie seine Fähigkeiten und Möglichkeiten. Alle Maßnahmen müssen sich an den **Erfordernissen der Erkrankung,** den **Bedürfnissen des Patienten** und dem **derzeitigen Wissensstand** orientieren. Sie müssen in ein umfassendes **Behandlungskonzept** einbezogen werden, in dem die **Therapieziele** für jeden einzelnen Patienten ebenso definiert sind wie die **Aufgaben** der einzelnen Mitarbeiter. Die angewandten **Methoden** in der Therapie und Rehabilitation sind vielfältig: somatische Behandlungsmethoden, Psychotherapie, Gruppenarbeit, Arbeits- und Beschäftigungstherapie kommen ebenso zur Anwendung wie Berufsberatung, Funktionstraining, Umschulungsmaßnahmen oder speziell auf den einzelnen Patienten abgestimmte Rehabilitationsprogramme. Die **Vorurteile** gegenüber psychisch Kranken und gegenüber psychiatrischen Einrichtungen erschweren immer noch die Therapie- und Rehabilitationsmaßnahmen. Für die **Gleichberechtigung** psychisch Kranker mit körperlich Kranken müssen wir weiter kämpfen.

Obwohl in den einzelnen Kapiteln bereits therapeutische Fragen besprochen wurden, erscheint es angebracht, in einem eigenen Abschnitt noch einmal auf die grundlegenden Probleme und Methoden der psychiatrischen Behandlung einzugehen. Wie in der Diagnostik, so sind auch in der Therapie Krankenschwestern und -pfleger die wichtigsten Partner des Arztes. Ihre Aufgabe ist es dabei, im Sinne eines gemeinsam festgelegten Therapieziels in

422 Therapie und Rehabilitation in der Psychiatrie

der Behandlung mitzuwirken. Dies darf allerdings nicht dazu führen, daß sie therapeutische Gespräche oder Psychotherapien auf eigene Faust riskieren. Dazu fehlen ihnen in der Regel die Voraussetzungen, wohl aber werden sie in fortschrittlichen Kliniken in den Behandlungsplan einbezogen und übernehmen dabei wichtige Aufgaben. Es kommt dabei darauf an, die alltäglichen Aufgaben als therapeutische Hilfen aufzufassen und in den Dienst der Behandlung zu stellen. Viele Möglichkeiten dazu sind nicht ohne weiteres sichtbar, sie müssen erst entdeckt und ausgeführt werden. Wie groß der therapeutische Beitrag gerade des Pflegepersonals sein kann, geht schon daraus hervor, daß sie ja die längste Zeit mit dem Patienten zusammen sind und dadurch sowohl Möglichkeiten zur Beobachtung als auch zur Beeinflussung des Patienten haben, die über diejenigen anderer Berufsgruppen im Krankenhaus hinausgehen.

Besondere Probleme und Schwierigkeiten der psychiatrischen Therapie

Ein wesentliches Kennzeichen der Therapie psychischer Störungen und Erkrankungen liegt darin, daß ihre erfolgreiche Durchführung in besonders hohem Maße von einer *Zusammenarbeit* verschiedener Menschen und Berufsgruppen abhängt. Diese wird oft empfindlich erschwert durch Vorurteile, die dem psychisch Kranken und dem psychiatrischen Krankenhaus entgegengebracht werden, sowie durch unrichtige Vorstellungen vom Wesen der psychischen Erkrankungen generell.

Der psychiatrische Patient

Ängste des Patienten. Nahezu jeder Patient, der in eine psychiatrische Klinik eingeliefert wird, hat einen längeren Krankheitsverlauf hinter sich, der für ihn und seine Familie mit schweren Belastungen verbunden ist. Die Einweisung in eine psychiatrische Klinik erfolgt ja im allgemeinen nur, wenn sie unbedingt notwendig geworden ist. Sowohl seitens des Patienten als auch seiner Angehörigen bestehen oft massive Widerstände gegen eine Hospitalisierung. Diese hängen zum großen Teil damit zusammen, daß psychische Erkrankungen auch heute noch mit dem Makel des Bösen, Bedrohlichen oder Degenerativen behaftet sind. Um so notwendiger erscheint es, dem Patienten und seinen Angehörigen so zu begegnen, daß Angst und falsche Vorstellungen abgebaut werden. Bei vielen Kranken und ihren Angehörigen hängt der Widerstand gegen eine stationäre Aufnahme mit der Meinung zusammen, wer einmal in einer psychiatrischen Klinik aufgenommen sei, der komme nie wieder heraus. Derlei Befürchtungen werden nicht selten auch den Pflegenden gegenüber geäußert. Sie sollten weder verharmlosend noch gereizt abgetan, sondern sachlich beantwortet werden. Wir müssen begreifen, daß hinter solchen Fragen massive Ängste stehen.

> **Beachte:** Die Äußerung derartiger Befürchtungen ist positiv zu vermerken, da uns dadurch die Möglichkeit gegeben wird, in angmessener Weise auf sie einzugehen. Was für den Patienten in der Klinik neu, angstbesetzt und verwirrend ist, ist für das Krankenhauspersonal alltägliche Routine. Wenn man sich dies klarmacht – gegebenenfalls durch Rückerinnerung an die erste eigene Begegnung mit einem psychiatrischen Krankenhaus – so wird man den Zugang zu den Sorgen und Ängsten des Patienten finden.

Rollenerwartungen. Neben den bisher genannten Problemen gibt es auch andere, die nicht direkt mit dem einzelnen Patienten, der einzelnen Krankenschwester oder dem einzelnen Krankenpfleger zu tun haben, sondern von überindividueller Natur sind. Jeder Mitarbeiter im Krankenhaus ist ja, jenseits seiner ganz persönlichen Eigenschaften, zugleich Mitglied einer Berufsgruppe, deren Aufgaben durch verschiedene soziale Übereinkünfte bestimmt werden. Unter ihnen kommt der *Rolle* eine wesentliche Bedeutung zu. Wir können eine Rolle definieren als eine in sich zusammenhängende Folge von Verhaltensweisen (Verhaltenssequenz), die auf die Verhaltenssequenz anderer Personen abgestimmt ist. Die Rolle läßt sich durch drei Momente charakterisieren:

– Sie ist strukturiert, d. h. sie läßt sich von anderen Rollen abgrenzen;
– sie ist auf die Rollen anderer Personen abgestimmt und angewiesen, und
– sie ist unabhängig vom jeweiligen Rollenträger, d. h., sie kann von anderen übernommen werden, ohne ihre Struktur zu ändern.

Sowohl Patienten als auch Pflegepersonal, Ärzte, Sozialarbeiter, Beschäftigungstherapeuten usw. sind in diesem Sinne Träger bestimmter Rollen. Ein reibungsloser Ablauf des Stationsbetriebes ist, abgesehen von persönlichen Einflüssen, am ehesten gegeben, wenn die einzelnen Rollen gut aufeinander abgestimmt sind. Im Hinblick auf den psychiatrischen Patienten tauchen hier jedoch Schwierigkeiten auf. Während zur Patientenrolle im allgemeinen eine Befreiung von den täglichen Verpflichtungen, das Angewiesensein auf fremde Hilfe und die Verpflichtung zum Gesundungswillen und das heißt zur Inanspruchnahme fachkundiger Hilfe gehören, treffen diese Attribute auf den psychisch Kranken vielfach nicht zu. Denn dieser fühlt sich häufig nicht krank (manchmal fehlt die Krankheitseinsicht völlig), er möchte sehr oft nicht auf fremde Hilfe angewiesen sein, sondern sein Schicksal selbst in die Hand nehmen, ohne zu bemerken, wie sehr er sich vielfach von der Realität

bereits entfernt hat. Dies entspricht nicht den allgemein üblichen Rollenerwartungen, die man Kranken entgegenbringt. Da die Rollenerwartungen an
den Patienten mit denen an den Arzt und die Schwester korrespondieren,
müssen sich Schwierigkeiten ergeben, sofern die Mitglieder des Behand-
lungsteams nicht gelernt haben, sich mit dem vom allgemeinen Rollenste-
reotyp abweichenden Verhalten auseinanderzusetzen. Dies wiederum ist
nur möglich, wenn sie über gewisse Grundkenntnisse der psychiatrischen
Krankheitslehre und der Psychologie verfügen und wenn sie durch praktische Anleitung erfahren haben, in welcher Weise diese Kenntnisse in der täglichen Arbeit angewandt werden können.

Die Angehörigen

Eine intensive Beschäftigung mit den Angehörigen hat stets Rückwirkungen
auf das Verhalten des Patienten und ist aus verschiedenen Gründen dringend
erforderlich:

- In vielen Fällen kann man nur durch sie Verläßliches über die Vorgeschichte erfahren (Fremdanamnese). Bei Kindern ist man ohnehin auf die
  Aussage der Eltern angewiesen.
- Durch eine ausführliche Aufklärung der Angehörigen lassen sich die stets
  vorhandenen Vorurteile ein wenig abbauen. Für den Patienten bedeutet
  dies zugleich, daß ihm seine Familie verständnisvoller gegenübertritt.
- Schließlich wird durch einen intensiven Kontakt mit den Angehörigen die
  Wiedereingliederung des Patienten in Familie und Beruf entscheidend erleichtert.

Das praktische Vorgehen dabei läßt sich schwer in allgemeiner Weise schildern. Auf jeden Fall sollte man den Angehörigen freundlich begegnen, bemüht, ihre Fragen so sachlich wie möglich zu beantworten; man sollte sie
über die Art der Station sowie über diagnostische und therapeutische Maßnahmen informieren, ferner über Besuchszeiten und etwaige Sonderrege-
lungen.

Das Personal

Moderne psychiatrische Kliniken können sich heute auf ein multidisziplinär
zusammengesetztes *Team* stützen. Diesem gehören neben Ärzten, Krankenschwestern und -pflegern auch Psychologen, Sozialarbeiter, Beschäftigungstherapeuten, Krankengymnastinnen und, je nach Ausrichtung des Krankenhauses, viele andere Berufsgruppen an. Die Vielzahl und die berufliche Verschiedenheit der Mitarbeiter haben große Vorteile. Andererseits bringt aber
eine so große Gruppe von Mitarbeitern auch zwangsläufig Probleme der Zu-

Besondere Probleme und Schwierigkeiten der psychiatrischen Therapie   425

sammenarbeit mit sich. Diese erstrecken sich auf Kompetenzfragen, Rollen-konflikte und eine Vielzahl von menschlichen Problemen, wie sie in jeder größeren Gemeinschaft vorkommen. Wenn man sich jedoch auf ein einheit-liches Konzept des Stationsablaufes und der Therapie einigen kann, so ist ein solches Team in der Lage, sowohl dem Patienten und seinen Angehörigen als auch den Teammitgliedern selbst Hilfestellung und Sicherheit zu vermitteln.

Dauerhafte Mitarbeiter wie Ärzte, Psychologen, Krankenschwestern, Sozial-arbeiter, Beschäftigungstherapeuten usw. haben in der Regel ein relativ fest umschriebenes Arbeitsfeld und eine gut umschriebene soziale Rolle, die auf die Rolle der anderen langfristig tätigen Mitarbeiter abgestimmt ist (ausführ-liche Darstellung bei Remschmidt 1994).

In einer gewissen Status- und Rollenunsicherheit hingegen bewegen sich die *Mitarbeiter auf Zeit* (Praktikanten der verschiedenen Richtungen, Kranken-pflegeschülerinnen, Ärzte im Praktikum, Hospitanten usw.). Sie verhalten sich nicht selten, gerade aufgrund ihrer Statusunsicherheit, unangemessen, d. h., sie trauen sich mitunter zuviel zu, machen unrealistische Verbesse-rungsvorschläge in Bereichen, die sie nicht genügend überschauen, oder aber sie ziehen sich passiv zurück und zeigen wenig Eigeninitiative. Rollenunsi-cherheiten entstehen oft aber auch durch neue Anforderungen, Aufgaben-stellungen auch im Rahmen der Weiterbildung für Fachkrankenpflege in der Psychiatrie, in der die verschiedenen Mitarbeiter durch eine gewisse „Son-derstellung" des Weiterbildungsteilnehmers – „was nimmt der oder die sich heraus, worin besteht der Unterschied zu anderen Mitarbeitern und Auszu-bildenden" –, irritiert werden, sowie durch neue Mitarbeiter, Schüler und Schülerinnen, Praktikanten etc., die mit Neugierde, Begeisterung und Hinter-fragen der Situation auftreten.

Sie werden oft als Störenfriede angesehen und möglichst bald in ihrer Aktivi-tät gebremst. Es wäre jedoch hilfreicher, ihnen die Arbeitsweise zu erklären, überschaubare Aufgaben zu geben, Hintergründe zu erklären und Gefahren aufzuzeigen, damit das Engagement genutzt und erhalten werden kann. Da-bei könnte die eigene Argumentation gelegentlich überdacht und eventuell auch erneuert oder verbessert werden.

> **Beachte:** Die aktuellen Grenzen der realen Machbarkeit sollten nicht ver-hindern, über Veränderungen und Möglichkeiten der Umsetzung nachzudenken.

426 Therapie und Rehabilitation in der Psychiatrie

Die Institution

Eine Behandlungsinstitution muß zwangsläufig nach bestimmten Regeln funktionieren. Ziel aller organisatorischen Anstrengungen ist es, eine möglichst optimale Versorgung des Patienten zu erreichen. Im Sinne einer möglichst ökonomischen Arbeitsteilung finden wir auch im psychiatrischen Krankenhaus die drei Funktionskreise: den medizinischen, den pflegerischen und den Funktionskreis der Verwaltung. Alle drei Funktionskreise sind in sich hierarchisch gegliedert, d. h., Kompetenzen und Verantwortung sind nach bestimmten Über- und Unterordnungsprinzipien geregelt, wobei fachliches Wissen, Berufserfahrung und menschliche Qualitäten ausschlaggebend sein sollten. Eine differenzierte Verteilung von Kompetenzen und Verantwortlichkeiten erfordert eine sehr enge Koordination und Zusammenarbeit. Diese wird erreicht, wenn auf gemeinsamen Besprechungen allgemeine Leitlinien festgelegt werden, an deren Erstellung die verschiedenen Gruppen beteiligt sind. Sie finden Eingang in sog. Organisations- und Strukturpläne, die dann den Ablauf der verschiedenen Funktionen im Krankenhaus regeln. Die Komplexität des Tagesablaufes in einer psychiatrischen Klinik ist dem Patienten zunächst völlig unbekannt. Insofern ist es außerordentlich wichtig, ihn und seine Angehörigen in diese Bereiche schrittweise und stets den jeweiligen Notwendigkeiten angepaßt einzuführen. Praktisch bedeutet dies, daß man z. B. dem Patienten bei der Aufnahme zeigt, an welcher Stelle er sich in der Verwaltung melden muß, daß man ihn dann zum Arzt führt, ihn der Stationsschwester vorstellt, ihm und seinen Angehörigen zeigt, wo er untergebracht wird usw.

Viele Widerstände lösen auch die zahlreichen Formalitäten aus, die in einem psychiatrischen Krankenhaus erforderlich sind. Man sollte versuchen, dem Patienten und seinen Angehörigen derartige Formalitäten zu erleichtern. Dies geschieht am einfachsten dadurch, daß an bestimmten Stellen im Behandlungsablauf Mitarbeiter eingeschaltet werden, die sich auf derartige Formalitäten und den Umgang mit Behörden verstehen. In der Regel werden Sozialarbeiter diejenigen Anteile übernehmen können, die mit der Weitervermittlung des Patienten in bestimmte Institutionen, mit der Beantragung einer Rente oder einem Antrag auf Sozialhilfe verbunden sind. Sorgen über derartige Dinge werden jedoch am allerhäufigsten gegenüber dem Pflegepersonal geäußert. Die Durchsetzung der rechtlichen Ansprüche der Patienten muß auch für sie ein Anliegen sein.

Vorurteile gegenüber psychisch Kranken und gegenüber dem psychiatrischen Krankenhaus

■ Vorurteile sind stark gefühlsbetonte Einstellungen, die in bestimmten sozialen Gruppen oder auch in der sog. Öffentlichkeit weit verbreitet sind. Sie sind gekennzeichnet dadurch, daß sie nicht oder nur in unzureichendem Maße auf Sachkenntnis beruhen, übermäßig vereinfachen und stark von Emotionen und Affekten geprägt sind. Sie sind für die Betroffenen sehr belastend. ■

Personen oder Gruppen wie z. B. den psychisch Kranken, denen vielfach Gefährlichkeit, Reizbarkeit und Aggressivität zugeschrieben wird, gelingt es nur sehr schwer, sich von diesen Klischeevorstellungen zu befreien. Sie können es nicht aus eigener Hilfe, und wir sind alle aufgerufen, sie dadurch zu unterstützen, daß wir derartigen Vorurteilen, wo immer sie uns begegnen, durch sachliche Aufklärung entgegentreten. Man muß sich darüber im klaren sein, daß es von der Einstellung der Gesellschaft gegenüber psychisch Kranken weitgehend abhängt, ob diese integriert und akzeptiert werden oder ob sie ganz oder in gewissen Teilbereichen des gesellschaftlichen Lebens ausgeschlossen und an den Rand gestellt bleiben. Dies ist leider auch heute noch immer der Fall. Es dokumentiert sich zum Teil auch darin, daß viele psychiatrische Krankenhäuser in abgelegenen Gegenden liegen, was die Eingliederung und das Kontakthalten sehr erschwert. Moderne psychiatrische Kliniken versucht man wieder stärker an die Gemeinden anzubinden und auch an die übrige Medizin anzunähern. Jeder, der in einem psychiatrischen Krankenhaus arbeitet, weiß, daß psychisch Kranken zahlreiche negativen Eigenschaften zugeschrieben werden und daß ein relativ einheitliches Stereotyp hinsichtlich psychischer Krankheiten vorherrscht. Es ist meist identisch mit der Vorstellung von *Geisteskranken.* Diese werden von weiten Bevölkerungskreisen als unvernünftig, unberechenbar, unzuverlässig, gefährlich, verrückt und aggressiv angesehen. Aus Untersuchungen über das Stereotyp gegenüber Epileptikern weiß man, daß ihnen ganz ähnliche Züge zugeschrieben werden. Sie werden als pedantisch, jähzornig, ängstlich, mißtrauisch, egoistisch, aggressiv, traurig und launisch angesehen. Auf welch unsicherem Boden derartige Vorstellungen stehen, geht daraus hervor, daß die meisten Befragten in solchen Untersuchungen noch nie mit Geisteskranken oder Epileptikern zu tun hatten, was die mangelhafte rationale Begründung solcher Einstellungen eindringlich unterstreicht.

Wie gegenüber den psychisch Kranken, so existieren auch gegenüber *psychiatrischen Einrichtungen* generell derartige Vorurteile. So wird von Angehörigen nicht selten die Aufnahme eines Familienmitgliedes in einer psychiatrischen Klinik verheimlicht, es besteht häufig die Befürchtung, daß der einge-

428 Therapie und Rehabilitation in der Psychiatrie

wiesene Patient dort zeitlebens verbleiben müßte, und es existieren überholte Vorstellungen über die Behandlungsmaßnahmen („Gummizellen", Festbinden, Einsperren). Diese Einstellungen können den Gang der Behandlung erheblich beeinträchtigen. Sie werden verstärkt, je mehr man psychiatrische Institutionen gegenüber der Außenwelt abschließt. Angesichts solcher Erkenntnisse versucht man heute, die Angehörigen von Anfang an in die Behandlung einzubeziehen. Dadurch wird vermieden, daß bei längerer Krankheitsdauer eine zu starke Entfremdung des Patienten von seiner familiären Umgebung eintritt.

Kommunikationsprobleme in psychiatrischen Behandlungseinrichtungen

Es kann nicht ausbleiben, daß sich in einem psychiatrischen Krankenhaus auch Verständigungsschwierigkeiten einstellen. Diese können sich zwischen Angehörigen des Personals, zwischen Personal und Patienten sowie unter den Patienten selbst abspielen. Die Entstehung derartiger Schwierigkeiten ist nicht verwunderlich, ebenso selbstverständlich muß allerdings sein, daß frühzeitig die Gelegenheit ergriffen wird, sie wieder zu beseitigen. Die Möglichkeiten für die Entstehung von Kommunikationsproblemen sind vielfältig. Im folgenden werden nur einige Gesichtspunkte dazu skizziert.

Kommunikationsprobleme zwischen Angehörigen des Personals

Im Prinzip kann es zu Auseinandersetzungen zwischen den Angehörigen verschiedener Personalsparten kommen (z. B. zwischen Ärzten und Krankenschwestern, Psychologen und Heilpädagogen, Krankengymnasten und Sozialarbeitern) oder zu solchen, die sich innerhalb *einer* Personengruppe abspielen (z. B. zwischen Stationsschwester und Krankenpflegeschülerinnen, zwischen Oberarzt und Stationsarzt).

Neben ganz persönlichen Ursachen, wie sie an jeder Arbeitsstelle anzutreffen sind, haben derartige Unstimmigkeiten ihre Ursache häufig in der hierarchischen Stationsgliederung, in Kompetenzfragen sowie in unterschiedlichen Ansichten bezüglich der zu verrichtenden Arbeit. Dies ist nicht selten auf Generationsprobleme, unterschiedliche weltanschauliche oder politische Ansichten zurückzuführen.

Hierarchische Gliederung. Sie wird innerhalb eines Krankenhauses besonders dann als belastend empfunden, wenn sie nicht auf sachlichen Gegebenheiten beruht. Dieser Fall liegt z. B. vor, wenn vorgesetzte Personen nicht aufgrund ihres größeren Fachwissens und ihrer längeren Erfahrung, sondern einzig und allein aufgrund ihres höheren Status nachgeordneten Mitarbeiterinnen oder Mitarbeitern sachlich nicht gerechtfertigte Aufträge geben und diese unbedingt durchzusetzen versuchen. In solchen Situationen wird es zur offenen oder unterschwelligen Opposition der betreffenden Mitarbeiter kommen.

Kompetenzverteilung. Eng damit zusammenhängend sind Konflikte, die aus der Verteilung der Kompetenzen und damit der einzelnen Arbeitsgänge resultieren. Man kann den Schwierigkeiten, die aus einer ungerechten Arbeitsverteilung entstehen, am besten dadurch begegnen, daß man verschiedene Mitarbeiter je nach Kennntnis-, Ausbildungs- und Erfahrungszustand daran beteiligt und daß man Arbeitsgänge, die als unangenehm angesehen werden, nach einem mit allen Beteiligten abgesprochenen Schema rotieren läßt.

Nicht selten entstehen Auseinandersetzungen zwischen älteren und jüngeren Mitarbeitern. In ihnen manifestieren sich vielfach Ansichten, wie sie auch in ganz anderen Bereichen für Generationsprobleme typisch sind. In solchen Fällen kommt es darauf an, daß man sich, trotz unterschiedlicher Auffassungen, auf eine einheitliche Linie und einen einheitlichen Stationsstil einigt. Denn nichts ist für den Patienten schädlicher als die Beobachtung, daß im Pflege- und Therapieteam unterschiedliche Auffassungen oder gar Unklarheiten bezüglich bestimmter therapeutischer Maßnahmen, Struktur- und Organisationsprinzipien bestehen. Realisiert ein Patient solche, so verfällt er leicht in Unsicherheit und Angst und zweifelt möglicherweise an der Angemessenheit von Behandlungsmaßnahmen. Abgesehen davon leidet natürlich auch das Stationsklima insgesamt unter solchen Spannungen, sofern sie nicht in befriedigender Weise geklärt werden. Hierzu gehört unbedingt die Bereitschaft zum Gespräch und auch die Toleranz gegenüber dem Andersdenkenden. Die Besinnung auf das gemeinsame Ziel kann auch dort zum Einlenken auffordern, wo die Gegensätze zunächst nicht überbrückbar scheinen. Spannungen können u. a. auch dadurch vermieden werden, daß aufgrund klarer Stellenbeschreibungen die Aufgaben der einzelnen Berufsgruppen und der Mitarbeiterinnen und Mitarbeiter geregelt sind.

Kommunikationsprobleme zwischen Personal und Patienten

Trotz des Vorsatzes, jedem Patienten gleich freundlich zu begegnen, werden wir alle von Sympathien und Antipathien geleitet. Man kann sich jedoch bemühen – und das sollte man auch tun –, sie nicht offen zu zeigen.

> **Beachte:** Realisiert man, daß ein Patient einem unsympathisch ist, so ist das Allerwichtigste dabei, sich selbst einzugestehen, daß dies der Fall ist.

Ebenso wie gegenüber dem Patienten muß man auch sich selbst gegenüber um Wahrhaftigkeit bemüht sein. Es wäre eine Täuschung, sich das Gegenteil einreden zu wollen. Gerade in solchen Situationen kann einem die Gemeinschaft der Mitarbeiter, das Stationsteam, entscheidend helfen. So kann es sehr wertvoll sein, wenn man die Antipathie gegenüber einem Patienten im Rahmen einer therapeutischen Besprechung zum Gegenstand der Diskussion macht. Aus den Fragen der anderen über Gedanken und Empfindungen oder auch aus Beobachtungen anderer Mitglieder des Teams wird man sich oft erst über die verborgenen Ursachen seiner Empfindungen klar. Es könnte z. B. sein, daß ein bestimmter Patient Erinnerungen an jemanden wachruft, der einem sehr unangenehm war. Andererseits stehen hinter ausgesprochenen Sympathien auch häufig Gefühle, die Personen galten, an die uns ein Patient in irgendeiner Weise erinnert. Der schwerste Schritt ist allerdings, seine Empfindungen auch wirklich innerhalb der Gruppe zu äußern.

Schwierigkeiten im Zusammenhang mit Patienten entstehen auch, wenn diese den Pflegepersonen aggressiv gegenüberstehen oder sie beleidigen. In solchen Fällen liegen zwei Reaktionsmuster nahe: entweder in gleicher Weise reagieren, d. h. zum Gegenangriff übergehen, oder aber die Reaktionen des Patienten nicht ernst nehmen, etwa indem man sich selbst sagt – und dies den Patienten auch spüren läßt –: „Er ist ja seelisch krank und nicht ganz Herr der Situation." Beide Haltungen sind unangemessen. Erstere läßt außer acht, daß Patienten vielfach unter einer erheblichen Spannung leiden, die sich ab und zu Luft macht und dabei auch das Personal mit einschließt, letztere zeigt, daß der Patient nicht ernst genommen wird, was von den meisten sehr deutlich und schmerzvoll registriert wird. Es wäre aber auch falsch, dem Patienten zu verheimlichen, daß man sich über ihn geärgert hat, jedoch sollte eine Mitteilung darüber nicht durch die eigenen Affekte entstellt sein. Eine Aussprache kann in der Regel derartige Probleme klären helfen, sie ist jedoch nicht im Augenblick der Erregung angezeigt. Immer muß darauf geachtet werden, daß nach einer solchen Aussprache keinerlei Ressentiments zurückbleiben und daß man dem Patienten sein Verhalten nicht bei der nächsten Gelegenheit vorwirft.

Private Beziehungen

Besonders unerfahrenen Mitarbeiterinnen und Mitarbeitern fällt es schwer zu begreifen, weshalb man mit Patienten möglichst keine privaten Beziehungen eingehen sollte. Dies gilt vor allem für die Zeit ihres stationären Aufenthaltes. Nicht selten versuchen Kranke, in bestimmten Situationen besondere Zuwendung zu erreichen. Dies kann sich etwa darin äußern, daß sie einer bestimmten Pflegeperson vertrauliche Dinge erzählen und darum bitten, diese nicht weiterzugeben. Derartige Vertrauensbeweise seitens der Patienten schmeicheln nicht selten der persönlichen Eitelkeit, weil sie als Aufwertung empfunden werden. Ein zu starkes Eingehen auf die private Sphäre bringt je-

Besondere Probleme und Schwierigkeiten der psychiatrischen Therapie   **431**

doch mancherlei Gefahren mit sich. Zunächst muß man wissen, daß über die Mechanismen der *Übertragung* und der *Projektion* nicht selten Gefühle auf Schwestern, Pfleger und andere Mitarbeiter im Krankenhaus übertragen werden, die gar nicht ihnen, sondern früheren Bezugspersonen des Patienten gelten. Natürlich ist man auch selbst in der Gefahr, Gefühle auf den Patienten zu übertragen, was die Aufnahme privater Beziehungen erleichtert. Ein wenig davor schützen kann man sich durch die Überlegung, welche Belastung es bedeuten würde, wenn man mit jedem Patienten private Kontakte aufnähme und ihm über den dienstlichen Bereich hinaus helfen wollte. Abgesehen davon, daß dies dem Prinzip einer *gleichen* Behandlung *aller* Patienten im Wege stünde, würde es sehr rasch zu einer absoluten Überforderung führen und zwangsläufig auch zum Abbruch bereits angebahnter Kontakte. Dadurch entsteht beim Patienten der Eindruck der Unzuverlässigkeit, und eine tiefe Enttäuschung ist die Folge. Dies gilt auch für das nicht selten anläßlich der Entlassung gegebene Versprechen, mit Patienten Briefe zu wechseln. Selbstverständlich sollte man Briefe von Patienten stets beantworten. Doch sollte man das Versprechen, in einen Briefwechsel einzutreten, nur dann geben, wenn man sicher ist, daß man ihn auch weiterführen kann. Andererseits sollte man die Bemühungen mancher Patienten um private Kontakte nicht schroff abweisen, sondern unter Hinweis auf die zeitliche und berufliche Belastung freundlich zu verhindern suchen.

Während bislang von Problemen zwischen Patienten und Personal die Rede war, deren Ursache häufig in Verhaltensweisen der Patienten lag, sollen nun einige Schwierigkeiten erwähnt werden, die durch unangemessenes Verhalten seitens des Pflegepersonals entstehen können.

Distanzlosigkeit und Distanz

Besonders bei alten, pflegebedürftigen und sehr unselbständigen Patienten kommt es immer wieder vor, daß ihnen Mitglieder des Krankenpflegepersonals distanzlos begegnen, sie mit „Du" anreden, sie unnötig körperlich berühren oder ihre persönlichen Probleme in unpassender Situation ansprechen. Ein derartiges Verhalten verrät wenig Einfühlungsvermögen in die Situation psychisch kranker Menschen.

Ebenso schädlich ist natürlich auch eine zu große Distanz, die im Patienten ebenfalls ein Gefühl der Hilflosigkeit und des Ausgeliefertseins entstehen läßt.

Vernachlässigung und Überprotektion

Die Patienten fühlen sich in der Regel dann vernachlässigt, wenn in ihrer Betreuung Pünktlichkeit und Gleichmaß fehlen. Viele Patienten, auch psychisch Kranke, beobachten sehr genau und haben oft ein feines Gefühl für Ungerechtigkeiten, beispielsweise für eine ungleiche Behandlung. Aber auch das

432 Therapie und Rehabilitation in der Psychiatrie

Gegenteil, die übertriebene Fürsorge für den Patienten, kann nicht im Sinne der Behandlung liegen.

Nichternstnehmen des Patienten

Gerade bei psychisch Kranken und Gebrechlichen ist die Gefahr groß, daß sie nicht ernst genommen werden. Bei diesen Menschen gerät man besonders leicht in die Rolle des Überlegeneren und Mächtigeren, der sich ungestraft Scherze mit den von ihm Abhängigen erlauben darf. Es ist ein großer Irrtum zu meinen, daß der Kranke „dies ohnehin nicht merke". Auch bei diesen Patienten muß die Achtung vor der Persönlichkeit gewahrt bleiben.

Wenn von Patienten aufgrund hier geschilderter oder anderer Probleme Kritik geäußert wird oder wenn solche Probleme zu Spannungen führen, so ist wichtig, daß man sich über die Situation Gedanken macht und im Stationsteam darüber spricht. Nicht selten stellt sich heraus, daß Verhaltensweisen von Angehörigen des Stationspersonals Auslöser oder Ursache für die Konflikte waren. Es gehört allerdinge eine gute Portion Selbstkritik dazu, eigenes Fehlverhalten zuzugeben. Nur dadurch kann es aber gelingen, dieses in positiver Weise zu verändern.

Spannungen unter den Patienten

Ein Großteil der bislang beschriebenen Mechanismen ist auch für Spannungen unter den Patienten verantwortlich. Manche Patienten sind aufgrund ihres Verhaltens dazu disponiert, Ausgangspunkt für Konflikte zu werden. Es sind dies einerseits sehr anspruchsvolle Patienten mit egoistischen Zügen, Querulanten, paranoide Kranke, die alles mißtrauisch beobachten und vieles als Angriff auf die eigene Person empfinden, sowie Patienten mit fehlender Krankheitseinsicht, die durch immer wieder stereotyp auftretende Handlungen oder Äußerungen ihre Mitpatienten reizen können.

Neben solchen Eigenarten, die in der Natur bestimmter Erkrankungen oder bestimmter Persönlichkeiten liegen, gibt es Konfliktquellen, die sich aus gruppendynamischen Gesichtspunkten ableiten lassen. Nähere Ausführungen hierzu bei Kayser u. Mitarb. (1981) und Remschmidt (1994).

Bewältigung von Kommunikationsproblemen

Es gibt viele Möglichkeiten, Kommunikationsprobleme und Auseinandersetzungen zu lösen. Wir können hier einige Hinweise geben. Bewährte Möglichkeiten sind: die Aussprache (gestützt auf die Kenntnis der Mechanismen, die Konflikten zugrunde liegen) sowie situationsangemessenes und situationsveränderndes Handeln.

Aussprache

Bei Konflikten jeglicher Art ist die Aussprache der erste und wichtigste Weg zur Lösung. Vielfach muß man aber erst die *Bereitschaft* zum Gespräch erreichen. Eine gewisse Erleichterung in dieser Hinsicht kann es bringen, sowohl neuen Mitarbeitern als auch Patienten von Anfang an einzuprägen, daß im Rahmen der Station natürlich auch Konflikte entstehen können, daß aber die Regel herrsche, diese im Gespräch zu lösen. Auf diese Weise kann man versuchen, Patienten und auch Mitarbeiter bereits *vor* dem Entstehen etwaiger Konflikte auf die überaus große Bedeutung der Aussprachen hinzuweisen. Sehr hilfreich ist dabei, wenn das Pflegepersonal und andere Stationsmitarbeiter bereits im Rahmen ihrer Ausbildung oder Weiterbildung mit der Notwendigkeit vertraut gemacht wurden, auch eigene Empfindungen im Stationsteam zur Sprache zu bringen.

Nicht selten gelingt es, durch ein Gespräch diejenigen Mechanismen aufzudecken, die eigentlich erst zum Konflikt geführt haben. Nützlich sind dabei tiefenpsychologische und gruppendynamische Kenntnisse.

Andererseits darf man bei der großen Aufgeschlossenheit für Gespräche nicht vergessen, daß sie nicht zum Selbstzweck werden dürfen. Es gibt psychiatrische Kliniken, deren Personal so sehr mit der Klärung der eigenen Probleme beschäftigt ist, daß der Patient mehr oder weniger in den Hintergrund tritt.

Situationsangemessenes und situationsveränderndes Handeln

Viele Konflikte lassen sich durch eine rasche Veränderung der aktuellen Situation unterbrechen. Situationsangemessenes Handeln ist schwer zu definieren, weil die Konfliktsituationen sehr vielschichtig sind. Gemeint ist damit aber, daß Pflegende sich auch in kritischen Situationen um eine nüchterne und sachliche Beratung bemühen und nach Möglichkeit nicht der Gefahr unterliegen sollten, sich an die Situation zu verlieren. Dies geschieht dann, wenn man die emotionale Kontrolle verliert und aus dem Affekt handelt.

Unter situationsveränderndem Handeln verstehen wir in der aktuellen Situation entstandene und ausgeführte Initiativen, die geeignet sind, diese relativ rasch zu beenden. Die Beispiele dafür sind unzählig. So kann ein Streit zwischen zwei Patienten etwa dadurch unterbrochen werden, daß man beide auffordert, beim Tischdecken oder Kaffeekochen zu helfen oder an einem ad hoc improvisierten Fußballspiel teilzunehmen. Der zugrundeliegende Gedanke ist, durch eine Umstrukturierung der Situation andere Elemente in den Vordergrund treten zu lassen, wobei die Thematik der Auseinandersetzung weniger wichtig und durch die Aktivität der Beteiligten gewissermaßen überholt wird.

434 Therapie und Rehabilitation in der Psychiatrie

Gestaltung des therapeutischen Milieus (Weg zur therapeutischen Gemeinschaft)

Im folgenden wollen wir uns mit einer Reihe unterschiedlicher Probleme und Tätigkeiten befassen. Wir haben sie unter die Überschrift „Gestaltung des therapeutischen Milieus" gestellt, weil wir der Ansicht sind, daß alles, was auf einer therapeutisch geführten Station geschieht, dem Ziel der Resozialisierung und Rehabilitation dienen sollte. Eine solche Einstellung kennt keine Nebensächlichkeiten, auch scheinbar unwichtige Verrichtungen müssen unter den Leitgedanken der Therapie gestellt werden. Diese spielt sich heute nicht mehr ausschließlich in der Einzelstation und hinter verschlossenen Türen ab, sondern ist 24 Stunden lang in allem, was auf der Station geschieht, wirksam.

Alltägliche Verrichtungen

Aufnahme, Entlassung und Verlegung von Patienten

Aufnahme. Die stationäre Aufnahme kann freiwillig oder unfreiwillig erfolgen. In ersterem Falle ist das Einverständnis des Patienten bzw. seiner Angehörigen notwendig, im letzteren Falle erfolgt sie gegen den Willen des Patienten (oder seiner Angehörigen) durch einen Nervenarzt, den Amtsarzt oder durch Gerichtsbeschluß. Obwohl man stets bemüht ist, das Einverständnis des Patienten und seiner Angehörigen zu erhalten, lassen sich Zwangseinweisungen nicht immer vermeiden. Sie sind erforderlich, wenn der Kranke sich selbst oder seine Umgebung gefährdet, in manchen Fällen sind sie auch zur psychiatrischen Begutachtung angebracht. Bei Minderjährigen genügt das Einverständnis des gesetzlichen Vertreters.

Je nachdem, ob der Patient auf eine offene oder geschlossene Station eingewiesen wird, unterscheiden sich die Maßnahmen, die ergriffen werden müssen.

Auf *offenen Stationen* kann der Patient einen Großteil seiner Sachen behalten. Man zeigt ihm sein Zimmer, macht ihn mit den Mitpatienten bekannt und erläutert ihm zunächst die wichtigsten Regeln, die auf der Station befolgt werden. Auch den Angehörigen gibt man entsprechende Erläuterungen, zeigt ihnen, wo der Patient untergebracht ist, und macht sie mit den Besuchszeiten bekannt.

Auf *geschlossenen Abteilungen* werden dem Patienten in der Regel seine Sachen weggenommen. In manchen Kliniken erhalten die Kranken noch sog. Anstaltskleidung und werden sofort nach der Aufnahme gebadet. Diese Maßnahmen verfolgen das Ziel, zu verhindern, daß z. B. Drogenabhängige suchterzeugende Substanzen einschmuggeln, daß Ungeziefer auf die Station gerät, daß zum Suizid geeignete Gegenstände eingeschleppt werden. Es ist einfühl-

Besondere Probleme und Schwierigkeiten der psychiatrischen Therapie **435**

bar, daß derartige Prozeduren von vielen Patienten als starke Demütigung oder als entwürdigend empfunden werden. Dies gilt auch in besonderem Maße für das sog. Eingangsbad.

Heute wird die Aufnahme in einer geschlossenen Anstalt in der Regel großzügiger gehandhabt. Das schließt jedoch nicht aus, daß man in manchen Fällen, z. B. bei mehrfach rückfälligen Drogenabhängigen, Kontrollmaßnahmen durchführen muß. Dabei ist stets die Art und Weise der Durchführung von Bedeutung. Wenn man versucht, dem Patienten den Sinn der Maßnahmen zu erklären, und ihm ohne Überheblichkeit behilflich ist, so wird er vielfach die Hilfsbereitschaft stärker einschätzen als die unangenehmen Begleiterscheinungen der Aufnahmeprozedur.

Alles, was man bei der Aufnahme des Patienten beobachtet, sollte in einem kurzen *Aufnahmeprotokoll* niedergelegt werden. Dabei kommt es auf eine möglichst genaue Beschreibung des Beobachteten und nicht auf theoretische Erklärungen an, denn letztere enthalten zumeist eine individuelle Interpretation des Beobachteten. Je anschaulicher der Bericht, um so besser.

Noch am Tage der Aufnahme muß eine Besprechung des Stationsteams stattfinden, auf der der Arzt und der Psychologe die wichtigsten Gesichtspunkte erläutern, auf die zu achten ist. In der Regel wird dabei auch kurz auf die Vorgeschichte des Patienten eingegangen. Es muß besprochen werden, ob er flucht- oder suizidgefährdet ist, ob er Medikamente einnehmen muß, ob zusätzlich zur psychiatrischen Erkrankung noch andere Störungen (z. B. Diabetes, Herzerkrankungen) vorliegen. In dieser Besprechung werden die wichtigsten Sofortmaßnahmen festgelegt und auch der Gang der unmittelbar bevorstehenden Diagnostik besprochen.

Entlassung und Verlegung. Die Entlassung eines Patienten muß sorgfältig vorbereitet sein. Je nachdem, ob er nach Hause entlassen, in eine andere Klinik verlegt oder in eine Übergangseinrichtung gebracht wird, müssen unterschiedliche Maßnahmen bedacht werden. In jedem Falle sind die Angehörigen rechtzeitig davon zu verständigen.

Besondere Schwierigkeiten und viel Unruhe erzeugt eine *Entlassung,* die gegen *ärztlichen Rat* stattfindet. Sie kann entweder durch den Patienten selbst oder seine Angehörigen in die Wege geleitet werden. Ursache dafür sind oft Kommunikationsschwierigkeiten zwischen dem Patienten bzw. seinen Angehörigen und dem Krankenhauspersonal. In kinderpsychiatrischen Einrichtungen spielen sich diese meist zwischen den Eltern der Patienten und dem Krankenhauspersonal ab. Eine wichtige Aufgabe aller Mitarbeiter ist es, solche Entlassungen gegen Revers durch Aufklärungen und korrektes Verhalten zu verhindern.

Stationsübergabe

In vielen psychiatrischen Kliniken ist inzwischen der *Schichtdienst* eingeführt, der zwei- bis dreimal täglich eine Stationsübergabe erfordert. Die erste findet in der Regel um die Mittagszeit, die zweite bei Beginn des Nachtdienstes und die dritte am frühen Morgen statt. Stationsübergaben erfolgen auch außerhalb des Schichtdienstes, etwa bei Antritt des Urlaubs von Mitarbeitern und vielen anderen Gelegenheiten. Sie sind deshalb so wichtig, weil es von einer lückenlosen und gezielten Weitergabe der Informationen abhängt, ob und in welchem Ausmaß Unterlassungen, Fehler oder unzulängliche Maßnahmen im nächsten Zeitabschnitt erfolgen. Deshalb muß der Stationsübergabe und der Dokumentation große Bedeutung beigemessen werden. Sie geschieht meist im Rahmen einer Besprechung, an der die Mitarbeiter beider Schichten teilnehmen. Die Zahl der in der Konferenz zu besprechenden Probleme ist sehr groß: gemeinsame Überlegungen und Absprachen zur Pflegeplanung, Zuordnung der Bezugspflegepersonen, Beurlaubungen, Entlassungen, besondere Regelungen der Besuchszeit, Umstellungen der Medikation, vorgesehene diagnostische oder therapeutische Maßnahmen usw. Man kann lernen, die Vielzahl von möglichen Problemen in relativ kurzer Zeit zu besprechen. Dies erfordert allerdings eine gewisse Übung und Disziplin. Die Besprechung sollte nicht länger als eine Stunde dauern.

In regelmäßigen Abständen sollte zu festgelegten Zeiten an einem für die verschiedenen Berufsgruppen *verbindlichen Termin* die Pflege- und Behandlungsplanung durchgesprochen werden, damit die notwendigen Maßnahmen der verschiedenen Berufsgruppen gut abgestimmt und zur hilfreichen Orientierung für den Patienten sowie für die Mitarbeiter werden können.

Nachtdienst

Der Nachtdienst bringt spezielle Probleme mit sich, weil man dabei ganz auf sich gestellt ist und die vom Stationsteam vermittelte Sicherheit fehlt. Auf geschlossenen Stationen sollte man stets zu zweit arbeiten, auf offenen wird meist nur eine Krankenschwester im Nachtdienst eingesetzt. Infolge der hohen Verantwortung sollten Nachtdienste von erfahrenen Mitarbeitern übernommen werden. Die aus Personalmangel vielfach praktizierte Lösung des Einsatzes von unausgebildeten Mitarbeitern ist kaum zu verantworten.

Je nach Art des Aufgabengebietes kann man verschiedene Formen des Nachtdienstes unterscheiden:

- die Sitzwache bei einem Schwerkranken,
- der Nachtdienst auf einer Station (offen oder geschlossen), die während der ganzen Nacht nicht verlassen werden darf, und
- die Laufwache, die eine Beaufsichtigung mehrerer Abteilungen umfaßt (z. B. in Anstalten).

Je nach Dauer des Nachtdienstes können wir *turnusmäßige Nachtdienste* und

Besondere Probleme und Schwierigkeiten der psychiatrischen Therapie   **437**

Dauernachtdienste unterscheiden. Bei den ersten wechseln Tages- und Nachtdienst nach einem bestimmten zeitlichen Schlüssel, bei den letzteren handelt es sich um eine reine Nachtdiensttätigkeit, die natürlich durch entsprechend lange Freizeitintervalle unterbrochen werden muß. Wer die verantwortungsvolle Tätigkeit im Nachtdienst aufnimmt, muß dafür sorgen, daß er tagsüber genügend ausschlafen kann. Eine Tätigkeit bei Tage läßt sich mit einem Nachtdienst nicht vereinbaren.

Die wichtigsten Ereignisse der Nacht müssen im Pflegebericht der einzelnen Patienten festgehalten werden. Hierfür gilt das gleiche wie für Beobachtungen anderer Art: keine langen Erörterungen, genau beobachten und möglichst plastisch schildern, keine Interpretationen. Am Morgen folgt dann die Übergabe an die Stationsschwester oder den Stationspfleger, ggf. in Form eines gemeinsamen Rundganges über die Station.

Gespräch mit dem Patienten

Durch die allgemein eher sichtbare Anwesenheit des Krankenpflegepersonals ergeben sich im „Stationsalltag" viele Begegnungen mit Patienten, die zu verschiedenen Gesprächssituationen führen können.

Wie schon für die Aufnahmesituation beschrieben, soll der Patient erfahren, daß das Krankenpflegepersonal als Ansprechpartner und Bezugsperson für Fragen und Gespräche offen ist und auch die Vermittlung von Kontakten zu verschiedenen im Team arbeitenden Berufsgruppen und zu Mitpatienten übernimmt.

Dazu gehört, daß der Patient weiß, daß er sich mit seinen Ängsten, körperlichen Beschwerden und Sorgen an die Krankenschwester oder den Krankenpfleger wenden darf und soll, damit notwendige Hilfestellungen oder Entlastungen eventuell auch durch Einbeziehung anderer Berufsgruppen (Arzt, Psychologe, Sozialarbeiter, Pfarrer u. a.) eingeleitet werden können.

Durch spontanes Zugehen auf den Patienten und Ansprechen bei Begegnungen im Stationsflur, Tagesraum, in der Küche oder bei gemeinsamen Aktivitäten, besonders auch bei den Mahlzeiten sollen Kontakte und Gespräche ermöglicht werden, die nicht unbedingt mit Schwierigkeiten zu tun haben. Der Patient erfährt so, daß es auch andere Wege der Kontaktaufnahme gibt als über Krankheiten und Probleme. Dabei sind gerade Gespräche über alltägliche Dinge und Themen sehr informativ und ermöglichen Einblick in die Sichtweisen des Patienten, seine Interessen und Fähigkeiten.

Diese Form der Kontakte und gemeinsamen Aktivitäten trägt zu einem angenehmen Stationsklima bei, in dem Krankheit und Beschwerden dazugehören, aber nicht zu einer überfürsorglichen und beängstigenden Stimmung führen. Die wichtigste Aufgabe für Krankenschwestern und Krankenpfleger ist es deshalb zunächst, die Patienten gut zu beobachten und Möglichkeiten bei sich wahrzunehmen, auf den Patienten zuzugehen.

438 Therapie und Rehabilitation in der Psychiatrie

Besondere Aufmerksamkeit ist für die Patienten wichtig, die eher ängstlich sind, die sich zurückziehen, sich unauffällig oder sogar zurückweisend verhalten. Ihnen soll signalisiert werden, daß sie wahrgenommen werden und Interesse an ihnen vorhanden ist. Das kann bedeuten, miteinander zu reden oder auch zu überlegen, was man miteinander tun kann.

> **Beachte:** Durch Vorschläge zu gemeinsamen Aktivitäten auch mit einer Gruppe kann der Eindruck vermindert werden, daß immer geredet werden muß und daß Zuwendung vorwiegend über Schwierigkeiten und Symptome zu bekommen ist.

Andererseits ist es sehr wichtig für die Patienten zu erfahren, daß sie sich in kritischen Situationen auf besondere Zuwendung verlassen können.

Je nach Situation ist mit dem Patienten zu überlegen, ob die Anwesenheit von Mitpatienten bei Gesprächen angenehm, vielleicht auch sinnvoll ist oder ob dem Patienten die Möglichkeit angeboten oder aufgezeigt werden soll, daß er nicht alle Themen in der Öffentlichkeit klären muß und daß es für einige Situationen angenehmer ist, wenn sie in einem kleineren überschaubaren Rahmen angesprochen werden.

In den festgelegten Gesprächen, die auch im Rahmen des Pflegeprozesses stattfinden, sollen die Themen, Ressourcen und Probleme auf der realen Ebene erarbeitet werden. Dazu gehören auch die Erfahrungen und Konflikte aus dem Stationsleben. Die Richtung und Zielsetzung dieser Gespräche sowie daraus folgende Maßnahmen und Aktivitäten müssen mit dem zuständigen Therapeuten auch im Team abgesprochen werden, damit der Patient nicht durch unterschiedliche Vorgehensweisen irritiert wird. Die vereinbarten zeitlichen Begrenzungen der Gespräche dienen als Orientierungsrahmen für den Patienten und das Pflegepersonal.

Sie bedeuten Zuverlässigkeit, aber auch Grenzen, und können dazu beitragen, daß die Gespräche nicht ausufern oder die Zielsetzung aus den Augen verloren wird. Eine schwierige Situation und der Wunsch, helfen zu wollen, verführen leicht zu der Vorstellung, daß lange, tiefgreifende Gespräche ein Beweis für Vertrauen und dadurch schon hilfreich sind. Bei Patienten kann dabei das Gefühl übrigbleiben, daß sie sehr viel von sich preisgegeben haben, aber nicht genügend „Stütze" bekommen.

Das Einfließenlassen eigener Probleme kann dann bei der Krankenschwester oder dem Krankenpfleger aus dem Wunsch heraus geschehen, das Verständnis und Mitgefühl zu betonen. Dabei wird leicht übersehen, daß zwar eine intensive Beziehung – vielleicht sogar der Wunsch nach einer privaten Beziehung – entsteht, eine „zu enge" Beziehung aber die Gefahr in sich birgt, daß der Patient andere Beziehungen vernachlässigt und damit zu hohe Erwar-

Besondere Probleme und Schwierigkeiten der psychiatrischen Therapie   439

tungen an die pflegerische Bezugsperson entstehen. Ängste des Patienten in bezug auf Nähe und Distanz können durch gemeinsame Aktivitäten wie Spaziergänge, Sport, Malen, Werken, gemeinsame Arbeiten, Spielen etc. begrenzt werden.

Die sehr häufig auftretende Situation, daß die Mitarbeiter durch die Patienten in „gut" und „schlecht" eingeteilt und das Team „gespalten" wird, muß dringend reflektiert werden, damit persönliche Eindrücke und Gefühle im Sinne einer pflegerisch-therapeutischen Beziehung genutzt werden können.

Zusammenarbeit im Team

Das Team einer psychiatrischen Station ist heute aus Angehörigen verschiedener Berufsgruppen zusammengesetzt (S. 424). Dies führt zwangsläufig zu unterschiedlichen Gesichtspunkten im diagnostischen und therapeutischen Bereich sowie in der Stationsführung. Diese sind zunächst eine Bereicherung, denn niemand ist in der Lage, *alle* Aspekte des psychischen Krankseins zu überblicken. Andererseits macht die Vielschichtigkeit der Gesichtspunkte die Zusammenarbeit auch nicht einfach. Sie ist nur möglich, wenn jedes Mitglied des Teams bereit ist, sich einer gemeinsamen Zielvorstellung unterzuordnen. Diese lautet: Verständnis, Hilfe, Therapie und Rehabilitation für jeden einzelnen Kranken.

Besondere Ereignisse auf der Station

In diesem Abschnitt soll von einigen Ereignissen die Rede sein, die die Mitarbeiter eines psychiatrischen Teams sehr beunruhigen können. Auch hier ist es nur möglich, eine Auswahl zu treffen.

Nahrungsverweigerung

Die Ursachen dafür können sehr verschieden sein. Am häufigsten kennen wir Nahrungsverweigerung bei katatonen Zuständen, beim depressiven Stupor, im Rahmen der Anorexia nervosa, bei einer Reihe chronischer körperlicher Erkrankungen, aber auch als Antwort auf reaktive Beeinträchtigungen verschiedenster Art.

Zunächst sollte man versuchen, Patienten, die die Nahrung verweigern, zur freiwilligen Nahrungsaufnahme zu motivieren. Dies kann aber sehr schwer sein. Ratlos ist man besonders dann, wenn eine sprachliche Verständigung mit dem Kranken nicht möglich ist. Dennoch sollte man versuchen, geduldig auf ihn einzugehen und ihn zur Mitarbeit aufzufordern. Dabei spielt auch eine Rolle, daß das Essen appetitlich serviert wird. Wenn man mit dem Kranken sprechen kann, so läßt sich in der Regel ein Weg finden, ihn zur Nahrungsaufnahme zu bewegen. Auf keinen Fall darf die Technik des Nasezuhaltens praktiziert werden. Abgesehen davon, daß sie äußerst inhuman ist, wird dadurch die Abneigung gegenüber dem Essen nur noch verstärkt. Mittels ei-

440   Therapie und Rehabilitation in der Psychiatrie

ner Sonde ernährt werden sollten Patienten nur nach ausdrücklicher ärztlicher Anweisung. Sofern man Anhaltspunkte für die Ursache der Nahrungsverweigerung findet, läßt sich diese in der Regel auch überwinden.

Negativistische Patienten beginnen unter Umständen dann zu essen, wenn man es gerade nicht von ihnen verlangt. Manchmal gelingt es durch Ablenkung der Aufmerksamkeit, den Kranken dazu zu bringen, wenigstens kleinere Nahrungsmengen zu sich zu nehmen. Wie bei vielen Ereignissen auf der Station kann man auch hier keine Patentlösung anbieten. Oft führt ein spontaner Einfall zum Erfolg. Die Wahrscheinlichkeit solcher Einfälle erhöht sich, wenn Engagement und längere Erfahrung im Umgang mit psychisch Kranken vorliegen.

Suizidgefährdung und Suizidversuche

Für Suizidversuche gibt es sehr unterschiedliche Ursachen. Am häufigsten kommen sie vor bei depressiven Syndromen verschiedenster Genese, bei neurotischen Störungen, Angst- und Panikreaktionen und psychotischen Zustandsbildern. Schon nach der Aufnahme des Patienten muß das Personal vom Arzt über eine etwaige Suizidgefährdung unterrichtet werden. In vielen Fällen ist diese jedoch nicht unmittelbar sichtbar. Manchen Patienten gelingt es, ihre Suizidgedanken oder -absichten zu verheimlichen, andere versuchen, zum Suizid geeignete Gegenstände auf Station einzuschmuggeln oder aber Tabletten über längere Zeit zu sammeln mit dem Ziel, sie später in suizidaler Absicht einzunehmen. Trotz intensiver Bemühungen um die Suizidprophylaxe kommen auch in psychiatrischen Kliniken immer wieder Suizidversuche und Suizide vor.

Zu Suizidversuchen kommt es in der Regel nicht aus heiterem Himmel, sondern nach einer längeren Vorgeschichte. Die Veränderungen im Vorfeld von Suiziden und Suizidversuchen hat Ringel unter dem Begriff des *präsuizidalen Syndroms* zusammengefaßt:

Dieses ist gekennzeichnet durch:

- eine Einengung in allen Lebensbereichen (situative Einengung, Einengung der zwischenmenschlichen Beziehungen, Einengung der Wertwelt),
- Aggressionshemmung, wobei die Aggressionen gegen die eigene Person gerichtet werden, und
- Suizidphantasien bzw. Todeswünsche.

W. Pöldinger (1971) hat versucht, drei Stadien auf dem Wege zum Suizid herauszuarbeiten: das Stadium der *Erwägung,* das der *Ambivalenz* und das des *Entschlusses.* Im Stadium der Erwägung spielen suggestive Momente wie Einflüsse der Umgebung eine wichtige Rolle, im Stadium der Ambivalenz kommt es zu Suizidankündigungen, während im Stadium des Entschlusses direkte Suizidankündigungen seltener werden, gleichzeitig aber die Wahr-

Besondere Probleme und Schwierigkeiten der psychiatrischen Therapie **441**

scheinlichkeit ihrer Ausführung steigt. Von ärztlicher und psychologischer Seite wurden Testinstrumente zur Abschätzung der suizidalen Tendenz entwickelt. Auch im Verlaufe einer medikamentösen Behandlung wechselt das Suizidrisiko zum Teil erheblich. Wenn ein Patient mit einer schweren Depression, die zunächst durch das Darniederliegen des Antriebs Suizidhandlungen nicht aufkommen läßt, wieder eine Stärkung seines Antriebs bemerkt, jedoch noch nicht eine wesentliche Veränderung seiner Stimmungslage, so ist die Gefahr eines Suizidversuches besonders groß. Dies müssen Krankenschwester und -pfleger wissen, denn in dieser Situation muß man in besonderem Maße für den Patienten da sein und ihn im Rahmen der pflegerischen Zuwendung und Fürsorge beobachten. Weitere Einzelheiten über den Umgang mit suizidalen Patienten sind auf S. 400 dargestellt.

Entweichungen

Das Entweichen eines Patienten kann, besonders wenn er suizidgefährdet ist, erhebliche Unruhe auslösen. In solchen Fällen sollte man zunächst rekonstruieren, wann, bei welcher Gelegenheit, in welchem körperlichen oder psychischen Zustand, unter welcher Medikation und in welcher Kleidung der Patient sich von der Station entfernt hat. Die Motive für das Weglaufen sollten so rasch wie möglich geklärt werden. Oft wurden Mitpatienten gegenüber Äußerungen gemacht, aus denen u. U. zu entnehmen ist, wohin der Kranke fliehen wollte. Die Art des Vorgehens ist im Detail an verschiedenen Kliniken recht unterschiedlich geregelt. Wenn man den Patienten auf dem Klinikgelände nicht finden kann und keine Anhaltspunkte für seinen Aufenthaltsort hat, wird in der Regel eine polizeiliche Fahndung eingeleitet. Dafür gelten die jeweils ortsüblichen Regeln.

Unruhe- und Erregungszustände

Unruhe- und Erregungszustände sind keineswegs so bedrohlich, wie die stereotypen Vorstellungen über psychisch Kranke glauben machen wollen. Dennoch können erregte Patienten das Personal in einen Zustand der Angst und Verlegenheit bringen. Beim Eintreten solcher Ereignisse muß man sich daran erinnern, daß man Unruhe- und Erregungszustände nur im Notfall mit der Spritze unterbricht. Das beste Mittel ist ein intensives Eingehen auf den Patienten. Man kann versuchen, ihn abzulenken, ihn zu irgendeiner Tätigkeit zu bewegen, oder um einen Hilfsdienst bitten. Dabei ist man auf die eigene Spontaneität und den momentanen Einfall angewiesen. Es zeigt sich jedoch, daß man durch solche Maßnahmen die Situation oft verändern kann. Natürlich gibt es auch Fälle, in denen dies nicht möglich ist. Auch bei größter Aufgeschlossenheit gegenüber modernen Behandlungsmaßnahmen wird man nicht immer ohne Medikamente und ohne Isolierung auskommen. Entscheidend ist jedoch, daß diese unter keinen Umständen als Strafe deklariert werden und daß man dem Patienten sein Verhalten nicht nachträgt.

Planung des Tages- und Wochenablaufs

Ebenso wie diagnostische und therapeutische Maßnahmen muß auch der Tages- und Wochenablauf auf einer psychiatrischen Station genau geplant sein. Denn das Zusammenspiel so vieler Berufsgruppen und die Durchführung so unterschiedlicher Maßnahmen ist anders gar nicht möglich. Der Tages- oder Wochenplan wird gemeinsam in der Stationskonferenz festgelegt, wobei Anregungen des Patienten unbedingt aufgegriffen werden sollten. Durch die Einbeziehung fester Veranstaltungen und zeitlicher Fixpunkte wie Visiten, Besprechungen, Therapiestunden werden die Gestaltungsmöglichkeiten bereits eingeschränkt. Um so mehr sollte man den verbleibenden Freiraum für anregende und aktivierende Tätigkeiten nutzen. Es ist nicht möglich, hier spezielle Gesichtspunkte für die Gestaltung des Tages- und Wochenablaufes darzustellen. Dafür sind die Möglichkeiten von Klinik zu Klinik viel zu verschieden. Statt dessen wollen wir versuchen, einige allgemeine Prinzipien herauszustellen.

– Ein wichtiges Ziel der Behandlung ist es, die Patienten an Regelmäßigkeit, Pünktlichkeit und Ausdauer zu gewöhnen. Sie sollten deshalb über den Wochenplan informiert sein, damit sie selbst auf Zeitplan und Uhrzeit achten können. Denjenigen Patienten, die dazu noch nicht in der Lage sind, muß man dabei individuell helfen.

– Feste Veranstaltungen sowie Therapiestunden müssen pünktlich beginnen und pünktlich enden. Man kann vom Patienten nur dann ein Einhalten des Zeitplanes erwarten, wenn man dies selbst tut.

– Versprochene Unternehmungen oder Zusagen anderer Art müssen unbedingt eingehalten werden. Andernfalls verliert der Kranke das Vertrauen in die Zuverlässigkeit des Pflegepersonals, was er leicht auf die Behandlung insgesamt übertragen kann.

– *Inhaltlich* ergeben sich für die Gestaltung des Tages- und Wochenablaufes unzählige Möglichkeiten. Neben den alltäglichen Stationsarbeiten und -aufgaben bieten sich an: sportliche Veranstaltungen, Ausflüge, Bastelarbeiten, Gruppenspiele, Filmveranstaltungen (am besten mit anschließender Diskussion), Stationsfeste usw. Bei der Planung sollte auf eine möglichst individuelle und patientenzentrierte Rollenverteilung geachtet werden. Durch das Experimentieren mit verschiedenen Rollen gewinnen die Patienten wieder Sicherheit und Zutrauen in die eigene Leistung.

Für viele Patienten, die sich schwer entscheiden können oder an mangelndem Antrieb leiden, ist es sinnvoll, einen individuellen Tages- und Wochenplan zu erstellen, der mit dem Patienten ausgearbeitet und besprochen werden soll. In diesem Plan werden die für den Patienten geeigneten therapeutischen Aktivitäten verbindlich festgelegt und die Durchführung persönlicher Bedürfnisse und Aktivitäten auch im Sinne von Freizeitgestaltung, sich allein beschäftigen können, eingeplant.

Dazu gehört in besonderem Maße die Planung der Wochenendgestaltung, da es hier erfahrungsgemäß bei mangelnder Strukturierung zur Verschlechterung des Befindens bei Patienten kommt.

Somatische Behandlungsmethoden

Medikamentöse Behandlung

Die Beeinflussung physischer Vorgänge durch chemische Substanzen hat eine sehr lange Geschichte. Systematische wissenschaftliche Untersuchungen über den Einfluß von Medikamenten auf seelische Vorgänge sind jedoch jüngeren Datums. Als Pionier kann hier der deutsche Psychiater Kraepelin gelten, der 1883 bereits eine Arbeit „Über die Einwirkung einiger medikamentöser Stoffe auf die Dauer einfacher psychischer Vorgänge" veröffentlichte.

Die moderne Pharmakopsychiatrie ist jedoch wesentlich jünger. Im Jahre 1952 wurde als erstes Psychopharmakon im engeren Sinne das Chlorpromazin angewandt. Seither hat die Behandlung psychischer Erkrankungen mit Psychopharmaka eine stürmische Entwicklung genommen. Wir können hier unmöglich das große Gebiet der Pharmakopsychiatrie ausführlich darstellen, vielmehr kommt es uns auf einen Überblick in großen Linien an. Einzelheiten wurden jeweils bei den entsprechenden Krankheitsbildern abgehandelt.

Die *Einteilung der Psychopharmaka* kann nach ihrer chemischen Beschaffenheit oder nach iher Wirkung erfolgen. Wir gehen vom zweiten Gesichtspunkt aus und beurteilen die Wirkung danach, in welcher Weise Psychopharmaka bestimmte *Zielsymptome* beeinflussen, die für einzelne Krankheitsbilder charakteristisch sind. Zielsymptome sind z. B. depressive Stimmung, schizophrene Symptomatik, Angst, Spannung und Erregung. In dieser Aufzählung wird zugleich die Schwäche der Einteilung sichtbar, denn die hier genannten Zielsymptome sind zum Teil sehr vage und in ihrem Bedeutungsumfeld nicht einheitlich. Dennoch geht man vorerst mangels besserer Möglichkeiten von Zielsymptomen im genannten Sinne aus. In Abb. **75** ist eine Gruppierung der wichtigsten Psychopharmaka nach ihrem Einfluß auf verschiedene Zielsymptome dargestellt. Im folgenden gehen wir sehr knapp auf die wichtigsten Gruppen ein.

Psychopharmaka

Neuroleptika

Neuroleptika sind hypnotikafreie (schlafmittelfreie) Beruhigungsmittel mit antipsychotisch-antischizophrener Wirkung (Abb. **75**). Nach der Stärke ihrer Wirkung kann man leichte, mittelstarke und starke unterscheiden.

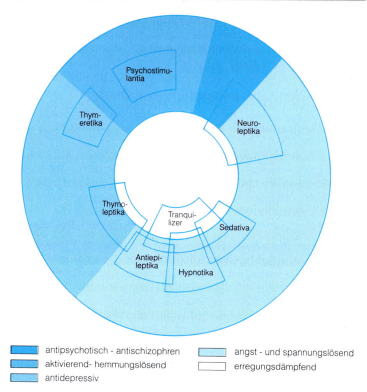

Abb. 75 Gruppierung der wichtigsten Psychopharmaka

Bekannte Präparate sind: Aolept, Ciatyl, Dominal, Fluanxol, Glianimon, Haldol, Impromen, Lyogen, Megaphen, Melleril, Neurocil, Omca, Orap, Taxilan, Triperidol, Truxal. In den letzten Jahren wurden auch verstärkt sog. atypische Neuroleptika eingesetzt. Hierbei handelt es sich um Substanzen mit fehlenden bzw. deutlich geringer ausgeprägten extrapyramidal-motorischen Nebenwirkungen. Bekannte Präparate sind: Leponex, Risperidon.

Anwendung: Neben der antipsychotischen Wirkung zur Dämpfung von Unruhe und Erregung, von massiven Angstzuständen, zur Beeinflussung von Wahnerlebnissen usw.

Nebenwirkungen: Müdigkeit, Schwindel, Schwitzen, Blutdruckabfall und Kollapsneigung, extrapyramidal-motorische Nebenwirkungen (Verkrampfung der Gesichts-, Hals- und Zungenmuskulatur), symptomatisches Parkin-

Somatische Behandlungsmethoden 445

son-Syndrom (Tremor, Speichelfluß, mimische Starre), Blutbildveränderungen, Störungen der Sexualfunktion (Libidoverlust, Impotenz).

Tranquilizer

Tranquilizer sind leichte, schlafmittelfreie Beruhigungsmittel ohne antipsychotisch-antischizophrene Wirkung. Sie wirken vorwiegend angst- und spannungslösend und nur zum kleinen Teil erregungsdämpfend. Tranquilizer werden oft mit anderen Psychopharmaka kombiniert.

Bekannte Präparate sind: Adumbran, Cyrpon, Lexotanil, Librium, Miltaun, Nobrium, Tafil, Tavor, Tranxilium, Valium.

Anwendung: Bei Angst- und Spannungszuständen, zur Muskelentspannung, zur Behebung innerer Unruhe.

Nebenwirkungen: Vegetative Erscheinungen wie Schwindel, Mundtrockenheit, Müdigkeit, Ataxie, Gefahr der Entstehung einer Abhängigkeit.

Antidepressiva

Hierbei handelt es sich um Substanzen verschiedener chemischer Beschaffenheit, denen eine antidepressive Wirkung gemeinsam ist. Je nachdem, ob sie vorwiegend *stimmungsaufhellend* oder vorwiegend *hemmungslösend* wirken, kann man sie in verschiedene Gruppen einteilen:

- depressionslösende mit stimmungsaufhellender Wirkung z. B. Imipramin (Tofranil), Maprotilin (Ludiomil), Clomipramin (Anafranil). Nach dem Prototyp dieser Gruppe spricht man auch vom *Imipramin-Typ*
- psychomotorisch aktivierende mit antriebssteigernder Wirkung, z. B. MAO-Hemmer Moclobemid (Aurorix), Nortriptylin (Nortrilen), Desipramin (Pertofran). Prototyp dieser Gruppe ist das Desipramin, weshalb man auch vom *Desipramin-Typ* spricht
- psychomotorisch dämpfende mit sedierend-angstlösender Wirkung, z. B. Amitriptylin (Saroten, Laroxyl), Doxepin (Aponal), Trimipramin (Stampyl). Prototyp ist hier das *Amitriptylin.* In diese Gruppe gehören auch Neuroleptika mit leicht antidepressiver Wirkung wie Thioridazin (Melleril).

Eine relativ neue Gruppe von Antidepressiva sind die Serotonin-selektiven Substanzen wie Fluvoxamin (Fevarin) und Fluoxetin (Fluctin), die von der klinischen Wirkung her den depressionslösenden und stimmungsaufhellenden Antidepressiva vom Imipramin-Typ am nächsten stehen, wenngleich ihr Wirkungsmechanismus ein anderer ist.

Psychostimulantia

Dies sind Medikamente, die aktivierend und hemmungslösend wirken. Sie werden auch als Aufputsch- und Anregungsmittel bezeichnet und gehören zu den suchterzeugenden Substanzen, die der Betäubungsmittel-Verschreibungsverordnung unterliegen.

446 Therapie und Rehabilitation in der Psychiatrie

Bekannte Präparate sind: AN 1, Captagon, Pervitin, Preludin, Ritalin.

Anwendung: Zur Steigerung der körperlichen und psychischen Leistungsfähigkeit, neuerdings auch zur Beeinflussung leichter organischer Hirnschädigungen im Kindesalter und besonders zur Behandlung des sog. hyperkinetischen Syndroms bei Kindern.

Nebenwirkungen: Schlaf- und Konzentrationsstörungen, Gereiztheit, leichte Ablenkbarkeit. Die Gefahr der Entstehung einer Drogenabhängigkeit ist außerordentlich groß. Deshalb werden die Präparate auch nur selten angewandt.

Lithiumpräparate

Lithiumsalze werden zur Behandlung von manischen Zustandsbildern, von manisch-depressiven Psychosen sowie zur Langzeitprophylaxe dieser Erkrankungen angewandt.

Bekannte Präparate sind: Hypnorex, Quilonum, Quilonum retard.

Nebenwirkungen: Appetitstörungen, Brechreiz, Schwindel, Durchfälle, Tremor, Muskelschwäche, Schläfrigkeit, Artikulationsstörungen, vermehrte Trinkneigung und Harndrang, gelegentlich epileptische Anfälle.

Patienten mit Lithiummedikation müssen genau überwacht werden. Den Blut-Lithium-Spiegel muß man in regelmäßigen Abständen kontrollieren. Die Behandlung ist nur in solchen Fällen möglich, in denen auch eine exakte Einnahme der Medikation gewährleistet ist.

Neben den bisher angeführten Medikamenten, die man als Psychopharmaka im *engeren* Sinne bezeichnen kann, rechnet man zur Gruppe der Psychopharmaka im *weiteren* Sinne noch die *Hypnotika* (Schlafmittel), die *Sedativa* (Beruhigungsmittel) und die *Antiepileptika* (Medikamente mit anfallsunterdrückender Wirkung). In Abb. **75** ist auch das Wirkungsspektrum dieser Präparate annähernd wiedergegeben. Man kann aus ihr erkennen, daß bei den Hypnotika der erregungsdämpfende Einfluß überwiegt, bei den Sedativa halten sich angst- und spannungslösende sowie erregungsdämpfende Wirkung in etwa die Waage, und bei den Antiepileptika wird insbesondere die zentrale Erregbarkeit, die ja für die Auslösung epileptischer Anfälle entscheidend ist, gedämpft.

Allgemeine Regeln der medikamentösen Therapie

Krankenschwestern und -pfleger tragen bezüglich der medikamentösen Behandlung eine hohe Verantwortung. Auf der Station sorgen sie für die regelmäßige Einnahme der Medikamente. Sie bemerken oft auch als erste unangenehme Begleit- und Nebenwirkungen. Deshalb sollten sie auch über einige Kenntnisse zur Wirkungsweise von Medikamenten verfügen und über die

Somatische Behandlungsmethoden 447

wichtigsten Regeln im Umgang mit medikamentös behandelten Patienten Bescheid wissen.

– Die Medikation wird jeweils vom Arzt angeordnet, abgesetzt oder verändert. Das Pflegepersonal muß aus rechtlichen Gründen diesen Bereich voll und ganz in ärztlicher Verantwortung lassen, dem Arzt jedoch seine Beobachtungen über das Verhalten des Patienten unter Medikation mitteilen.

– Die regelmäßige Verabreichung einer verordneten Medikation ist eine Selbstverständlichkeit.

– Patienten, die die Einnahme von Medikamenten verweigern, sollte man nicht zur Einnahme zwingen, sondern über das Präparat und die Notwendigkeit seiner Einnahme informieren. Oft gelingt es erst nach einiger Zeit, den Patienten zu überzeugen.

– Bei verschiedenen Gruppen von Medikamenten sind besondere Regeln zu beachten. Zum Beispiel sind bei den meisten Psychopharmaka und Antiepileptika regelmäßige Blutbildkontrollen erforderlich. Bei Verabreichung von Lithium muß der Lithium-Blut-Spiegel regelmäßig kontrolliert werden (Wirkungsbereich 0,8–1,3 mval/l).

– Viele Psychopharmaka haben Begleit- und Nebenwirkungen, die die Patienten und das Pflegepersonal sehr beunruhigen können. Die Kenntnis der Nebenwirkung ist Voraussetzung für effektive Gegenmaßnahmen und für eine sachkundige Information des Patienten.

– Medikamentöse, psychotherapeutische und soziotherapeutische Verfahren schließen sich nicht aus, sie können sich sogar gut ergänzen. In vielen Fällen wird der Patient erst durch eine medikamentöse Therapie in die Lage versetzt, über seine Probleme zu sprechen.

– Die Medikation ist in aller Regel nur ein Teil der Gesamtbehandlung. Ihr Anteil variiert je nach Krankheitsbild.

Intoxikation durch Medikamente

Bei der Behandlung mit Psychopharmaka kommt es immer wieder zu Überdosierungen oder – durch Einnahme größerer Mengen in suizidaler Absicht – zu Intoxikationen. Wir unterscheiden die akute von der chronischen Vergiftung.

Die *akute Vergiftung* ist in ihrer leichteren Form gekennzeichnet durch Benommenheit, verworrene Sprache, Koordinationsstörungen, extrapyramidale Erscheinungen, Schwindel, Blutdruckabfall sowie enge und reaktionsträge Pupillen. In der schweren Form liegt Bewußtlosigkeit vor, die Atmung ist flach, beschleunigt, verlangsamt oder unregelmäßig, der Puls flach und beschleunigt.

Hinsichtlich der Behandlung gelten die gleichen Regeln wie für bewußtlose Patienten (S. 382 ff.).

448   Therapie und Rehabilitation in der Psychiatrie

Die *chronische Vergiftung* führt zu Gedächtnis- und Konzentrationsstörungen, Benommenheit, Verlangsamung der psychischen Funktionen, Tremor, Nystagmus. Sie kommt am häufigsten im Rahmen des Drogenmißbrauchs vor. Für ihre Behandlung gelten deshalb auch die gleichen Gesichtspunkte (S. 309 ff.).

Elektrokrampfbehandlung

Trotz der großen Fortschritte in der medikamentösen Therapie psychisch Kranker kann man bei bestimmten Störungen auf die Elektrokrampfbehandlung auch heute nicht verzichten. Sie ist angezeigt bei katatonen Zustandsbildern, beim depressiven Stupor (im Rahmen endogener Depressionen) und bei manchen akuten schizophrenen Bildern.

Die therapeutische Wirkung stellt sich oft schon nach wenigen Behandlungen ein. Zwischenfälle sind selten, jedoch kommt es häufig zu einem leichten hirnorganischen Psychosyndrom als Durchgangsstufe bei vollständiger Rückbildung.

Einzelheiten über die Durchführung dieser Behandlung haben wir auf S. 405 geschildert.

Psychotherapie

Allgemeines

Unter Psychotherapie verstehen wir die Behandlung von Krankheiten und psychogenen Störungen durch seelische Mittel. Sie erfordert viel Einfühlungsvermögen vom behandelnden Arzt und die aktive Mitarbeit des Patienten.

Wenn man den Begriff Psychotherapie sehr weit faßt, so ist jedes ärztliche Gespräch bereits dazuzurechnen, denn auch dabei findet schon allein durch die Persönlichkeit des Arztes eine Beeinflussung statt. Ob sie positiv oder negativ auf den Patienten wirkt, hängt natürlich weitgehend von Wissen, Geschick und Einfühlungsvermögen des Arztes ab.

Aber nicht nur das Verhalten des Arztes, auch die Art und Weise, wie das Pflegepersonal dem Kranken gegenübertritt, kann den „Heilungsvorgang" tiefgreifend beeinflussen. Ein aufmunterndes Wort, das verständnisvolle Eingehen auf die Klagen seitens der Krankenschwester vermag dem Kranken das Gefühl zu geben, „gut aufgehoben zu sein". Bei jeder Psychotherapie ist ein Vertrauensverhältnis zwischen dem Therapeuten und dem Patienten unabdingbare Voraussetzung. Der Förderung und Erhaltung dieses Vertrauensverhältnisses müssen die Bemühungen aller Mitarbeiter gelten, die mit dem Kranken zu tun haben.

Indikationsgebiet der Psychotherapie

Wir haben bereits gehört, daß eine psychotherapeutische Beeinflussung im weitesten Sinne bei allen Behandlungen wirksam ist. Die *speziellen* Methoden der Psychotherapie werden jedoch bevorzugt dort eingesetzt, wo psychische Ursachen oder psychisch stark beeinflußbare vegetative Funktionen das Krankheitsbild bestimmen. Zu dieser Gruppe von Störungen rechnen wir vor allem:

- abnorme psychogene Reaktionen,
- abnorme psychogene Entwicklungen (Neurosen),
- abnorme Persönlichkeiten und
- psychosomatische Erkrankungen.

Natürlich werden psychotherapeutische Methoden auch bei einer Reihe von anderen Störungen eingesetzt. Man hat sogar bei der Schizophrenie und der Epilepsie entsprechende Versuche unternommen – ohne jedoch Heilungen zu erzielen, was bei diesen Krankheiten auch gar nicht zu erwarten ist –, um die Patienten von psychogenen Überlagerungen freizumachen und die noch in ihrer Person vorhandenen Möglichkeiten zu mobilisieren.

Im folgenden wollen wir nun auf die Methoden der Psychotherapie näher eingehen. Wir unterscheiden neben dem ärztlichen Gespräch stützende Verfahren, aufdeckende Verfahren, Übungsmethoden und die Soziotherapie.

Ärztliches Gespräch

Das ärztliche Gespräch unterscheidet sich von dem, das Pflegende mit dem Patienten führen, durch seine etwas andere Zielsetzung. Es dient in stärkerem Maße der Diagnostik oder der Therapie. Da man diese beiden Gesichtspunkte jedoch nicht ohne weiteres trennen kann, spricht man von *vorwiegend* diagnostischen und *vorwiegend* therapeutischen ärztlichen Gesprächen (Langen 1978).

Vorwiegend diagnostisch geführte Gespräche können in Form einer Exploration, mittels mehr oder weniger ungezielter Fragen oder auch ganz gezielt erfolgen. In letzterem Falle berühren sie sich stark mit der Erhebung der Anamnese.

Vorwiegend therapeutisch geführte Gespräche können auch durch ihre beratende oder überzeugende Komponente wirksam sein. Im allgemeinen hütet man sich jedoch, dem Patienten konkrete Ratschläge zu geben. Bei Problemen und Konflikten versucht man vielmehr mehrere Möglichkeiten der Lösung mit dem Patienten zu finden und diese gleichwertig nebeneinanderzustellen, wobei *er* die Entscheidung zu fällen, die Lösung zu finden hat. Ausschlaggebend ist immer der Prozeß der Selbstklärung und der Einsicht des Patienten.

450 Therapie und Rehabilitation in der Psychiatrie

Ärztliche Gespräche haben häufig auch suggestive Komponenten. Daneben spielen noch zahlreiche andere Faktoren als strukturierende Momente mit, wie die Arzt-Patient-Beziehung, Rollenprobleme, Übertragung und Gegenübertragung, verschiedene Formen der Interaktion, die Persönlichkeit usw. Auf diese Einflüsse kann hier nicht eingegangen werden. Sie bestimmen jedoch das Ergebnis des Gespräches mit. Das ärztliche Gespräch ist keine spezielle therapeutische Technik, es hat jedoch zweifelsohne therapeutische Effekte, wenn man oft auch nicht weiß, auf welchen Komponenten diese beruhen.

Stützende Verfahren

Stützende Methoden sind solche, die der psychischen Störung zugrunde liegende Konflikterlebnisse dem Patienten nicht bewußt machen, sondern „zugedeckt" lassen.

Suggestion

Suggestion heißt nichts anderes als Beeinflussung, wobei in der Behandlung auf Denken, Fühlen und Wollen des Patienten bewußt und planmäßig Einfluß genommen wird. Dabei soll die *Vorstellung* von ihrer Wirkung den Behandlungserfolg begünstigen. Die Suggestion erfolgt durch eindringliches Zureden (verbale Suggestion) und kann durch Medikamente und physikalische Hilfsmittel (z. B. Faradisieren = Elektrisieren) unterstützt werden.

Beim Faradisieren wird durch bestimmte Körperteile ein Strom geschickt, den man so weit verstärken kann, daß Schmerzempfindungen auftreten. Dem Patienten wird gleichzeitig die heilende Wirkung des Stromes und der bereits eingetretene Erfolg suggeriert. Diese Art der Behandlung hat ihr Indikationsgebiet vor allem bei hysterischen Erscheinungen (besonders bei hysterischen Lähmungen), Organmißempfindungen und psychogenen Schmerzzuständen.

Der Erfolg der Suggestionsbehandlung ist sehr verschieden, da die Ansprechbarkeit für Suggestionen (Suggestibilität) bei den einzelnen Menschen persönlichkeitsbedingte Schwankungen aufweist. Der Erfolg ist um so größer, je mehr man bei der Behandlung auf die Reaktionsweise und die Konfliktlage des Patienten eingeht. Schließlich spielt, wie bei allen Formen der Psychotherapie, die Persönlichkeit des Therapeuten eine große Rolle.

Hypnose

Unter Hypnose verstehen wir einen durch Suggestion herbeigeführten und wieder beendeten schlafähnlichen Zustand, in dem das Bewußtsein auf den

Kontakt zum Hypnotiseur eingeengt ist. Äußeren Reizen gegenüber besteht eine deutliche Unempfindlichkeit. Im Umstand der Hypnose werden die Bewußtseinsinhalte (Fühlen, Denken, Vorstellen usw.) nicht mehr vom hypnotisierten Patienten, sondern vom suggerierten Willen des Hypnotiseurs bestimmt.

Die im hypnotischen Zustand dem Patienten erteilten Suggestionen können sich in folgenden Bereichen auswirken:

- Sinnesempfindung: Es können Farben, Klänge, Gerüche usw. suggeriert werden.
- Motorik: Suggestion von bestimmten Körperhaltungen oder Bewegungsstarre (Katalepsie).
- Vegetatives System: Suggestion von Schwitzen, Jucken, Erröten, Verbrennungen, wobei sogar Brandblasen entstehen können.
- Gedächtnis: Die Erinnerungsfähigkeit kann durch Hypnose gesteigert werden.

Schließlich sind noch die sog. posthypnotischen Aufträge zu erwähnen, bei denen *während* der Hypnose erteilte Aufträge (z. B. Hinauswerfen eines Taschentuchs aus dem Fenster) *nach* Beendigung der Hypnose ausgeführt werden. Fragt man den Betreffenden nach den Motiven solcher Handlungen, so erfinden sie meist irgendeine Erklärung, weil sie die Hintergründe nicht wissen und nicht „dumm dastehen möchten".

Technik der Hypnose. Vor Einleitung der Behandlung sollte ein ausführliches Gespräch zwischen Arzt und Patient über Art und Zweck der Hypnosetherapie geführt werden. Dann wird meist in einem halbdunklen Raum die Hypnose beim entspannt auf einer Couch liegenden Patienten mit der Suggestion von Müdigkeit, Entspannung und Schlaf eingeleitet. Um das Gefühl der Ermüdung leichter zu erreichen, werden Fixierübungen (z. B. Fixieren einer kleinen Kugel oder der Spitze des Reflexhammers) durchgeführt. Dieses Fixieren, untermalt von den mit monotoner, einschläfernder Stimme vorgetragenen Suggestionen, führt schließlich, je nach Empfänglichkeit des Patienten, früher oder später zum Zustand der tiefen Hypnose.

Je nach der Tiefe der Hypnose unterscheidet man herkömmlicherweise drei Stufen: die Somnolenz (Schläfrigkeit), die Hypotaxie (mittlerer „Schlaf") und den Somnambulismus (Trancezustand, tiefe Hypnose). In der tiefen Hypnose werden die eigentlichen therapeutischen Suggestionen gegeben. Bei ihrer Beendigung müssen alle gegebenen Suggestionen wieder zurückgenommen werden.

Indikationsgebiet. Es umfaßt folgende Störungen: Organmißempfindungen, Stottern, psychogene Schmerzzustände, Schlafstörungen, Atemstörungen (psychogenes Asthma).

Schließlich kann die Hypnose auch der Vorbereitung aufdeckender (analytischer) Verfahren dienen oder mit ihnen kombiniert werden. In diesem Zusammenhang könnte man sie auch zu den aufdeckenden Methoden rechnen, bei denen vor allem die Hypermnesie (gesteigertes Erinnerungsvermögen) ausgenützt wird.

Aufdeckende Verfahren

Die aufdeckenden Methoden haben im Gegensatz zu den stützenden, die vorwiegend *Symptome* bekämpfen, das Ziel, durch eine eingehende Analyse die *Ursache* einer psychischen Störung aufzufinden und sie dem Patienten bewußt zu machen.

Analytische Psychotherapie

Die aufdeckenden (analytischen) Verfahren basieren alle auf den Erkenntnissen der *Tiefenpsychologie* und der *Psychoanalyse*. Wir können hier nicht auf die verschiedenen, zum Teil einander sehr widersprechenden Richtungen der Tiefenpsychologie eingehen, sondern lediglich ihre gemeinsamen Prinzipien in Anlehnung an K. Horney kurz erläutern. Wir tun dies, der besseren Übersichtlichkeit halber, in Form einiger knapp gehaltener Thesen:

- Im Bereich des Psychischen geschieht nichts zufällig. Alle seelischen Prozesse sind wie die physikalischen durch feststellbare Ursachen (kausal) bedingt.

- Der überwiegende Teil unserer Antriebe ist uns unbewußt und affktiv getönt

- In Konfliktsituationen werden bestimmte Erlebnisinhalte ins Unbewußte verdrängt, wodurch es zu Scheinlösungen von Problemen kommt.

- Gegen das Bewußtwerden verdrängter Vorgänge arbeitet der sog. Widerstand, dessen Ziel es ist, dem Individuum die peinliche Einsicht in die eigenen Probleme zu ersparen.

- Durch eine bestimmte Technik, im Traum und in der freien Assoziation, kann der Widerstand überwunden werden, wodurch verdrängte „Komplexe" ins Bewußtsein geholt und gedeutet werden können.

- Ein Großteil der zu psychischen Störungen führenden Konfliktsituationen läßt sich bis in die früheste Kindheit zurückverfolgen.

- In der psychotherapeutischen Situation werden viele, ursprünglich auf andere Personen (z. B. Eltern) bezogene affektive Regungen auf den Psychotherapeuten übertragen. Es kann auf diese Weise zu regelrechten Haßgefühlen, aber auch zu Liebe und Zuneigung gegenüber dem Therapeuten kommen.

Nach Freud können wir alle Verfahren, bei denen die beiden Phänomene *Widerstand* und *Übertragung* auftreten, als Psychoanalyse bezeichnen.

Technik der Psychoanalyse. Nach der klassischen Methode wird der entspannt auf einer Couch liegende Patient aufgefordert, alle seine Gedanken und Einfälle ungeachtet ihres Inhaltes auszusprechen. Diesen freien Einfällen (Assoziationen) soll sich der Patient ohne alles gezielte Nachdenken vollkommen überlassen, und auch der Therapeut soll in diesen Prozeß nicht eingreifen. Das Assoziieren wird ergänzt durch die Analyse von Träumen, die der Patient dem Therapeuten erzählt. Alle diese Methoden dienen dazu, verdrängte Komplexe aus dem Unbewußtsein an das Tageslicht des Bewußtseins zu bringen und in enger Beziehung zu den Problemen des Patienten zu deuten. Die Rolle des Arztes soll bei der Analyse bewußt im Hintergrund stehen, auch die Deutungen müssen sparsam sein; es ist möglichst viel dem Patienten selbst zu überlassen.

Die Art und Weise der Deutung des vom Patienten ausgesprochenen „Materials" richtet sich nach dem Leitbild der jeweiligen *psychotherapeutischen Schule.* Die bekanntesten Methoden sind die von Freud, Adler und Jung und einige modifizierte Techniken, auf die wir noch kurz eingehen wollen.

– *Freudsche Psychoanalyse:* Freud darf als Begründer der Psychoanalyse gelten; alle anderen Schulen gehen letztlich auf sein Werk zurück. Zentral im Freud-System steht sein dynamischer Libidobegriff, der im wesentlichen auf die Sexualität bezogen ist. Diese Libido möchte sich nach dem Lustprinzip „ausleben", was jedoch durch die gesellschaftlichen Schranken und durch das anerzogene Gewissen (Über-Ich) verhindert wird. Die sexuellen Regungen werden daher gezwungen, andere Wege zu gehen. Sie werden z. B. ins Unbewußte verdrängt *(Verdrängung)* oder aber in schöpferische Impulse umgeformt, die zu künstlerischer Betätigung führen *(Sublimation).* Neben Verdrängung und Sublimation kennen wir noch eine Reihe anderer Abwehrvorgänge wie *Rationalisierung* (nachträgliche Scheinbegründung), *Projektion* (Zuschreiben eigener Probleme an andere Personen), *Regression* (Zurückfallen auf frühere, meist kindliche Formen der Konfliktbewältigung) oder *Konversion* (Transformation psychischer Konflikte in körperliche Symptome). Bei der Entstehung von psychischen Störungen spielen vor allem die Abwehrmechanismen der Verdrängung, Regression und Konversion eine große Rolle. Weitere wichtige Gesichtspunkte in der Lehre Freuds sind die Entwicklung und die Instanzenlehre.

Die *Entwicklung* ist deshalb so wichtig, weil sich nach Freud fast alle neurotischen Symptome bis in die früheste Kindheit zurückverfolgen lassen. Sie verläuft über die *orale, anale* und *phallische* Phase, die bis etwa zum 6. Lebensjahr abgeschlossen sind; es folgt dann die sog. Latenzzeit bis zur Pubertät und danach die genitale Phase.

Die *Instanzenlehre* beinhaltet eine Dreiteilung der Persönlichkeit (Es, Ich, Über-Ich), von denen das Es die Triebschicht, das Über-Ich eine Art Gewissen und das Ich eine zwischen beiden vermittelnde, vorwiegend bewußte Instanz repräsentiert. Ziel der Therapie ist es, aus dem *Es* das *Ich* zu machen.

– *Individualpsychologie Adlers:* Nach A. Adler ist der Grundtrieb des Menschen nicht der Geschlechtstrieb, sondern das Macht- und Geltungsstreben. Dieses wird aus mehr konstitutionellen Gründen (z. B. Organminderwertigkeit) oder auch aus Gründen psychischen Versagens an seiner natürlichen Entfaltung gehindert, wodurch es zu starken Minderwertigkeitsgefühlen kommt. Die Minderwertigkeitsgefühle werden vom Patienten durch Überkompensation und allerlei andere Scheinlösungen (sog. Arrangements) zu überspielen versucht. Ziel der Therapie ist es, durch die Methode der Ermutigung Minderwertigkeitsgefühle und Überkompensationen abzubauen und den Patienten zu einem gesunden, seinen Kräften angemessenen Leitbild zu führen, das seine Einordnung in die Gesellschaft ermöglicht.

– *Komplexe Psychologie Jungs:* C. G. Jung, ursprünglich Schüler und Mitarbeiter Freuds, hat sich später von Freud getrennt, weil er dessen von der Sexualität beherrschten Libidobegriff nicht mehr akzeptieren konnte. Jung versteht unter Libido die gesamte psychische Energie. Ein zweiter Gegensatz zwischen den beiden Psychotherapeuten betrifft das Unbewußte. Während Freud nur ein persönliches Unbewußtes kennt, unterscheidet Jung neben diesem noch ein *kollektives* Unbewußtes, dessen Inhalte allen Menschen gemeinsame Urbilder (Archetypen) sind, die in Sagen, Märchen und Mythen aller Völker auftauchen und sich auch an Träumen und Phantasien äußern. Beispiele für Archetypen sind „der alte Weise", die „große Mutter", „Animus", „Anima", „Schatten" usw.

Ziel der Behandlung ist es, durch Auffinden der Archetypen die Deutung der Probleme des Patienten über die eigene Person hinaus zu erweitern, andererseits aber auch die Phänomene des kollektiven Unbewußten in die eigene Person mit einzubeziehen. Dazu gehört auch die Konfrontation des Patienten mit dem eigenen Schatten, d. h. mit den negativen Seiten seiner Persönlichkeit. Auf diese Weise soll schließlich eine optimale Verwirklichung der eigenen Person, die *Individuation,* erreicht werden.

Ein weiterer, auch auf anderen Gebieten ungemein fruchtbarer Gesichtspunkt der Lehre Jungs ist seine typologische Unterscheidung zwischen *introvertierten* (nach innen gewandten) und *extravertierten* (nach außen gerichteten) Persönlichkeiten.

– *Existenzanalyse* und *Logotherapie Frankls:* Frankl sieht die Ursache vieler Neurosen im Verlust des Lebenssinns (sog. noogene Neurosen). Ziel der Behandlung ist es, nach einer Analyse des Patienten und seinen konkreten

Lebensschwierigkeiten mit ihm gemeinsam wieder einen Sinn zu finden, den er akzeptieren und zur Grundlage seines Weiterlebens machen kann.

Es gibt noch eine große Zahl anderer Schulen und psychotherapeutischer Methoden, auf die wir hier allerdings nicht eingehen können.

Erfolgschancen der analytischen Psychotherapie. Trotz der Verschiedenheit der einzelnen Schulen und Methoden ist auffällig, daß ihre Erfolge ungefähr gleich groß sind. Die Angaben über Heilungen schwanken zwischen 40 und 65%. Natürlich sind statistische Angaben gerade hier mit besonderer Vorsicht zu genießen, da die Heilungserfolge schwer überprüfbar sind. Es ließe sich auch denken, daß ganz elementare Faktoren, die man bei allen Formen der aufdeckenden Psychotherapie findet, wie Vertrauen, ausführliches Gespräch, Möglichkeit zum sprachlichen Abreagieren von Konflikten für die Erfolge ausschlaggebend sind.

Narkoanalyse

Bei der Narkoanalyse erfolgt die tiefenpsychologische Exploration unter dem Einfluß von narkotischen Medikamenten. Im Zustande einer leichten Narkose versucht man die verdrängten Regungen des Patienten aufzufinden. Selbstverständlich darf eine solche Methode – wie auch die anderen psychotherapeutischen Verfahren – nur mit Einverständnis des Patienten durchgeführt werden. Man hofft, mit der Narkoanalyse das analytische Verfahren abzukürzen.

Klientenzentrierte Gesprächstherapie

Das *Grundkonzept* der klientenzentrierten Therapie geht aus dem folgenden Zitat ihres Begründers C. R. Rogers hervor:

„Die klientenzentrierte Orientierung ist eine sich ständig weiterentwickelnde Form der zwischenmenschlichen Beziehung, die Wachstum und Veränderung fördert. Sie geht von folgender Grundannahme aus: Jedem Menschen ist ein Wachstumspotential zu eigen, das in der Beziehung zu einer Einzelperson (etwa einem Therapeuten) freigesetzt werden kann. Voraussetzung ist, daß diese andere Person ihr eigenes reales Sein, ihre emotionale Zuwendung und ein höchst sensibles, nicht urteilendes Verstehen in sich selbst erfährt, zugleich aber dem Klienten mitteilt. Das einzigartige dieses therapeutischen Ansatzes besteht darin, daß sein Schwerpunkt mehr auf dem Prozeß der Beziehung selbst als auf den Symptomen oder ihrer Behandlung liegt." (Rogers, 1977).

Vorgehensweise

Der Therapeut nimmt gegenüber dem Klienten eine Haltung ein, die sich mit den Begriffen *emotionale Wärme* (positive Wertschätzung, Akzeptierung), *Empathie* (Einfühlsamkeit, Verstehen) und *Kongruenz* (Echtheit, Stimmigkeit) umschreiben läßt. Das Gespräch soll einen fortschreitenden Klärungs- und Verständigungsprozeß ermöglichen, der dem Klienten immer mehr Einsicht in die eigenen Probleme und Lösungswege vermittelt. Das nichtdirekte Vorgehen zeigt sich darin, daß der Therapeut sich weitgehend vom Klienten leiten läßt und sich in dessen Befindlichkeit so gut wie möglich einzufühlen versucht. Das Vorgehen ist stark auf die Gegenwart konzentriert, auf biographische Bezüge wird aber eingegangen, wenn der Klient selbst derartiges „Material" in die Behandlung einführt.

Indikationen

Die Methode ist aus der Beratungsarbeit entstanden und eignet sich am besten für die Behandlung von reaktiven und neurotischen Störungen.

▓▓▓▓ Übungsverfahren

■ Autogenes Training (J. H. Schultz)

Beim autogenen Training, auch konzentrative Selbstentspannung genannt, wird durch bestimmte Übungen eine Art hypnotischer Ruhezustand erzeugt, in dem die Beeinflussung vegetativer Funktionen (z. B. Regulation der Durchblutung und der Atemtätigkeit) möglich ist. Im Gegensatz zur Hypnose wird der Entspannungs- und Ruhezustand vom Patienten selbst erzeugt. Das autogene Training hat die Hypnose heute weitgehend verdrängt.

Technik

Die einzelnen Übungen sollten anfangs nur unter ärztlicher Anleitung und Aufsicht durchgeführt werden. Sie beginnen damit, daß der Übende eine entspannte Haltung einnimmt. Als günstig haben sich die horizontale Lage und die sog. Droschkenkutscherhaltung erwiesen, bei der der Oberkörper schlaff in sich zusammenfällt, die Oberschenkel gespreizt und die Unterarme locker auf die Oberschenkel gelegt werden. Die Entspannung wird durch Autosuggestion wie „ich bin ganz ruhig" und die Vorstellung beruhigender Bilder verstärkt. Anschließend beginnt man mit den Übungen, wobei man bis zur Beherrschung einer Übung – bei täglichem Üben von 3mal 3 Minuten – eine Zeit von etwa 14 Tagen veranschlagt. Die sechs Übungen werden in folgender Reihenfolge durchgeführt:

- *Schwereübung:* Die Übung beginnt mit dem formelhaften Sichvorsagen: „Mein rechter Arm ist ganz schwer" (bei Linkshändern der linke), wobei man sich die Schwere gleichzeitig in irgendeiner Form vorstellt. Vor Beendigung der Übung müssen die Suggestionen wieder zurückgenommen werden. Dies geschieht durch die Formel: „Arme fest anziehen, tief einatmen, Augen auf". Wenn die Übung gelungen ist, geht man in gleicher Weise zur Schwereübung der Beine über.

– *Wärmeübung:* Formelhafte Suggestion: „der rechte Arm ist warm, ganz warm". Später wird die entspechende Beinübung durchgeführt.

– *Herzübung:* Man suggeriert sich die Formel: „Herz schlägt ganz ruhig". Man kann diese Übung dadurch erleichtern, daß man die rechte Hand entspannt auf die Herzgegend legt, um ein besseres Gefühl für die Herztätigkeit und ihre Beeinflussung zu bekommen.

– *Atemübung:* Formelhafte Suggestion: „Atem ganz ruhig, es atmet mich".

– *Sonnengeflechtsübung* (Regulierung der Bauchorgane): Das Sonnengeflecht ist ein Ganglion, das für die vegetative Regulation der Bauchorgane mitverantwortlich ist. Mit der Sonnengeflechtsübung: „Sonnengeflecht strömend warm", soll ein Gefühl der Wärme im Bauchraum erzeugt werden. Die Übung kann man durch die Vorstellung unterstützen, man atme bis hinunter in den Bauchraum.

– *Kopfübung:* Die formelhafte Suggestion lautet: „Stirn angenehm kühl".

Alle Übungen muß man durch Zurücknahme der Suggestion beenden. Wenn diese Übungen konsequent durchgeführt werden, so gelangt man schließlich so weit, daß man sich in jeder Übung entspannen und seine vegetativen Regulationen beeinflussen kann.

Indikationsgebiet

Das autogene Training kann bei sehr vielen psychogenen Störungen und Erkrankungen angewendet werden, vor allem bei Schlafstörungen, vegetativer Labilität, psychogenem Asthma und Kopfschmerzen, funktionellen Herzbeschwerden und Magen-Darm-Störungen. Darüber hinaus kann es natürlich auch bei der Bekämpfung von uns alle betreffenden alltäglichen Übeln wie Angst vor schwieriger Entscheidung, kalten Füßen, inneren Verkrampfungen von großer Hilfe sein.

■ Gestufte Aktivhypnose (E. Kretschmer)

■ Die gestufte Aktivhypnose ist ein kombiniertes Übungsverfahren, das Elemente des autogenen Trainings und der Hypnose vereinigt. Zunächst wird das autogene Training bis zur Beherrschung der Schwere- und Wärmeübung erlernt, dann wird durch Fixierübungen ein hypnoider Zustand herbeigeführt. ■

■ Zweigleisige Standardmethode (E. Kretschmer)

■ Sie stellt eine Kombination zwischen gestufter Aktivhypnose und einer kurzen Psychoanalyse dar. Das Verfahren hat den Vorteil, daß man einen Teil der durch die Analyse aufgedeckten Symptome durch Übungen gleich aktiv angehen kann. Dies geschieht durch spruchbandartige, formelhafte Suggestionen.

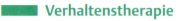 Verhaltenstherapie

Die Verhaltenstherapie befaßt sich mit der *direkten* Beeinflussung des Verhaltens. „Direkt" heißt, daß das vorliegende Krankheitssymptom ohne Umwege über seine verschiedenen Entstehungsbedingungen gezielt angegangen wird.

Grundlagen

Die Grundlage der Verhaltenstherapie sind die *Lerntheorien.* Der Begriff Lerntheorie umfaßt viel mehr als das, was wir im täglichen Sprachgebrauch als Lernen bezeichnen. Wenn wir in der Umgangssprache von Lernen sprechen, so meinen wir vorwiegend das schulische oder an die Schule gebundene Lernen. Lernen im *weiteren Sinne* umfaßt aber nahezu alles menschliche Verhalten. Ob es sich um die Reinlichkeitserziehung der Kinder, das Spielen auf einem Musikinstrument oder um Autofahren handelt, immer sind Lernprozesse entscheidend beteiligt. Diese Lernprozesse kann man nun allgemeingültig, d. h. unabhängig vom speziellen Einzelfall, in Form der Lerngesetze darstellen.

Lerngesetze. Sie wurden zum größten Teil in Tierexperimenten gefunden, gelten aber im Prinzip auch für den Menschen. Jede Erziehung benützt in mehr oder weniger deutlicher Form diese Gesetzmäßigkeiten. Wir unterscheiden zwei wichtige Lerngesetze, den bedingten Reflex und das Lernen am Erfolg.

Beim *bedingten Reflex* wird mit dem physiologischen Reiz (unkonditionierter Reiz) ein Reiz in zeitlich engem Zusammenhang dargeboten, der die erwünschte Reaktion normalerweise nicht auslöst. Wird er aber oft genug mit dem physiologischen (unkonditionierten) Reiz dargeboten, so ist er für eine bestimmte Zeit in der Lage, die Reaktion selbständig auszulösen. Man spricht auch vom *klassischen Konditionieren.*

Beim *Lernen am Erfolg* ist eine positive Wirkung (Bekräftigung oder Belohnung) das Entscheidende am Lernvorgang. Verhaltensweisen, die auf diese Weise (durch Belohnung) erfolgreich sind, werden vom Individuum ausgewählt und in sein Verhaltensinventar einbezogen. Man spricht auch vom *operanten (instrumentellen) Konditionieren.* In der Kindererziehung hat man schon immer nach diesem Prinzip gehandelt, wenn man das vom Kind erwünschte Verhalten durch Lob, Anerkennung oder Geschenke *verstärkte.*

Prinzip der Generalisation. Zahlreiche Behandlungsversuche haben gezeigt, daß das in der therapeutischen Situation erlernte, erwünschte Verhalten die

Tendenz hat, auch in anderen Situationen aufzutreten, die mit der therapeutischen Situation nicht direkt im Zusammenhang stehen. Dieses Phänomen bezeichnen wir als Generalisation. Die Generalisation erklärt die Tatsache, daß wir auch in unvorhergesehenen und unerwarteten Situationen richtig reagieren können. Wir sind also nicht nur von den bereits erlebten Situationen abhängig, unser Verhalten unterliegt der Generalisation.

■ Die Lerngesetze haben für die Entstehung von Krankheitssymptomen folgende Bedeutung: Die Verhaltenstherapie geht davon aus, daß, wie nahezu alle menschlichen Reaktionsweisen, auch Krankheitssymptome (besonders neurotische Symptome) erlernt werden. ■

Neurotische Verhaltensweisen sind solche, die von den Verhaltensnormen der Gesellschaft abweichen, d. h., neurotisches Verhalten ist fehlangepaßt. Diese Fehlanpassung ist nach Ansicht der Verhaltenstherapeuten *erlernt.*

Unter den krankhaften (neurotischen) Verhaltensweisen können wir nach Eysenck zwei Arten unterscheiden:

– solche, bei denen sich falsche bzw. unerwünschte Reaktionen ausgebildet haben. Sie können sowohl nach dem Prinzip des bedingten Reflexes als auch nach dem des Lernens am Erfolg entstanden sein. Beispiele: Phobien, Angstzustände, Zwänge.
– solche, bei denen bedingte Reaktionen, die normalerweise zur Ausbildung erwünschten Verhaltens führen, in der Entwicklung gefehlt haben. Beispiele: Bettnässen, sexuelle Perversionen, Psychopathien.

Das Ziel der Verhaltenstherapie ist, diese Störungen direkt zu beeinflussen, wobei sie sich der Lerngesetze, besonders des Lernens am Erfolg, bedient.

Ihr Prinzip lautet:

– Erwünschtes Verhalten wird belohnt (verstärkt),
– unerwünschtes Verhalten wird bestraft bzw. nicht beachtet.

Dieser Grundsatz ist eigentlich nichts Neues. Jede Erziehung arbeitet auf seiner Grundlage. In der Verhaltenstherapie wird er jedoch viel systematischer als sonst befolgt, und alle Verhaltensänderungen des Patienten werden genau protokolliert.

In den letzten Jahren wurde die sog. *kognitive Verhaltenstherapie* entwickelt, die neue Indikationsgebiete erfolgreich eröffnet hat, z. B. Behandlung von Depressionen, Zwangs- und Angstsyndromen.

Indikationsgebiet der Verhaltenstherapie

Die Verhaltenstherapie hat sich besonders bei neurotischen Störungen bewährt. Umfangreiche Erfahrungen liegen vor für die Behandlung von motori-

460 Therapie und Rehabilitation in der Psychiatrie

schen Störungen (Jaktationen, Tics), Sprachstörungen, Phobien sowie kindlichen Verhaltensstörungen (z. B. Einnässen, Einkoten, Aggressivität).

Wie bei allen gezielten Behandlungsmethoden muß auch der Stationsbetrieb entsprechend organisiert werden. Krankenschwestern und -pfleger müssen über die Grundprinzipien der Therapie informiert sein; denn auch außerhalb der Therapiestunden muß der Behandlungsplan genau eingehalten werden. Durch andersartige Beeinflussung der Patienten außerhalb der Therapiestunden wird der Erfolg fragwürdig. Hingegen können Verhaltensweisen der Patienten, die im Sinne des therapeutischen Zieles sind, auch außerhalb der Behandlungszeit gefördert werden.

Die Verhaltenstherapie hat sich auch bei der Resozialisierung langjährig hospitalisierter psychiatrischer Patienten bewährt.

Soziotherapie

Als Soziotherapie werden in der Psychiatrie-Personalverordnung „alle handlungsorientierten Einflußnahmen auf die Wechselwirkung zwischen der Erkrankung des Patienten und seinem sozialen Umfeld verstanden".

Nach Rave-Schwank u. Winter v. Lersner (1986) „ist Soziotherapie die Organisation der Station zum therapeutischen Milieu".

Sie ist eine der wichtigsten Aufgaben der Pflegenden, indem mit dem Patienten die Bewältigung der Alltagssituation geleistet werden soll, Aktivitäten, die sonst Familie und Freunde erledigen. Im Pflegeprozeß werden auch hier die Lebensaktivitäten zugrunde gelegt, um die Fähigkeiten, Probleme, Ziele und Pflegemaßnahmen festzulegen. Die Aspekte des Alltagslebens, wie z. B. morgendliches Aufstehen, Körperpflege, Essen, Trinken, Gestaltung des Tages – wann sollte der Patient tätig/aktiv sein, wann soll er ruhen, Zubettgehen – sind Aufgaben, die auf die Fähigkeiten des Patienten abgestimmt und mit denen schrittweise gesundheitsfördernde Ziele angestrebt werden. In den Stationsversammlungen (Morgenrunden, Stationsgruppen), die auch als „Alltagsschule" bezeichnet werden, geht es um die Einübung des Umgangs mit Rechten und Pflichten. Hier sollen die Stationsregeln verdeutlicht werden und Situationen, die das Zusammenleben erleichtern oder erschweren, aufgezeigt, d. h. erfahrbar gemacht werden.

Der Tätigkeitsbereich der Soziotherapie als Aufgabe des Krankenpflegepersonals hat viele Aspekte und verfolgt das Ziel, dem Patienten in der Alltagssituation Anleitung, Hilfestellung und reale Auseinandersetzungsmöglichkeiten zu geben.

In Abgrenzung zu den Therapien anderer Berufsgruppen geht es in der Soziotherapie um die aktuelle, reale Erfahrung, in der nicht interpretiert wird.

Arbeitstherapie

Der Arbeitstherapie geht es darum, den Patienten mit Hilfe eines Systems gestufter Anforderungen wieder leistungsfähig und belastbar zu machen. Die zu verrichtende Arbeit muß notwendig und sinnvoll sein, der Patient soll ihre Bedeutung erkennen, sie soll gewisse Anforderungen an Ausdauer und Gewissenhaftigkeit stellen und möglichst gemeinsam mit anderen ausgeführt werden.

Durch das Gefühl, wieder etwas leisten zu können, nicht ganz wertlos zu sein, sich etwas zu verdienen, kann der Patient aus einer apathischen und resignierenden Haltung herausgeführt werden.

Auch hierbei spielt die Gruppengemeinschaft eine große Rolle. Wer der Arbeitstherapie innerhalb der Klinik oder Anstalt gewachsen ist, kann bald in einem benachbarten Betrieb beschäftigt werden. Man versucht zu diesem Zweck, einige Patienten im Rahmen sog. industrieller Arbeitsgruppen zusammenzufassen und unter schrittweiser Steigerung der Arbeitsanforderungen in Betrieben der freien Wirtschaft einzusetzen. Das Gefühl, nicht allein, sondern gemeinsam nach längerer Krankheit wieder „ins freie Leben" hinauszugelangen, vermittelt dem Patienten ein Gefühl der Geborgenheit und des Schutzes. Allmählich versucht man dann die Patienten soweit zu verselbständigen, daß sie, z. B. im Rahmen einer Nachtklinik, nur noch zum Schlafen im Krankenhaus erscheinen, sich aber sonst frei bewegen. Schließlich soll im nächsten Schritt der Kranke wieder in seine alte Umgebung eingegliedert werden.

Beschäftigungstherapie

Sie ist mit der Arbeitstherapie verwandt und hat sich aus ihr entwickelt. Im Gegensatz zur Arbeitstherapie will sie durch vorwiegend musisches und kunsthandwerkliches Arbeiten (Malen, Modellieren, Schnitzen, Weben) schöpferische und gestalterische Kräfte wecken. Musische Betätigungen sind auch vorteilhaft zur Abreaktion von aggressiven Impulsen (besonders bei Kindern) und zur allgemeinen psychischen Lockerung gut geeignet. Sie können als „Ausdrucksphänomen" auch manche diagnostische Hinweise geben.

Die Beschäftigungstherapie vollzieht sich vorwiegend in Gruppen, was neben der Förderung schöpferischer Impulse die Stimmung und Initiative verbessert und auch die Eingliederung in eine Gemeinschaft erleichtert. Im Rahmen der Beschäftigungstherapie läßt sich auch eine Reihe von Beobachtungen machen, die für die weitere Behandlung des Patienten außerordentlich

462 Therapie und Rehabilitation in der Psychiatrie

wichtig sein können. Die beiden Gesichtspunkte, auf die man achtet, sind *Arbeitsweise* und *Verhalten in der Gruppe.* Hinsichtlich der Arbeitsweise ist wichtig, ob der Patient selbständig arbeitet oder nur unter Anleitung dazu in der Lage ist, ob er gründlich und konsequent arbeitet, ob er mit dem Material richtig umgeht usw. Was das Gruppenverhalten betrifft, so achtet man auf sein Kontaktverhalten (sucht er Kontakte oder meidet er sie), auf seine Stellung innerhalb der Gruppe und auf das Verhältnis zum Therapeuten.

Die Beschäftigungstherapie ist ein Durchgangsstadium der Behandlung, deren Ziel es ist, den Patienten auf die etwas höheren Anforderungen der Arbeitstherapie vorzubereiten.

Nähere Ausführungen zur Beschäftigungstherapie finden sich bei G. Jentschura u. H.-W. Janz: Beschäftigungstherapie, 3. Aufl., Thieme, Stuttgart 1979.

Milieutherapie

Bei ihr soll für den Kranken ein optimales Milieu geschaffen werden, das eine reibungslose Entfaltung seiner Persönlichkeit ermöglicht. Es ist verständlich, daß eine solche Form der Behandlung mit unzähligen Faktoren zu rechnen hat und deshalb immer nur ein Versuch bleiben kann. Aufklärung der Familienangehörigen, Veränderung des beruflichen Milieus sind nur einige Maßnahmen, die man ergreifen muß. Zu diesem Zweck ist die enge Zusammenarbeit zwischen Klinik, Fürsorge und Jugendämtern nötig.

Das Indikationsgebiet der Milieutherapie erstreckt sich vor allem auf verwahrloste (milieugeschädigte) Kinder und Jugendliche, aber auch auf psychogene Schwierigkeiten Erwachsener in Familie und Beruf.

Gruppenarbeit und Gruppentherapie

Bei ihr werden die verschiedenen bereits besprochenen Methoden auf kleinere oder größere Patientengruppen übertragen. Dabei ergeben sich eine ganzen Reihe von sog. Interaktionen (Wechselwirkungen) zwischen den Therapeuten und den Gruppenmitgliedern sowie zwischen den Gruppenmitgliedern untereinander. Als Gruppentherapie mit übenden Verfahren wird das autogene Training am häufigsten durchgeführt.

Unter den Gesichtspunkten der modernen Gruppentherapie haben sich die Stationen vieler psychiatrischer Krankenhäuser grundlegend gewandelt. Immer mehr versucht man, herkömmliche Formen des Stationsbetriebes durch therapeutische Gemeinschaften zu ersetzen.

Therapeutische Gemeinschaft

Darunter versteht man eine Art Großgruppe, die aus Patienten, Krankenschwestern, Ärzten und Angestellten besteht und deren Ziel es ist, die optimalen Voraussetzungen für die Besserung oder Heilung ihrer kranken Mitglieder zu schaffen. Im Gegensatz zur herkömmlichen Stationsgliederung versucht man auf hierarchische Strukturen weitgehend zu verzichten und verteilt Kompetenzen und Initiativen in abgestufter Weise auf möglichst viele Gruppenmitglieder. Die Hauptaufgaben der therapeutischen Gemeinschaft bestehen nach Napolitani darin, daß

– „das krankhafte Verhalten des einzelnen der Gruppe deutlich wird und daß der einzelne durch die Gruppe darauf aufmerksam gemacht werden kann;
– die Gruppe und der einzelne sich bemühen, dieses krankhafte Verhalten zu verstehen;
– diejenigen Situationen gefördert werden, die korrigierende Erfahrungen ermöglichen;
– die gesunden Seiten der Persönlichkeit durch die Gruppe anerkannt und durch adäquate Rollen entwickelt werden".

Im Rahmen solcher therapeutischer Gemeinschaften werden in Form von Gruppengesprächen alltägliche Probleme, die sich aus dem Gemeinschaftsleben ergeben, und auch persönliche Schwierigkeiten und Differenzen ausführlich besprochen. Gespräche dieser Art tragen ganz wesentlich dazu bei, daß eine Atmosphäre der Offenheit, des Vertrauens und Verstehens entsteht. Sie verhindern zugleich auch unterschwellige Spannungen und die Ansammlung von Aggressionen, die sich dann explosionsartig entladen. Der wesentliche und therapeutische Vorgang in einer solchen Gemeinschaft geschieht nach Jones nach dem Prinzip des „sozialen Lernens". Soziales Lernen heißt, daß die Patienten durch gruppendynamische Prozesse und Vorgänge wieder zu einer Anpassung an eine Gemeinschaft geführt werden. Beispiele sind:

– *Analytische Gruppentherapie:* Bei der analytischen Gruppentherapie werden Konflikte und Probleme der Patienten unter der unauffälligen Leitung eines Therapeuten diskutiert. Über das Kennenlernen der Probleme anderer, die häufig ähnlicher Natur sind, entsteht die Bereitschaft zu verstehen und schließlich ein Zugang zur Gemeinschaft. Wie bei der analytischen Einzeltherapie können auch hier die Phänomene Widerstand und Übertragung auftreten und sich unter Umständen störend bemerkbar machen. Deshalb muß mit besonderer Sorgfalt auf die Zusammensetzung der Gruppe geachtet werden. Die Leitung einer analytischen Gruppe erfordert vom Therapeuten sehr viel Kompetenz und Menschenkenntnis.
– *Psychodrama:* Das Psychodrama (Moreno) ist eine besondere Form der Gruppentherapie, bei der die Patienten im freien Spiel und in selbstgewählten Szenen ihre Affekte und aggressiven Regungen abreagieren.

464   Therapie und Rehabilitation in der Psychiatrie

Durch nachträgliche Aussprache können verdrängte Komplexe und Konfliktlagen bewußt gemacht und in ihrer Bedeutung für die eigene Person erkannt werden. Je nachdem, auf welche Bereiche der Schwerpunkt beim Psychodrama gelegt wird, unterscheiden wir das *Soziodrama* (es werden vorwiegend soziale Probleme behandelt) vom *Axiodrama* (Kernproblem sind ethische und moralische Werte).

Einrichtungen der Rehabilitation

Während für Rehabilitationsaufgaben bei Patienten mit dauerhaften Behinderungen des Stütz- und Bewegungsapparates sich Rehabilitationsabteilungen an Kliniken und Großkrankenhäusern, vor allem im Ausland, vereinzelt als Modelle in der Bundesrepublik entwickelt haben, sind speziell für die psychiatrischen Patienten recht weit gefächerte Einrichtungen erprobt worden, die zur Zeit allerdings nur unvollständig verfügbar sind. Das psychiatrische Großkrankenhaus bleibt derzeit bei allen Bemühungen um eine starke Integration der Psychiatrie auch in das allgemeine Krankenhaussystem sicherlich gerade für schwerstbehinderte Psychosekranke der Ort der angemessenen Behandlung und Rehabilitation, vor allem auch, um die Kranken vor der Gefahr der Inaktivität zu bewahren und Verwahrlosung zu vermindern.

Als halbstationäre Dienste haben sich die Tages- und Nachtkliniken bewährt. Mit Hilfe derartig gestufter Möglichkeiten kann im Rahmen der Tagesklinik die Rückführung in den Familienkreis noch unter regelmäßiger klinischer Überwachung erfolgen; im Falle der Nachtklinik kann die Integration ins Arbeitsleben vollzogen werden, ohne zunächst den Schutz der regelmäßigen psychiatrischen Kontrolle aufzuheben.

In einer weiteren Stufe der ambulanten Behandlung ist zwar prinzipiell die Verantwortung des niedergelassenen Nervenarztes angesprochen. Es hat sich allerdings als notwendig erwiesen, darüber hinaus Beratungsdienste und Nachsorgeeinrichtungen aufzubauen, die mit Hilfe von Sozialarbeitern eine nachgehende Betreuung ermöglichen und gerade dann tätig werden, wenn der psychisch Kranke von sich aus nicht spontan den behandelnden Arzt aufsucht. Auf diese Weise kann durch rechtzeitige Intervention vielfach eine erneute Krankenhausaufnahme vermieden werden.

Auf dem Gebiet der geschützten Wohnangebote, der Werkstätten für Behinderte und der Patientenclubs sind zahlreiche erfreuliche Ansätze erkennbar. Aber auch hier sind wir in der Bundesrepublik Deutschland bisher noch weit von einer ausreichenden Versorgung für die psychisch Kranken entfernt. Ein Ausbau dieser „extramuralen" Dienste wird zweifellos die psychiatrischen Großkrankenhäuser von nicht mehr dringend stationär behandlungsbedürftigen Patienten fühlbar entlasten und den Kranken eine wesentlich freiere

Lebensmöglichkeit zur Verfügung stellen, als dies innerhalb einer geschlossenen Einrichtung möglich ist.

Prävention

„Vorbeugen ist besser als heilen." Dieses Sprichwort gilt natürlich auch für psychisch Kranke. Einer ausgedehnten und erfolgreichen Prävention stehen viele Hindernisse im Wege. Haupthindernis ist, daß man sich über die Ursachen bzw. deren Wechselspiel bei vielen psychischen Erkrankungen noch nicht im klaren ist. Andererseits liegt aber eine Fülle von Erkenntnissen über psychisch krankmachende Bedingungen vor, so daß für die Prävention auch heute viele Wege gegeben sind, die jedoch mangels personeller und institutioneller Möglichkeiten nicht optimal genutzt werden können. Für den psychohygienischen Gedanken können die im Jahre 1908 bereits von Beers u. Meyer aufgestellten Gesichtspunkte auch heute noch Aktualität beanspruchen. Ihr Programm enthielt unter anderem folgende Forderungen:

– „Sorge für die Erhaltung geistiger Gesundheit,
– Verhütung der Geistes- und Nervenkrankheiten und der Defektzustände,
– Vervollkommnung der Behandlung und Pflege der Geisteskranken,
– Überwachung der Schwachsinnigen und Epileptiker und ihre Einschaltung ins Berufsleben,
– Bereitstellung und Verbreitung zuverlässiger Aufklärung über alle einschlägigen Fragen, besonders über die Bedeutung der psychischen Anomalien für die Probleme der Erziehung, des Wirtschaftslebens, der Kriminalität und überhaupt der menschlichen Verhaltensweisen.

Diese Aufgaben sollen erfüllt werden durch

– Förderung der sozialen Fürsorge,
– Mitwirkung bei der Einrichtung psychohygienischer Beratungsstellen,
– Ausbildung von Pflege- und Fürsorgepersonal,
– Zusammenwirken mit allen in Betracht kommenden öffentlichen und privaten Wohlfahrtseinrichtungen."

Die Verwirklichung dieser Grundsätze ist das Anliegen der sozialpsychiatrischen Bemühungen und erfordert eine entsprechende personelle und institutionelle Ausstattung. In den USA haben sich die sog. Mental-Health-Kliniken bewährt, deren Personal aus Psychiatern, Psychologen und Sozialarbeitern besteht, die als Arbeitsteam jeden einzelnen Patienten beraten und behandeln. Man schätzt, daß für jeweils 100 000 Einwohner eine solche Mental-Health-Klinik notwendig wäre, was bislang noch nirgendwo realisiert ist. Spezielle Beratungsstellen sind für Jugendliche erforderlich, deren Beratung dort anonym und kostenfrei erfolgen sollte. Die genannten Einrichtungen erfüllen neben ihrer präventiven Funktion auch Aufgaben, die früher in die Zuständigkeit der Seelsorge fielen. Auch diese sind psychohygienisch außerordentlich wichtig, denn nicht wenige Menschen werden krank, weil sie in dem, was sie tun, oder am Leben überhaupt keinen Sinn mehr zu finden vermögen.

In enger Beziehung zu präventiven Maßnahmen müssen auch die bei psychisch Kranken außerordentlich wichtigen Nachsorge- und Rehabilitationseinrichtungen betrachtet werden (S. 464f.). Sie erfüllen insofern auch präventive Aufgaben, als sie die Häufigkeit von Wiederaufnahmen psychiatrischer Patienten in die Klinik zu einem hohen Prozentsatz verhindern können.

Neben diesen allgemeinen Gesichtspunkten können präventive Maßnahmen noch auf folgenden Wegen erfolgen:

Prävention durch Aufklärung

Prävention durch Aufklärung soll in erster Linie mehr Wissen über psychische Erkrankungen verbreiten, denn es hat sich gezeigt, daß die Vorurteile dort den besten Nährboden finden, wo exaktes Wissen fehlt. Ziel jeder Aufklärung ist es, zu erreichen, daß psychische Krankheiten neutral betrachtet werden, ebenso wie interne oder chirurgische Erkrankungen. Ein wichtiges Prinzip ist die frühzeitige Aufklärung. Man weiß nämlich, daß sich Vorurteile bereits im Kindes- und Jugendalter ausbilden und daß sie später nur noch schwer zu beseitigen sind.

Administrative Prävention

Sie befaßt sich „mit der Veränderung von Planungen, Vorschriften und Gesetzen aller Art, soweit sie einen schädigenden Einfluß auf die psychische Gesundheit der betroffenen Gruppen haben" (Strotzka). In den Bereich der administrativen Prävention zu rechnen ist auch die Mitwirkung von Psychiatern, Psychologen, Fürsorgern und Sozialarbeitern bei der Einführung neuer gesetzlicher Bestimmungen.

Prävention im Einzelfall

Hier steht die individuelle Betreuung gefährdeter Personen im Vordergrund. Sie kann erfolgen als *Einzelfallhilfe* oder im Rahmen einer *Gruppenarbeit*. Dabei ist die Zusammenarbeit mit der Familie und den Angehörigen des Betroffenen außerordentlich wichtig. Einzelne Familienmitglieder können als Schlüsselpersonen Einfluß auf den Gefährdeten ausüben. Entscheidend ist, daß Gefährdete und zu psychischen Erkrankungen disponierte Menschen auch in Zeiten der Gesundheit und des Wohlbefindens im Rahmen von Hausbesuchen weiterbetreut werden. Dadurch ist gewährleistet, daß persönliche

Schwierigkeiten oder die Anbahnung einer psychischen Erkrankung rechtzeitig erkannt und nach Möglichkeit ohne stationäre Behandlung behoben
werden können. Im Hinblick darauf erscheint es als wesentlich, den *richtigen
Zeitpunkt* für die präventiven Maßnahmen auszuwählen. Nach Caplan liegt
dieser in bestimmten Krisensituationen (z. B. Krankheit oder Tod eines Familienangehörigen, wirtschaftliche Krisensituationen, Zerrüttung der Familie
durch Trunksucht), in denen die Motivation des einzelnen zur Behebung einer als unglücklich empfundenen Situation am größten ist. Institutionen wie
die Mental-Health-Kliniken, Beratungsstellen anderer Art, Familienfürsorge,
nachgehende Fürsorge können hier sehr fruchtbar wirksam werden. Ihre
Einrichtung ist deshalb mit Nachdruck zu fordern.

Zeitliche Abfolge therapeutischer Maßnahmen

(Therapeutische Kette und Versorgungskette)

> **Beachte:** Von entscheidender Bedeutung für die Therapie ist es, daß die
> einzelnen Behandlungsmaßnahmen eng ineinandergreifen und
> in ein stufenweise voranschreitendes Gesamtkonzept eingeglie-
> dert sind.

Ein solches Konzept nennen wir *therapeutische Kette,* sofern der Hauptakzent
auf der Behandlung liegt, *Versorgungskette,* sofern Unterbringungs- und Rehabilitationsaufgaben im Vordergrund stehen. Nicht wenige Behandlungen
scheitern daran, daß nach dem erfolgreichen Abschluß der *ersten* Behandlungsphase die *nächste* nicht folgen kann. Dies läßt sich sehr drastisch an der
Behandlung von Drogenabhängigen demonstrieren, deren Weiterbehandlung nach der Entziehungsphase infolge des Mangels an geeigneten Einrichtungen sehr oft nicht möglich ist. An diesem Beispiel kann man auch zeigen,
daß eine therapeutische Kette sowohl hinsichtlich der notwendigen Einrichtungen als auch hinsichtlich der zeitlichen Abfolge der Behandlungsmaßnahmen *genau geplant* sein muß. Nur so ist es möglich, therapeutische und Versorgungslücken zu vermeiden, die sehr oft für Rückfälle und mißlungene Behandlungen verantwortlich sind. Die im nächsten Abschnitt angeführten Institutionen für die Therapie und Rehabilitation psychisch Kranker sollten im
Sinne einer therapeutischen Kette bzw. Versorgungskette zusammenwirken
und im jeweiligen Versorgungsgebiet vorhanden sein. Am Beispiel eines Patienten mit einer akut auftretenden Schizophrenie soll das Funktionieren einer therapeutischen Kette gezeigt werden:

Der suizidgefährdete Patient wird zunächst durch den *Hausarzt* oder *Nervenarzt*
auf die *geschlossene Station* eines psychiatrischen Krankenhauses eingewiesen.

468   Therapie und Rehabilitation in der Psychiatrie

Dort wird er medikamentös sowie soziotherapeutisch behandelt. Nach einigen Monaten ist er so weit, daß er in die Tagesklinik aufgenommen werden kann, wo er wieder lernen muß, sich an ein regelmäßiges Leben mit gewissen Anforderungen zu gewöhnen. Er braucht jedoch noch Medikamente und er hat große Sorgen, mit den Anforderungen des Lebens nicht mehr zurechtzukommen. Dabei helfen ihm seine Angehörigen, bei denen er den Abend und die Nacht verbringt. Nach einigen Monaten ist er wieder in der Lage, seine frühere Arbeit aufzunehmen. Er wird *nach Hause entlassen,* die Weiterbehandlung übernimmt der *Nervenarzt*. Diesem gegenüber äußert der Patient, der noch unter Medikation steht, daß er wieder Suizidgedanken habe, besonders wenn er allein sei. Auch zu Hause könne er diese Gedanken nicht loswerden, die Arbeit helfe ihm jedoch ein wenig dabei. Daraufhin bespricht der Nervenarzt mit ihm, daß eine vorübergehende Aufnahme in der *Nachtklinik* zweckmäßig sei, wobei die Arbeitsstelle jedoch beibehalten wird. Nach einigen Monaten stabilisiert sich der Zustand des Patienten so weit, daß er wieder *nach Hause entlassen* werden kann. Er bleibt weiter in nervenärztlicher Behandlung. ▪

Aus diesem Beispiel geht zugleich hervor, wie notwendig die enge Zusammenarbeit verschiedener Behandlungseinrichtungen ist und wie rasch ein Übergang von der einen in die andere Institution möglich sein muß, wenn man den Behandlungsgang optimal gestalten will.

Institutionen für die Therapie und Rehabilitation psychisch Kranker

Die moderne Entwicklung der Psychiatrie hat zu einer wesentlichen Differenzierung der Behandlungseinrichtungen geführt, unter denen wir stationäre Dienste, halbstationäre Dienste, ambulante Dienste, flankierende Dienste sowie Institutionen für spezielle Behandlungs- und Rehabilitationsaufgaben unterscheiden können.

Stationäre Dienste

Stationäre Einrichtungen zur Behandlung psychisch Kranker sind in der Regel psychiatrische Großkrankenhäuser oder psychiatrische Universitätskliniken. Die psychiatrischen Landeskrankenhäuser unterscheiden sich von anderen Krankenhäusern durch ihre hohe Bettenzahl (im Durchschnitt 300–600), durch ihre Eigenständigkeit (Trennung von der übrigen Medizin) sowie durch ihre geographische Lage (meist abseits der Stadt- und Gemeindezentren). Ziel der modernen Planung ist es, diese drei Unterschiede gegenüber anderen Krankenhäusern zu beseitigen bzw. zu verringern. Das heißt: kleine Bettenzahl, nach Möglichkeit Anschluß an ein allgemeines Krankenhaus und

Plazierung im Zentrum der Gemeinde. Für diese Maßnahmen sprechen gute Gründe. Man hat nämlich beobachtet, daß die Abgeschiedenheit psychiatrischer Krankenhäuser den Verlust des Kontaktes zur Außenwelt verstärkt, daß sich dadurch ein spezifisch und eigenes Anstaltsleben entwickelt, welches zu Hospitalisierungserscheinungen führen kann, woduch die Resozialisierung und Wiedereingliederung in Arbeit, Familie und Beruf erschwert werden,

Neben einer stärkeren Anbindung auch der stationären Dienste an die Gemeinde werden in zunehmendem Maße Ambulanzen errichtet. Stationäre Behandlungseinrichtungen sollten zwar verkleinert werden, dürfen aber aus wirtschaftlichen Gründen sowie aus Ausbildungsgründen eine gewisse Größe nicht unterschreiten. Von der Weltgesundheitsorganisation werden Richtziffern von etwa 400 Betten empfohlen, von der Sachverständigenkommission zur Erarbeitung einer Enquete über die Lage der Psychiatrie in der Bundesrepublik Deutschland eine solche von 200 Betten. Für größere Einrichtungen, wie z. B. psychiatrische Behandlungszentren, werden maximal 600 Betten vorgeschlagen.

Offene Stationen

Auf offenen Stationen werden psychisch Kranke aufgenommen, deren Leiden einerseits so schwerwiegend ist, daß eine ambulante Behandlung nicht aussichtsreich erscheint, die aber andererseits nicht so schwer erkrankt sind, daß sie eine Gefahr für sich selbst und ihre Umgebung bedeuten. Wenn man nach den geläufigen diagnostischen Kategorien zu klassifizieren versucht, so findet man auf offenen Stationen Patienten mit schweren neurotischen Störungen, solche mit Persönlichkeitsstörungen, mit epileptischen Anfällen, mitunter aber auch psychotisch Kranke und Patienten, die zur Begutachtung eingewiesen werden.

Die Prinzipien der Stationsführung auf offenen Stationen können hier nicht in Einzelheiten dargestellt werden. Es sei nur darauf hingewiesen, daß man heute recht dynamisch und flexibel vorgeht. Es ist keineswegs im Sinne der Behandlung, die Station nach starren und schematischen Grundsätzen zu führen. Vielmehr versucht man das Stationsleben aufzulockern durch Beschäftigungstherapie, gemeinsame Unternehmungen mit den Patienten, Sport, Theaterspielen und verschiedene Formen der Gruppenarbeit.

Geschlossene Stationen

Auf geschlossenen Stationen kommt man nicht ohne relativ feste Regelungen aus. Aufgenommen werden Patienten, die an schweren psychischen Erkrankungen leiden, welche mit einer Eigen- oder Fremdgefährdung einhergehen. Es sind dies vor allem Patienten mit körperlich begründbaren Psychosen, sui-

470   Therapie und Rehabilitation in der Psychiatrie

zidale Patienten, Drogenabhängige, Kranke mit manisch-depressiven oder schizophrenen Psychosen, Patienten zur forensisch-psychiatrischen Begutachtung.

Trotz der verschlossenen Türen und mancher Einschränkungen sollte das Leben auf geschlossenen Stationen so aufgelockert sein, daß eine individuelle Aktivierung der Patienten, Gruppenarbeit und gemeinsame Unternehmungen auf der Station möglich sind. In diesem Zusammenhang ist die Frage des Sicherheitsrisikos zu bedenken. Es hat sich gezeigt, daß trotz großer Bemühungen Zwischenfälle wie Suizidversuche auch auf gut geführten geschlossenen Stationen auftreten können. Diese Tatsache darf nicht dazu führen, Sicherheitsmaßnahmen leichtfertig zu behandeln. Andererseits darf aber die Angst vor dem Risiko nicht so ausgeprägt sein, daß sie jede Initiative und Entfaltungsmöglichkeit lähmt. Ein gewisses Risiko muß deshalb auch im Interesse der Patienten eingegangen werden, jedoch stets klar umgrenzt und nach vorheriger Absprache mit dem Team.

Aus der Sicht des Patienten und seiner Angehörigen bedeutet die Einweisung auf eine geschlossene Station natürlich eine massive Belastung. Sie wird mitunter auch als demütigend und entwürdigend empfunden; dies besonders auch im Zusammenhang mit bestimmten Aufnahmeprozeduren wie Eingangsbad, Abgabe aller mitgebrachten Gegenstände, gelegentlich auch Erhalten von Klinikkleidung usw. Derartige Maßnahmen sind jedoch zuweilen im Interesse des Patienten erforderlich, aber man kann ihre Auswirkungen wenigstens dadurch mildern, daß man dem Patienten und seinen Angehörigen den Sinn solchen Vorgehens zu erklären versucht.

Die Relation von offenen zu geschlossenen Stationen innerhalb der psychiatrischen Versorgung ist in den einzelnen Ländern unterschiedlich. Während in der Bundesrepublik Deutschland noch ein Großteil der psychiatrischen Patienten in geschlossenen Abteilungen behandelt wird, ist dies in den angelsächsischen Ländern in weit geringerem Ausmaß der Fall. Dies hängt einerseits damit zusammen, daß dort die ambulanten und teilstationären Dienste besser ausgebaut sind, zum anderen aber wohl auch damit, daß in unserem Lande das Sicherheitsdenken noch sehr im Vordergrund steht.

Teilstationäre Dienste

Unter teilstationären Diensten verstehen wir solche, in denen der Patient nicht 24 Stunden des Tages, sondern nur bestimmte Teile davon (z. B. den Tag oder die Nacht) verbringt. Erfahrungen in den USA, in England und mittlerweile auch in Deutschland haben gezeigt, daß die Teilhospitalisierung verschiedene Vorteile hat. Einmal kann während der Behandlung der Kontakt zur Familie oder zur Arbeitsstelle aufrechterhalten werden, die Einschränkung der persönlichen Freiheit ist nicht so gravierend, und die Schwierigkei-

Institutionen für die Therapie und Rehabilitation psychisch Kranker 471

ten der Eingliederung und der Resozialisierung, wie sie nach monatelanger Vollhospitalisierung auftreten können, sind nicht gegeben. Zum anderen ist diese Form der Behandlung auch noch billiger.

Tageskliniken

Tageskliniken sind Einrichtungen, die psychisch Kranke tagsüber zur Behandlung aufnehmen. Den Abend und die Nacht verbringen sie in ihrem gewohnten Lebenskreis. Die Patienten kommen in der Regel morgens zwischen 8 und 9 Uhr und verlassen abends (meist gegen 17 oder 18 Uhr) die Klinik. Tageskliniken verfügen über Behandlungsmöglichkeiten, die auch in stationären Einrichtungen üblich sind. Dies gilt auch für das Personal.

Die Aufnahme in einer Tagesklinik kann aus verschiedenen Indikationen erfolgen:

– Die *Erstaufnahme* oder *Wiederaufnahme* akut psychisch Kranker steht im Vordergrund. Sie ist dann zweckmäßig, wenn es sich um psychische Störungen handelt, bei denen man annehmen kann, daß ein kurzfristiges Eingreifen ein Weiterschreiten des Krankheitsprozesses aufzuhalten vermag. Dies ist z. B. der Fall bei akuten Krisensituationen, Panikreaktionen, Erregungszuständen aus reaktivem Anlaß. Entscheidend ist die Zusammenarbeit mit den Angehörigen, die ja in der Nacht für den Patienten sorgen müssen. Erweist sich die Behandlung in der Tagesklinik als unzulänglich, so ist eine Vollhospitalisierung immer noch möglich.

– Die Aufnahme zur *Nachbehandlung* nach vorher erfolgter Vollhospitalisierung kann geschehen, wenn die akuten Krankheitssymptome und Gefahren für den Patienten und seine Umgebung nicht mehr gegeben sind, der Kranke aber andererseits noch nicht ein ausreichendes Maß an Selbständigkeit erreicht hat. Die Nachbehandlung in der Tagesklinik erleichtert schrittweise die Wiedereingliederung in Familie und Beruf.

– Schließlich kann die Aufnahme auch der *Rehabilitation* dienen.

Nachtkliniken

Bei den Nachtkliniken liegen entgegengesetzte Verhältnisse vor. Hier werden die Patienten für die Nacht aufgenommen, während sie den gesamten Tag sowie einen Teil des Abends an ihrer Arbeitsstätte und in ihrer Familie verbringen. Nachtkliniken müssen ebenfalls klinisch geführt werden, was die Versorgung durch ein psychiatrisches Team bedingt. Dieses muß zumindest in den Abendstunden anwesend sein. Die Aufnahme in die Nachtklinik kann wiederum aus verschiedenen Indikationen erfolgen. Im Vordergrund steht ihre Rehabilitationsfunktion bei der Wiedereingliederung von Patienten mit chronischen psychischen Erkrankungen. Insofern dient sie ganz überwiegend der Nachbehandlung. Ein wesentliches Ziel ist dabei die stufenweise Verselbständigung des Patienten.

Ambulante Dienste

Niedergelassene Ärzte

Ein Großteil der psychiatrischen Patienten wird von niedergelassenen Ärzten behandelt (z. B. von Ärzten für Allgemeinmedizin, Fachärzten für Psychiatrie und Psychotherapie, Fachärzten für psychotherapeutische Medizin, Ärzten verschiedener Disziplinen mit dem Zusatztitel Psychotherapie). Es ist wichtig, daß auch die ambulante Versorgung der Patienten durch niedergelassene Ärzte in ein Gesamtversorgungssystem integriert wird. Denn zwischen stationärer Versorgung in einem psychiatrischen Krankenhaus und dem niedergelassenen Arzt klafft bislang eine Versorgungslücke. Diese könnte durch halbstationäre und flankierende Dienste erfüllt werden.

Nichtärztliche Therapeuten in eigener Praxis

Hierzu zählen niedergelassene klinische Psychologen, Psychagogen, Heilpädagogen sowie andere nichtärztliche Berufsgruppen, die psychotherapeutisch tätig sind. Im Zusammenhang mit diesen Berufsgruppen existieren noch verschiedene, bislang ungelöste rechtliche Probleme. Psychologen können derzeit ohne ärztliche Delegation im Rahmen der Krankenbehandlung nicht tätig werden, es sei denn, sie sind als „Heilpraktiker" zugelassen. Mit diesen Fragen befassen sich zur Zeit verschiedene Gremien. Ein Gesetz über den psychologischen Psychotherapeuten ist in Vorbereitung.

Ambulante ärztliche Einrichtungen

Die wichtigsten Einrichtungen dieser Art sind psychiatrische Ambulanzen an Universitätskliniken, psychiatrischen Landeskrankenhäusern oder allgemeinen Krankenhäusern. Ambulanzen haben eine wichtige Auffang- und Verteilerfunktion. Viele psychiatrische Kliniken nehmen Patienten nur auf, wenn sie ihre Ambulanz durchlaufen haben. Die Mehrzahl der Patienten, die psychiatrische Ambulanzen aufsucht, wird jedoch nicht stationär eingewiesen. Es erfolgt eine Langzeitbehandlung, wobei Konsultationen in regelmäßigen Abständen stattfinden. Psychiatrische Ambulanzen beschäftigen sich heute nicht mehr ausschließlich mit dem einzelnen Patienten, auch seine Angehörigen werden beraten, es werden berufliche und familiäre Probleme besprochen, und der Kranke wird, oft auch über lange Zeiträume, therapeutisch geführt.

An vielen Kliniken existieren *Spezialambulanzen* für Patienten, die entweder aufgrund ihres Alters bzw. Entwicklungsstandes oder aufgrund ihrer Erkrankung einer gesonderten Betreuung durch Spezialisten bedürfen. Hierzu gehören kinder- und jugendpsychiatrische Ambulanzen, Epilepsieambulanzen,

Ambulanzen für zerebralparetische Kinder, Spezialsprechstunden für suizidale, drogenabhängige, mehrfachbehinderte und psychosomatisch erkrankte Patienten.

Zu den ambulanten Spezialeinrichtungen gehören auch die *Erziehungsberatungsstellen,* die ihre Aufgabe darin sehen, Eltern von verhaltensgestörten, gefährdeten, seelisch und geistig behinderten Kindern in diagnostischer und therapeutischer Hinsicht weiterzuhelfen.

Andere nichtärztliche Beratungseinrichtungen

Hierzu zählen Ehe- und Familienberatungsstellen, die Telefonseelsorge, Beratungsstellen für alte Menschen und für Jugendliche. Diese werden zum Teil von Kirchen sowie durch private Institutionen gegründet und unterhalten.

Flankierende Dienste

Sie haben die Aufgabe, die Versorgungslücke zwischen psychiatrischem Krankenhaus und niedergelassenem Arzt zu überbrücken. Im gleichen Sinne sind auch die bereits erwähnten halbstationären Dienste wie Tageskliniken und Nachtkliniken wirksam. In der Regel ermöglichen sie dem Patienten den Übergang aus stationären und halbstationären Einrichtungen in das Familien-, Arbeits- und Berufsleben.

Übergangswohnheime und Wohnheime

Übergangswohnheime sind Einrichtungen der psychiatrischen Rehabilitation, die arbeitsfähige oder teilarbeitsfähige psychisch Kranke für begrenzte Zeit aufnehmen, sofern sie nicht mehr einer intensiven und regelmäßigen psychiatrischen Behandlung bedürfen. Das Übergangswohnheim soll über alle Wohnmöglichkeiten verfügen, die auch in einer Familie gegeben sind. Den Patienten sollte ein ausreichender individueller Bereich garantiert sein. In der Regel gehen die Bewohner solcher Heime einer beruflichen Tätigkeit nach. Für Kranke, bei denen dies nicht oder vorübergehend nicht möglich ist, sollten arbeitstherapeutische oder beschäftigungstherapeutische Maßnahmen eingeleitet werden. Die Möglichkeit dazu ist gegeben, da das Übergangswohnheim ja Teil des Gesamtversorgungssystems sein soll, wodurch eine enge Zusammenarbeit mit anderen Behandlungseinrichtungen gewährleistet ist.

Im Gegensatz zum Übergangswohnheim ist das *Wohnheim* zur dauerhaften Unterbringung gedacht. Hier finden solche Patienten Aufnahme, die nicht mehr psychiatrisch behandlungsbedürftig sind, jedoch nicht einen solchen Grad an Selbständigkeit erreicht haben, daß sie für sich selbst sorgen können.

474 Therapie und Rehabilitation in der Psychiatrie

Das trifft besonders für Kranke zu, die keine Familie mehr haben oder nicht mehr in ihrer Familie aufgenommen werden können. Wichtig ist, daß die Mitarbeiter eines Wohnheimes mit den psychiatrischen Behandlungseinrichtungen eng zusammenarbeiten. Dadurch können Schwierigkeiten und Krankheitserscheinungen der dort untergebrachten Menschen frühzeitig erkannt und oft ohne stationäre Einweisung behoben werden. Der Mangel an geeigneten Wohnheimen ist sehr groß.

Betreutes Wohnen und beschützende Wohnangebote

Hierbei handelt es sich um individuelle Wohnmöglichkeiten außerhalb von Heimen, die über Pflegefamilien, Patenschaften sowie über individuelle Initiativen verfügen. Sie werden durch Vereine und ambulante Dienste der Kliniken angeboten für Klienten (nicht mehr Patienten), die Unterstützung oder Hilfestellung zur selbständigen Lebensführung (Haushaltsführung, Umgang mit Geld, Behördenangelegenheiten und Angebote zu tagesstrukturierenden Aktivitäten) benötigen.

Tagesstrukturierende Maßnahmen können Freizeitaktivitäten und individuelle Arbeitsangebote beinhalten.

Besonders weit entwickelt auf diesem Gebiet ist die fremdfamiliäre Betreuung geistig behinderter Kinder. Positive Erfahrungen liegen hier aus Frankreich, England und Skandinavien vor. Die Vorteile gegenüber einer Anstaltsunterbringung liegen auf der Hand: Ein familienhaftes Milieu bietet ein größeres Lernfeld, kann der Vermeidung sekundärer Hospitalisierungen dienen und vermittelt vielfach mehr emotionale Wärme und Geborgenheit. Andererseits kann die Förderung nicht so intensiv erfolgen wie in einem gut geleiteten Spezialheim. Beschützende Wohnangebote dieser Art können jedoch nur dann effektiv sein, wenn sie von fachkundiger Seite betreut werden. Guter Wille und Engagement sind zwar die wichtigsten Voraussetzungen, können jedoch allein nicht als ausreichende Grundlagen angesehen werden. Hingegen erhöht der enge Kontakt solcher Familien mit sachkundigen Beratern die Chance für ein Gelingen dieser Experimente.

Tagesstätten

Tagesstätten nehmen ebenfalls psychisch Kranke und Behinderte während des Tages auf, sie unterscheiden sich aber von den Tageskliniken dadurch, daß ihnen der ausgesprochen klinische Charakter fehlt. Am weitesten ausgebaut sind Tagesstätten für geistig behinderte Kinder, die dort konstruktiv beschäftigt werden, was für ihre Familie eine große Entlastung bedeutet.

Werkstätten und Arbeitsplätze für Behinderte

Werkstätten für Behinderte und psychisch Kranke dienen in erster Linie der *Rehabilitation*. Sie geben den Kranken die Möglichkeit, unter geschützten Bedingungen, d. h. außerhalb des Wettbewerbes der freien Wirtschaft, zu arbeiten. Für jugendliche Patienten existieren auch Werkstätten, die der *Berufsfindung* dienen. Die hier genannten Werkstätten werden in der Bundesrepublik Deutschland meist von privaten Vereinigungen oder von den Trägern der freien Wohlfahrtspflege unterhalten. Bekannt geworden und vorbildlich geführt sind die Einrichtungen der „Lebenshilfe für das behinderte Kind", die 1958 gegründet wurde. Manche Betriebe entschließen sich, über die gesetzlichen Vorschriften hinaus Arbeitsplätze für Behinderte und psychisch Kranke zu errichten. Derartige Angebote sind im Sinne der stufenweisen Verselbständigung außerordentlich wichtig, aber leider noch zu selten.

Institutionen für spezielle Aufgaben

Neben den bisher genannten Einrichtungen existieren zahlreiche stationäre und ambulante Dienste, die sich speziellen Aufgaben zuwenden. Im Zusammenhang mit den ambulanten Diensten haben wir einige davon schon aufgezählt. Die Sachverständigenkommission zur Erarbeitung einer Enquete über die Lage der Psychiatrie in der Bundesrepublik Deutschland schlägt für den Bereich eines sog. *Standardversorgungsgebietes* (Größe 100 000–350 000 Einwohner) einige Spezialinstitutionen vor, die auf S. 479 angeführt sind.

Auf der Ebene *übergeordneter Versorgungsgebiete* sollen darüber hinaus noch weitere Spezialabteilungen geschaffen werden (S. 479).

Psychiatrische Versorgung in der Bundesrepublik Deutschland

Der Deutsche Bundestag hat am 23. Juni 1971 beschlossen, *eine Sachverständigenkommission* mit der Erarbeitung einer Enquête über die Lage der Psychiatrie in der Bundesrepublik zu beauftragen. Der Bericht darüber wurde 1975 veröffentlicht. Er ist in verschiedenen Teilbereichen heute bereits überholt, stellt aber immer noch die vollständigste Analyse der psychiatrischen Versorgung in der Bundesrepublik dar, weshalb wir uns auch weiterhin noch auf ihn beziehen. In der Stellungnahme der Bundesregierung zum Enquête-Bericht vom 12. 2. 1979 wurden Mittel zur Erprobung neuer Versorgungsmodelle in der Psychiatrie in Aussicht gestellt und schließlich genehmigt, was in der Folge zum Modellprogramm Psychiatrie führte.

Im *Modellprogramm Psychiatrie* wurden in 14 Regionen der Bundesrepublik neuartige Versorgungskonzepte im Zeitraum von 1981 bis 1985 erprobt und evaluiert. Dabei wurde von den vier grundsätzlichen Empfehlungen des Enquête-Berichtes ausgegangen:

- gemeindenahe Versorgung,
- bedarfsgerechte und umfassende Versorgung aller psychisch Kranken und Behinderten,
- Koordination der Versorgung und
- Gleichstellung von psychisch und körperlich Kranken.

Die Ergebnisse des Modellprogramms Psychiatrie werden ebenfalls in die folgenden Ausführungen einbezogen.

Eine Bestandsaufnahme über die Situation der Psychiatrie in der Bundesrepublik Deutschland war notwendig geworden, da sich auf verschiedenen Sektoren erhebliche Unzulänglichkeiten und Versorgungslücken gezeigt haben. Man schätzt, daß ca. 10–12% der Gesamtbevölkerung in unserem Lande einer psychiatrischen Behandlung bedürfen. Die derzeitige Situation muß als recht unbefriedigend angesehen werden.

Ziele der psychiatrischen Versorgung

Wie eine Anhörung von Sachverständigen im Oktober 1970 und April 1971 vor dem Deutschen Bundestag ergab, herrscht Übereinstimmung über folgende Maßnahmen, die dazu beitragen können, die Lage der psychisch Kranken zu verbessern (BT-Drucksache VI/2322):

1. Abbau der Vorurteile gegen den psychisch Kranken in unserer Gesellschaft.
2. Ausbau einer modernen und sinnvollen Arbeits- und Beschäftigungstherapie in den stationären Einrichtungen.
3. Schaffung von beschützenden Werkstätten mit dem Ziel einer vollen beruflichen Eingliederung.
4. Einrichtung von Tages- und Nachtkliniken, Übergangsheimen, Ambulanzen, Beratungsstellen sozialpsychiatrischer Dienste.
5. Schaffung von psychiatrischen Abteilungen in Allgemeinkrankenhäusern und Verbesserung der vorhandenen Einrichtungen.
6. Verbesserung der Ausbildung, Fort- und Weiterbildung aller psychiatrisch Tätigen mit der Heranbildung zur Teamarbeit, Koordination und Kooperation.
7. Ausschöpfung aller therapeutischen Kapazitäten zur Verbesserung der gesamten Situation in der Psychiatrie.

Diese Maßnahmen sind sicher erstrebenswerte Ziele. Durch Sofortmaßnah-

PSYCHIATRIE

men im Anschluß an den Enquête-Bericht sowie im Rahmen des Modellprogramms Psychiatrie der Bundesregierung wurden im Hinblick auf alle hier genannten Gesichtspunkte wesentliche Fortschritte erzielt: So wurden viele Psychiatrische Landeskrankenhäuser erheblich verkleinert, es wurden zahlreiche Institutsambulanzen, Tageskliniken und Wohnheime für psychisch Kranke eingerichtet. Inzwischen gibt es in zunehmendem Maße auch psychiatrische Abteilungen an Allgemeinkrankenhäusern. Dennoch ist der Rückstand der psychiatrischen Versorgung gegenüber der übrigen Medizin noch nicht aufgeholt.

Sofortmaßnahmen

„Die Sachverständigenkommission vertrat mit Nachdruck die Ansicht, daß langfristige Reformplanungen außerordentlich notwendig seien, daß sie aber nicht auf dem Rücken derjenigen ausgetragen werden dürften, welche sich gegenwärtig in psychiatrischen Behandlungseinrichtungen befänden. Deshalb müssen neben den langfristigen Reformplanungen Sofortmaßnahmen zur Befriedigung humaner Grundbedürfnisse in die Wege geleitet werden. Dies ist möglich durch:

1. Ersatz unzumutbarer baufälliger Substanz. Diese Maßnahmen dürfen keinesfalls zur Erweiterung der Kapazität psychiatrischer Krankenhäuser führen.
2. Bereitstellung von Sondermitteln für Renovierungsmaßnahmen.
3. Gewährleistung eines Grundstandards allgemeiner Lebensbedingungen. Hierzu gehören z. B. ausreichende sanitäre Ausstattung, eigener Nachttisch, patienteneigener Schrank für das Eigentum des Kranken, angemessene Möblierung, Ermöglichung des Tragens eigener Kleider.
4. Gerechte Entlohnung für Patienten, die in psychisch-stationären Einrichtungen Arbeit leisten."

Ein Teil dieser Forderungen ist in der Zwischenzeit erfüllt worden. Die Gleichstellung psychisch Kranker mit körperlich Kranken ist jedoch noch nicht erreicht.

Langfristige Ausbaupläne

Unter der Perspektive einer lückenlosen, regional gegliederten und integrierten psychiatrischen Krankenversorgung hat die Sachverständigenkommission ein Konzept erarbeitet, das zwar an verschiedenen Stellen noch der Detaillierung bedarf, in seiner Zielrichtung jedoch geeignet erscheint, die Situation der psychisch Kranken entscheidend zu verbessern.

478 Therapie und Rehabilitation in der Psychiatrie

Kernstück dieses Reformplans war die Gliederung in *Standardversorgungsgebiete* und *übergeordnete Versorgungsgebiete,* denen jeweils eine Kette psychiatrischer Einrichtungen zugeordnet ist.

■ Standardversorgungsgebiet

Ein Standardversorgungsgebiet soll die zweite Ebene der Versorgung psychisch Kranker darstellen. Die erste Ebene wird durch die niedergelassenen Ärzte gebildet. Es soll ein Einzugsgebiet von 100 000–350 000 Einwohnern haben und über psychiatrische Versorgungseinrichtungen von ausreichender Kapazität und Spezialisierung verfügen, die darüber hinaus für alle Einwohner leicht erreichbar sein müssen. „Innerhalb eines solchen Standardversorgungsgebietes sollen alle der Vorsorge, Behandlung, Rehabilitation oder Betreuung seelisch Kranker bzw. geistig oder seelisch Behinderter dienenden Personen und Einrichtungen im Sinne eines optimalen gegliederten Systems seelischer Gesundheitsfürsorge zusammenwirken" (BT-Drucksache 7/1124).

Ein Standardversorgungsgebiet muß über stationäre sowie die stationäre Behandlung *ergänzende* Einrichtungen verfügen.

Stationäre Versorgung. Sie soll gewährleistet werden durch psychiatrische Abteilungen mit einer Größe von etwa 200 Betten, die nach Möglichkeit allgemeinen Krankenhäusern angeschlossen werden sollen. Läßt sich dies nicht realisieren, so sollte für das entsprechende Standardversorgungsgebiet ein psychiatrisches Behandlungszentrum mit einer maximalen Bettenzahl von 600 errichtet werden. „Psychiatrische Behandlungszentren sollen so gegliedert sein, daß sie alle Kategorien von psychisch Gestörten in den dafür erforderlichen Abteilungen oder Sondereinrichtungen versorgen, soweit diese nicht auf diagnostische, therapeutische oder rehabilitative Spezialeinrichtungen im übergeordneten Versorgungsgebiet angewiesen sind" (BT-Drucksache 7/1124). Bestehende psychiatrische Landeskrankenhäuser können dabei Ausgangspunkt für ein solches psychiatrisches Behandlungszentrum sein.

Ergänzende Einrichtungen im Standardversorgungsgebiet. Zu ihnen gehören ambulante Dienste (niedergelassene Ärzte, ambulante ärztliche Einrichtungen, Beratungsstellen, Gesundheitsämter usw.), halbstationäre Dienste (Tageskliniken und Nachtkliniken) und flankierende Dienste (Übergangswohnheime, beschützende Wohnangebote usw.).

Besondere Einrichtungen. Neben diesen ergänzenden Einrichtungen der stationären Versorgung muß aber ein Standardversorgungsgebiet auch noch über besondere Einrichtungen zur Behandlung verschiedener Patientengruppen verfügen, die häufig vorkommen und die gleichzeitig besondere Probleme bieten, welche eine Zusammenfassung in Spezialeinrichtungen zweckmäßig erscheinen lassen. Es sind dies:

- Abteilungen für psychisch kranke Kinder und Jugendliche,
- Abteilungen für psychisch kranke alte Menschen,
- Abteilungen für Alkohol-, Arzneimittel- und Drogenabhängige und
- Abteilungen für geistig Behinderte.

Diese Vorschläge der Enquête-Kommission wurden inzwischen durch die Expertenkommission zum Modellprogramm Psychiatrie der Bundesregierung weiterentwickelt und spezifiziert. Nach den Vorschlägen dieser Kommission ergaben sich folgende Modifikationen:

- Verkleinerung der Planungseinheiten für die psychiatrische Versorgung auf etwa 150 000 Einwohner.
- Stärkere Verlagerung der Verantwortung für die psychiatrische Versorgung auf die kommunalen Gebietskörperschaften.
- Weitere Verkleinerung der psychiatrischen Landeskrankenhäuser und Aufbau psychiatrischer Abteilungen an Allgemeinkrankenhäusern.
- Einrichtung von mehr Tageskliniken und Institutsambulanzen.

Übergeordnetes Versorgungsgebiet

Dieses stellt die *dritte Ebene* der Versorgung dar und umfaßt mehrere Standardversorgungsgebiete.

Damit verfügt es über alle Einrichtungen, die auch in Standardversorgungsgebieten vorhanden sind. Darüber hinaus schlug die Kommission jedoch vor, auf der Ebene des übergeordneten Versorgungsgebietes eine Reihe von *Spezialeinrichtungen* zu schaffen. Diese konzentrieren sich auf die psychiatrischen Erkrankungen, die nicht häufig genug sind, als daß die Notwendigkeit zur Errichtung spezieller Abteilungen im Standardversorgungsgebiet gegeben ist, die aber spezielle diagnostische und therapeutische Probleme bieten und deshalb auch an das dort tätige Personal hohe Anforderungen stellen. Vorgeschlagen wurden folgende Einrichtungen:

- Abteilungen für gerichtlich untergebrachte psychisch Kranke oder psychisch abnorme Rechtsbrecher,
- Einrichtungen für gerichtlich untergebrachte, wieder straffällig gewordene Alkoholiker,
- Einrichtungen für Schwerstbehinderte,
- psychosomatische Abteilungen,
- psychotherapeutische Institute,
- Universitätskliniken,
- Rehabilitationseinrichtungen für psychisch Behinderte (vorberufliche, berufsbezogene und berufsbildende Einrichtungen),
- Einrichtungen für Mehrfachkranke.

Koordination psychiatrischer Versorgungssysteme

Das von der Sachverständigenkommission vorgeschlagene Konzept zur psychiatrischen Versorgung kann nur funktionieren, wenn die einzelnen Einrichtungen sehr eng zusammenarbeiten. Dies erfordert eine Fülle von Koordinationsaufgaben auf allen Versorgungsebenen. Zur damaligen Situation stellte die Kommission fest: „Ein Hauptmangel des derzeit bestehenden Versorgungssystems und einer der Gründe, weshalb eine durchgreifende Reform bisher nicht vollzogen wurde, ist das Fehlen einer wirksamen Koordination im System der beratenden, betreuenden und therapeutischen Angebote für psychisch kranke Behinderte" (BT-Drucksache 7/1124). In welcher Weise diese Koordinationsaufgaben zu lösen sind, ist vorerst unklar.

Im Rahmen des Modellprogramms Psychiatrie der Bundesregierung wurde in der Zeit von 1981 bis 1985 der Versuch unternommen, die Empfehlungen der Enquête-Kommisson in 14 verschiedenen Regionen zu erproben. Dabei ging es auch und besonders darum, möglichst praktikable Modalitäten für die Koordination und Kooperation der verschiedenen Dienste zu finden. Um dies zu erreichen, erscheint es zweckmäßig, wesentliche Koordinationsaufgaben den Gemeinden und den kommunalen Gebietskörperschaften zu übertragen und entsprechende Koordinationsstellen (z. B. auf Kreisebene oder in der Verwaltung einer Großstadt) einzurichten.

Ausbildungsfragen

Eine entscheidende Verbesserung der Versorgung psychisch kranker Menschen kann nur herbeigeführt werden, wenn die Ausbildung und Weiterbildung aller in einem psychiatrischen Krankenhaus Tätigen intensiviert wird. Erforderlich ist:

- Erhöhung der Mitarbeiterzahl aller Sparten in psychiatrischen Behandlungseinrichtungen,
- Schaffung spezieller, praxisbezogener Ausbildungsgänge für die verschiedenen Sparten von Mitarbeitern,
- qualitative Verbesserung und Vereinheitlichung bisher vorhandener Ausbildungsgänge.

Für das *Pflegepersonal* existieren an verschiedenen Stellen in der Bundesrepublik bereits zweijährige Weiterbildungsgänge zur psychiatrischen Fachkrankenschwester bzw. zum psychiatrischen Fachkrankenpfleger (eine ähnliche Weiterbildung wird auch für die Kinder- und Jugendpsychiatrie diskutiert). Für diese Weiterbildung liegen Empfehlungen der Deutschen Krankenhausgesellschaft vor. Der Stoffplan solcher Weiterbildungsgänge umfaßt in der Regel:

Ausbildungsfragen 481

– medizinisch-psychiatrische Grundlagen (allgemeine Psychopathologie, Psychiatrie, Kinder- und Jugendpsychiatrie, Neurologie),
– sozialwissenschaftliche und psychologische Grundlagen (Sozialpsychiatrie, Psychologie, Soziologie, Pädagogik) und
– therapeutisch-pflegerische Grundlagen (z. B. spezielle pflegerische Probleme in der Psychiatrie, therapeutische Methoden in der Psychiatrie, Grundlagen der Rehabilitation, Fragen der Berichterstattung, der Gesprächsführung).

Diese Bereiche sind an verschiedenen Ausbildungsstätten und in den einzelnen Bundesländern unterschiedlich gewichtet. Es wäre erwünscht, hier eine Vereinheitlichung der Stoff- und Lehrzielkataloge vorzunehmen. Die Bestrebungen zur Vereinheitlichung der Ausbildung für das Pflegepersonal sollte so konzipiert werden, daß sie in die geplante Neuregelung des Krankenpflegegesetzes eingehen können.

Ähnliche Weiterbildungsgänge sollten unbedingt für Sozialarbeiter, Arbeitstherapeuten und Beschäftigungstherapeuten sowie verschiedene andere in der Psychiatrie tätige Berufsgruppen konzipiert werden. Nur dadurch kann man erreichen, daß alle Gruppen zu einer einheitlichen Sprache und einem gemeinsamen Problembewußtsein finden.

Gerichtliche Psychiatrie und gesetzliche Bestimmungen

Die **gerichtliche Psychiatrie** beschäftigt sich mit der rechtlichen Beurteilung von sozialen und strafrechtlichen Problemen, die die psychiatrischen Krankheiten aufwerfen. Patienten mit psychiatrischen Erkrankungen geraten einerseits häufig mit dem Gesetz in Konflikt, andererseits benötigen sie den **Schutz des Gesetzes.** Für beide Problemkreise gibt es rechtliche Bestimmungen, die sich für den Tatbestand strafbarer Handlungen im **Strafgesetzbuch** (StGB), für alle Fälle, in denen keine Strafbarkeit vorliegt, im **Bürgerlichen Gesetzbuch** (BGB) und im **Bundessozialhilfegesetz** (BSHG) finden. Aufgabe aller in der Psychiatrie Tätigen ist es, die Patienten hinsichtlich der **Wahrnehmung ihrer Rechte** und Interessen zu unterstützen.

Wir können hier nicht alle Probleme und gesetzlichen Bestimmungen besprechen, die in der Psychiatrie von Bedeutung sind, sondern wollen nur einige praktische wichtige Fragen herausgreifen, die täglich vorkommen können.

Berufsgeheimnis (§ 203 StGB)

„Wer unbefugt ein fremdes Geheimnis, namentlich ein zum persönlichen Lebensbereich gehörendes Geheimnis oder ein Betriebs- oder Geschäftsgeheimnis offenbart, das ihm als Arzt, Zahnarzt, Tierarzt, Apotheker oder Angehörigen eines anderen Heilberufs, der für die Berufsausübung oder die Führung der Berufsbezeichnung eine staatliche Ausbildung erfordert… anvertraut worden oder sonst bekanntgeworden ist, wird mit Freiheitsstrafe bis zu einem Jahr oder mit Geldstrafe bestraft."

Diesen Bestimmungen unterliegen auch Krankenschwestern und -pfleger und alle anderen im Krankenhaus tätigen Berufsgruppen (z. B. Psychologen, Sozialarbeiter, Sozialpädagogen sowie Mitarbeiter von Beratungsstellen verschiedenster Art). Es ist wichtig zu wissen, daß es eine ganze Reihe von Situationen gibt, in denen die Gefahr der Verletzung des Berufsgeheimnisses besonders groß ist (z. B. Telefongespräche, Erkundigungen von Bekannten, Berufskollegen oder des Arbeitgebers).

Betreuung und Unterbringung

Betreuung

Nach den Bestimmungen des Betreuungsgesetzes, das am 1. 1. 1992 Gültigkeit erlangte, kann für einen Volljährigen, der aufgrund einer psychischen Krankheit oder einer körperlichen, geistigen oder seelischen Behinderung seine Angelegenheiten ganz oder teilweise nicht besorgen kann, vom Vormundschaftsgericht ein Betreuer gestellt werden (§ 1896 BGB).

Das Betreuungsgesetz bezieht sich ausschließlich auf Volljährige.

Die Betreuung kann in folgender Weise erfolgen:

- durch eine *natürliche Person,* die vom Vormundschaftsgericht bestellt wird und „die geeignet ist, in dem gerichtlich bestimmten Aufgabenkreis die Angelegenheiten des Betreuten zu besorgen und ihn hierbei im erforderlichen Umfang persönlich zu betreuen" (§ 1896, Abs. 1 BGB);
- durch *mehrere Betreuer,* die vom Vormundschaftsgericht dann bestellt werden können, „wenn die Angelegenheiten des Betreuten hierdurch besser besorgt werden können" (§ 1899, Abs. 1 BGB);
- durch einen *Verein* oder eine *Behörde.* Dieser Fall kann vorgesehen werden, wenn der Volljährige durch eine oder mehrere natürliche Personen nicht hinreichend betreut werden kann (§ 1900, Abs. 1 BGB).

Pflicht zur Übernahme der Betreuung und Pflichten des Betreuers:

In § 1898 BGB ist die Verpflichtung zur Übernahme der Betreuung geregelt, die dann nicht abgewiesen werden kann, „wenn der Betreuer zur Betreuung geeignet ist und ihm die Übernahme unter Berücksichtigung seiner familiären, beruflichen und sonstigen Verhältnisse zugemutet werden kann".

Die Pflichten des Betreuers sind jeweils am Wohl des Betreuten zu orientieren: „Zum Wohl des Betreuten gehört auch die Möglichkeit, im Rahmen seiner Fähigkeiten sein Leben nach seinen eigenen Wünschen und Vorstellungen zu gestalten" (§ 1901, Abs. 1 BGB).

Schließlich sind noch folgende Bestimmungen von großer Bedeutung: ärztliche Maßnahmen, Sterilisation und Unterbringung.

Ärztliche Maßnahmen (§ 1904 BGB). „Die Einwilligung des Betreuers in eine Untersuchung des Gesundheitszustandes, eine Heilbehandlung oder einen ärztlichen Eingriff bedarf der Genehmigung des Vormundschaftsgerichts, wenn die begründete Gefahr besteht, daß der Betreute aufgrund der Maßnahme stirbt oder einen schweren und längerdauernden gesundheitlichen Schaden erleidet. Ohne die Genehmigung darf die Maßnahme nur durchgeführt werden, wenn mit dem Aufschub Gefahr verbunden ist."

Sterilisation (§ 1905 BGB). „Besteht der ärztliche Eingriff in einer Sterilisation des Betreuten, in die dieser nicht einwilligen kann, so kann der Betreuer nur einwilligen, wenn

1. die Sterilisation dem Willen des Betreuten nicht widerspricht,
2. der Betreute auf Dauer einwilligungsunfähig bleiben wird,
3. anzunehmen ist, daß es ohne die Sterilisation zu einer Schwangerschaft kommen würde,
4. infolge dieser Schwangerschaft eine Gefahr für das Leben oder die Gefahr einer schwerwiegenden Beeinträchtigung des körperlichen oder seelischen Gesundheitszustandes der Schwangeren zu erwarten wäre, die nicht auf zumutbare Weise abgewendet werden könnte, und
5. die Schwangerschaft nicht durch andere zumutbare Mittel verhindert werden kann.

Als schwerwiegende Gefahr für den seelischen Gesundheitszustand der Schwangeren gilt auch die Gefahr eines schweren oder nachhaltigen Leidens, das ihr drohen würde, weil vormundschaftsgerichtliche Maßnahmen, die mit ihrer Trennung vom Kind verbunden wären (§§ 1666, 166a), gegen sie ergriffen werden müßten."

„Die Einwilligung bedarf der Genehmigung des Vormundschaftsgerichtes."

Unterbringung (§ 1906 BGB). „Eine Unterbringung des Betreuten durch den Betreuer, die mit Freiheitsentziehung verbunden ist, ist nur zulässig, solange sie zum Wohle des Betroffenen erforderlich ist, weil

1. aufgrund einer psychischen Krankheit oder geistigen oder seelischen Behinderung des Betreuten die Gefahr besteht, daß er sich selbst tötet oder erheblichen gesundheitlichen Schaden zufügt oder
2. eine Untersuchung des Gesundheitszustandes, eine Heilbehandlung oder ein ärztlicher Eingriff notwendig ist, der ohne die Unterbringung des Betreuten nicht durchgeführt werden kann und der Betreute aufgrund einer psychischen Krankheit oder geistigen oder seelischen Behinderung die Notwendigkeit der Unterbringung nicht erkennen oder nicht nach dieser Einsicht handeln kann."

Wie bei den ärztlichen Maßnahmen und bei der Sterilisation ist auch bei der Unterbringung die Genehmigung des Vormundschaftsgerichts einzuholen.

Verschiedene Formen der Unterbringung

Nach dem StGB unterscheiden wir die Unterbringung in einem psychiatrischen Krankenhaus, in einer Erziehungsanstalt, in einer sozialtherapeutischen Anstalt und in der Sicherungsverwahrung.

Einweisung in eine geschlossene psychiatrische Abteilung

Die Einweisung in eine geschlossene psychiatrische Abteilung ist durch Ländergesetze geregelt. Diese bewegen sich im Rahmen des Artikels 104 (2) des Grundgesetzes, wo es heißt: „Über die Zulässigkeit und Fortdauer einer Freiheitsentziehung hat nur der Richter zu entscheiden. Bei jeder nicht auf richterlicher Anordnung beruhenden Freiheitsentziehung ist unverzüglich eine richterliche Entscheidung herbeizuführen."

In manchen Fällen läßt sich eine Einweisung gegen den Willen des Betroffenen oder seiner Familie nicht vermeiden. Dabei ist der Amtsarzt zu verständigen, der eine polizeiliche Einweisung erwirken kann. Aber auch diese muß „spätestens an dem auf die Unterbringung folgenden Tag" richterlich überprüft werden.

Unterbringung in einem psychiatrischen Krankenhaus (§ 63 StGB)

„Hat jemand eine rechtswidrige Tat im Zustand der Schuldunfähigkeit (§ 20 StGB) oder der verminderten Schuldfähigkeit (§ 21 StGB) begangen, so ordnet das Gericht die Unterbringung in einem psychiatrischen Krankenhaus an, wenn die Gesamtwürdigung des Täters und seiner Tat ergibt, daß von ihm infolge seines Zustandes erhebliche rechtswidrige Taten zu erwarten sind, und er deshalb für die Allgemeinheit gefährlich ist."

Unterbringung in einer Entziehungsanstalt (§ 64 StGB)

„(1) Hat jemand den Hang, alkoholische Getränke oder andere berauschende Mittel im Übermaß zu sich zu nehmen, und wird er wegen einer rechtswidrigen Tat, die er im Rausch begangen hat oder die auf seinen Hang zurückgeht, verurteilt oder nur deshalb nicht verurteilt, weil seine Schuldunfähigkeit erwiesen oder nicht auszuschließen ist, so ordnet das Gericht die Unterbringung in eine Entziehungsanstalt an, wenn die Gefahr besteht, daß er infolge seines Hanges erhebliche rechtswidrige Taten begehen wird.

(2) Die Anordnung unterbleibt, wenn eine Entziehungskur von vornherein aussichtslos erscheint."

Unterbringung in der Sicherungsverwahrung (§ 66 StGB)

„Wird jemand wegen einer vorsätzlichen Straftat zu zeitiger Freiheitsstrafe von mindestens 2 Jahren verurteilt, so ordnet das Gericht neben der Strafe die Sicherungsverwahrung an, wenn

(1) der Täter wegen vorsätzlicher Straftaten, die er vor der neuen Tat begangen hat, schon zweimal jeweils zu einer Freiheitsstrafe von mindestens einem Jahr verurteilt worden ist;
(2) er wegen einer oder mehrerer dieser Taten vor der neuen Tat für die Zeit von mindestens zwei Jahren Freiheitsstrafe verbüßt ... und
(3) die Gesamtwürdigung des Täters und seiner Taten ergibt, daß er infolge eines Hanges zu erheblichen Straftaten ... für die Allgemeinheit gefährlich ist."

Geschäfts- und Testierunfähigkeit

Geschäftsunfähigkeit (§ 104 BGB)

„Geschäftsunfähig ist:

(1) wer nicht das siebente Lebensjahr vollendet hat;
(2) wer sich in einem die freie Willensbestimmung ausschließenden Zustande krankhafter Störung der Geistestätigkeit befindet, sofern nicht der Zustand seiner Natur nach ein vorübergehender ist;
(3) wer wegen Geisteskrankheit entmündigt ist."

Neben der Geschäftsunfähigkeit kennen wir noch die *beschränkte Geschäftsfähigkeit.* Sie liegt vor bei Minderjährigen zwischen 7 und 18 Jahren und bei wegen Geistesschwäche oder Trunksucht entmündigten Erwachsenen.

Geschäftsunfähige und beschränkt Geschäftsfähige bedürfen zur Regelung ihrer Angelegenheiten eines Vormunds.

Testierunfähigkeit (§ 2229 BGB)

Sie ist ein Sonderfall der Geschäftsunfähigkeit und bezieht sich auf die Unfähigkeit, Testamente und Erbverträge zu errichten. Die gesetzlichen Bestimmungen darüber lauten:

(1) „Wer entmündigt ist, kann kein Testament errichten.
(2) Wer wegen krankhafter Störung der Geistestätigkeit, wegen Geistesschwäche oder wegen Bewußtseinsstörung (z. B. wegen Trunkenheit) nicht in der Lage ist, die Bedeutung einer von ihm abgegebenen Willenserklärung einzusehen und nach dieser Einsicht zu handeln, kann ein Testament nicht errichten."

Schuldunfähigkeit und verminderte Schuldunfähigkeit

Schuldunfähigkeit wegen seelischer Störungen (§ 20 StGB)

Der Gesetzestext lautet: „Ohne Schuld handelt, wer bei Begehung der Tat wegen einer krankhaften seelischen Störung, wegen einer tiefgreifenden Bewußtseinsstörung oder wegen Schwachsinns oder einer schweren anderen seelischen Abartigkeit unfähig ist, das Unrecht der Tat einzusehen oder nach dieser Einsicht zu handeln."

Schuldunfähigkeit liegt in der Regel vor bei allen Psychosen (bei körperlich begründbaren wie endogenen), beim pathologischen Rausch und Volltrunkenheit, bei schwerem Schwachsinn, bei schweren Hirntraumen, bei Süchtigen im Stadium des Giftentzugs und bei schweren organischen Hirnerkrankungen, die zu massiven Persönlichkeitsänderungen führen.

Verminderte Schuldfähigkeit (§ 21 StGB)

„Ist die Fähigkeit des Täters, das Unrecht der Tat einzusehen oder nach dieser Einsicht zu handeln, aus einem der in § 20 bezeichneten Gründen bei Begehung der Tat erheblich vermindert, so kann die Strafe nach § 49 Abs. 1 gemildert werden."

Der § 49 befaßt sich mit besonderen gesetzlichen Milderungsgründen und gibt Richtlinien für die Verfahrensweise.

Eherecht und psychiatrische Erkrankungen

Es geht hier vor allem um die Erklärung einer Nichtigkeit einer Ehe, um Aufhebung der Ehe und Ehescheidung.

Nichtigkeit der Ehe (§ 18/1 EheG)

„Eine Ehe ist nichtig, wenn einer der Ehegatten zur Zeit der Eheschließung geschäftsunfähig war oder sich in einem Zustand der Bewußtlosigkeit oder vorübergehenden Störung der Geistestätigkeit befand."

Bei einem Zustand der Bewußtlosigkeit kann es sich um Rauschzustände aller Art handeln, als vorübergehende Störung der Geistestätigkeit sind meist manische Phasen gemeint, in denen es des öfteren zu Eheschließungen kommt.

Aufhebung der Ehe (§ 32 EheG)

„Ein Ehegatte kann die Aufhebung der Ehe begehren, wenn er sich bei der Eheschließung über solche persönliche Eigenschaften des anderen Ehegatten geirrt hat, die ihn bei Kenntnis der Sachlage und bei verständiger Würdigung des Wesens der Ehe von der Eingehung der Ehe abgehalten haben würden."

Als oben genannte persönliche Eigenschaften sind z. B. Geisteskrankheiten (schizophrener Schub), Alkoholismus, Morphinismus, schwere Psychopathie, die dem anderen Ehepartner zum Zeitpunkt der Eheschließung nicht bekannt waren, gemeint. Die Ehe kann nicht aufgehoben werden, „wenn der Ehegatte nach Entdeckung des Irrtums zu erkennen gegeben hat, daß er die Ehe fortsetzen will".

Ehescheidung (§§ 1564–1568 BGB)

Eine Ehe kann auf Antrag eines oder beider Ehegatten unter den im folgenden angeführten Voraussetzungen durch gerichtliches Urteil geschieden werden:

§ 1565 BGB (Zerrüttungsprinzip)

(1) „Eine Ehe kann geschieden werden, wenn sie gescheitert ist. Die Ehe ist gescheitert, wenn die Lebensgemeinschaft der Ehegatten nicht mehr besteht und nicht erwartet werden kann, daß die Ehegatten sie wiederherstellen."

(2) „Leben die Ehegatten noch nicht ein Jahr getrennt, so kann die Ehe nur geschieden werden, wenn die Fortsetzung der Ehe für den Antragsteller aus Gründen, die in der Person des anderen Ehegatten liegen, eine unzumutbare Härte darstellen würde."

Diese seit dem 1. 7. 1977 gültigen Bestimmungen lösten das bisherige Scheidungsrecht ab, das vorwiegend am Verschuldungsprinzip orientiert war. Geistige Störungen und Geisteskrankheiten eines oder beider Ehepartner können zu den Gründen gehören, die zur Zerrüttung einer Ehe führen oder ihre Fortsetzung zu einer unzumutbaren Härte für einen Ehepartner werden lassen. Als *geistige Störung* (juristische Ausdrucksweise) sind hier alle erheblichen Beeinträchtigungen aufzufassen, die nicht zu den Psychosen gehören (z. B. Morphinismus, schwerer Alkoholismus, epileptische Persönlichkeitsänderung, ausgesprochene Psychopathie).

Mit dem Ausdruck *Geisteskrankheit* sind im wesentlichen die endogenen Psychosen gemeint, jedoch kann hier nicht in jedem Falle die Ehescheidung erreicht werden. So ist bei der Zyklothymie, bei der nach jeder Phase wieder eine Normalisierung eintritt, die Scheidung in der Regel nicht möglich. Wenn eine Geisteskrankheit jedoch ein Ausmaß erreicht hat, daß „die Fortsetzung der Ehe… eine unzumutbare Härte darstellen würde", so ist die Scheidung möglich.

490   Gerichtliche Psychiatrie und gesetzliche Bestimmungen

Schließlich gibt es noch eine *Härteklausel* (§ 1568 BGB), die besagt, daß einer
Scheidung nicht entsprochen wird, „wenn und solange die Scheidung für den
Antragsgegner, der sie ablehnt, aufgrund ungewöhnlicher Umstände eine so
schwere Härte darstellen würde, daß die Aufrechterhaltung der Ehe auch unter Berücksichtigung der Belange des Antragstellers ausnahmsweise geboten
erscheint". Bei Vorliegen psychotischer Erkrankungen ist in diesem Zusammenhang natürlich auch die Frage der Geschäftsfähigkeit zu diskutieren.

Schwangerschaftsabbruch (§ 218 a StGB)

Der Gesetzestext des § 218 a. Straflosigkeit des Schwangerschaftsabbruchs
lautet:
 (1) Der Tatbestand des § 218 ist nicht verwirklicht, wenn

1. die Schwangere den Schwangerschaftsabbruch verlangt und dem Arzt
   durch eine Bescheinigung nach § 219 Abs. 2 Satz 2 nachgewiesen hat, daß
   sie sich mindestens drei Tage vor dem Eingriff hat beraten lassen,
2. der Schwangerschaftsabbruch von einem Arzt vorgenommen wird
   und
3. seit der Empfängnis nicht mehr als zwölf Wochen vergangen sind.

 (2) Der mit Einwilligung der Schwangeren von einem Arzt vorgenommene Schwangerschaftsabbruch ist nicht rechtswidrig, wenn der Abbruch
der Schwangerschaft unter Berücksichtigung der gegenwärtigen und zu-
künftigen Lebensverhältnisse der Schwangeren nach ärztlicher Erkenntnis
angezeigt ist, um eine Gefahr für das Leben oder die Gefahr einer schwerwiegenden Beeinträchtigung des körperlichen oder seelischen Gesundheitszustandes der Schwangeren abzuwenden, und die Gefahr nicht auf eine andere
für sie zumutbare Weise abgewendet werden kann.

 (3) Die Voraussetzungen des Absatzes 2 gelten bei einem Schwangerschaftsabbruch, der mit Einwilligung der Schwangeren von einem Arzt vorgenommen wird, auch als erfüllt, wenn nach ärztlicher Erkenntnis an der
Schwangeren eine rechtswidrige Tat nach den §§ 176 bis 179 des Strafgesetz-
buches begangen worden ist, dringende Gründe für die Annahme sprechen,
daß die Schwangerschaft auf der Tat beruht, und seit der Empfängnis nicht
mehr als zwölf Wochen vergangen sind.

 (4) Die Schwangere ist nicht nach § 218 strafbar, wenn der Schwangerschaftsabbruch nach Beratung (§ 219) von einem Arzt vorgenommen worden
ist und seit der Empfängnis nicht mehr als zweiundzwanzig Wochen verstrichen sind. Das Gericht kann von Strafe nach § 218 absehen, wenn die
Schwangere sich zur Zeit des Eingriffs in besonderer Bedrängnis befunden
hat.

Ob man bei psychisch Kranken dem Gesuch auf Interruptio entspricht, muß in jedem einzelnen Fall gründlich durchdacht werden. Psychiatrische Krankheiten, bei denen eine Interruptio immer angezeigt wäre, gibt es nicht. Zu empfehlen ist ein Schwangerschaftsabbruch z. B. bei einer Schizophrenie, bei der nachgewiesenermaßen während jeder Gravidität ein neuer Schub auftritt, oder bei Anfallskranken, die während der Schwangerschaft zum Status epilepticus neigen.

Die wichtigsten Bestimmungen aus dem Bereich der gerichtlichen Jugendpsychiatrie

In der Kinder- und Jugendpsychiatrie ergibt sich eine ganze Reihe von rechtlichen Problemen, die hier nicht einmal andeutungsweise behandelt werden können. Ebenso zahlreich sind die gesetzlichen Bestimmungen. Sie sind niedergelegt im Kinder- und Jugendhilfegesetz, im Jugendarbeitsschutzgesetz, im Gesetz zum Schutze der Jugend in der Öffentlichkeit, im Jugendgerichtsgesetz, im Bürgerlichen Gesetzbuch, im Strafgesetzbuch und im Bundessozialhilfegesetz.

Hier soll nur auf einige wichtige Bestimmungen eingegangen werden, die im Kinder- und Jugendhilfegesetz (KJHG), im Jugendgerichtsgesetz (JGG) und im Bundessozialhilfegesetz (BSHG) niedergelegt sind.

Jugendhilfemaßnahmen nach dem Kinder- und Jugendhilfegesetz (KJHG)

Das Kinder- und Jugendhilfegesetz (KJHG) unterscheidet folgende *Jugendhilfemaßnahmen:*

1. Hilfe zur Erziehung (§ 27)
   Im ersten Absatz des § 27 ist der Anspruch der Personensorgeberechtigten auf Hilfe zur Erziehung festgelegt. Er liegt dann vor, „wenn eine dem Wohl des Kindes oder des Jugendlichen entsprechende Erziehung nicht gewährleistet ist und die Hilfe für seine Entwicklung geeignet und notwendig ist".
   Abs. 3 umschreibt die Maßnahmen im einzelnen: „Hilfe zur Erziehung umfaßt insbesondere die Gewährung pädagogischer und damit verbundener therapeutischer Leistungen. Sie soll bei Bedarf Ausbildungs- und Beschäftigungsmaßnahmen i. S. von § 13, Abs. 2 einschließen." Schließlich ist in Abs. 4 festgelegt, daß Hilfe zur Erziehung auch Eingliederungshilfe nach Maßgabe des § 40 des Bundessozialhilfegesetzes und der Verordnung nach § 47 des BSHG umfaßt.

2. Erziehungsberatung (§ 28)

„Erziehungsberatungsstellen und andere Beratungsdienste und -einrichtungen sollen Kinder, Jugendliche, Eltern und andere Erziehungsberechtigte bei der Klärung und Bewältigung individueller und familienbezogener Probleme und der zugrundeliegenden Faktoren, bei der Lösung von Erziehungsfragen sowie bei Trennung und Scheidung unterstützen. Dabei sollen Fachkräfte verschiedener Fachrichtungen zusammenwirken, die mit unterschiedlichen methodischen Ansätzen vertraut sind."

3. Soziale Gruppenarbeit (§ 29)

„Die Teilnahme an sozialer Gruppenarbeit soll älteren Kindern und Jugendlichen bei der Überwindung von Entwicklungsschwierigkeiten und Verhaltensproblemen helfen. Soziale Gruppenarbeit soll auf der Grundlage eines gruppenpädagogischen Konzepts die Entwicklung älterer Kinder und Jugendlicher durch soziales Lernen in der Gruppe fördern."

4. Erziehungsbeistand, Betreuungshelfer (§ 30)

„Der Erziehungsbeistand und der Betreuungshelfer sollen das Kind oder den Jugendlichen bei der Bewältigung von Entwicklungsproblemen möglichst unter Einbeziehung des sozialen Umfelds unterstützen und unter Erhaltung des Lebensbezugs zur Familie seine Verselbständigung fördern."

5. Sozialpädagogische Familienhilfe (§ 31)

„Sozialpädagogische Familienhilfe soll durch intensive Betreuung und Begleitung Familien in ihren Erziehungsaufgaben, bei der Bewältigung von Alltagsproblemen, der Lösung von Konflikten und Krisen, im Kontakt mit Ämtern und Institutionen unterstützen und Hilfe zur Selbsthilfe geben. Sie ist in der Regel auf längere Dauer angelegt und erfordert die Mitarbeit der Familie."

6. Erziehung in einer Tagesgruppe (§ 32)

„Hilfe zur Erziehung in einer Tagesgruppe soll die Entwicklung des Kindes und des Jugendlichen durch soziales Lernen in der Gruppe, Begleitung der schulischen Förderung und Elternarbeit unterstützen und dadurch den Verbleib des Kindes oder des Jugendlichen in seiner Familie sichern. Die Hilfe kann auch in geeigneter Form der Familienpflege geleistet werden."

7. Vollzeitpflege (§ 33)

„Hilfe zur Erziehung in Vollzeitpflege soll entsprechend dem Alter und Entwicklungsstand des Kindes oder des Jugendlichen und seinen persönlichen Bindungen sowie den Möglichkeiten der Verbesserung der Erziehungsbedingungen in der Herkunftsfamilie Kindern und Jugendlichen in einer anderen Familie eine zeitlich befristete Erziehungshilfe oder eine auf Dauer angelegte Lebensform bieten. Für besonders entwicklungsbeeinträchtigte Kinder und Jugendliche sind geeignete Formen der Familienpflege zu schaffen und auszubauen."

Die wichtigsten Bestimmungen aus der gerichtlichen Jugendpsychiatrie

8. Heimerziehung, sonstige betreute Wohnformen (§ 34)

„Hilfe zur Erziehung in einer Einrichtung über Tag und Nacht (Heimerziehung) oder in einer sonstigen betreuten Wohnform soll durch eine Verbindung von Alltagserleben und pädagogischen und therapeutischen Angeboten Kinder und Jugendliche in ihrer Entwicklung fördern und entsprechend ihrem Alter und Entwicklungsstand sowie den Möglichkeiten der Verbesserung der Erziehungsbedingungen in der Herkunftsfamilie

  1. eine Rückkehr des Kindes oder des Jugendlichen in die Familie zu erreichen versuchen oder

  2. die Erziehung in einer anderen Familie oder familienähnlichen Lebensform vorbereiten oder

  3. die Verselbständigung des Jugendlichen fördern und begleiten. Die Jugendlichen sollen auf ein selbständiges Leben vorbereitet und in Fragen der Lebensführung, der Ausbildung und Beschäftigung beraten und unterstützt werden."

9. Intensive sozialpädagogische Einzelbetreuung (§ 35)

„Intensive sozialpädagogische Einzelbetreuung soll Jugendlichen gewährt werden, die einer intensiven Unterstützung zur sozialen Integration und zu einer eigenverantwortlichen Lebensführung bedürfen. Die Hilfe ist in der Regel auf längere Zeit angelegt und soll den individuellen Bedürfnissen des Jugendlichen Rechnung tragen."

10. Inobhutnahme von Kindern und Jugendlichen (§ 42)

„Inobhutnahme eines Kindes oder eines Jugendlichen ist die vorläufige Unterbringung des Kindes oder des Jugendlichen bei

  1. einer geeigneten Person oder

  2. einer Einrichtung oder

  3. einer sonstigen betreuten Wohnform.

Mit der Inobhutnahme ist dem Kind oder Jugendlichen unverzüglich Gelegenheit zu geben, eine Person seines Vertrauens zu benachrichtigen. Während der Inobhutnahme übt das Jugendamt das Recht der Beaufsichtigung, Erziehung und Aufenthaltsbestimmung aus; der mutmaßliche Wille des Personensorgeberechtigten oder des Erziehungsberechtigten ist dabei angemessen zu berücksichtigen. Es hat für das Wohl des Kindes oder des Jugendlichen zu sorgen, das Kind oder den Jugendlichen in seiner gegenwärtigen Lage zu beraten und Möglichkeiten der Hilfe und Unterstützung aufzuzeigen" (§ 42 Abs. 1).

Im Abs. 3 des gleichen Paragraphen heißt es weiter: „Das Jugendamt ist verpflichtet, ein Kind oder einen Jugendlichen in seine Obhut zu nehmen, wenn eine dringende Gefahr für das Wohl des Kindes oder des Jugendlichen die Inobhutnahme erfordert. Freiheitsentziehende Maßnahmen sind dabei nur zulässig, wenn und soweit sie erforderlich sind, um eine Gefahr für Leib oder Leben des Kindes oder des Jugendlichen oder eine Gefahr für Leib und Leben Dritter abzuwenden."

Im § 36 des KJHG sind die Mitwirkungsmöglichkeiten geregelt, und es wird darauf verwiesen, daß ein Hilfeplan zu erstellen ist.

Im Hinblick auf die *Mitwirkung* wird ausgeführt, daß „der Personensorgeberechtigte und das Kind bzw. der Jugendliche vor Einleitung von Jugendhilfemaßnahmen zu beraten sind. Ferner soll die Entscheidung über die Hilfeart „im Zusammenwirken mehrerer Fachkräfte getroffen werden". Als Grundlage für die Ausgestaltung der Hilfe sollen sie zuammenwirkend mit dem Personenberechtigten und dem Kind oder dem Jugendlichen einen Hilfeplan aufstellen, der Feststellungen über den erzieherischen Bedarf, die zu gewährende Art der Hilfe sowie die notwendigen Leistungen enthält" (§ 36, Abs. 2).

Im § 40 des KJHG ist die *Krankenhilfe* geregelt. Dort heißt es: „Kindern und Jugendlichen, für die Leistungen zum Unterhalt nach § 39 zu gewähren sind, ist Krankenhilfe zu leisten; für den Umfang der Hilfe gelten die §§ 36 und 37, Abs. 2–4, sowie die §§ 37 a, 37 b und 38 des Bundessozialhilfegesetzes entsprechend."

Hier ist also die Brücke zum Bundessozialhilfegesetz geschlagen. Es befaßt sich mit Hilfen in besonderen Lebenslagen (z. B. Eingliederungshilfen für Behinderte, Hilfe für Gefährdete, Ausbildungsbeihilfe) und den damit verbundenen Verfahrensfragen hinsichtlich der Kosten. Hierin zeigt sich die enge Verflechtung zwischen Jugendhilfe- und Sozialrecht.

Die wichtigsten Bestimmungen aus dem Jugendgerichtsgesetz (JGG)

Verantwortlichkeit (§ 3 JGG)

„Ein Jugendlicher ist strafrechtlich verantwortlich, wenn er zur Zeit der Tat nach seiner sittlichen und geistigen Entwicklung reif genug ist, das Unrecht der Tat einzusehen und nach dieser Einsicht zu handeln. Zur Erziehung eines Jugendlichen, der mangels Reife strafrechtlich nicht verantwortlich ist, kann der Richter dieselben Maßnahmen anordnen wie der Vormundschaftsrichter." Die wichtigsten vom Vormundschaftsrichter angeordneten Maßnahmen sind die Erziehungsbeistandschaft, die freiwillige Erziehungshilfe und die Fürsorgeerziehung, die bereits besprochen wurden.

In Zweifelsfällen hinsichtlich Verantwortlichkeit und Reife ordnet das Gericht meist eine jugendpsychiatrische Begutachtung an.

Anwendung des Jugendstrafrechts auf „Heranwachsende" (§ 105 JGG)

Der § 105 JGG bleibt trotz der Herabsetzung des Volljährigkeitsalters auf das 18. Lebensjahr vorerst erhalten. Damit besteht die Möglichkeit, junge Volljährige (18–21jährige, früher: Heranwachsende) nach den Bestimmungen des Jugendstrafrechts zu beurteilen, wenn

- „die Gesamtwürdigung der Persönlichkeit des Täters bei Berücksichtigung auch der Umweltbedingungen ergibt, daß er zur Zeit der Tat nach seiner sittlichen und geistigen Entwicklung noch einem Jugendlichen gleichstand, oder
- es sich nach der Art, den Umständen oder den Beweggründen der Tat um eine Jugendverfehlung handelt."

Auch hier wird in Zweifelsfällen ein jugendpsychiatrisches Gutachten vom Gericht angefordert. Das Jugendstrafrecht ist im Vergleich zum Erwachsenenstrafrecht sehr stark an pädagogischen Gesichtspunkten orientiert und bietet eine große Anzahl von Hilfen für straffällig gewordene Jugendliche, deren Möglichkeiten in der Praxis allerdings meist nicht voll ausgeschöpft werden.

Beurteilung der Glaubwürdigkeit. Nicht selten stellt sich dem Jugendpsychiater die Aufgabe, Kinder und Jugendliche auf ihre Glaubwürdigkeit zu untersuchen. Die meisten von ihnen werden als Opfer oder Zeugen im Rahmen von Sittlichkeitsdelikten begutachtet. Im Mittelpunkt der Untersuchung steht die Aussagefähigkeit des Kindes, die von einer ganzen Reihe psychischer Vorgänge (Wahrnehmung, Gedächtnis, Suggestibilität) abhängt und nicht leicht zu beurteilen ist.

Die wichtigsten Bestimmungen des Bundessozialhilfegesetzes (BSHG)

Die Zielvorstellung des BSHG ist in § 1 dieses Gesetzes festgelegt, wo es heißt: „Aufgabe der Sozialhilfe ist es, dem Empfänger der Hilfe die Führung eines Lebens zu ermöglichen, das der Würde des Menschen entspricht. Die Hilfe soll ihn soweit wie möglich befähigen, unabhängig von ihr zu leben; hierbei muß er nach seinen Kräften mitwirken."

Die wichtigsten Bestimmungen für Psychiatrie und Kinder- und Jugendpsychiatrie sind in den Paragraphen 39 und 40 festgelegt.

Vom § 39 BSHG sind *Personenkreis* und *Aufgabe* bezüglich der Eingliederungshilfe für Behinderte wie folgt geregelt:

1. „Personen, die nicht nur vorübergehend körperlich, geistig oder seelisch wesentlich behindert sind, ist Eingliederungshilfe zu gewähren. Personen mit einer anderen körperlichen, geistigen oder seelischen Behinderung kann sie gewährt werden.
2. Den Behinderten stehen die von einer Behinderung Bedrohten gleich. Dies gilt bei Personen, bei denen Maßnahmen der in den §§ 36 und 37 ge-

nannten Art erforderlich sind, nur, wenn auch bei Durchführung dieser Maßnahmen eine Behinderung einzutreten droht."

▪ (Anmerkung: Im § 36 BSHG ist die vorbeugende Gesundheitshilfe, in § 37 die Krankenhilfe apostrophiert, die beide in die Leistungspflicht der Krankenkassen gehören.) ▪

3. „Aufgabe der Eingliederungshilfe ist es, eine drohende Behinderung zu verhüten oder eine vorhandene Behinderung oder deren Folgen zu beseitigen oder zu mildern und den Behinderten in die Gesellschaft einzugliedern (…)

4. Eingliederungshilfe wird gewährt, wenn und solange bei der Besonderheit des Einzelfalles, vor allem nach Art und Schwere der Behinderung, Aussicht besteht, daß die Aufgabe der Eingliederungshilfe erfüllt werden kann."

Im § 40 BSHG sind die *Maßnahmen der Eingliederungshilfe* genannt: ambulante oder stationäre Behandlung, heilpädagogische Maßnahmen, Hilfe zur angemessenen Schulbildung, Hilfe zur Erlangung eines Arbeitsplatzes usw.

Fachübergreifende Rehabilitation in Neurologie und Psychiatrie

■ Unter Rehabilitation versteht man den zusammengefaßten Einsatz aller Maßnahmen, die bei Defektsyndromen die Anpassung an die Anforderungen im beruflichen und gesellschaftlichen Leben erleichtern. ■

Hilfen dieser Art sind also zunächst nur dann erforderlich, wenn durch die akute Erkrankung oder Verletzung oder aber durch den bereits in der frühkindlichen Entwicklung entstandenen Schaden Beeinträchtigungen des Leistungsvermögens von funktioneller Bedeutung zurückgeblieben sind. Die Auswirkungen können sowohl bei der Bewältigung des täglichen Lebens als auch in bezug auf die berufliche Tätigkeit und die Entfaltungsmöglichkeiten im Bildungsbereich und in Freizeitaktivitäten vorliegen und können in diesen Bereichen von ganz unterschiedlichem Gewicht sein.

Historischer Abriß

Neben den Bemühungen um Heilung von Krankheiten und Verletzungen hat es schon im Altertum zahlreiche Einrichtungen und Verfahren zur weitestmöglichen Wiederherstellung von Gesundheit und Leistungsfähigkeit gegeben. Die Entwicklung von Hilfsmitteln zur Behandlung von Knochenbrüchen und die Verwendung von Gehhilfen ist in zahlreichen Funden und Zeichnungen dokumentiert. Ansätze zu einer staatlichen Verpflichtung lassen sich aus der französischen Rehabilitationsverfassung von 1793 erkennen, aus der sich allerdings damals noch keine unmittelbare Umsetzung ergeben hat.

Aus den zunächst vereinzelten Modelleinrichtungen der karitativen Blinden-, Gehörlosen- und Krüppelfürsorge des vorigen Jahrhunderts haben schließlich die Kriegsopferfürsorge nach dem Ersten Weltkrieg und das preußische Krüppelfürsorgegesetz aus dem Jahre 1920 Rehabilitationsleistungen zur Aufgabe des Staates gemacht. Die in beiden Bereichen erzielten eindrucksvollen Ergebnisse haben auch zur Erweiterung der Leistungspflicht der gesetzlichen Unfallversicherung im Jahre 1928 (Schülerunfallversicherung seit 1971) beigetragen. Während die vor mehr als 100 Jahren begonnene gesetzliche Sozialversicherung vorrangig auf Lohnersatz ausgerichtet war, hat der Deutsche Bundestag im Jahre 1957 die Rentenversicherung der Arbeiter und Angestellten sowie die Bundesanstalt für Arbeit zu Rehabilitationsleistungen verpflichtet und schließlich mit dem Rehabilitationsangleichungsgesetz aus dem Jahre 1974 auch die gesetzliche Krankenversicherung als Leistungsträger einbezogen und dies nochmals 1989 im Sozialgesetzbuch V bestätigt.

Damit ist jetzt – unter Einbeziehung der Ausfallbürgschaft durch die Sozialhilfe im Rahmen der Eingliederungsverordnung des Bundessozialhilfegesetzes – das gegliederte System der sozialen Sicherung in allen Bereichen zur Organisation und Finanzierung im Einzelfall erforderlicher Rehabilitationsleistungen verpflichtet.

Aufgaben der Rehabilitation

Sie stellen sich generell bei bleibenden Beeinträchtigungen des Stütz- und Bewegungsapparates (Körperbehinderung), der Sinnesorgane (Hör- und Sehbehinderung), der inneren Organe – vor allem des Brust- und Bauchraumes – und bei geistig-seelischen Defekten. Es nimmt daher nicht wunder, daß gerade auf den Gebieten der Neurologie und Psychiatrie ein besonderer Bedarf für Rehabilitationsleistungen vorliegt.

In den weitgehend ärztlich geleiteten Abschnitten (medizinische Rehabilitation) stehen Maßnahmen der Leistungssteigerung, der Gewöhnung an die Anstrengung und an die zeitlichen Anforderungen im Arbeitsleben ganz im Vordergrund. In dieser Phase sollte in der Regel auch die Versorgung mit orthopädischen und anderen Hilfsmitteln erfolgen, deren sinnvolle Nutzung durch Anleitung von Krankenschwestern und -pflegern, von Krankengymnastinnen und Beschäftigungstherapeuten erheblich erleichtert wird. Nach Abschluß solcher Trainings- und Anpassungshilfen sollte der Behinderte in der Lage sein, sich selbständig an- und auszuziehen, sich die Nahrung zu bereiten und am kulturellen und sozialen Leben teilzuhaben. Wieweit dieses Ziel erreicht wird, hängt allerdings nicht nur von der Art und Schwere des Defektes, sondern auch von Lebensalter, Begabung, Initiative und organisatorisch-technischen Bedingungen des Wohn- und Arbeitsbereiches ab.

Aufgaben der Rehabilitation 499

Kann der bisherige Beruf nicht mehr ausgeübt werden, so schließen sich Maßnahmen der *beruflichen Rehabilitation* an, deren Art und Umfang vorwiegend von den Sonderdiensten der Arbeitsverwaltung bestimmt werden. Von weitreichenden mehrjährigen Umschulungsmaßnahmen bis zu Vermittlungs- und Eingewöhnungshilfen für eine bestimmte Tätigkeit reicht der weitgesteckte Katalog der Möglichkeiten des örtlichen Arbeitsamtes, das, ähnlich wie die Auskunfts- und Beratungsstellen der gesetzlichen Krankenversicherung, der Rentenversicherung der Kriegsopferversorgung und der gesetzlichen Unfallversicherung, für Fragen der medizinischen und beruflichen Rehabilitation Anlauf- und Schaltstellen darstellt.

Bei Kindern und Jugendlichen stellt sich in der Regel vor der konkreten Berufswahl die Frage der *schulischen Rehabilitation*. In der Bundesrepublik Deutschland hat sich in der Nachkriegszeit ein differenziertes Sonderschulwesen entwickelt, das behinderten Kindern zumeist einen der Schädigung angepaßten Unterricht vermittelt. Generell ist auch eine stärkere Bereitschaft zur Förderung behinderter Kinder in der Regelschule erkennbar. Die Heil- und Sonderpädagogik hat inzwischen auch auf den vorschulischen Bereich mit dem Ziel übergegriffen, die Verselbständigung behinderter Kinder und die Entwicklung ihrer intellektuellen und charakterlichen Fähigkeiten in einer pädagogischen Partnerschaft von Eltern und Lehrern im Rahmen der Frühförderung zu bewältigen. Diagnostik und therapeutische Leistungen im interdisziplinären Team mit Ärzten, Psychologen, Pädagogen, Physiotherapeuten, Ergotherapeuten und Logopäden werden in sozialpädiatrischen Zentren entwickelt und, soweit möglich, in wohnortnahen Frühförderungseinrichtungen durchgeführt. Gerade in den Körperbehindertenschulen und in den Einrichtungen für geistig Behinderte sind häufig pflegerische Gesichtspunkte so bedeutsam, daß Krankenschwestern sehr gern in die Arbeitsgruppen aufgenommen werden.

Die *soziale Rehabilitation* enthält sehr vielseitige Gesichtspunkte. Sie beinhaltet nicht nur die Herstellung und Festigung sozialer Kontakte in und außerhalb der Familie, sondern sie umfaßt auch die Mitsorge um die wirtschaftlichen Bedingungen des Behinderten, soweit sie aus den verschiedenen Zweigen der Sozialversicherung, der Versorgung oder durch die Sozialhilfe verbessert werden können. Schließlich hängt die soziale Eingliederung auch von baulichen und organisatorischen Bedingungen ab. Mit der gesetzlichen Auflage „Rehabilitation vor Pflege" ist der Krankenversicherung eine schwerwiegende Aufgabe zugewachsen, nämlich durch Übungsmaßnahmen, durch Hilfsmittel, durch Angehörigenschulung und durch gezielt eingesetzte fachkundige Pflege der drohenden längerfristigen Pflegebedürftigkeit entgegenzuwirken. Das oft so rasch erwähnte Pflegeheim ist sicher nur eine zumeist sehr ungern angenommene Notlösung, wenn die bestehenden menschlichen Kontakte abgerissen oder die organisatorischen Hürden unüberwindbar sind.

Tabelle 21 Zuständigkeit für Rehabilitationsleistungen

	Medizinische Leistungen der Rehabilitation	Berufliche Leistungen	Ergänzende Leistungen
Kriegsopferversorgung	IIIIIIIIIIIIIIIIII	IIIIIIIIIIIIIIIIII	IIIIIIIIIIIIIIIIII
Gesetzliche Unfallversicherung	IIIIIIIIIIIIIIIIII	IIIIIIIIIIIIIIIIII	IIIIIIIIIIIIIIIIII
Gesetzliche Kranken-versicherung	IIIIIIIIIIIIIIIIII		IIIIIIIIIIIIIIIIII
Gesetzliche Rentenversicherung	IIIIIIIIIIIIIIIIII		
Arbeitsverwaltung		IIIIIIIIIIIIIIIIII	IIIIIIIIIIIIIIIIII
BSHG (örtlicher und überörtlicher Träger der Sozialhilfe)	IIIIIIIIIIIIIIIIII	IIIIIIIIIIIIIIIIII	IIIIIIIIIIIIIIIIII

Rehabilitationsmaßnahmen sind nicht nur in Sondereinrichtungen durchführbar. Sie können oft ohne besonderen Aufwand eingeleitet werden, wenn im Krankenhaus nur sorgfältig genug an die zu erwartenden beruflichen und sozialen Probleme gedacht wird. Gerade die Krankenschwester und der Krankenpfleger erfahren während der Durchführung der Pflegemaßnahmen häufig viel mehr von den Sorgen, die sich für den Patienten während der stationären Behandlung und besonders vor der Entlassung auftürmen. Diese Sorgen zu ordnen und soweit wie möglich aufzulösen, obliegt dem Sozialdienst im Krankenhaus, der heute wesentlich leichter als früher auch die notwendigen speziellen Rehabilitationshilfen in die Wege leiten kann. Er muß allerdings dazu auch personell und fachlich hinreichend gerüstet sein und bedarf dabei der fundierten ärztlichen Unterstützung, die bisher oft gefehlt hat. Über die jeweiligen Träger solcher Maßnahmen gibt Tab. 21 Auskunft.

Das Rehabilitations-Team

Im Unterschied zu den Aufgaben in der Akutmedizin, bei deren Lösung meist die ärztliche Anordnung bei der Visite dokumentiert und möglichst vollständig und zeitgerecht umgesetzt wird, benötigt die Rehabilitation unterschiedliche Stilelemente und vor allem die intensive Beteiligung des Rehabilitanden selbst, der sowohl bei der Definition des individuellen Ziels als auch bei der Aufteilung zumutbarer Lernschritte maßgeblich mitwirkt.

Der Arzt als verantwortlicher Dirigent für die medizinischen Leistungen ist als Koordinator der unterschiedlichen Übungsfelder unerläßlich. Die weiteren Fachkräfte, das Pflegepersonal, die Physiotherapeuten, die Beschäfti-

gungs- und Arbeitstherapeuten, die Logopäden, die Psychologen und Sozialarbeiter, bemühen sich aber aus eigener Analyse der vorrangigen und kurz-
fristigen, aber auch der mittel- und langfristigen Bedürfnisse ihre Fachkenntnisse in den Rehabilitationsplan als diskussionsfähige Vorschläge in die
Team-Konferenz einzubringen. Dabei sind oft unterschiedliche Team-Mitglieder beteiligt, weil beispielsweise das Erlernen weitgehender Selbständigkeit für einen halbseitengelähmten Patienten pflegerische, krankengymnastische und beschäftigungstherapeutische Teilaufgaben umfaßt, die im The-
rapieplan des Tages und in der Aufteilung des Gesamtprogrammes abzustim
men sind.

Die im Einzelfall erforderliche Selbständigkeit in der Methodenwahl, aber
auch die Einordnung in verfügbare, zeitliche, räumliche und organisatorische
Rahmenbedingungen verlangen nicht nur eine sorgfältige Auswahl der Mitarbeiter, sondern auch ein Betriebsklima, welches das Zusammenwachsen
als „Team" ermöglicht.

Regelmäßige patientenzentrierte Team-Absprachen, aber auch interdiszipli-
näre Fortbildungsprogramme tragen zu einer derartigen Entwicklung wesentlich bei. In der Mitwirkung von Psychologen und Sozialarbeitern ist vor
allem der Bedarf an Verarbeitungshilfen bestätigt, die gerade bei Behinderungen mit beträchtlichen Rückwirkungen auf bisherige Rollenfunktionen
besonders wichtig sind, ohne daß bereits psychotherapeutische Hilfen im
engeren Sinne benötigt werden.

Das Aufgabenfeld der im Bereich der medizinischen Rehabilitation tätigen
Therapeuten ist von der Grundausbildung und den in Fort- und Weiterbildung zusätzlich gewonnenen Kenntnissen und Fertigkeiten her zwar gut zu
beschreiben, dennoch sind die Methoden oft auch als Anregungen zu verstehen, die im Einzelfall an Pflegekräfte und Angehörige für bestimmte Thera-
pieabschnitte delegiert werden können. Selbst wenn im Rahmen stationärer
Maßnahmen täglich eine oder sogar zwei Übungseinheiten verfügbar sein
sollten, so bedarf es im Tagesablauf vieler, möglichst exakter Wiederholungen, bis ein neu erlernter Bewegungsvorgang zur Routine wird. Wenn beispielsweise nach einer schweren Hirnverletzung selbst der Kau- und
Schluckakt mühsam von der Logopädin eingeübt werden muß, so muß der so
entwickelte methodische Zugang unmittelbar vom Pflegepersonal oder helfenden Angehörigen für die anderen Mahlzeiten des Tages übernommen
werden.

Krankengymnastik und Beschäftigungstherapie entwickeln mit unterschiedlichen Methoden Muskelkraft, Gelenkbeweglichkeit, Ausdauer und Geschicklichkeit, wobei sich die Physiotherapie vorrangig auf die Verbesserung
der Mobilität, die Beschäftigungstherapie auf die Verselbständigung im Alltag und die Vorbereitung auf Schule und Beruf und Freizeit konzentriert. Gerade wenn die Fortsetzung der Rehabilitation auf der Wohnortebene unab-

502 Fachübergreifende Rehabilitation in Neurologie und Psychiatrie

dingbar ist, müssen methodische Anregungen weitergegeben werden, um das Gesamtergebnis sichern zu helfen. Das im Vorarlberger Modell erarbeitete Konzept der Angehörigenschulung hat bemerkenswerte Langzeiterfolge sichtbar gemacht.

Während der medizinischen Rehabilitation ist zumeist eine Reihe spezieller Maßnahmen erforderlich. Im Bereich der *Krankenpflege* ist vor allem die Verselbständigung im täglichen Leben eine wichtige Teilaufgabe. Nach längerer klinischer Behandlung gewöhnt sich der Kranke leicht an die Vielzahl routinierter pflegerischer Hilfen und droht schließlich in einen weitgehend pflegeabhängigen Zustand zu geraten, wenn nicht bewußt die Körperpflege, das Essen oder auch Nägelreinigung, Treppensteigen usw. wieder geübt werden. Selbst die erforderlichen Gehhilfen sollten schon während der klinischen Behandlung zuverlässig erprobt werden.

Die Besonderheiten der Gehschulung fallen in den meisten Fachabteilungen der *Krankengymnastin* zu. Von ihr werden Muskelkraft, Kreislaufleistung und Koordination der Bewegungen wieder auf den Bedarf des Alltags vorbereitet. Die aussichtsreichen Trainingsformen sind zumeist von den sportlichen Übungsabläufen her entwickelt worden. Schließlich beteiligt sich auch die *Beschäftigungstherapeutin* an der schrittweisen Verselbständigung durch die Entwicklung von Fertigkeiten mit und ohne Hilfsmittel. Bei der Anleitung zu mancherlei einfachen Handarbeiten am Bett, bei der vielseitigen Arbeit in der beschäftigungstherapeutischen Werkstatt und in der Lehrküche erhalten Patienten nicht nur fachliche Hilfe und Anleitung, sondern auch ein ermunterndes Lob und den Ausblick auf eine selbständige Mitwirkung an der Zukunft.

Was hier kurz über die Ziele und Arbeitsweise der medizinischen Rehabilitation dargestellt wurde, ist heute in gleicher Weise Inhalt der geriatrischen Rehabilitation, wenngleich ohne Anspruch auf Rückkehr ins Arbeitsleben. Geriatrische Abteilungen haben häufig, da zumeist in der Nähe des Wohnortes, das Angebot auch auf Tageskliniken ausgedehnt, um auf diese Weise die Rückkehr in den familiären Bereich in überschaubaren Stufen vollziehen zu können.

Gesetz über die Angleichung der Rehabilitationsleistungen (1974) und dessen inhaltliche Übertragung auf das SGB V (gesetzliche Krankenversicherung), SGB VI (gesetzliche Rentenversicherung) und SGB VII (gesetzliche Unfallversicherung)

Unter den medizinischen Leistungen, die in § 10 dieses Gesetzes (§ 27 SGB V, § 15 SGB VI) zusammengefaßt sind, werden ärztliche und zahnärztliche Behand-

Einrichtungen der Rehabilitation **503**

lungen, die Versorgung mit Arznei- und Verbandmitteln, Heilmitteln, insbesondere Krankengymnastik, Bewegungstherapie, Sprach- und Beschäftigungstherapie, die Ausstattung mit Körperersatzstücken, mit orthopädischen und anderen Hilfsmitteln einschließlich der notwendigen Änderung, Ersatzbeschaffung sowie der Ausbildung im Gebrauch der Hilfsmittel aufgeführt. Schließlich werden auch die Arbeitstherapie und die Belastungserprobung ausdrücklich unter den medizinischen Leistungen genannt.

Nach § 11 des Angleichungsgesetzes (§ 16 SGB VI) können auch berufliche Leistungen für eine weitere Rehabilitation nutzbar gemacht werden. Dabei handelt es sich um Maßnahmen der Arbeitserprobung und der Berufsfindung, um Grundausbildung, Umschulung oder Fortbildung, um Verkehrsbefähigung und um Hilfen am Arbeitsplatz in Form von Eingliederungszuschüssen, technischen Anpassungen usw.

Unter den ergänzenden Leistungen des § 12 sind vor allem die finanziellen Hilfen für den Rehabilitanden und seine Familie während der Rehabilitationsmaßnahmen, die Leistungen zur Sozialversicherung des Rehabilitanden und der Rehabilitationssport in Gruppen unter ärztlicher Aufsicht zu nennen. ■

Einrichtungen der Rehabilitation

Unter dem Einfluß unterschiedlicher Leistungsträger im gegliederten System haben sich für die Durchsetzung von Rehabilitationsmaßnahmen ganz unterschiedliche Einrichtungen entwickelt, die zum Teil durch unterschiedliche Anspruchsvoraussetzungen der Rehabilitanden, zum Teil durch unterschiedliche Behinderungen und durch unterschiedliche Rehabilitationsziele ihre Prägung erfahren haben. Zunächst haben Kriegsopferversorgung und gesetzliche Unfallversicherung durch Versorgungskrankenhäuser und Unfallkliniken sich bemüht, ihren Auftrag der medizinischen Rehabilitation bis hin zur sozialen Eingliederung sachgerecht zu erfüllen und damit Modelle und Vorbilder entwickelt, die, wie etwa bei der Rehabilitation Querschnittsgelähmter, inzwischen von allen Leistungsträgern genutzt, ein flächendeckendes Netz darstellen. Jeweils freie Betten in diesen Spezialeinrichtungen können durch telefonische Anfrage beim Berufsgenossenschaftlichen Krankenhaus Hamburg ermittelt werden.

Für die überwiegende Zahl von Verletzten und Erkrankten außerhalb der gesetzlichen Unfallversicherung wird, wenn spezielle Maßnahmen der medizinischen Rehabilitation erforderlich sind, zunächst der Rentenversicherungsträger mit eigenen oder durch Vertrag verpflichteten Einrichtungen zur Leistung herangezogen. Ein ausgedehntes Netz derartiger Kur- und Schwerpunktkliniken mit unterschiedlicher diagnostischer Ausrichtung kann, wenn nötig, auch rasch in Form der Anschlußheilbehandlung (AHB) in Anspruch genommen werden. Sofern der Rentenversicherungsträger aus versicherungsrechtlichen Gründen nicht zuständig ist, können die gleichen Einrichtungen in der Regel auch von der Krankenversicherung zur Durchführung der Maßnahmen herangezogen werden.

Gegenwärtig werden allerdings etwa 80% derartiger Heilmaßnahmen vom Rentenversicherungträger übernommen. Die medizinischen Leistungen in solchen Einrichtungen werden unter Leitung des Arztes von einem Team erbracht, das beim Abschluß seiner Bemühungen möglichst konkrete Angaben zu weiteren Stufen des Rehabilitationsplanes erarbeitet und an verantwortliche Stellen weitergeleitet haben sollte. Dies gilt vor allem zur Frage der Rückkehr in den familiären Lebensraum, an den alten Arbeitsplatz, der Notwendigkeit berufsfördernder Maßnahmen, der Anpassung der Wohnumgebung, der Verkehrsbefähigung und der Wiederaufnahme alter oder Entwicklung neuer sozialer Kontakte und Verantwortungen.

In einer Reihe von Modelleinrichtungen der medizinisch-beruflichen Rehabilitation für Kinder und für Erwachsene ist mit entsprechend umfangreicher personeller und räumlicher Ausstattung die schwierige Phase der ansteigenden pädagogischen und beruflichen Belastung unter sorgfältiger ärztlicher Kontrolle verwirklicht, um gerade bei langsamer Rekonvaleszenz, wie etwa bei schweren Schädel-Hirn-Verletzungen, das Rehabilitationsverfahren hinreichend flexibel gestalten zu können. Ähnliche Probleme haben auch zu den Modellentwicklungen der RPKs für psychisch Behinderte geführt.

Für die berufliche Erstausbildung behinderter Jugendlicher haben sich die Berufsbildungswerke bewährt, die in der Regel mit einer dreijährigen Ausbildung ein breites Spektrum unterschiedlicher Berufsbilder anbieten. Wenn das gewünschte/erreichbare Berufsziel nicht feststeht, können Berufsfindungsmaßnahmen und/oder Vorbereitungslehrgänge die Eingangsvoraussetzungen für den Ausbildungsbeginn im Einzelfall verbessern.

Bei bereits vorhandener Berufserfahrung stehen für die qualifizierte Umschulung die Berufsförderungswerke zur Verfügung, die in zumeist verkürzten Ausbildungsgängen zukunftsorientierte Berufsausbildungen ermöglichen, die gegenwärtig bei mehr als 80% der Absolventen zu einer dauerhaften Vermittlung führen.

Auch in diesen Einrichtungen können Berufsbildungsmaßnahmen und Vorbereitungslehrgänge, wenn erforderlich, vorausgeschickt werden.

Selbstverständlich vermitteln die Arbeitsämter für einfachere Umschulungsprobleme auch wohnortnah gelegene Betriebe, bei denen Umschulung und spätere Eingliederung ohne Internatsplatz und begleitende Dienste erfolgen kann.

Für schwerer geschädigte Behinderte, für die die Eingliederung auf dem allgemeinen Arbeitsmarkt nicht oder zumindest noch nicht gelingt, steht ein weites Netz von Werkstätten für Behinderte zur Verfügung, in dem in den ersten 2 Jahren auch eine Heranführung an praktische Arbeitsaufgaben als Rehabilitationsmaßnahme des Arbeitsamtes erfolgt. Ob danach eine Weiterleitung auf den allgemeinen Arbeitsmarkt oder sogar eine qualifizierte Ausbildung gelingt oder ob ein Verbleib im Produktionsteil der Werkstatt vorgesehen werden muß, bleibt jeweils im Einzelfall zu prüfen.

Neben den in der Werkstatt erarbeiteten Prämien liegt der besondere Vorteil in der Vermittlung einer sinnvollen Tagesstrukturierung, der Verfügbarmachung eines Transportsystems und in der Sozialversicherung der behinderten Mitarbeiter, die damit ein Anrecht auf eine spätere eigene Altersrente erarbeiten.

Rehabilitationsmaßnahmen können mit ganz ähnlicher Methodik auch im Bereich der Psychiatrie wirksam werden. Auch der psychiatrische Patient gewinnt durch Übung, Erfolg und Bestätigung jenes Maß an Sicherheit, das ihm die Aufnahme der eigenen Lebensführung im Kreise seiner Familie wieder gestattet. Wenngleich im Bereich körperlicher Behinderungen die technischen Probleme zunächst im Vordergrund stehen und Maßnahmen der psychiatrischen Rehabilitation vor allem sozialtherapeutische Gesichtspunkte einschließen müssen, so lassen sich durchaus gemeinsame Formen der Übung und der Eingewöhnung finden, die zur vollen Eingliederung in die gesunde Welt hinleiten; entsprechende Einrichtungen werden derzeit weiterhin erprobt.

Für den Personenkreis älterer Menschen, häufig mit Mehrfachbehinderungen durch Multimorbidität, haben sich sowohl in der Akutmedizin als auch in der Rehabilitation eigenständige Einrichtungen bewährt, deren Ziele auf die Reintegration ihrer Patienten im Wohnortbereich, möglichst in die eigene Familie, ausgerichtet sind. Der Umfang der rehabilitativen Aufgabe kann im Rahmen eines geriatrischen Basisassessments festgelegt werden (Abb. **76**). Methodische Ansätze müssen auf das jeweilige Rehabilitationspotential, die verbliebene und entwickelbare Lernfähigkeit und auf die persönlichen Zukunftsperspektiven ausgerichtet sein. Für die möglicherweise verbliebenen Probleme in der Grundpflege und der hauswirtschaftlichen Versorgung ebenso wie für die Pflegehilfsmittel kann jetzt die Pflegeversicherung herangezogen werden.

Definition der Weltgesundheitsorganisation

Als notwendiges Instrumentarium für die Ermittlung von Einschränkungen der Funktion und der sozialen Akzeptanz hat die Weltgesundheitsorganisation eine Klassifikation veröffentlicht, die sich auch für die Ermittlung des individuellen Rehabilitationsbedarfs eignet. Insbesondere zeigt eine Analyse der sozialen Beeinträchtigung in den Bereichen Orientierung, körperliche

506 Fachübergreifende Rehabilitation in Neurologie und Psychiatrie

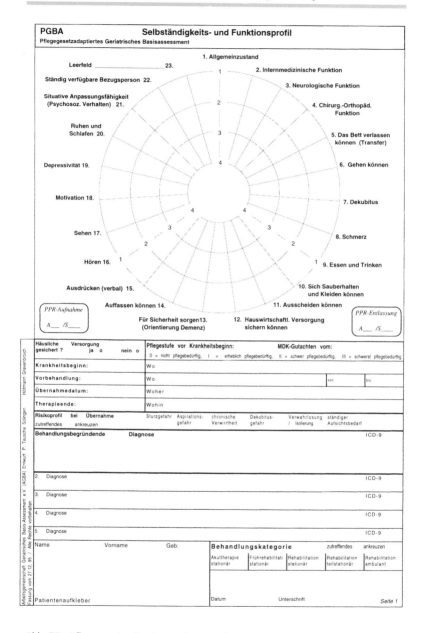

Abb. 76 Pflegegesetzadaptiertes Geriatrisches Basisassessment (PGBA) (Arbeitsgemeinschaft Geriatrisches Basis-Assessment e. V.)

Pflege- und therapiezielrelevante psychosoziale Basisbefunde (nach Angabe von:_____)

1. Woher kommt der Patient:

1-Wohng.   2-Angehörige   3-Wohnheim   4-Pflegeheim   5-Tagesklinik   6-Chirurgie
7-Orthop.   8-Innere Klinik   9-Neurologie   10-Reha-Klinik   11-Sonstiges

2. Soziale Kontakte und Unterstützung:

Mit wem lebt der Patient?   1 = alleinstehend   2 = Ehepartner 3 = Partner   4 = Familie   5 = Freunde
6 = Betreuer   7 = sonstige

Beziehung zu Angehörigen/Pflegeperson   harmonisch / gespannt / Isolierungstendenz

Bisherige pflegerische Versorgung durch   Angehörige / Pflegeinstitution / Beide: (Bitte unterstreichen)

Name   Telephon:

Häufigkeit der Versorgung   wöchentlich / 1x/Tag / 2x/Tag / öfter als 2x/Tag /   keine Angabe

Gesamtdauer pro Pflegetag   <1,5h / 1,5-3h / 3-5h / > 5h tägl. / Tag u. Nacht / keine Angabe

3. Medikamente bei Aufnahme

(Anzahl_____)

4. Vorhandene Hilfsmittel / technische Hilfen / Verbrauchsgüter?

5. Relevante Aspekte der Wohnsituation   problematische Wohnsituation?   ja / nein

(z.B. Treppen / Rollstuhlfähigkeit / Heizung / Bad-WC innerhalb der Wg / Telephon / Verkehrgünstige Lage? / Einkaufsmöglichkeit)

6. Soziale Aktivitäten
Früherer Beruf:
Hobbies / Interessen: _____   Handarbeit/ Musizier./ Garten / Kirchgang / Seniorentreff / Enkel ....)
Haustier   ja/ nein _____
Verlassen der Wohnug   täglich   wöchentlich   nie

7. Ökonomische Verhältnisse   gesichert / nicht gesichert / keine Angaben

8. Verfügungsberechtigter Betreuer ja/nein

Name: Tel.:

9. Patientestament vorhanden?   ja / nein
Pat. lehnt folgende Maßnahmen ab:

Therapiezielbestimmung

Was will der **Patient** erreichen ?   „Ich will .....

Wohin zurück: 1-Wohng   2-Angehörige   3-Wohnheim   4-Pflegeheim,   11-Sonstiges

Was wollen die **Angehörigen** erreichen? Wir möchten,daß

Wohin soll der Patient: 1-Wohng   2-Angehörige   3-Wohnheim   4-Pflegeheim,   11-Sonstiges

Ärztliches Behandlungsziel (Erstfestlegung):

Bewertung bei Therapieende

Medikamente bei Entlassung

(Anzahl_____)

Wohin wurde Pat. entlassen:

1-Wohng.   2-Angehörige   3-Wohnheim   4-Pflegeheim   5-Tagesklinik   6-Chirurgie
7-Orthop.   8-Innere Klinik   9-Neurologie   10-Reha-Klinik   11-Sonstiges   12-verstorben

Wurde das Behandlungsziel erreicht?   (ärztliche Einschätzung)

Wie hat sich der Zustand des Patienten verändert 0 = keine Ang. 1 = schlechter 2 = unveränd. 3 = Verbesserung 4 = gute Verbesserung/Restitution

Warum wurde evtl. das Ziel nicht erreicht:

Seite 2 (PGBA 29.9.95)

508 Fachübergreifende Rehabilitation in Neurologie und Psychiatrie

PGBA

Vorschlag zur strukturierten Itemerhebung

Checkliste zur Untersuchungsvorbereitung (durch Assessment-Schwester):
Terminvereinbarung, Transport, Bezugsperson hinzubitten, Überweisungsschein, Vorbefunde, Arztbriefe,
EKG, Röntgen, Labor, Medikamente, zugängliche Informationen auf S. 2 eintragen, Schellongtest.   Größe:............ cm, Gewicht:.. .... kg.

			PGBA-Item
1	Wie ist Ihr Name? Wohnort/Straße/Hausnr.	o.B.	13-16
2	Können Sie meine normal laut gesprochenen Worte **hören**? Falls ja Flüsterprobe!	o.B.	16
	Hat sich Ihr Gehör in letzter Zeit verschlechtert?	o.B.	
3	Bitte sagen Sie mir wie spät es auf meiner Armbanduhr ist? (mit Brille) **Nahvisus**	o.B.	13,17
	Wieviele Finger sehen Sie? (Zeigen mehrerer Finger in 2m Entf.) **Fernvisus**	o.B.	
	Sehen Sie mir auf die Nase und zeigen mir mit Ihrer Hand, welche Hand ich abwechselnd seitl. bewege! (Hemianopsie?)	o.B.	
	Hat sich Ihr **Sehvermögen** in letzter Zeit verschlechtert?	o.B.	
4	Welche Zeit haben Sie vorhin auf meiner Uhr abgelesen? (**Kurzzeitgedächtnis**)	o.B.	13
5	Der Pat. kann nicht **verbal kommunizieren**; schriftl. Anfrage wird verstanden?, kann schriftl. antworten?		
	z.B. Angehörigenadresse schreiben lassen (**Schreibtest**)		
	....	o.B.	14-15
	Versteht der Pat. nicht und/oder kann sich nicht ausdrücken, werden die Fragen fremdanamnestisch geklärt.		
6	Welche für Sie wichtigen **Krankheiten u. Behinderungen** hatten Sie früher? S. 1 Diagnosen .z.B. Arztbr.,		
	Welche **Pflegestufe** besteht? Pflegeunterlagen		
	Waren Sie in den letzten 3 Mon. in stat. Behandlung (ohne Berücksichtigung der Übernahmeklinik)	o.B.	1-4,
	Nennen Sie Ihre jetzige Erkrankung und Behinderung!	o.B.	1-4,
	Welche **Medikamente** und wofür nehmen Sie diese jetzt ein? S. 2 eintragen!	o.B.	1-4,8,18, 21
	Haben Sie **Schmerzen**? Wie oft? Wie stark?	o.B.	8
	Fühlen Sie sich oft traurig, niedergeschlagen?		
	Wie erlebt der Arzt den Pat.? **depressiv**?	o.B.	18,19,21
	Haben Sie oft **Angst**? Wie erlebt der Arzt den Pat.?	o.B.	23
	Schlafen Sie gut?	o.B.	20
7	Haben Sie Personen, die Ihnen zu hause regelmäßig helfen und auf die Sie sich verlassen können?	ja/nein	
	Ist der Pat. **situativ angepaßt**?	o.B.	12,21,22
	Pat. kann selbst die telefon.Verbindung zum fehlenden Angehörigen herstellen (**Telefontest Tel.-Nr:** _____).	o.B.	3,12,18,
	Fehlende Auskünfte von Angehörigen einholen	o.B.	21,22
	Hauswirtschaftl. Versorgung selbständig? z.B. Einkaufen	o.B.	12
8	Nehmen Sie bitte das Glas, füllen Sie es aus der Flasche voll u. **trinken** Sie es völlig aus!	o.B.	21
	Trinken Sie wenig? (Trinktest n. Tausche, Koordinations- und Schluckstörung)		3,9,11,13
	Können Sie Ihr **Essen** selbst zerkleinern?		
	Können Sie gut Kauen? (**Gebiß**)	o.B.	
9	Konnten Sie in letzter Zeit **Urin u./o. Stuhlgang** versehentlich nicht halten?	o.B.	10,11
10	Bitte stehen Sie auf (falls nicht kontraindiziert), **gehen** Sie 3 m u. setzen sich wieder	o.B.	5,6,13
	(einmal üben, Gehhilfe mögl.)		
	Sind Sie in den letzten 3 Mon. **gestürzt**?	o.B.	5,6
11	Bitte drücken Sie so fest Sie können meine Hände (Rechts- od. Linkshänder ?; evtl. Handkraftmessung)	o.B.	1,3,4
12	Ich möchte Sie jetzt untersuchen, bitte ziehen Sie sich aus	o.B.	1-5
	Beobachtung des **An-und Auskleidens, der Körperhygiene, gezielte klinische Untersuchung**)	o.B.	13
13	Was wollen Sie und Ihre Angehörigen in der Behandlung erreichen?		
	Motivation u. Mitarbeit sind gegeben?	o.B.	18,19,21
14	Wirken die **Angehörigen** während Untersuchung fördernd oder		
	eher den Pat. in der Selbständigkeit behindernd?	o.B.	22

Bemerkungen:

_____

Weitere notwendige Assessmentuntersuchungen:

a) durch Therapeuten:............................... b) durch Ärzte: .... c)Sonstige:...............................

Seite 3

Einrichtungen der Rehabilitation   509

PGBA - Scorewert-Tabelle und Dokumentationshilfe

Zur Dokumentation der Itembewertung bitte entsprechendes Feld ankreuzen oder Stufenzahl in die rechte Spalte eintragen

*Patient:*_____ *Geb.:*_____ *Untersuchungsdatum:*_____

Assessmentvariable	Definition Stufe 1	Definition Stufe 2	Definition Stufe 3	Definition Stufe 4	
Funktion	normale Funktion	Funktion mäßig eingeschränkt	Fkt. schwer eingeschränkt	schwerst gestörteFunktion, Verlust der Funktion	S
Selbständigkeit	selbständig keine Hilfsmittel nötig	bedingt selbständig Supervision Bereitstellung von Hilfsmitteln, ärztl. Supervision, Medikamente	teilweise unselbständig, aktive handgreifliche Hilfe nötig	unselbständig, benötigt überwiegend personelle Hilfe nötig	T U F E
	Jede Funktionsstufe wird mit benutzten Hilfsmitteln bewertet				
1 Allgemeinzustand	1 gut	2 mäßig reduziert	3 deutlich reduziert	4 vital gefährdet	
2 Internmedizinische Funktion	1 keine Einschränkung, keine Erkrankung	2 mäßige Funktionsein- schränkung	3 schwer eingeschränkt	4 schwerst eingeschränkt Verlust der Funktion	
3 Neurologische Funktion	1 keine Einschränkung keine Erkrankung	2 mäßige Funktionsein- schränkung	3 schwer eingeschränkt	4 schwerst eingeschränkt Verlust der Funktion	
4 Chirurg. / Orthopäd. Funktion	1 keine Einschränkung keine Erkrankung	2 mäßig eingeschränkt teilbelastungsstabil	3 schwer eingeschränkt übungsstabil ohne Bel.	4 schwerst eingeschränkt nicht belastbar	
5 Das Bett verlassen können (Transfer)	1 selbständig (Rollstuhlmobilität)	2 bedingt selbständig (Sturzgefahr)	3 teilweise unselbständig	4 unselbständig (unbeweglich im Bett)	
6 Gehen können	1 selbständig (Verlassen der Wohnung)	2 bedingt selbständig (Sturzgefahr, Hilfsmittel)	3 teilweise unselbständig	4 unselbständig	
7 Dekubitus	1 kein Dekubitus	2 Rötung / derbe Schwellung	3 oberflächliche Nekrose Blasenbildung	4 ausgeprägte Nekrose Geschwür	
8 Schmerz nach Anga- be des Patienten	1 schmerzfrei ohne Medikamente	2 überwiegend schmerzfrei	3 überwiegend Schmerzen	4 dauernd schwere Schmerzen	
9 Essen und Trinken können	1 selbständig	2 bedingt selbständig	3 teilweise unselbständig	4 unselbständig (Sonde, Exsikkose, Aspiration)	
10 Sich Sauberhalten und Kleiden können	1 selbständig	2 bedingt selbständig	3 teilweise unselbständig	4 unselbständig	
11 Ausscheiden können (Stuhl / Urin)	1 Auf Toilette selbständig	2 bedingt selbständig	3 teilweise unselbständig	4 unselbständig	
12 Hauswirtschaftliche Versorgung sichern	1 selbständig (zB. Einkaufen können)	2 bedingt selbständig	3 teilweise unselbständig	4 unselbständig	
13 Für Sicherheit sorgen (Orientierung, Demenz)	1 selbstständig, entschei- dungskompetent	2 Vorsorgemaßnahmen notwendig	3 Sicherheit nur durch personelle Hilfe	4 ständige Aufsicht nötig (chron.desorientiert)	
14 Auffassen können	1 versteht	2 versteht meistens	3 versteht manchmal	4 versteht nicht (zB Aphasie)	
15 Ausdrücken können	1 keine Einschränkung	2 mäßig eingeschränkt	3 schwer eingeschränkt	4 völliger Verlust	
16 Hören	1 keine Einschränkung	2 mäßig eingeschränkt	3 schwer eingeschränkt	4 völliger Verlust	
17 Sehen	1 keine Einschränkung	2 mäßig eingeschränkt	3 schwer eingeschränkt	4 völliger Verlust	
18 Motivation	1 motiviert /arbeitet gut mit	2 überwiegend motiviert / arbeitet meistens mit	3 gering motiviert / arbeitet etwas mit	4 nicht motiviert / verweigert Mitarbeit	
19 Depressivität	1 gute Grundstimmung	2 leicht depressiv	3 überwiegend depressiv	4 vital bedrohliche Depression	
20 Ruhen und Schlafen können	1 selbständig	2 bedingt selbständig	3 teilweise unselbständig	4 unselbständig (Tag-Nacht-Umkehr)	
21 Situative Anpassungsf. (Psychosoz. Verhalten)	1 voll situationsangepaßt	2 überwiegend situations- angepaßt	3 selten angepaßt	4 dauernd unangepaßtes Verhalten	
22 Ständig verfügbare Bezugsperson	1 selbständig fördernde Bezugsperson	2 überwiegend fördernde Bezugsperson	3 Bezugsperson hilflos oder nicht vorhanden	4 behindernde Bezugsperson	
23 Leerfeld (Angst, Aggressivität .....)	1 keine Angabe = 0	2 mäßig gestört	3 schwer gestört	4 schwerst gestört	

Erhebung als: orientierender Kurztest / strukturierte Untersuchung / teamkontrollierter Befund

durchgeführt von: _____   Unterschrift_____

Seite 4

Arbeitsgemeinschaft Geriatrisches Basis Assessment e.V. (AGBA) Entwurf: P. Tausche Solingen / B. Höllmann Gevelbroich
Fassung vom 27.12. 95. / Alle Rechte vorbehalten

510   Fachübergreifende Rehabilitation in Neurologie und Psychiatrie

Unabhängigkeit, Mobilität, Beschäftigungsfähigkeit und gesellschaftliche Integration zahlreiche Einzelprobleme auf, die, wenn Möglichkeiten des funktionellen Trainings keine wesentliche Verbesserung erwarten lassen, auf dem Wege eines sozialen Angebots überbrückt werden müssen. Schwierigkeiten bei der Orientierung, der physischen Unabhängigkeit oder der Fortbewegung können zum Teil durch technische Hilfen erleichtert werden, verbleibende Beeinträchtigungen in der Ausfüllung der sozialen Rolle lassen sich jedoch schließlich nur durch pflegerische Hilfsangebote überwinden. Für die praktische Lösung solcher Aufgaben sind unterschiedliche Modelle sowohl im Ausland als auch in der Bundesrepublik Deutschland entwickelt worden. Insbesondere ist in den letzten Jahren die Tendenz verstärkt erkennbar, Pflegeangebote nicht nur in Heimen vorzusehen, sondern mit Hilfe ambulanter Dienste Behinderte und alte Menschen in ihrem gewohnten Milieu zu belassen. Geschulte Pflegekräfte sind in solchen Modellen zumeist als Anleitungs- und Überwachungspersonal für einen sehr viel größeren Kreis von teilzeitbeschäftigen Laienhelfern tätig. Auch die zumeist von den Wohlfahrtsverbänden entwickelten Sozialstationen widmen sich solchen Aufgaben. Für die Modelle in der Bundesrepublik sind unterschiedliche Finanzierungsformen gegenwärtig wirksam. Zum Teil handelt es sich um Forschungsvorhaben, zum Teil sind Zivildienstpflichtige als wesentliche Pflegekräfte tätig, und zum Teil werden die über die allgemeine Pflege hinaus als spezielle Pflege gekennzeichneten Aufgaben auf ärztliche Verordnung hin von der Krankenversicherung finanziert. Die Art der in diesem Zusammenhang vereinbarten Leistungen geht aus Abb. **77** hervor.

Die für die soziale Integration besonders bewährten Hilfsmittel für die Verbesserung der Mobilität und für die Verselbständigung im Alltag sind im folgenden in einer kurzen Übersicht dargestellt.

Technische Hilfen

Die zur Verbesserung menschlicher Körperfunktionen entwickelten Hilfsmittel sind inzwischen so mannigfaltig, daß sie nicht mehr als kurzer Abschnitt in diesem Buch dargestellt werden können. Auch der umfängliche Bereich körpernaher Prothesen und Orthesen soll in diesem Abschnitt unerwähnt bleiben. Der Überblick enthält aber ein Verzeichnis von Heil- und Hilfsmitteln, das von der Stiftung Rehabilitation in Heidelberg zusammengestellt wurde und in 11 Heften zur Verfügung steht (Tab. **22**). Die Hefte enthalten für die Verordnung wichtige Einzelheiten und Abbildungen.

Für die Verordnung selbst ist der Arzt zuständig. Einzelne Team-Mitglieder, der Patient und der Fachhandel leisten aber oft wichtige Beratungshilfe.

Einrichtungen der Rehabilitation 511

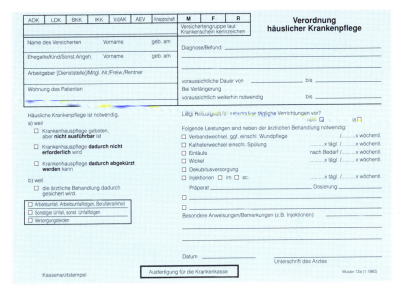

Abb. 77   Verordnungsblatt für häusliche Krankenpflege

Tabelle 22 (Übersicht der Bereiche) Technische Hilfen für Behinderte	
Haushalt, Alltag	100
Mahlzeiten	110
Kleidung	120
Körperpflege	130
Kommunikation	140
Geh- und Mobilitätshilfen	150
Fahrgeräte	180
Rollstühle	190
Auto und Verkehr	210
Physiotherapie	220
Ergotherapie, Materialien	230
Möbel	260
Bauen, Wohnen	300
Freizeit, Sport	320
Arbeitsplatz, Ausbildung	330

Literatur

Abderhalden, C.: Psychiatrische Krankenpflege und Soziotherapie. Recom, Basel 1986

Aichhorn, A.: Verwahrloste Jugend, Intern. Psychoanalytischer Verlag, Leipzig 1925; 9. Aufl. Huber, Bern 1977

Arns, W., A. Hüter-Becker: Krankengymnastik bei neurologischen Erkrankungen, 3. Aufl., Pflaum, München 1983

Asperger, H.: Heilpädagogik, 5. Aufl. Springer, Wien 1968

Bach, H.: Geistigbehindertenpädagogik. 3. Aufl. Marhold, Berlin 1970

Baumhauer, J.: Das Neue Lehrbuch der Krankenpflege. Kohlhammer, Stuttgart 1979

Birkmayer, W., W. Danielczyk: Ärztlicher Rat für Parkinson-Kranke. Thieme, Stuttgart 1981

Bleuler, M.: Die schizophrenen Geistesstörungen im Lichte langjähriger Kranken- und Familiengeschichten. Thieme, Stuttgart 1972

Bodechtel, G.: Differentialdiagnose neurologischer Krankheitsbilder, 4. Aufl. Thieme, Stuttgart 1984

Bräutigam, W., P. Christian, M. Rad: Psychosomatische Medizin, 5. überarb. u. erw. Aufl. Thieme, Stuttgart 1992

Bundesarbeitsgemeinschaft für Rehabilitation: Rehabilitation Behinderter. Deutscher Ärzteverlag, Köln 1984

Caplan, G.: Bevölkerungsorientierte Familienpsychiatrie. Enke, Stuttgart 1989 (Klinische Psychologie und Psychopathologie, Bd. 53)

Delay, J., P. Pichot: Medizinische Psychologie, 6. Aufl. Thieme, Stuttgart 1981

Eysenck, H. J.: Wege und Abwege der Psychologie. Fachbuchhandlung für Psychologie, Frankfurt 1983

Fichter, V., M. Meier: Pflegeplanung, Recom, Basel 1985

Frank, W., W. Schellhorn, M. Wienand: Pflegeversicherungsgesetz. Luchterhand, Neuwied 1995

Haase, H.-J.: Therapie mit Psychopharmaka und anderen seelisches Befinden beeinflussenden Medikamenten. 5., erw. u. neubearb. Aufl. Schattauer, Stuttgart 1982

Jentschura, G., H.-W. Janz: Beschäftigungstherapie, 2 Bde, 3. Aufl. Thieme, Stuttgart 1979

Jochheim, K. A.: Neurologische Rehabilitation. In Elger, C. E., R. Dengler: Jahrbuch der Neurologie 1987. Regensberg & Biermann, Münster 1987

Jochheim, K.-A., F. Löw, A. Rütt: Lumbaler Bandscheibenvorfall. Springer, Berlin 1961

Kayser, H., H. Krüger, W. Mävers, P. Petersen, M. Rohde, H.-K. Rose, A. Veltin, V. Zumpe: Gruppenarbeit in der Psychiatrie, 2. Aufl. Thieme, Stuttgart 1981

Koch, U., G. Lucius, R. Stegins-Hoene: Handbuch der Rehabilitationspsychologie. Springer, Berlin 1988

Kolle, K.: Einführung in die Psychiatrie, 5. Aufl. Thieme, Stuttgart 1969

Kunze, K.: Lehrbuch der Neurologie. Thieme, Stuttgart 1992

Langen, D.: Psychotherapie, 4. Aufl. Thieme, Stuttgart 1978

Masuhr, K. F., M. Neumann: Neurologie, 3. Aufl. Hippokrates, Stuttgart 1996

Maurer, H. C., H. C. Diener: Der Schlaganfall. Thieme, Stuttgart 1996

Matthes, A.: Ärztlicher Rat für Anfallkranke, 4. Aufl. Thieme, Stuttgart 1984

Matthesius, R. G., K. A. Jochheim, G. S. Barolin, C. Heinz: ICIDH: Bedeutung und Perspektiven. Ullstein Mosby, Wiesbaden 1995

Meinertz, F.: Heilpädagogik, 8. Auflage Klinkhardt, Bad Heilbrunn 1992

Möller, H. J., G. Laux, A. Deister: Psychiatrie. Hippokrates, Stuttgart 1996

Moreno, J. L.: Gruppenpsychotherapie und Psychodrama. Einleitung in die Therapie und Praxis. 3. Aufl. Thieme, Stuttgart 1988

Mumenthaler, M.: Neurologie, 9. Aufl. Thieme, Stuttgart 1990

514 Literatur

Mumenthaler, M., H. Schliack: Läsionen peripherer Nerven, 5. Aufl. Thieme, Stuttgart 1987

Needham, I.: Pflegeplanung in der Psychiatrie. Recom, Basel 1988

Peplau, H. E.: Interpersonale Beziehungen in der Pflege. Ein konzeptueller Bezugsrahmen für eine psychodynamische Pflege, Hrsg.: Mischo-Kelling, M., Recom, Basel 1995

Pöldinger, W.: Kompendium der Psychopharmakotherapie. 2. Aufl. Hoffmann-La Roche, Grenzach 1971

Rave-Schwank, M., C. Winter von Lersner: Psychiatrische Krankenpflege, 4. Aufl. Fischer, Stuttgart 1986

Remschmidt, H.: Kinder- und Jugendpsychiatrie. Eine praktische Einführung, 2. Aufl. Thieme, Stuttgart 1987

Remschmidt, H.: Psychologie für Krankenpflegeberufe, 6. Aufl. Thieme, Stuttgart 1994

Remschmidt, H.: Adoleszenz. Entwicklung und Entwicklungskrisen im Jugendalter. Thieme, Stuttgart 1992

Remschmidt, H.: Psychiatrie der Adoleszenz. Thieme, Stuttgart 1992

Remschmidt, H., M. Schmidt: Multiaxiales Klassifikationsschema für psychiatrische Erkrankungen bei Kindern und Jugendlichen, 3. Aufl. Huber, Bern 1994

Remschmidt, H., M. Schmidt: Neuropsychologie des Kindesalters. Enke, Stuttgart 1980

Richter, H. H.: Eltern, Kind und Neurose. Rowohlt, Reinbek 1969

Ringel, E.: Der Selbstmord. Abschluß einer krankhaften psychischen Entwicklung. Eine Untersuchung an 745 geretteten Selbstmördern. 3. Aufl. Fachbuchhandlung f. Psychiatrie, Frankfurt/M. 1984

Rogers, C.: Die klientenzentrierte Gesprächspsychotherapie. 2. Aufl. Kindler, München 1976

Rohde-Dachser, Chr.: Das Borderline-Syndrom, 4. Aufl. Huber, Bern 1989

Runge, M., G. Rehfeld: Geriatrische Rehabilitation im Therapeutischen Team. Thieme, Stuttgart 1995

Scheid, W.: Lehrbuch der Neurologie, 5. Aufl. Thieme, Stuttgart 1983

Schirmer, M.: Einführung in die Neurochirurgie, 4. Aufl. Urban & Schwarzenberg, München 1979

Schmidt, K. L., H. Drexel, K. A. Jochheim: Lehrbuch der Physikalischen Medizin und Rehabilitation. Thieme, Stuttgart 1995

Schneider, K.: Klinische Psychopathologie, 14. Aufl. Thieme, Stuttgart 1992

Schulte, W.: Epilepsie und ihre Randgebiete in Klinik und Praxis. Lehmann, München 1964

Schultz, J. H.: Das autogene Training, 19. Aufl. Thieme, Stuttgart 1991

Sozialgesetze der Krankenversicherung 93. Kohlhammer, Stuttgart 1993

Steppe, H.: Pflegemodelle. Psychodynamische Krankenpflege. Die Schwester/Der Pfleger 9 (1990) 768–773

Stiftung Rehabilitation: Technische Hilfen für Behinderte. Heft 1–11

Stutte, H., H. Remschmidt: Fachwörterverzeichnis für Jugendwohlfahrtspflege und Jugendrecht, II. Teil, Veröffentlichung des allgemeinen Fürsorgeerziehungstages e. V., 4. Aufl. 1977

Thom, H.: Die infantilen Zerebralparesen. Diagnose, Therapie, Rehabilitation und Prophylaxe, 2. Aufl. Thieme, Stuttgart 1982

Toohey, M.: Innere Medizin für Krankenschwestern und Krankenpfleger, 4. Aufl. Thieme, Stuttgart 1974

Weinschenk, C.: Die erbliche Lese- und Rechtschreibschwäche und ihre sozialpsychiatrischen Auswirkungen. 2. Aufl. Huber, Bern 1965

Weitbrecht, H. J.: Psychiatrie im Grundriß, 4. Aufl. Springer, Berlin 1979

Wieck, H. H.: Lehrbuch der Psychiatrie. Schattauer, Stuttgart 1967

Zerbin-Rüdin, E.: Vererbung und Umwelt bei der Entstehung psychischer Störungen. 2. Aufl. Wissenschaftliche Buchgesellschaft, Darmstadt 1985

Sachverzeichnis

A

Abbau, hirnorganischer 373
Abfolge, zeitliche, therapeutischer Maßnahmen 467 f.
Abhängigkeit 309 ff.
Absencen 219, 257
Abszeß, epiduraler 158
Abteilung, geschlossene 434
Achsensymptom 246
Affektinkontinenz 266
Affektivität 66, 265
– qualitative Störung 265
– quantitative Störung 265
– Störung 409
Affektlabilität 377
Agnosie 63
Agoraphobie 335, 338, 340 f.
– Alter 341
– Auslöser 340
– Gruppentherapie 341
Agraphie 63
Ahornsiruperkrankung 293
AIDS-Enzephalopathie 127 f.
Akalkulie 22, 63
Akinese 28, 131
Akromegalie 110
Akrozyanose 64
Aktivhypnose, gestufte 457
Aktivität 263 f.
Alexie 22, 63
Alkalose 356
Alkohol am Steuer 313
– Rechtslage 313
– Wirkung, Blutalkoholspiegel 313
Alkoholdelir s. Delirium tremens
Alkoholepilepsie 318
Alkoholhalluzinose 316
Alkoholiker, Eifersuchtswahn 317
– Pflege 320
– Umgang 319
Alkoholintoleranz s. Rausch, pathologischer
Alkoholismus 311 f.
– Alphatyp 312
– Antabus-Behandlung 319
– Betatyp 312
– Brechkur 319
– chronischer 314 f.
– – langjähriger 317
– – Rechtslage 315
– Deltaalkoholismus 312
– Entgiftungsphase 318
– Entwöhnungsphase 319
– Epsilonalkoholismus 312

– Gammaalkoholismus 312
– Stadien 311 f.
– Therapie 318 ff.
– Typen 311 f.
– Verekelungsmethode 319
Alkoholkranker, Pflege 320
– Standardpflegeplan 321
– Umgang 319
Alkoholwirkung, Syndrom 312
Allästhesie 62
Allgemeinbefund 47
Allgemeinzustand 248
ALS s. Lateralsklerose, amyotrophische
Altern 376
– Charakterzüge 376
Alterskranker, Betreuung 379 f.
Alterspsychose 375 f.
Altgedächtnis 261
Alzheimer-Krankheit s. Morbus Alzheimer
Amentielles Syndrom 256
Amnesie 261, 372
– anterograde 261
– psychogene 261 f.
– retrograde 115, 261
Analgetikaabusus 323
Anamnese 46 ff., 251 ff.
– Formen 252
– jetzige 253
– medizinische 45
– objektive 253
Anamneseerhebung, Vorgehen 47
Anästhesie 62
Aneurysma 95
Aneurysma-Subarachnoidalblutung 104
Anfall (s. auch Epilepsie), Dauerbehandlung 225 f.
– einfacher fokaler 213
– Einteilung 211
– einzelner, Verhalten 224
– epileptischer 209 ff.
– – internationale Einteilung 211
– fokaler (partieller) 211
– generalisierter (konvulsiv oder nichtkonvulsiv) 211
– Häufung 225
– hirnorganischer 21
– Klinikbehandlung 226
– komplexer fokaler 213
– psychomotorischer 221
– pyknoleptischer 221
– unklassifizierbarer epileptischer 211
Anfallsarten 211
Anfallsform, seltene 220 f.

516   Sachverzeichnis

Anfallsleiden 29
– hirnorganisches, Elektroenzephalo-
  graphie 86
Anfallsstadium 215
– Aura 215
– Erschöpfungsstadium 215
– klonisches Stadium 215
– tonisches Stadium 215
– Vorboten 215
Anfallssyndrom, nicht-epileptisches 209,
  229 f.
Angehörigenschulung 502
Angehöriger, Psychiatrie 424
Angiographie 78 f.
– spinale 158
Angiom 95
– arteriovenöses 104
– intrazerebrales 104 ff.
– spinales 158
Angst 393
– vor der Angst 340
Angstanfall 338
Angstattacke 338
Angststörung 335
Angstsyndrom 335
– phobisches 334 f.
Angstzustand 336
Anisokorie 50
Anlage-Umwelt-Problem 240
Anorexia nervosa 358, 360
– – Abgrenzungsfragen 360
– – Konstitutionstheorie 358
– – Mischbilder 360
– – Theorie zur Psychogenese 359
Anpassungsstörung 350
– Jugendlicher 351
– Kinder 351
Anstalt, sozialtherapeutische, Unterbrin-
  gung, Gesetze 487
Antidepressiva 345
– Präparate 445
– Übersicht 404
Antiepileptika 225
Antikonvulsiva 29
Antiparkinsonmittel 416
Antithrombosestrumpf 13
Antrieb 66, 263 f.
– qualitative Störung 264
– quantitative Störung 264
Antriebslosigkeit 410
Antriebsminderung 264
Antriebsstörung 410 f.
Antriebsüberschuß 396
Antriebsvermehrung 264
Apathie 393
Aphasie 14, 17 ff., 63, 96, 378
– gemischte 63

– motorische 63
– sensorische 63
– Sprachverhalten 18
– totale 63
Apoplexie 13, 98
Apraxie 22, 63, 378
Aqursie 378
Arbeitstherapie 418, 461
Armmuskulatur, Kompensationsschulung
  26
Arteria carotis, Dissektion 120
– spinalis anterior, Syndrom 157
Arterielles System, Durchblutungsstörung
  96 ff.
Arzt, niedergelassener 472
Ärztliche Maßnahmen, Gesetze 485
Ärztliches Gespräch s. Gespräch, ärztliches
Asthma bronchiale 355
– – Allergietheorie 355
– – Infektionstheorie 355 f.
– – Theorie der Psychogenese 355
Astrozytom 110
Ataxie, zerebelläre 63
Atemwege, Freihalten 383
Athetose 138
– beidseitige 135
Atmung, psychosomatische Störung 355
Atrophie 54
Attacke, transitorische ischämische 98
Aufklärung und Einwilligung 67
Aufnahmegespräch 33 ff.
– Checkliste 35
– künftige pflegerische Bezugsperson 33
Aufnahmeprotokoll 435
Aufwach-Epilepsie 221
Augenmuskeln, äußere, Funktion 51
Augenmuskelnerven 50
Aura 213
Ausbildungsfragen 480
Ausfallserscheinung, leichte (reversible),
  Vorgehen 385 f.
– schwere (irreversible), Vorgehen 386 f.
Ausfallsymptom, neurologisches 22
Autismus 410
Autogenes Training 364, 456
Autoimmunhypothese, Colitis ulcerosa 364
Aversionstherapie 345
Axiodrama 464

B

Babinski-Zeichen 58 f.
Bacterium coli 124
Bahn, sensible 155
Ballistisches Syndrom 134
Bandscheibenschaden 195
– frischer 195

– Körpertraining 195
– Wurzelschädigung 182
Bandscheibenvorfall 182
– lateraler 184
– lumbaler 184
– manifester 183
– medialer 184
– medio-lateraler 184
Bauchhautreflex 58
Bedeutungswahn 409
Beeinflussungswahn 408
Befund, allgemeiner 47 f.
– interner 47 f., 250
– neurologischer 250
– psychiatrischer 250
Begleitmeningitis 125
Begleitsymptom, depressives 394
– – allgemeiner Art 394
– – Atembeschwerden 394
– – Genitalorgane 394
– – Herzbeschwerden 394
– – Unterleib 394
– – Verdauungsorgane 394
Behandlung s. Therapie
Behandlungseinrichtung, psychiatrische,
   Kommunikationsproblem 428
Behandlungsmethoden, somatische 443 ff.
Behinderter, Arbeitsplatz 475
– technische Hilfen 511
– Werkstätten 475
Behinderung, geistige 285 f.
– Schwerpunkt 285
Belastungsreaktion, akute 348 f.
– posttraumatische 348
Belastungsstörung 333 ff., 348
Berufsgeheimnis 483 f.
Beruhigungsmittel 403
Berührungsempfinden 62
Beschäftigungstherapeut 502
Beschäftigungstherapie 418, 461 f.
Betreuungsgesetz 484
Bettlägeriger 380
Beugekontraktur, spastische 168
Bewältigungsstrategie 347
Bewegung, Bahnung, Bobath-Konzept 9
– manierierte 411
Bewegungsablauf, athetotischer 55
– ballistischer 55
– choreatischer 55
Bewegungsempfinden 62
Bewegungsstörung 410
– extrapyramidale 134
Bewegungsübung, passive, Bobath-Konzept
   10
Bewußtlosigkeit 372 f.
Bewußtsein 64, 254 ff.
– Gegenpole 255

Bewußtseinsstörung 11, 254 ff.
– Pflege 11 ff.
– qualitative 256
– quantitative 256
Bewußtseinstrübung 255, 369, 372
Beziehung, private, Personal 430
Beziehungswahn, sensitiver 409
Bilder, unspezifische 375
Biopsie 89
Blase, hypertone 24
– hypotone 24
Blasendrainage 12
– suprapubische 12
Blasentraining, systematisches 23
– – Pflegefehler 23
Blattfilmangiographie, konventionelle 78
Blickparese 50
Blitzkrampf 218
Blutalkoholspiegel 313
Blutflußgeschwindigkeit 90
– Gefäße 90
Blutgerinnselembolie 101
Blut-Liquor-Schranke, Untersuchung 71
Blut-Lithium-Spiegel 403
– Kontrolle 403
Blutschwamm 104
BNS-Krämpfe 218
Bobath-Konzept 7
– Hirninfarkt 14
– – Lagerung 14
– pseudoschlaffes Stadium 10
– rehabilitative Pflege 9 ff.
– Restsymptomatik 10
– spastisches Stadium 10
– Weiterbildung 11
Borderline-Schizophrenie 305
Borderline-Syndrom 304 ff.
– diagnostische Interviews 305
– entwicklungspsychologische Sicht 307
– Klassifikation 304
– lerntheoretische Sicht 307
– tiefenpsychologische Sicht 306
Borderline-Typ, emotional instabile Per-
   sönlichkeitsstörung 301
Borrelien-Enzephalomyelitis, progressive
   149
Brechkur, Alkoholismus 319
Bronchialkarzinom 111
Brüssel-Koma-Skala 66, 373
Brustmark, Kontusion 166
Brustmarkläsion 24
Bulimanorexie 360
Bulimia nervosa 359 f.
– – Mischbilder 360
Bundessozialhilfegesetz 496

518 Sachverzeichnis

C

Cannabis-Typ, Abhängigkeit 326
Cheyne-Stokes-Atmung 373
Chorea gravidarum 134
– Huntington 133 f.
– – Hirnatrophie 133
– minor 134
Choriomeningitis, lymphozytäre 125
Chvostek-Zeichen 64
Chromosomen 288
Chromosomenaberration 288
Chromosomenanomalie 288
Cluster-Kopfschmerz 234
Colitis ulcerosa 364 f.
– – Alter 364
Commotio 113
– cerebri 115
– spinalis 167
Compressio cerebri 113
Computertomographie 72 f.
Contusio 113
– cerebri 116
CT s. Computertomographie

D

Dämmerzustand 257
– epileptischer 222
Darmkrankheit, psychosomatische 364
– – Alter 364
Daueranfall 216
Dauernachtdienst 437
Dauerpflegesituation 384 f.
– Dekubitusprophylaxe 385
– Harnwegsinfekt, Prophylaxe 385
– körperliche Pflege 384
– Pneumonieprophylaxe 384
– Rehabilitation 385
Debilität 284
Defekt, schizophrener 390
Defektsyndrom 368
– organisches 373 f.
– schizophrenes 373
Degeneratio hepatolenticularis 134
Degenerative Erkrankung 129 ff.
Déjà-vu-Erlebnis 262
Dekubitalstellen 13
Dekubitalulkus 12
Dekubitus 385
Dekubitusprophylaxe 12
Delir 372
Delirantes Syndrom 256
Delirium tremens 315 f.
– – Komplikation 316
Dement 372
Demenz 222 ff., 374

– präsenile 130
– senile, Alzheimer-Typ 377 f.
Denken 266 ff.
Denkhemmung 267, 393 f.
Denksperre 267
Denkstörung 266 ff., 408
Depersonalisation 412
Depression, agitierte 397
– endogene 389, 393 f.
– – Grundstimmung 393
– Heilkrampfbehandlung 405
– verschiedene Formen 399
Depressives Syndrom 266
Dermatitis, atopische 354
Dermatomyositis 207 f.
Desensibilisierung, systematische 337
Designer-Drogen 326
Diabetes mellitus 365
Diagnose, psychiatrische, Wege 277 f.
Diagnoseschlüssel, psychiatrischer, WHO
278 ff.
Diarrhö 365
Diastomyelie 177
Dienst, ambulanter 472 f.
– flankierender 473 f.
– stationärer 468 f.
– teilstationärer 470
Differentialdiagnose, Erläuterung 48
Dipsomanie 318
Diskographie 83
Distanz 431
Distanzlosigkeit 431
Doppelbilder 50
Doppler-Sonographie 89 f.
– transkranielle 90
Down-Syndrom 289 f.
– Erblichkeit 290
Dranghandlung 264
Drogenabhängiger, Persönlichkeit 311
Drogenabhängigkeit, andere Formen 325 f.
– Therapie 327 f.
Drucklähmung 190
Drucksteigerung, akute intrakranielle 108
Dualismus, empirischer 239 f.
Durchgangssyndrom 369
– affektiv-amnestisches 119
– leichtes 370
– mittelschweres 370 f.
– schweres 371 f.
Dysarthrie 63
Dysthymie, endoreaktive 400
Dystrophia myotonica 203 f.

E

Ecstasy 326
EEG s. Elektroenzephalographie

Ehe, Aufhebung 489
– Nichtigkeit 489
– Scheidung 489
Eheberatungsstelle 473
Eherecht und psychiatrische Erkrankung
489
Eifersuchtswahn 409
Eigenanamnese 252
Eigenreflex 198
Eingeweidenerv 53
Einrichtung, ambulante ärztliche 472
– psychiatrische, Vorurteile 427
Einweisung, geschlossene psychiatrische
Abteilung 486
Einzelfallhilfe 466
EKT s. Elektrokonvulsivtherapie
Ekzem 354
– Asthma bronchiale 354
– endogenes 354
– Urtikaria 354
Elektroenzephalogramm 85
– Kurvenbild 85
– Leitfähigkeit 85
– Provokationsmaßnahmen 86
Elektroenzephalographie 84 ff.
– hirnorganische Anfallsleiden 86
Elektrokonvulsivtherapie 390, 405
– Schizophrenie 418
Elektrokrampfbehandlung 448
Elektromyographie 56, 88 f.
– myogene Schädigung 89
– neurogene Schädigung 89
Elektroneurographie 56
Elektrounfall, Rückenmarksschäden 167
Embolie 101 f.
EMG s. Elektromyographie
Emotionalität s. Affektivität
Empfindungsstörung 59
Encephalomyelitis disseminata 22, 149 ff.,
163
Enthirnungsstarre 108
Entlassung 435
Entweichung, Station 441
Entziehung, plötzliche, Morphinismus 322
– schrittweise, Morphinismus 322
Entziehungsanstalt, Unterbringung, Ge-
setze 486
Entzugserscheinungen, Alkoholismus 319
Entzündlicher spinaler Prozeß 163 ff.
Enzephalitis 121, 126 ff.
– parainfektiöse 127
– Pflege 21
– Therapie 128 f.
Enzephalomeningitis 147
Enzymdefekte 30
EP s. Evozierte zerebrale Potentiale
Ependymom 160

Epiduralabszeß 164
Epilepsie (s. auch Anfall) 29, 209 ff.
– altersgebundene 217
– audiogene 221
– Berufswahl 228
– Beschreibung 213 ff.
– chirurgische Therapie 227
– Elektroenzephalographie 86
– fokale 221
– generalisierte 215
– – Verlauf 218
– genuine 221
– Kraftfahrzeug 228
– lokalisationsbezogene (fokale) 213 ff.
– Patient, Aufklärung 227
– – psychische Betreuung 227
– photogene 220
– primäre generalisierte 221
– psychische Veränderung 222
– soziale Probleme 227
– sportliche Betätigung 228
– symptomatische 221
– Ursache 221 f.
Epileptische Potentiale 212
Episode, depressive 392
– manische 396
Erinnerungsentstellung, wahnhafte 262
Erkrankung, degenerative und stoffwechselbedingte 170 f.
– endogen verursachte 245
– exogen verursachte 245
– gynäkologische 365
– infektiös-entzündliche 121
– kreislaufbedingte 156 f.
– psychische, Symptome 245 f.
– – Ursache 244 ff.
– psychosomatische 353 ff.
– – Begriffsbestimmung 353
– – Unterscheidung 353
– rheumatische 365
Ernährungszustand 248
Erregung 381
Erregungszustand 411
– Station 441
Eßattacke 359
Evozierte zerebrale Potentiale 88
Exhibitionismus 330
Existenzanalyse und Logotherapie Frankls
454
Exophthalmus, pulsierender 119
Exploration 253 f.
Extrapyramidale Erkrankung 130 ff.
Extremitätennerven, Schädigung 191
Extremitätenparese, ausgeprägte 20

F

Fallhand 55
Familienanamnese 252
Familienberatungsstelle 473
Fazialislähmung 193 f.
– periphere 194
Fehlbildung 177
Fehler 32
Fetischismus 330
Fettembolie 101
Flooding 337
Fölling-Erkrankung 291
Formalitäten 426
Fremdanamnese 47
Fremdreflex 58
Freudsche Psychoanalyse 453
Friedreich-Krankheit 153
Frigidität 329
Funktion, psychische, Untersuchung 45
– – Verlangsamung im Ablauf 295
– vegetative, Prüfung 64
Funktionspsychose 368 f.

G

Galaktosämie 293
Gargoylismus 293
Gaumensegel 53
Geburt 282
Gedächtnis 261 ff.
– Prüfung 263
Gedächtnisausfall 371
Gedächtnisstörung 261 ff.
– qualitative 262
– quantitative 261
Gefäßmißbildung, Kaudaschädigung 157
– Rückenmarkschädigung 157 f.
Gehbock 27
Gehirn (s. auch Hirn), Durchblutungs-
   störung 95 ff.
– – Therapie 106 f.
– Einklemmung 108
– Häute, Krankheiten 93 ff.
– Hülle, Tumor 93 ff.
– Krankheiten 139 ff.
– Mißbildung 135 ff.
– traumatische Schäden, bleibende Defekte
   121
– – – Therapie 120 f.
– Tumor 93 ff.
Gehirnentzündung 121
Gelegenheitsanfall, epileptischer 217
Gelenke, Mobilisation 13
Gemeinschaft, therapeutische 463 f.
– – Gestaltung 434
Gemütsverarmung 410

Gen 288
Generationspsychose 400
– Schwangerschaft 400
– Stillzeit 400
– Wochenbett 400
Gesamtentwicklung, Verlangsamung 295
Geschäftsfähigkeit, beschränkte 488
Geschäftsunfähigkeit 398
– Gesetze 487 f.
Geschehen, ganzheitliches 251
Geschlechtschromosomen 288
Geschmacksprüfung 52
Geschmacksreiz 52
Gesetzliche Bestimmungen 483 ff.
Gesichtsausdruck 248
Gesichtsfeld 49
Gesichtsnerv 52
Gesichtsschmerz 235
Gespräch, ärztliches 449 f.
– – vorwiegend diagnostisches 449
– – – therapeutisches 449
Gesprächstherapie, klientenzentrierte
   455 f.
Gesundheit 2
Gesundheitsfürsorge 39
Gipsschale 26
Glasgow Koma Skala 65, 373
– Outcome Scale 66
Gleichgewicht, psychophysisches 2
– – Störung 2
Gleichgewichtsnerv 52
Gleichgewichtsreaktion, Prüfung, Bobath-
   Konzept 10
Gleichgültigkeit 393
Gliastift 171 f.
Glioblastom 111
Gliom 161
Gliose, spinale 171
Glykogenspeicherkrankheit 293
Greisenzittern 377
Grimassieren 411
Größenwahn 408
Grübelzwang 342
Grundhaltung, Leitsatz 32
– pflegerische 31 ff.
Grundstimmung, depressive 393
Grundsymptom, depressives 393 f.
Gruppe, Arbeitsweise 462
– Verhalten 462
Gruppenarbeit 462
Gruppentherapie 462
– analytische 463
Gummizelle 428
Gürtelrose 141

H

Haften s. Perseveration
Halluzination 260, 409
Halluzinogen-Typ, Abhängigkeit 325 f.
Halsmarkschädigung 166
Hämatom, akutes subdurales 118
– chronisches subdurales 118
– epidurales 118
– intrakranielles 19, 118
– intrazerebrales 105
– spinales epidurales 158
Hämatomyelie 158
Händedesinfektion 21
Handeln, berufliches, Verantwortung 31
Handlungsfunktion, Hemmung 394
Handmuskel, kleine, Atrophie 175
Harnwegsinfektion, Prophylaxe 12
Haut, psychosomatische Störung 354
– sensible Versorgung 60 f.
Hautemphysem 19
Hebephrenie 412
Heilkrampftherapie 405, 418
Heißhungerepisode 359
Helicobacter pylori 362
Hemianopsie 49
– bitemporale 50
– heteronyme 50
– homonyme 49
Hemiparese 14, 55
– spastische 96
– Syndrom 96
– zentrale spastische, Prädilektionsstellen 98
Hemiplegie 9
Hemiplegiker, Bobath-Konzept 9
Herdenzephalitis, embolische 126
Heredoataxie, spinozerebellare 153
– Therapie 153 f.
Heroinsucht 323
Herpes-simplex-Enzephalitis 126
Herzhypochondrie 357
Herz-Kreislauf-System, psychosomatische Störung 356 f.
Herzphobie 357
Herzrhythmusstörung 357
Herzstillstand 383
Hexenschuß s. Lumbago
Hilfe zur Selbsthilfe 384
Hirnabszeß (s. auch Gehirn) 128
Hirnarteriosklerose 376
– Beschwerden 377
– körperliche Symptome 377
– psychische Symptome 377
– Verlauf 377
Hirnatrophie 130
– generalisierte 130
Hirnbasisaneurysma 102 ff.

Hirndruck 108
Hirnerkrankung, degenerative, Pflege 22
Hirnerschütterung s. Commotio cerebri
Hirngeschädigter, Bobath-Konzept 9
Hirngewebe, Blutung in das 118
– Untergang 376
Hirnhautentzündung 121
Hirninfarkt 98 ff.
– hämodynamischer 99
– Lagerung auf der betroffenen Seite 15
– – auf der nicht betroffenen Seite 16
– – auf dem Rücken 17
– Pflege 14 ff.
– Sprachstörung 17 ff.
– Vorbotensymptome 98
Hirnmetastasen 111 f.
Hirnnerven 49 ff.
– Schädigung 193 ff.
Hirnnervenfunktion, Prüfung 45
Hirnödem 18
Hirnschädigung, frühkindliche 135 ff.
– – Therapie 138
– hypoxische 102
– schwere gedeckte 116
Hirnstrombilder 84
Hirntoddiagnostik, Dopplersonographie 90
Hirnvenenthrombose 106
Hirnverletzung, offene 117 f.
Hirnvorfall 137
HIV-Infektion 127
Hodenatrophie 204
Hörbücherei 379
Hörnerv 52
Hörvermögen 52
Hospiz-Bewegung 44
HSE s. Herpes-simplex-Enzephalitis
Hydrocephalus internus occlusus 108
Hypästhesie 62
Hyperästhesie 62
Hyperhidrose 64
Hyperkinese 55
– athetotische 134
– choreatische 134, 138
Hypernephrom 111
Hyperthyreose 365
Hypertonie 357
– arterielle 99
Hyperventilationssyndrom 356
– pH-Wert 356
Hypnose 450
– Indikationsgebiet 451
– Technik 451
Hypnotika 402
Hypnotikaabusus 323
Hypokinese 134
Hypomanie 397
Hypophysenadenom 110

522   Sachverzeichnis

Hypophysenadenom, eosinophiles, Akromegalie 110
Hypothese, psychosomatische, Colitis ulcerosa 364
Hypotonie 357

I

ICD-Schlüssel 278 ff.
– wichtigste diagnostische Kriterien 279 f.
Ich-Funktion, unzureichende 307
Ichstörung 412
Ideen, überwertige 267
Ideenflucht 267, 396
Identitätslehre 239
Idiotie 284
– amaurotische 292
Ileitis terminalis 365
Imbezillität 284
Implantat, metallisches, Magnetresonanz-Tomographie 76
Impotenz 329
Impulshandlung 264, 411
Impulsiv-Anfall 220
Individualpsychologie 454
Informationssammlung für die pflegerische Betreuung, Patient 33 ff.
Innsbrucker Koma Skala 66
Instanzenlehre 454
Institution 426
Insulinkomabehandlung 418
Insulinschock 418
Insult, zerebraler 98
Intelligenz 268 ff.
– Teilausfall 269
Intelligenzdefekt 374
Intelligenzminderung 281 ff.
– Behinderung, Schwerpunkt 285
– Chromosomenanomalie 288
– endokrine Störung 293 f.
– Entwicklungsstörung 287 f.
– erbliche 282, 286 f.
– erworbene 282
– – Geburt 282
– Fehlbildung 287
– psychologie 295
– Schweregrad 284 ff.
– stoffwechselbedingte 291 f.
– wichtigste Formen 286 ff.
– Zentralnervensystem, Entzündung 294
Intelligenzquotient, Normalverteilung 242
Intelligenzstörung 268 ff.
Intelligenztest 269
In-vivo-Magnetresonanz-Tomographie-Spektroskopie 77
Involutionsdepression 399 f.
Ischämie, Arteria cerebri media 74
Isotop, radioaktives 83

J

Jackson-Anfall 213
JGG s. Jugendgerichtsgesetz
Jugendgerichtsgesetz 495 f.
– Heranwachsende, Anwendung 495
– Verantwortlichkeit 495 f.
Jugendhilfemaßnahmen 492
Jugendpsychiatrie, gerichtliche, wichtigste Bestimmungen 491 ff.

K

Karotisangiogramm, normales 80
Karzinom 111
Katatonie, perniziöse 405
Kauda, gedeckte Schädigung, Schußverletzung 166
– mechanische Schädigung 164
– offene Schädigung, Schußverletzung 165 f.
– – – Stichverletzung 165 f.
– traumatische Schädigung 164
– – – Höhenlokalisation 165
Kaudasyndrom, vaskuläres 157
Kausalgie 232
Kehlkopfmuskeln 53
Keimplasma, Erschöpfung 290
Kennmuskel 184
Kernspintomographie 74 ff.
– Verwechslung 75
Kernsymptom 246
Kette, therapeutische 327, 467
Kind, anfallskrankes 223
– epileptisches, Eltern 227
– psychopathisches 307
– – Therapie 307
Kinder- und Jugendhilfegesetz, Maßnahmen 492 f.
Kinderlähmung, spinale s. Poliomyelitis
– zerebrale 137 f.
– – hemiplegische Form 137
– – paraplegische Form 137
– – tetraplegische Form 137
KJHG s. Kinder- und Jugendhilfegesetz
Klaustrophobie 335
Klinefelter-Syndrom 290
Knochenmetastase, Brustwirbelsäule 162
Kokainismus 325
Koma 65, 256, 373
Komatiefe 53
– Prüfung 53
Kommunikationsproblem, Aussprache 433
– Bewältigung 432 f.
– Handeln, situationsangemessenes 433
– – situationsveränderndes 433
Konditionieren, klassisches 458

– operantes 458
Konfabulation 116, 317, 371
Konfrontation 345
Konstitution 249
Konstitutionstyp, athletischer 249
– dysplastischer 249
– leptosomer 249
– pyknischer 249
Kontrakturenprophylaxe 13
Kontrastmittelverfahren 78 ff
Konversionsstörung s. Störung, dissoziative
Konversionssyndrom 346
Konzentration 66
Koordination 62 f.
Kopfschmerz 233 ff.
Kornea 51
Körperchromosomen 288
Körperhaltung 248
Korsakow-Syndrom 317
Krankenbeobachtung 66
Krankengymnastin 502
Krankenhaus, psychiatrisches, Unterbringung, Gesetze 486
– – Vorurteile 427 f.
Krankenpflege 39, 502
– Verordnungsblatt 511
Krankenpflegeberufe 39
Krankenversicherung, gesetzliche 502
– soziale 2
Krankheit, dämonische 210
– Folgen 276 f.
– heilige 210
Krankheitsanamnese 47
Krankheitsbefürchtung, hypochondrische 395
Krankheitsbegriff, sozialrechtliche Folgen 2
Krankheitsgewinn 346
Krankheitsvorgeschichte 46 f.
Kretinismus 293
– endemischer 294
– sporadischer 294
Kussmaul-Atmung 373

L

Lageempfinden 62
Lähmung 55
– atrophische 26
– paroxysmale 205
– periphere, Kennzeichen 56
– – MRC-Skala 56
– psychogene 89
– schlaffe 167
– spastische 26
– zentrale, Kennzeichen 56
Lateralsklerose, amyotrophische 174 f.
Lebensaktivitäten nach Abderhalden 33

– erarbeitete 34
– Informationssammlung 34
– Kritikpunkte 36
Lebensereignis, belastendes 350
Leberschutztherapie, Alkoholismus 319
Legasthenie 270
Leibhalluzination 409
Leib-Seele-Probleme 239
Leistungstest 273
Leitsymptom 245, 277
Leptospirose 126
Lernbehinderung 285
Lernen am Erfolg 458
Lerngesetze 459
Lese-Rechtschreib-Schwäche s. Legasthenie
Linsentrübung 204
Liquorabfluß 120
Liquorbefund 70 f.
Liquoreiweißgehalt, Bestimmung 71
Liquorentnahme 68
– zisternale 70
Liquorfistel 118
Liquorsediment, Untersuchung 71
Liquoruntersuchung 68, 71
– Zelle, Differenzierung 71
Lithiumpräparate 446
– Langzeitprophylaxe 403
– Langzeittherapie 403
– Rückfallprophylaxe 403
Logopäde 18, 501
LSD 325 f.
Lues 139
– cerebrospinalis 144
– – granulomatöse Form 144 f.
– – meningitische Form 144
– – vaskuläre Form 144 f.
– Nervensystem 143 ff.
– Stadien 143
– spinale Form, Spätstadium 146
– – – Tertiärperiode 145 f.
Luesreaktion 72
Luftembolie 102
Luftkissenbett 12, 25
Lumbago 181, 183
Lumbalmarkläsion 24
Lumbalpunktion 69 f.
Lysebehandlung 107
Lysergsäurediäthylamid s. LSD
Lyssavirus 126

M

Magengeschwür 362
– Standardpflegeplan 363
Magnetresonanz-Tomographie 74 ff.
– ferromagnetische Gegenstände 76
– Herzschrittmacher 76

Magnetresonanz-Tomographie, Verwechslung 75
Mammakarzinom 111
Manie 389
– endogene 396
– zornige 397
Manisch-euphorisches Syndrom 265
Marcumarbehandlung 89
Marihuana s. Cannabis-Typ, Abhängigkeit
Masern 127
Masochismus 330
Massenblutung 98 ff.
– hypertensive, häufigste Lokalisation 101
– hypertonische 100
Mediastinalemphysem 19
Medikamente, Ausgabe 403
– Intoxikation 447 f.
Megalenzephalie 137
Melancholie 393 f.
Meningeom 109, 160
Meningismus 48
Meningitis 48, 121
– akute 123
– carcinomatosa 162
– eitrige 122
– frühsyphilitische 144
– leptospirenbedingte 125 f.
– nichteitrige 124 f.
– Pflege 21
– sarcomatosa 162
– Therapie 128 f.
– tuberkulöse 21, 124
Meningoenzephalitis 122
Meningokokkenmeningitis 122 f.
Meningomyelozele 177
Meningomyelozystozele 177
Meningopolyneuritis Bannwarth 148 f.
Meningozele 177
Menstruationsstörung 204
Mental-Health-Klinik 465
Merkfähigkeit 261
– Prüfung 263
Merkfähigkeitsstörung 262
Merkmale, körperliche, besonders auffällige 249
Merkschwäche 376
Metastasen 162 f.
Methoden, helfende, Anwendung 39
Migräne 234, 367
Mikroenzephalie 137
Milieutherapie 462
Minderwertigkeitsidee 395
Minusvariante 242, 281
Mißbrauch 309
Mitarbeiter, Behörden 426
– dauerhafter 425

– Formalitäten 426
– auf Zeit 425
Modellernen 336
Modellprogramm Psychiatrie 476
Mongolismus s. Down-Syndrom
Monitoring 20
Monoparese 55
Morbus Alzheimer 22, 129 f., 377 f.
– Parkinson, Akinese 132
– – Rigor mit Zahnradphänomen 132
– – Ruhetremor 132
– Pick 22, 130
Morphinismus 320 f.
– abhängiger Mensch, Persönlichkeit 322
– Entzug 322
Morphintyp, Abhängigkeit 320 f.
Motilität 54
Motorik, extrapyramidale 54
Motorisches System 53 f.
MRT s. Magnetresonanz-Tomographie
MS s. Sklerose, multiple
Multiinfarkt-Syndrom 107
Multiple Sklerose s. Sklerose, multiple
Mumpsmeningitis 125
Musculus levator palpebrae superioris 50
– sphincter pupillae 50
Muskel, elektrische Untersuchung 86 ff.
– Krankheiten 179 ff.
Muskelatrophie, infantile progressive spinale 174
– spinale 174
Muskelbiopsie 89
Muskeldystrophie 203
– Beckengürteltyp 203
– progressive, Schultergürteltyp 204
– Schultergürteltyp 203
Muskeleigenreflex 56 ff.
– Tabelle 57
Muskelerkrankung, seltene 205
Muskeltonus 54
– Beeinflussung, Bobath-Konzept 9
Muskulatur, krankhafte Ermüdbarkeit 206
– mimische 52
– Trophik 54
Myasthenia gravis pseudoparalytica 206 f.
Myasthenie 206 f.
Myelitis 163 f.
Myelogramm 81
Myelographie 79 f., 82
Myelomalazie 157
– Querschnittslähmung 157
Myopathie 179, 203
Myotonia congenita (Oppenheim) 205
– – (Thomsen) 205
Myxödem 294

N

Nachhallerinnerung 348
Nachreifung 308
Nachtdienst 436 f.
– turnusmäßiger 436
Nachtklinik 464, 471 f.
Nahrungsaufnahme, psychosomatische Störung 358
Nahrungsverweigerung 439 f.
Narkoanalyse 155
Narkolepsie 230
Nebennierenkarzinom 111
Nerv, elektrische Untersuchung 86
– peripherer, Krankheiten 179 ff.
– – Schädigung, Vorbeugung und Behandlung 195 ff.
Nervenbiopsie 89
Nervenfunktion, höhere 17
Nervenheilkunde, Einführung 1 ff.
– Krankheitsbegriff 2
Nervenleitgeschwindigkeitsmessung 86 ff.
Nervenschäden, umschriebene periphere 190 ff.
Nervensystem, luische Erkrankung 143 ff.
– peripheres, Pflege bei Erkrankung 29
– wichtigste Schädigung, erste Lebensjahre 136
– – – vor der Geburt 136
Nervenwurzel, Schädigung, Vorbeugung und Behandlung 195 ff.
Nervus abducens 50
– accessorius 53
– axillaris, Schädigung 191
– facialis 52
– femoralis, Schädigung 192
– glossopharyngeus 53
– hypoglossus 53
– ischiadicus, Schädigung 192
– medianus, Schädigung 191
– oculomotorius 50
– olfactorius 49
– opticus 49
– peronaeus, Schädigung 192
– radialis, Schädigung 191
– statoacusticus 52
– tibialis, Schädigung 192
– trigeminus 51
– trochlearis 50
– ulnaris, Schädigung 191
– vagus 53
– vestibulocochlearis 52
Neugedächtnis 261, 263
Neurinom 109, 160
Neuroleptika 345, 381, 443 f.
– Präparate 444
Neurologie 41 ff.
– Pflege 5 ff.
– pflegerische Behandlung, spezielle Aspekte 7 f.
– Psychiatrie, fachübergreifende Rehabilitation 497 ff.
– – – Geschichte 497 f.
– sichtbare Schäden 6
– Untersuchungsmethoden 45 ff.
– Zusatzuntersuchung 46, 66 ff.
– – Aufklärung 67
– – Einwilligung 67
– – Vorbereitung 67
Neuron, peripheres motorisches, Degeneration 173 ff.
– zentrales, Degeneration 173 ff.
Neurose s. Störung, neurotische
Nickkrampf 218
Niemann-Pick-Krankheit 292
NLG s. Nervenleitgeschwindigkeitsmessung
Nonne-Marie-Krankheit 153
Normalität, Problem 242 ff.
– – meßbare Eigenschaften 242
– – schwer meßbare Eigenschaften 243 f.

O

Oberflächensensibilität 62
Obstipation 365
Oligophrener, Aufmerksamkeit 296
– Denken 296
– erethischer 284
– Gedächtnis 296
– Intelligenzfunktion 295 f.
– Merkfähigkeit 296
– Persönlichkeit 296
– torpider 284
– Wahrnehmung 295
Oligophrenie 281 ff.
– allgemeine Zeichen 295
– Schweregrad 284 f.
Onanie 329
Onaniekomplex 330
Opisthotonus 142
Orem, Pflegegrundsystem 37 ff.
– Selbstpflegefähigkeit 36 ff.
Orientierung 66, 260 f.
Osteoporose, hochgradige 166
Output, motorischer 10

P

Pädophilie 330
Pandy-Reagens 71
Panenzephalitis, subakute sklerosierende 127
Panikanfall 338
Panikattacke 230, 338, 340
Parallelismus, psychophysischer 239

Paralyse 55, 147
- Therapie und Pflege 147 f.
Paralysis agitans s. Parkinson-Syndrom
Paramyotonia congenita 205
Paraparese 55
Paraplegiker 28
Parästhesie 62
- Behandlung 202
Parathymie 410
Parese 55
- spastische, Beine 157
Parkinson-Syndrom 28, 130
- Gehen 28
- Geisteszustand 28
- Operation 28
Patient, antriebsloser 381 f.
- Aufnahme 434
- bewußtloser 382 f.
- - Atemwege freihalten 383
- - Ausscheidungsfunktion, Regulierung 384
- - Herz- und Kreislaufbehandlung 383
- - Lagerung 383
- Bewußtseinsstörung, Pflege 11
- Entlassung 434
- Fixierung 381
- Gespräch 437
- gleiche Behandlung aller 431
- als handelndes Subjekt 31
- hemiparetischer, typische spontane Lage 14
- Informationssammlung für die pflegerische Betreuung 33 ff.
- negativistischer 440
- neurologische Erkrankung, Umgang 42 ff.
- Nichternstnehmen 432
- psychiatrischer 422 f.
- - Ängste 422
- - Rollenerwartung 423
- - Vorurteile 427 f.
- richtige Lagerung 383
- schwieriger 43
- Spannungen 432
- Überprojektion 431
- unruhiger 380 f.
- unsympathischer 429
- Verlegung 434
- Vernachlässigung 431 f.
Perimetrie 49
Peroneusparese 55
Perseveration 267
Personal, Ausbildungsfragen 480
- hierarchische Gliederung 428
- Kommunikationsproblem 428
- Kompetenzverteilung 429
- und Patient, Kommunikationsproblem 429 f.

- Psychiatrie 424 f.
- unangemessenes Verhalten 431
Persönlichkeit 271 f.
- abnorme 272
- exzentrische 306
- haltlose 306
- narzistische 306
- passiv-aggressive 306
- unreife 306
Persönlichkeitsdefekt 374 f.
Persönlichkeitsstörung 271 f., 297 ff., 412
- abhängige 303
- amoralische s. Persönlichkeitsstörung, dissoziale
- anankastische 302
- ängstliche (vermeidende) 302 f.
- asoziale s. Persönlichkeitsstörung, dissoziale
- asthenische 303
- dissoziale 300
- emotional instabile 301
- - - Borderline-Typus 301
- expansiv-paranoische 299
- fanatische 299
- Frage nach der Entstehung
- histrionische 301 f.
- hysterische s. Persönlichkeitsstörung, histrionische
- inadäquate 303
- infantile s. Persönlichkeitsstörung, histrionische
- klinisches Bild 298
- objektive 272
- paranoide 298
- querulatorische 299
- schizoide 299 f.
- selbstunsichere s. Persönlichkeitsstörung, ängstliche
- sensitiv-paranoische 299
- sonstige 306
- subjektive 272
- zwanghafte 302
Persönlichkeitstest 274
Persönlichkeitszüge, infantile 296
Perversion s. Verhaltensabweichung, sexuelle
PET s. Positronen-Emissions-Tomographie
Pflege, aktivierende 7
- allgemeine 7
- ganzheitliche 7
- geplante, prozeßorientierte 8
- humane 7
- Qualitätsentwicklung 8
Pflegegrundsystem nach Orem, teilweise kompensatorisches System 38
- - unterstützendes erzieherisches System 38

– – vollständig kompensatorisches System 38
Pflegemodelle 33
– täglicher Umgang mit dem Patienten 35
Pflegequalität, Sicherung 9
Pfleger, eigene psychische Erkrankung 32
Pflegerische Grundhaltung 31 ff.
Pflegestandards 8
– fachgerecht verwendete 8
Pflegesystem 37
Pflegetheorien 33
Pfropfschizophrenie 414
Phantomschmerz 233
Pharynxmuskulatur 53
Phase 390
– anale 453
– orale 453
– phallische 453
Phenylketonurie 291 f.
Phobie, monosympathische 335
– soziale 336
– – Erwachsener 336
– – Jugendlicher 336
– systematische Desensibilisierung 337
Pick-Krankheit s. Morbus Pick
Plegie 55
Plexus 180
– brachialis 187 f.
– lumbosacralis 189 ff.
Plexusschäden 186 ff.
Plexusschädigung (Erb-Lähmung) 188
– untere (Klumpke-Lähmung) 189
Plusvariante 242
Pneumokokkenmeningitis 123 f.
Pneumonieprophylaxe 12, 384
Poliomyelitis 140 f., 163
– Impfschutz 141
Poliomyelitisinfektion 21
Polymyositis 207 f.
Polyneuropathie 179, 198 ff.
– Alkohol 201
– Behandlung 201 f.
– Folgen, Behandlung 201 f.
– sensomotorischer Ausfall, Verteilungs-muster 199
Positronen-Emissions-Tomographie 83 f.
Potentiale, epileptische 212
– evozierte zerebrale 88
– visuell evozierte 50
Prävention 465 ff.
– administrative 466
– durch Aufklärung 466
– im Einzelfall 466
– sekundäre 37
– tertiäre 37
Primary Nursing 379
Primitivreaktion, Neigung 295

Projektion, private Beziehung 431
Prolaps 183
Prophylaxe 12 ff.
Propulsion 131
Protrusion 183
Prozeß, intrakranieller, raumfordernder, Patient, Atmung 19
– – – – Ausscheidung 19
– – – – Beatmung 19
– – – – Nachbehandlung 20
– – – Prophylaxe 20
– – – – Vitalzeichenkontrolle 19 f.
– – – Pflege von Patienten 18 ff.
Pseudohalluzination 260
Pseudologia phantastica 262
Psychiatrie, gerichtliche 483 ff.
– Neurologie, fachübergreifende Rehabili-tation 497 ff.
– – – – Geschichte 497 f.
– Pflege 5 ff., 30 ff.
– Rehabilitation 421 ff.
– Therapie 421 ff.
Psychiatrische Versorgung in der Bundes-republik Deutschland 475 f.
Psychisch Kranker, Institutionen, Rehabili-tation 468
– – – Therapie 468
Psychischer Befund 64
Psychoanalyse 452
– Technik 453
Psychodrama 463
Psychologie, komplexe, C. G. Jung 454
Psychopathologie, allgemeine 254
Psychopharmaka 443 f.
– Einteilung 443 f.
– wichtigste, Gruppierung 444
– Zielsymptome 443
Psychose, affektive 390, 392 ff.
– – Erbfaktoren 398
– – Erbprognose 398
– – Geschäftsunfähigkeit 398
– – Schuldunfähigkeit 398
– – Ursache 398
– Einordnungsschema 367
– endogene 389 ff.
– – Entstehung 390
– – Phase 390
– – Schub 390
– körperlich begründbare 367 ff.
– – – Pflege 380 f.
– – – Rehabilitation 385
– – – Therapie 380 f.
Psychosomatische Erkrankung 353 ff.
– – Begriffsbestimmung 353
Psychostimulantia, Präparate 445 f.
Psychosyndrom, hirnorganisches 20, 22
Psychotherapie 448 ff.

Psychotherapie, analytische 452 ff.
– – Erfolgschancen 455
– Indikationsgebiet 449
Ptose 104
Punktion, zisternale 68
Pupillenstörung, Tabes 146
Pyknolepsie 219

Q

Querschnittslähmung 165 ff.
– Blase, gut trainierte autonome 24
– – Spontanentleerung, Einübung 24
– Blasenstörung 24
– Immobilität 25
– inkomplette 23
– komplette 23
– Pflege 23 ff.
– Pflegemaßnahmen 24 ff.
– Pflegeprobleme 24 ff.
– Physiotherapie 26 ff.
– Syndrom 167

R

Rabiesvirus 126
Rachen, Sensibilität 53
Rachennerv 53
Raumfordernder Prozeß 108 ff.
– – intrakranieller, Therapie 112 f.
– – langsam entwickelnder 108
– – spinaler 158
Rausch, gewöhnlicher (einfacher) 312
– pathologischer 313 f.
Rauschen, pulssynchrones 119
Reaktion, dissoziative 345
– hysterische s. Reaktion, dissoziative
Reaktionsverhinderung 345
Reflex 56 ff.
– bedingter 458
– pathologischer 58 f.
– Prüfung 45
Reflexepilepsie 220
Reflexhammer 57
Regulationsstörung 266
Rehabilitation, Einrichtungen 464, 503 f.
– fachübergreifende, Aufgaben 498 f.
– – Neurologie, Psychiatrie 497 ff.
– körperlich begründbare Psychose 385
– medizinische 498
– Psychiatrie 421 ff.
– soziale 499
Rehabilitationsleistung, Gesetz über An-
    gleichung 502 f.
Rehabilitations-Team 500
Reizerscheinung, motorische 55
Reizkolon 365

Relevanz, juristische 13
Rentenversicherung, gesetzliche 3
Retropulsion 131
Retropulsiv-Petit-mal 219
Riechnerv 49
Rigor 28, 54, 131
Risus sardonicus 142
Rollator 26
Rollstuhl 27
Rossolimo-Zeichen 59
Röteln 127
Rückenmark, gedeckte Schädigung, Schuß-
    verletzung 168
– Krankheiten 139 ff., 155 ff.
– mechanische Schädigung 164
– offene Schädigung, Schußverletzung
    167 f.
– – – Stichverletzung 167 f.
– traumatische Schädigung 164 f.
– – – Höhenlokalisation 165
Rückenmarkschäden, traumatische, Thera-
    pie 169 f.
– vaskuläre 156
Rückenmarkstumor 158
Rückenmuskulatur, Kompensations-
    schulung 26
Rückfallprophylaxe 403
Ruhetremor 55

S

Sadismus 330
Salaamkrampf 218
Salbengesicht 131
Sarkom 111
Sauerstoffmangel 290
Schädel, knöcherner, Blutansammlung 18
Schädelbasisfraktur 114
Schädelfraktur 114
Schädel-Hirn-Trauma 113 ff.
Schädelinnendrucksteigerung 70
Schädelprellung 114
Schädelverletzung mit Hirnbeteiligung
    115 ff.
Schädigung, umschriebene 180 ff.
Schaulust, sexuelle s. Voyeurismus
Schellong-Versuch 64
Schilddrüse, Unterfunktion 293
Schizophrener 409
– Affektsteife 410
– Defekt 390
– Erkrankungswahrscheinlichkeit 415
– Rehabilitation 419
– soziale Remission 419
– Teilremission 419
– Vollremission 419
– Wortneubildung 409

Schizophrenia simplex 414
Schizophrenie 389, 406 ff.
– Arbeitstherapie 418
– Beschäftigungstherapie 418
– Defekt 412
– Erregungszustand 411
– Formen 412 f.
– Gefühlsverkehrung 410
– Gemütsverarmung 410
– Heilkrampfbehandlung 418
– Impulshandlung 411
– katatone 405, 413
– latente s. Borderline-Schizophrenie
– medikamentöse Behandlung 416
– Neuroleptika 416
– paranoide 413 f.
– Pflege 417 f.
– Symptome 407 f.
– – ersten Ranges 407
– Ursache 415
– Vererbung 415
– Verlauf 414 f.
– Wesensänderung 412
Schizophreniediagnostik 407
Schlaf-Epilepsie 221
Schlafmittelmißbrauch 323 f.
Schlafmittelvergiftung, akute 324
– chronische 324
Schlaganfall 96 ff.
Schlundnerv 53
Schmerz, akuter 232
– arthrogener 232
– chronischer 232
Schmerzarten 231 f.
Schmerzkrankheit 232
Schmerzmittelmißbrauch 323 f.
Schmerzsyndrom 231 ff.
– geklagtes 43
Schmerzwahrnehmung 259
Schock, spinaler 23
Schub 390
Schuld 393
Schuldfähigkeit, verminderte 488
– – Gesetze 488
Schuldunfähigkeit 398
– Gesetze 488
Schultermuskulatur, Kompensations-
schulung 26
Schüttellähmung s. Parkinson-Syndrom
Schwangerschaft 400
Schwangerschaftsabbruch, Gesetze 490 f.
Schwitzen, vermehrtes 64
Sedativa 446
Sehnenreflex, Verlust, Tabes 146
Sehnerv 49
Sehschärfe 49
Selbstbefriedigung s. Onanie

Selbstfürsorge 36
Selbstmordgefahr s. Suizidgefährdung
Selbstpflege 36
Selbstpflegebedarf, therapeutischer 37
Selbstpflegedefizit 36
Selbstpflegefähigkeit nach Angemessenheit
37
– nach Entwicklungsstand 37
– nach Funktionstüchtigkeit 37
– nach Leistungskomponente 37
– nach Orem 36 ff.
Selbstwertgefühl, erhöhtes 396
Sensibilitätsprüfung 45, 59
Sensibles System 59
Sexualbeziehung, normale, Störung 329 f.
Sexualität 329 ff.
Sexualverhalten, Störung 329 ff.
Shunt, arteriovenöser 119
Sicherungsverwahrung, Unterbringung, Ge-
setze 487
Simultanimpfung 142
Sinnesreiz, Überempfindlichkeit 259
– Unterempfindlichkeit 259
Sinnestäuschung 259, 409
Sinusthrombose 106
Situationsphobie, multiple 338
Sklerose, multiple 139, 149 ff., 163
– – akuter Schub 152
– – – – Auslösung 150
– – Bewegungsstörung 150
– – dauernde Bettlägerigkeit 152
– – Erstsymptom 150
– – frisch entzündliche Phase 152
– – Liquor cerebrospinalis, Veränderung
151
– – organische Wesensänderung 151
– – Pflege 22 f.
– – zerebrale Beteiligung 150
– tuberöse 287
Sodomie 330
Somnolenz 65, 256
Sopor 65, 256
Sozialarbeiter 7
Sozialverhalten 251
Sozialversicherung 3
Soziodrama 464
Soziotherapie 460
Spannungskopfschmerz 233 f.
Spastik 54
– Behandlung 170
Spastizität 9
Speicherkrankheiten 292 f.
Spezialeinrichtungen 479
Sphinkterkerbung 25
Spina bifida occulta 177
Spinale Potentiale 88
Spinalerkrankung, funikuläre 177

530 Sachverzeichnis

Spinalkanal 155
Spinalparalyse, spastische 173 f.
Spinnengewebsgerinnsel 124
Spitzfuß 55
Spongioblastom 160
Sport 382
Sprache 63 f.
– und deren Ausdruck, Störung 17
– Prüfung 63
Sprachstörung, Hirninfarkt 17 ff.
Sprachverhalten, Aphasie 18
SSPE s. Panenzephalitis, subakute sklero-
    sierende
Standardmethode, zweigleisige 457 f.
Standardversorgungsgebiet 478
Staphylokokken 124
Station, besondere Ereignisse 439 f.
– geschlossene 469
– offene 434, 469
– Tagesablauf, Planung 442
– Wochenablauf, Planung 442
Stationsalltag 437
Stationsübergabe 436
Status epilepticus 216, 225
Stauungspapille 49
Stehpult 26
Sterben 44
Stereognosie 62
Stereotypie, motorische 411
– sprachliche 411
Sterilisation, Gesetze 485
Stillzeit 400
Stimmung, depressive 392
– euphorische 396
– manische 392
Stimmungslabilität 266
Störung, dissoziative 345 f.
– hypochondrische 351
– neurotische 333 ff.
– organische, einschließlich symptomati-
    sche, psychische 368
– psychische, Symptome 245 f.
– – Ursache 244 ff.
– psychogene 245
– seelische, Schuldunfähigkeit 488
– somatoforme 333 ff., 351 f.
– somatogene 244
Strahlenbelastung 79
Streptokokken 124
Stroke-Unit 107
Stummelfinger 289
Stumpfschmerz 232
Stupor, manischer 397 f.
Sturge-Weber-Krankheit 287
Subarachnoidalblutung 95, 102 ff.
Subokzipitalpunktion 70
Subtraktionsangiographie 78

– digitale 78
Sucht 309 ff.
Sudeck-Syndrom 232
Suggestion 450
Suizid, Stadien 440
Suizidgefährdung 395 f.
– Station 440
Suizidversuch, Station 440
Symptom, fakultatives 246
– körperliches 277
– obligates 246, 369
– produktives 395
– psychisches 277
– psychopathologisches 389
Symptomgewinnung 277 f.
Symptomkomplex 246
Symptomzuordnung 277 f.
Syndrom, Alkoholwirkung 312
– amentielles 256
– amnestisches 371
– Arteria spinalis anterior 157
– ballistisches 134
– Borderline-Syndrom 304 ff.
– delirantes 256
– depressives 266
– enechetisches 223
– erethisch-hyperkinetisches 223
– fakultatives 369
– Hemiparese 96
– irreversibles 373
– maniformes, Kokainismus 325
– manisch-euphorisches 265
– postkommotionelles 20
– postkontusionelles 20
– präsuizidales 440
– reversibles 369 f.
Synkopaler Zustand 357
Synkope 229 f.
Syphilis s. Lues
Syringobulbie 171 f.
Syringomyelie 171 ff.
System, arterielles, Durchblutungsstörung
    96 ff.
– venöses, Durchblutungsstörung 106
Systematik, psychiatrische 275 f., 389
– – Überblick 275 f.

T

Tabes 146
– Therapie und Pflege 147
Tagesablauf, Planung, Station 442
– psychiatrische Klinik 426
Tagesklinik 464, 471 f.
– Erstaufnahme 471
– Nachbehandlung 471
– Wiederaufnahme 471

Tagesschwankung 393
Tagesstätte 474
Tatzenhand 289
Tay-Sachs-Krankheit s. Idiotie, amaurotische
Team, therapeutisches 6
– Zusammenarbeit 439
Technische Hilfen 510
Telefonseelsorge 473
Tempo, psychomotorisches 66
Temporallappen-Epilepsie 221
Termhypästhesie 62
Termhyperästhesie 62
Test 272 ff.
Testierunfähigkeit, Gesetze 487 f.
Testuntersuchung (s. auch Test) 272 ff.
– Anforderung 273
– Einteilung 273 f.
Tetanie 230
Tetanus 142 f.
Tetanusantitoxingabe 142
Tetraplegie 24, 55
Thalamusschmerz 233
Therapeut, nichtärztlicher, eigene Praxis 472
Therapie, medikamentöse 443 ff.
– – allgemeine Regeln 446 f.
– Psychiatrie 421 ff.
– psychiatrische, Schwierigkeiten 422 ff.
Thermanästhesie 62
Thromboseprophylaxe 13
Thymoleptika 381, 402
– Grundtypen 402
– Hauptwirkungskomponente 402
– Kombination, Neuroleptika 403
Tiefenpsychologie 452
Tiefensensibilität 62
Tierphobie 335
Tollwutvirus 126
– Infektion 126 f.
Tonuserhöhung, spastische 54
Tonusprüfung 10
Torsionsdystonie 134
Torticollis dystonicus 134
TPHA s. Treponema-pallidum-Hämagglutinations-Test
Tracheotomie 12, 19
Training, autogenes 364, 456
Tranquilizer 403, 445
– Präparate 445
Transsexualität 331
Transvestitismus 331
Tremor 28, 55, 131
Treponema-pallidum-Hämagglutinations-Test 72
Trigeminusneuralgie 194
Trigeminusreizstoff 52

Triggerfunktion 340
Trömner-Zeichen 58
Trugwahrnehmung 260
Tumor 108 ff.
– Bewußtseinstrübung 113
– bösartiger 111 ff., 161
– – Spinalkanal 161
– Erbrechen 112
– gutartiger 109 f., 160 f.
– – Spinalkanal 160 f.
– hirnorganischer Ausfall 112
– neurologischer Ausfall 113
– Operation 112
– psychopathologische Auffälligkeit 112
– Schmerz 112
– spinaler 159 f.
Tumorgewebe, Bildung 18
Turner-Syndrom 290
Typ, impulsiver 301

U

Überempfindlichkeit 265
Übererregbarkeit, vegetative 350
Übergangswohnheim 473 f.
Übertragung, private Beziehung 431
Umwelt, bedeutungstragende 240
– physische 240
Unbewußte 255
Unfall 42
Unfallversicherung, gesetzliche 502
Unruhezustand, Station 441
Unterarmgehstütze 27
Unterbringung, Gesetze 484 f.
Untersuchung, neurologische 48 ff.
– neuroradiologische 72
Untersuchungsmethode, Aktivität 263 f.
– Allgemeinzustand, Konstitution 247 ff.
– Anamnese 251 f.
– Antrieb 263 f.
– Bewertung 247 ff.
– Bewußtsein 254 ff.
– Bewußtseinsstörung 254 ff.
– Denken 266
– Denkstörung 266 ff.
– Exploration 251
– Gedächtnis 261 ff.
– Gedächtnisstörung 261 ff.
– Intelligenz 268 ff.
– Intelligenzstörung 268 ff.
– Legasthenie 270
– Persönlichkeit 271 f.
– Persönlichkeitsstörung 271 f.
– psychiatrisch-psychopathologische 247
– Testuntersuchung 272 ff.
– Wahrnehmung 258 f.
– Wahrnehmungsstörung 258

532 Sachverzeichnis

Untersuchungstechnik, körperliche 247
Urtikaria 354

V

Variante, abnorme 242
Varizellen 127
Varizellenvirus 141
Venöses System, Durchblutungsstörung 106
VEP s. Visuell evozierte Potentiale
Verärgerung 30
Verarmung, affektive 265
Verarmungsidee 394 f.
Verdauungstrakt 358
– psychosomatische Störung 358
Verekelungsmethode, Alkoholismus 319
Verfahren, aufdeckende 452
– stützende 450
Verflachung, affektive 397
Verfolgungswahn 408
Vergeßlichkeit s. Merkfähigkeitsstörung
Vergiftung, akute 447
– chronische 309, 448
– periodische 309
Vergiftungswahn 408
Verhaltensabweichung, sexuelle 265, 330 f.
Verhaltensstörung, psychische, psychotrope Substanz, Klassifikation 310
Verhaltenstherapie 458
Verkennung, illusionäre 259, 409
Verlegung 435
Vermeidungsreaktion, konditionierte 336
Verrichtung, alltägliche 434 f.
Versagensangst, altersbedingte 378
Versorgung, psychiatrische, langfristige Ausbaupläne 477 f.
– – Sofortmaßnahmen 477
– – Ziele 476 f.
– stationäre 478
Versorgungsgebiet, übergeordnetes 479
Versorgungskette 467
Versorgungssystem, psychiatrisches, Koordination 480
Verstimmung 409 f.
– endothyme 318
Versündigungsidee 395
Verunsicherung 30
Vibrationsempfinden 62
Vigilanz 65
Virusmeningitis 125
Visuell evozierte Potentiale 50
Visus 49
Vitalgefühl 393
Vorgeschichte 46 f.
Voyeurismus 331

W

Wachseinsstörung 11
Wahnideen 267
Wahrnehmung 258
– akustische 258
– äußere 258
– und Denken 66
– geschmackliche 259
– haptische 259
– innere 258
– optische 258
– osmische 259
Wahrnehmungsanomalie 259
Wahrnehmungsstörung 258 f.
– qualitative 259
– quantitative 259
Wahrnehmungsvorgang, Verlangsamung 259
Wasserkopf 108
Waterhouse-Friederichsen-Syndrom 123
Weckamine 325
Weckamintyp, Abhängigkeit 325
Weltgesundheitsorganisation, Definition 505 f.
Werteorientierung, patientenzentrierte 8
Wesen, seelisches, abnorme Spielarten 276
Wesensänderung 412
– epileptische (organische) 222
– organische 272, 374
Willkürmotorik 55 f.
Wirbelbruch, traumatisch bedingter 26
Wirbeldestruktion, entzündliche 166
Wirbelkörper, Rückenmark, Nervenwurzel 156
Wirbelkörpermetastase, Mammakarzinom 163
Wirklichkeitsverkennung 259
Wochenablauf, Planung, Station 442
Wochenbett 400
Wohlempfinden, abnorm gesteigertes 397
Wohnangebot, beschützendes 474
Wohnen, betreutes 474
Wohnheim 473 f.
Wundliegen s. Dekubitus
Wundstarrkrampf s. Tetanus
Würde des Menschen 31
Wurzelschädigung 180 f.

Z

Zahnradphänomen 54
Zeckenbiß 148
Zeckenborreliose 148
Zeichen, spastisches 58
Zellen, Differenzierung 71
Zellzahl, Bestimmung 71

Zentralnervensystem, Pflege bei
  Erkrankung 11 ff.
Zephalozele 137
Zerfahrenheit 267
Zerrüttungsprinzip 489
Zisternalpunktion 70
Zoster s. Gürtelrose
Zuckung, faszikuläre 55
– fibrilläre 55
Zungengrund, Sensibilität 53
Zungenmuskulatur 53
Zungennerv 53
Zustand, synkopaler 357
Zwangsantrieb 264

Zwangsgedanken, Zwangshandlung, kom-
  binierte Störung 342
– – – – Schweregrad 342
– – – – Situation 342
Zwangsideen 267
Zwangspersönlichkeit 302
Zwangsstörung 342 f.
– Arten 342
– mit vorwiegenden Zwangsgedanken 342
– mit Zwangshandlungen 343
Zwillinge, eineiige 240
Zwölffingerdarmgeschwür 362 f.
– Standardpflegeplan 363
Zyklothymie 418